Hernien
4. Auflage

Hernien

Volker Schumpelick

Unter Mitarbeit von

Georg Arlt
Uwe Klinge
Christian Peiper
Andreas Prescher
Wolfgang Lambrecht
Werner Lierse

Ekkehard Schippers
Andreas Tittel
Christian Töns
Son Truong
Karl-Heinz Treutner
Stefan Willis

Geleitwort von Lloyd M. Nyhus

Zeichnungen von Gisela Tambour

4., überarbeitete und erweiterte Auflage

416 Abbildungen in
542 Einzeldarstellungen
 97 Tabellen

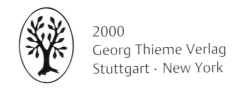

2000
Georg Thieme Verlag
Stuttgart · New York

Die Deutsche Bibliothek – CIP-Einheitsaufnahme

Hernien : 97 Tabellen / Volker Schumpelick. Unter Mitarb. von Georg Arlt ... Geleitw. von Lloyd M. Nyhus. Zeichn. von Gisela Tambour. - 4., überarb. und erw. Aufl. - Stuttgart ; New York : Thieme, 2000

1. Auflage 1987
2. Auflage 1990
3. Auflage 1996
1. englische Ausgabe 1990

Zeichnungen: Gisela Tambour, Göttingen
Umschlaggestaltung: Renate Stockinger, Stuttgart

Wichtiger Hinweis: Wie jede Wissenschaft ist die Medizin ständigen Entwicklungen unterworfen. Forschung und klinische Erfahrung erweitern unsere Erkenntnisse, insbesondere was Behandlung und medikamentöse Therapie anbelangt. Soweit in diesem Werk eine Dosierung oder eine Applikation erwähnt wird, darf der Leser zwar darauf vertrauen, dass Autoren, Herausgeber und Verlag große Sorgfalt darauf verwandt haben, dass diese Angabe **dem Wissensstand bei Fertigstellung des Werkes** entspricht.

Für Angaben über Dosierungsanweisungen und Applikationsformen kann vom Verlag jedoch keine Gewähr übernommen werden. **Jeder Benutzer ist angehalten,** durch sorgfältige Prüfung der Beipackzettel der verwendeten Präparate und gegebenenfalls nach Konsultation eines Spezialisten festzustellen, ob die dort gegebene Empfehlung für Dosierungen oder die Beachtung von Kontraindikationen gegenüber der Angabe in diesem Buch abweicht. Eine solche Prüfung ist besonders wichtig bei selten verwendeten Präparaten oder solchen, die neu auf den Markt gebracht worden sind. **Jede Dosierung oder Applikation erfolgt auf eigene Gefahr des Benutzers.** Autoren und Verlag appellieren an jeden Benutzer, ihm etwa auffallende Ungenauigkeiten dem Verlag mitzuteilen.

© 1987, 2000 Georg Thieme Verlag
Rüdigerstraße 14
D-70469 Stuttgart
Unsere Homepage: http://www.thieme.de

Printed in Germany

Satz: Druckhaus Götz GmbH, Ludwigsburg
  Gesetzt auf CCS Textline (Linotronic 630)
Druck: Universitätsdruckerei H. Stürtz AG, Würzburg

ISBN 3-13-117364-5   1 2 3 4 5 6

Geschützte Warennamen (Warenzeichen) werden **nicht** besonders kenntlich gemacht. Aus dem Fehlen eines solchen Hinweises kann also nicht geschlossen werden, dass es sich um einen freien Warennamen handele.

Das Werk, einschließlich aller seiner Teile, ist urheberrechtlich geschützt. Jede Verwertung außerhalb der engen Grenzen des Urheberrechtsgesetzes ist ohne Zustimmung des Verlages unzulässig und strafbar. Das gilt insbesondere für Vervielfältigungen, Übersetzungen, Mikroverfilmungen und die Einspeicherung und Verarbeitung in elektronischen Systemen.

Anschriften

Prof. Dr. med. Dr. h.c. Volker Schumpelick
Direktor der Chirurgischen Universitäts- und Poliklinik
der RWTH Aachen
Pauwelsstraße, D-52057 Aachen

Mitarbeiter

Priv.-Doz. Dr. med. Georg Arlt
Chefarzt der Chirurgischen Klinik der Park-Klinik
Weißensee
Schönstr. 80, D-13086 Berlin

Priv.-Doz. Dr. med. Uwe Klinge
Chirurgische Universitäts- und Poliklinik
der RWTH Aachen
Pauwelsstraße, D-52057 Aachen

Dr. med. Christian Peiper
Chirurgische Universitäts- und Poliklinik
der RWTH Aachen
Pauwelsstraße, D-52057 Aachen

Priv.-Doz. Dr. med. Andreas Prescher
Anatomisches Institut I am Universitätsklinikum
der RWTH Aachen
Pauwelsstraße, D-52057 Aachen

Prof. Dr. med. Wolfgang Lambrecht
Direktor der Abteilung für Kinderchirurgie
der Chirurgischen Universitätsklinik
Martinistr. 52, D-20251 Hamburg

Prof. Dr. med. Werner Lierse (†)
ehem. Direktor des Anatomischen Instituts
der Universität Hamburg
Martinistr. 52, D-20251 Hamburg

Prof. Dr. med. Ekkehard Schippers
Direktor der Abteilung für Allgemeinchirurgie
Stiftung Juliusspital
Juliuspromenade 19, D-97070 Würzburg

Dr. med. Andreas Tittel
Chirurgische Universitäts- und Poliklinik
der RWTH Aachen
Pauwelsstraße, D-52057 Aachen

Priv.-Doz. Dr. med. Christian Töns
Chirurgische Universitäts- und Poliklinik
der RWTH Aachen
Pauwelsstraße, D-52057 Aachen

Prof. Dr. med. Son Truong
Chirurgische Universitäts- und Poliklinik
der RWTH Aachen
Pauwelsstraße, D-52057 Aachen

Priv.-Doz. Dr. med. Karl-Heinz Treutner
Chirurgische Universitäts- und Poliklinik
der RWTH Aachen
Pauwelsstraße, D-52057 Aachen

Dr. med. Stefan Willis
Chirurgische Universitäts- und Poliklinik
der RWTH Aachen
Pauwelsstraße, D-52057 Aachen

Geleitwort zur 4. Auflage

It only is thirteen years (1987) since the first edition of this fine text upon the subject of hernia became available for our perusal. We now have in hand the 4th edition which has built further upon prior excellence. In an era of rapid change in our thoughts, yes indeed changes in our understanding of the many facets of the hernia story, it is imperative that we regularly review past principles and interdigitate new concepts. This exactly is what Professor Schumpelick and his colleagues have done for us in this 4th edition of *Hernien*.

I have been concerned that the use of prosthetic mesh in hernia repairs has escalated to a state of a near "religion" wherein various operative techniques propose the use of mesh universally, regardless of hernia type. This reminds me of the days as a student surgeon, I performed a Lotheissen-McVay-Cooper ligament repair upon all patients, regardless of type. We have learned that this is an inappropriate approach. Careful attention to the new sections in this edition on the use of prosthetic mesh will help all of us to select which patients will benefit from its use. Of course of equal importance, it will help us recognize when mesh is unnecessary – yes, even inappropriate.

The problem of abdominal incisional hernia continues to plague us. I found the new presentation on this subject to be expanded and filled with practical suggestions that if followed will be a boon to our patients suffering from this unsightly, painful and dangerous malady.

The illustrations are superb. A quick count indicates an increase of about 100 new drawings. The drawings are crystal clear and important anatomical features are not hidden behind extraneous artistic flourishes.

The short history of *Hernien* demonstrates a phenomenon unusual in the medical publishing world, that is, multiple editions. The usual enthusiastic author or editor is sorely disappointed when his or her contribution does not merit reprinting. After my review of this 4th edition of *Hernien*, it is clear to me that the content continues to serve its surgical audience with the finest of past principles interlaced with clearly described new concepts.

Lloyd M. Nyhus, M.D.
University of Illinois, Chicago

Vorwort zur 4. Auflage

Die Hernienreparation wird auch im neuen Jahrtausend der häufigste chirurgische Eingriff bleiben. Steigende Lebenserwartung, sozioökonomischer Fortschritt, atraumatische Operationstechniken und ein weiter zunehmendes Körperbewusstsein sind nur einige der Gründe dafür, dass Patienten mit Hernien auch zukünftig eher mehr als weniger Ärzte beschäftigen werden. Da eine Erfolg versprechende konservative Therapie noch nicht einmal im theoretischen Ansatz erkennbar ist, wird die Behandlung chirurgisch bleiben.

Heutige Hernienchirurgie muss darum zukunftsfähig sein, jeder Stillstand verbietet sich; nur wer sich wandelt, bleibt sich treu! Doch sollte das gesicherte Prinzip eines notwendigen Wandels nicht mit kritiklosem Modernismus verwechselt werden, der alles, was neu ist, per se gut findet und Bewährtes sowie auf längerer Erfahrung Basierendes unbedenklich über Bord wirft. Nur was heute neu ist, hat die Chance, besser zu sein, birgt aber auch das Risiko des Irrwegs.

Unerbittlicher Schiedsrichter ist der Verlauf, der speziell in der Hernienchirurgie über Jahrzehnte objektiv beurteilt werden kann. Keines der bis heute propagierten Verfahren war nicht mindestens zeitweilig Mitglied im so genannten „Null-Prozent-Club", hatte also angeblich überhaupt keine Komplikationen und Rezidive. Alle aber mussten früher oder später diesen Club wieder verlassen, da sie sich auf realistischere, höhere Werte einpendelten. Langfristig bewähren sich nur jene Verfahren, die sicher, minimal traumatisierend, einfach sowie kostengünstig waren und die Indikation und Verfahrenswahl von keinem anderen Maßstab ableiteten als dem langfristigen Wohl des Patienten.

Wo steht die Hernienchirurgie zu Beginn des neuen Jahrtausends; was sind die Trends?
- Die Reparation der Leistenhernie in Lokalanästhesie hat sich international durchgesetzt. Deutsche Chirurgen sind noch zögerlich.
- Die Verfahrenswahl ist bedarfsorientiert: nicht ein Verfahren für viele Formen, sondern viele Verfahren für die verschiedenen Formen der Leistenhernie.
- Der Bedarf orientiert sich an der Klassifikation der Hernie, d.h. an der Größe des Defekts in der Fascia transversalis.
- Wenig traumatisierende Naht- und Patchverfahren sind weltweit die Methoden der ersten Wahl („less is more").
- Die laparoskopischen Techniken haben trotz Standardisierung ihre Indikation noch nicht endgültig definiert. Sie könnten für beidseitige Befunde beim älteren Menschen und Mehrfachrezidive geeignet sein. Narkosepflicht, größere Kosten, höhere technische Schwierigkeit und das Langzeitrisiko des Netzes disqualifizieren sie als Routineverfahren für Primärbefunde.
- Die alloplastischen Netzimplantate werden biokompatibler. Leichteres Flächengewicht, weitere Maschen, Reduktion des nichtresorbierbaren Anteils und höhere Elastizität sind die zukünftigen Kriterien.
- Die Architektur moderner Kunststoffnetze definiert sich aus der Bauchdeckenphysiologie: Reißfestigkeit von 16 N, Diagonalelastizität, schichtgerechtes Verhalten und geringe Narbenbildung sind die Koordinaten der zuerst von uns entwickelten neuen biokompatiblen „light weight meshes".
- Das lange vernachlässigte Problem der Narbenhernie tritt zunehmend ins Bewusstsein. Die hohen Rezidivquoten netzfreier Techniken (bis zu 50%) lassen sich nur durch alloplastische präperitoneale Netzplastiken (PNP) unter 5% senken.
- Die Prävention der Narbenhernie durch adäquaten Bauchdeckenverschluss ist noch nicht hinreichend definiert. Nahtlager, Nahtmaterial und Nahttechnik sind so zu verbessern, dass die heutige Inzidenz von 10% Narbenhernien zukünftig drastisch reduziert wird.
- Hernienentstehung als ausschließlich mechanisches Problem wird infrage gestellt durch neue Erkenntnisse zum Kollagenmetabolismus. Hiernach sind zumindest Rezidiv- und Narbenhernien auch eine systemische Erkrankung der Kollagenvernetzung.

Diese 4. Auflage reflektiert die hier skizzierten Fortschritte und offenen Fragen. Sie repräsentiert die intensive Beschäftigung vieler Kliniker und Wissenschaftler, auch aus meiner Klinik, mit den aktuellen Problemen der Herniologie. Dennoch soll dieses Buch unverändert ein Operationsmanual bleiben, ein Ratgeber und Wegweiser aus der Praxis für die Praxis.

Durch zahlreiche ergänzende Abbildungen, Neufassung ganzer Kapitel und stringente Gliederung in nachvollziehbare Operationsschritte anhand der bewährten Zeichnungen von Frau Tambour hoffen wir, dieses Ziel erreicht zu haben. Möge der geneigte Leser diese Einschätzung teilen und uns auch weiterhin gewogen bleiben.

Volker Schumpelick
im Frühjahr 2000

Geleitwort zur 3. Auflage

Ein Geleitwort für *Schumpelicks* „Hernien" zu schreiben ist für mich Ehre und Freude zugleich. Daß dieses Buch bereits in der 3. Auflage erscheint, ist Ausdruck der hohen Wertschätzung in der chirurgischen Öffentlichkeit. Dies dürfte auch in der Tatsache begründet sein, daß es von und für Allgemeinchirurgen verfaßt wurde, d. h. in der europäischen Tradition einer Hernienchirurgie durch Allgemeinchirurgen steht und damit ein typisch europäisches Buch ist.

Die Darstellung ist ebenso ausführlich wie kompakt, der Stil ist klar und detailliert. Illustriert wird der Text durch hervorragende und künstlerisch reiche Zeichnungen, die detailgenau und elegant den Betrachter für sich einnehmen. Sie sind Ausdruck konzentrierter Zuwendung und großer Erfahrung des Herausgebers bzw. seiner Autoren und ihrer Fähigkeit, ihr Wissen darzustellen. Dieses Werk ist in gleicher Weise für den praktischen Arzt, den Allgemeinchirurgen und auch den Universitätschirurgen verbindlich. Jeder findet sein Interessenfeld repräsentiert, der eine im praktischen Ratschlag, der andere in der aktuellen Literaturrecherche. Ergänzt wird die neue Auflage durch die Darstellung der Biomaterialien in der offenen Hernienchirurgie sowie die laparoskopische Chirurgie in Anatomie und Technik.

Unter den vielen interessanten Aspekten dieser Darstellung der Bauchdeckenchirurgie möchte ich einen ganz besonders hervorheben: Deutsche Chirurgen haben eine lange und exzellente Tradition im Bereich der Anatomie. *Schumpelick* und Mitarbeiter sind würdige Erben dieser Tatsache, indem sie die internationale nomenclatura anatomica darstellen, ohne die wichtigsten Zusatzbezeichnungen zu vernachlässigen.

Auch der posteriore Zugang zur Leiste, zuerst erwähnt von meinem Lehrer *Henri Fruchaud*, ist hervorragend dargestellt. Dies wird ergänzt durch die Erwähnung der biologischen Faktoren der Hernienentstehung und ihre Pathogenese. Die Darstellung der Sonographie rundet den allgemeinen Teil ab.

Im technischen Teil werden sämtliche Therapieprinzipien im Detail dargestellt, so daß die Verfahrenswahl individualisiert werden kann. Weitere Kapitel beziehen sich auf das Biomaterial mit seinen vielfältigen Aspekten, die Lokalanästhesie, die Komplikationen, die testikuläre Atrophie, die postoperative Behandlung und die Tageschirurgie. Kapitel zu den persönlichen Erfahrungen sowie zu Morbidität und Rezidivrate beschließen diesen speziellen Teil.

Der Herausgeber und seine Mitarbeiter können auf diese 3. Auflage stolz sein. Ein gutes Buch wurde weiter verbessert und dokumentiert jetzt ein hervorragendes Beispiel von Qualitätsarbeit, engagierter Zuwendung und energischem Fleiß.

Das besondere Verdienst der Autoren für die „surgical society" liegt darin, darauf hinzuweisen, daß Hernienchirurgie nicht ein enges Spezialfach, sondern ein integraler Bestandteil der Allgemeinchirurgie bleiben muß. Dieses Ziel ist in hervorragender Weise im vorliegenden Buch realisiert. Ich wünsche diesem Standardwerk die Fortsetzung seines Erfolges. Es wird den Anfänger und den Erfahrenen gleichermaßen befriedigen und bereichern.

R. E. Stoppa
Professor Emeritus of Surgery
University of Amiens, France

Vorwort zur 1. Auflage

"No disease of the human body belonging to the province of the surgeon requires in its treatment a greater combination of accurate anatomic knowledge with surgical skill than a hernia in all its varieties."

Astley Cooper, im Vorwort zu „Anatomy and Surgical Treatment of Inguinal and Congenital Hernia" (1804)

„Oft werden sie von einem Bandagisten zum anderen geschickt, bis sie nach großen Opfern an Zeit und Geld, murrend über das Ungeschick der Ärzte und Bandagisten, sich in ihr Schicksal ergeben."

Vincenz Czerny, Über die Leistenbruchpatienten (1877)

Spektakuläre Erfolge der Mikro-, Transplantations- oder Tumor-Chirurgie können den Blick für alltägliche chirurgische Probleme verstellen. Hierzu zählt auch pars toto die Operation der Leistenhernie als häufigster chirurgischer Eingriff. 120–150 000 Neuerkrankungen in der Bundesrepublik pro Jahr unterstreichen die sozioökonomische Bedeutung dieses harmlosen, doch gleichwohl nur chirurgisch heilbaren Leidens.

Moderne Hernien-Chirurgie beginnt mit Bassini (1887). Sein Operationsverfahren beendete die Epoche erfolgloser und gefährlicher bisheriger Behandlungsversuche. 100 Jahre später erscheint dieser Fortschritt in Vergessenheit geraten zu sein: In einem mittelalterlich zu nennenden Neomystizismus wurden 1983 in der Bundesrepublik Deutschland mehr Bruchbänder verordnet als Leistenbruchoperationen durchgeführt. Offensichtlich sind manche Ärzte und Patienten gleichermaßen wenig von der Leistungsfähigkeit der Leistenbruchoperation überzeugt.

Vor diesem Hintergrund tat eine aktuelle Darstellung der Indikation und Effizienz der Hernienchirurgie Not.

Auf der Basis neuer Aspekte der Pathogenese, Epidemiologie und Verfahrensauswahl gilt es, kritisch Bilanz zu ziehen. Zugleich soll versucht werden, dieses häufig zu Unrecht als banal gestempelte Krankheitsbild neu zu fokussieren, um auch den Nichtchirurgen von der Sicherheit und Effizienz des chirurgischen Eingriffs zu überzeugen.

Gegenstand sind die Eingeweidebrüche, d. h. die abdominellen Hernien. Auf Vollständigkeit in der Darstellung aller Hernienformen wurde zugunsten größerer Praxisnähe verzichtet. Unter diesen Verzicht fallen auch die Zwerchfellbrüche sowie die inneren und postoperativen Hernien, die besser im Zusammenhang mit ihren typischen Begleiterscheinungen (z. B. Ileus, Refluxkrankheit) dargestellt werden.

10–15% der täglichen chirurgischen Routine sind Eingriffe der Hernienchirurgie im Rahmen des gewählten Spektrums. So möge dieses Buch dazu beitragen, dem Assistenten in der chirurgischen Weiterbildung den Weg zur Hernienchirurgie zu eröffnen und seine Verfahrensweise auf rationale Füße stellen. Bei dem in der Chirurgie Erfahrenen aber soll es jene Faszination erwecken, die auch 100 Jahre nach Bassini die detaillierte Beschäftigung mit der Chirurgie der Hernien immer noch auszuüben vermag.

Volker Schumpelick
März 1987

Inhaltsverzeichnis

1 Anatomie der vorderen Leibeswand
Andreas Prescher und Werner Lierse (†)

1.1 Muskeln der Bauchdecke ... 3
1.1.1 Musculus rectus abdominis ... 3
1.1.2 Musculus obliquus externus abdominis ... 5
1.1.3 Musculus obliquus internus abdominis ... 5
1.1.4 Musculus transversus abdominis ... 8

1.2 Faszien und Faszienstrukturen ... 9
1.2.1 Fascia subcutanea (Camper) sive Panniculus adiposus abdominis ... 9
1.2.2 Fascia abdominis superficialis (Scarpa) sive Stratum membranosum abdominis ... 10
1.2.3 Vagina m. recti abdominis ... 10
1.2.4 Linea alba ... 11
1.2.5 Fascia transversalis ... 11
Fascia transversalis an der Bauchwand ... 13
Fascia transversalis in der Inguinalregion ... 13
1.2.6 Peritoneum ... 14
1.2.7 Ligamentum inguinale ... 14
1.2.8 Falx inguinalis (sive Tendo conjunctivus) ... 16
1.2.9 Ligamentum interfoveolare (Hesselbach) ... 16

1.3 Anatomische Regionen und Bruchpforten ... 17
1.3.1 Canalis inguinalis mit Anulus inguinalis superficialis und profundus ... 17
Relief der vorderen Bauchwand ... 18
1.3.2 Lacuna musculorum ... 20
1.3.3 Lacuna vasorum und Anulus femoralis ... 21
1.3.4 Regio inguinofemoralis ... 21

1.4 Laparoskopische Anatomie ... 25

Literatur ... 26

2 Definition

2.1 Hernie ... 28
2.2 Aufbau einer Hernie ... 28
2.3 Bruchkrankheit ... 28
2.4 Brucheinklemmung ... 30
2.5 Hernienlokalisation ... 33

Literatur ... 35

3 Epidemiologie
Mit Uwe Klinge

3.1 Leistenhernie ... 36
3.1.1 Kinder ... 36
3.1.2 Erwachsene ... 36

3.2 Narbenhernien ... 38
3.2.1 Inzidenz ... 38
3.2.2 Risikofaktoren ... 38

3.3 Sonstige Hernien ... 39

Literatur ... 40

4 Pathogenese
Mit Uwe Klinge

4.1 Allgemeine Faktoren ... 42
4.1.1 Intraabdomineller Druck ... 42
4.1.2 Bindegewebsschwäche ... 44
4.1.3 Bauchtrauma ... 46
4.1.4 Natürlicher Verlauf ... 46

4.2 Spezielle Faktoren ... 47
4.2.1 Leistenhernie ... 47
Offener Processus vaginalis ... 47
Sphinktermechanismus ... 47

Inhaltsverzeichnis

4.2.2	Narbenhernie	48
	Schnittführung	48
	Technik des Laparotomieverschlusses	49
	Peritonealverschluss	49
	Schichtweise oder allschichtig	50
	Fasziendoppelung	50
	Fortlaufend oder Einzelknopfnaht	50
	Nahtmaterial (resorbierbar, nichtresorbierbar)	50
	Infektion	51
	Literatur	51

5 Diagnostik
Mit Son Truong

5.1	**Anamnese**	54
	Erwachsene	54
	Kinder	54
5.2	**Untersuchung**	54
	Erwachsene	54
	Kinder	56
5.3	**Differenzialdiagnose**	56
	Erwachsene	56
	Kinder	56
5.4	**Apparative Diagnostik**	56
	Röntgen-Abdomenaufnahme	57
	Röntgen-Magen-Darm-Passage und/oder Kolonkontrasteinlauf	57
	Intravenöse Pyelographie und Zystographie	57
	Herniographie	57
	Computertomographie, Kernspintomographie	57
5.5	**Sonographie, Doppler-Sonographie und farbkodierte Duplexsonographie**	57
	Geräte und Untersuchungstechnik	59
	Sonographische Kriterien einer Hernie	60
	Sonographische Differenzialdiagnose pathologischer Befunde der Bauchwand und Leistenregion	62
5.6	**Klassifikationen**	67
5.6.1	Allgemeines	67
5.6.2	Klassifikation in der Literatur	67
5.6.3	Eigene Klassifikation	68
	Literatur	69

6 Konservative Therapie
Mit Karl-Heinz Treutner

6.1	**Reposition**	71
6.1.1	Technik der Reposition	71
6.2	**Bruchbandversorgung**	72
6.3	**Injektionsbehandlung**	73
	Literatur	74

7 Geschichte der Hernienchirurgie

7.1	**Definition, Anatomie und Pathogenese**	77
	Mit Uwe Klinge	
7.2	**Konservative Therapie**	78
7.3	**Chirurgie**	79
	Literatur	86

8 Reparationsprinzipien
Mit Uwe Klinge

8.1	Allgemeines	89	8.7	Reparationsverfahren bei Leistenhernien	104
8.2	Anatomische Voraussetzungen	89	8.7.1	Nahttechniken	104
8.2.1	Leistenregion	89		Verstärkung der Vorderwand	104
8.2.2	Bauchwand	91		Verstärkung der Hinterwand	104
8.3	Nahtlager	91	8.7.2	Mesh-Techniken	110
8.3.1	Leistenregion	91		Anteriorer Zugang	110
8.3.2	Bauchwand	92		Posteriorer Zugang	111
8.4	Nahtmaterial	92	8.7.3	Verfahrenswahl bei Leistenhernien	112
8.5	Nahttechnik	94	8.8	Reparationsverfahren bei Schenkelhernien	113
8.6	Alloplastische Netze	97	8.9	Reparationsverfahren bei primären Bauchwandhernien	113
8.6.1	Biomaterialien	97	8.10	Reparationsverfahren bei Narbenhernien	114
	Polytetrafluorethylen (PTFE = Gore-Tex)	98	8.11	Temporärer Bauchdeckenverschluss	114
	Polypropylen (Marlex, Prolene, Atrium, Vypro, SurgiPro)	98		Literatur	115
8.6.2	Polyethylenterephthalat (Dacron = Mersilene, Parietex)	99	8.12	Präoperatives progressives Pneumoperitoneum	118
	Polyglactin 910 (Vicryl)	100		Mit Stefan Willis	
	Polyglycolsäure (Dexon)	100	8.12.1	Physiologische Grundlagen	118
8.6.3	Nebenwirkungen von Mesh-Implantationen	100	8.12.2	Indikation	119
	Fremdkörperreaktion	102	8.12.3	Technik	120
	Infektion	102	8.12.4	Komplikationen	122
	Mesh-Schrumpfung	103	8.12.5	Ergebnisse	122
	Fisteln, Migration	103		Literatur	122
8.6.4	Klinischer Einsatz von Meshes	103			

9 Anästhesie

9.1	Allgemeinnarkose	123	9.4	Technik der Lokalanästhesie	124
9.2	Peridural- und Spinalanästhesie	123		Anatomische Voraussetzungen	124
9.3	Lokalanästhesie	123		Lokalanästhetikum	124
				Praktische Durchführung	125
				Literatur	129

10 Leistenhernie des Kindes
Wolfgang Lambrecht

10.1	Allgemeines	130	10.5.3	Leistenhernie beim Mädchen	139
10.2	Diagnostik	130	10.5.4	Leistenhoden	141
10.3	Indikation zur Operation	131	10.5.5	Seltene intraoperative Befunde	148
10.4	Vorbereitung, Anästhesie und Lagerung	132	10.6	Inkarzerierte Leistenhernie	149
10.5	Operative Technik	132	10.7	Komplikationen	150
10.5.1	Leistenhernie beim Knaben	132	10.8	Ergebnisse	150
10.5.2	Hydrozele	138		Literatur	151

11 Leistenhernie des Erwachsenen

11.1 Indikation und Verfahrenswahl 153
Verfahrenswahl 154

11.2 Zugang und Präparation des Bruchsacks 156
Zugang 156
Präparation 157

11.3 Versorgung des Bruchsacks 167

11.4 Beurteilung der Bruchlücke 170

11.5 Reparationsformen 172
11.5.1 Anteriorer Zugang 172
Naht-Techniken 172
    Reparation nach Zimmerman 172
    Reparation nach Bassini 175
    Reparation nach Shouldice 181
    Reparation nach Lotheissen/McVay 188
Mesh-Techniken 193
    Reparation durch transinguinale präperitoneale Netzplastik (TIPP) 193
    Reparation nach Lichtenstein 196

11.5.2 Posteriorer Zugang 199
Offene Techniken 199
    Präperitoneale Reparation ohne Mesh nach Nyhus 199
    Präperitoneale Reparation mit Netzplastik nach Nyhus 205
    Bilaterale präperitoneale Netzplastik nach Stoppa 205
    Unilaterale präperitoneale Netzplastik nach Wantz 217
    Unilaterale präperitoneale Netzplastik nach Ugahary 220
Laparoskopische Techniken 224
    Transabdominelle präperitoneale Netzplastik (TAPP) 224
    Totale extraperitoneale präperitoneale Netzplastik (TEP) 229
    Laparoskopische intrapiertoneale Onlay-Netzplastik (IPOM) 235

Literatur 235

12 Spezielle Formen der Leistenhernie

12.1 Gleithernie 236

12.2 Leistenhernie der Frau 240

12.3 Kombinationshernie 240

12.4 Riesenhernie 242

12.5 Supravesikale Hernie und interpartiale Hernie 242

Literatur 242

13 Schenkelhernie

13.1 Grundlagen 243

13.2 Indikation 244

13.3 Vorbereitung, Narkose, Lagerung 244

13.4 Operationstaktik 244

13.5 Reparationsformen 245
Kruraler (= unterer = direkter) Zugang 245
Inguinaler Zugang 245
Präperitonealer Zugang 247

13.6 Operationstechnik 250
13.6.1 Kruraler Zugang 250
Präparation und Versorgung des Bruchsacks 250
    Reparation nach Fabricius 252
    Reparation nach Kummer 253
    Reparation nach Bassini 254
    Reparation nach Salzer 254
    Krurale Mesh-Reparation 256
13.6.2 Inguinaler Zugang 257
Präparation und Versorgung des Bruchsacks 257
    Reparation nach Lotheissen/McVay 260
    Reparation nach Moschkowitz 261
    Zweireihige Reparation 262
    Alloplastische Reparation 262

Literatur 265

14 Narbenhernie

- 14.1 Definition 266
- 14.2 Anatomie und Lokalisation 266
- 14.3 Diagnostik 266
- 14.4 Klassifikation 266
- 14.5 Indikation und Kontraindikation 270
- 14.6 Präoperative Vorbereitung 270
  - 14.6.1 Pneumoperitoneum 270
  - 14.6.2 Lagerung 271
  - 14.6.3 Narkose 271
  - 14.6.4 Zugangswege 271
- 14.7 Taktik 271
- 14.8 Technik 272
  - 14.8.1 Präparation 272
  - 14.8.2 Reparation 275
    - Stoß-auf-Stoß-Fasziennaht 276
    - Fasziendopplung 278
    - Kutisplastik 279
    - Muskelverschiebeplastik 279
    - Alloplastische Netzimplantate 280
    - Präperitoneale Netzplastik (PNP) 281
    - Mediane Unterbauchnarbenhernie Typ III 290
    - Mediane Oberbauchnarbenhernie Typ II 291
    - Mediane Oberbauchnarbenhernie Typ III 292
    - Mediane Ober- und Unterbauchnarbenhernie Typ IV 293
    - Parastomale Hernie 297
    - Zugang 297
    - Präparation 298
    - Reparation 301
- 14.9 Komplikationen 302
  - 14.9.1 Ergebnisse 302
- Literatur 302

15 Inkarzeration

- 15.1 Allgemeines 303
- 15.2 Definition 303
- 15.3 Klinik 303
- 15.4 Taktik 303
- 15.5 Indikation 304
- 15.6 Vorbereitung, Lagerung, Anästhesie, Zugang 304
- 15.7 Präparation 304
- 15.8 Versorgung des Bruchsackinhalts 304
- 15.9 Reparation der Bruchlücken 310
- Literatur 310

16 Rezidivhernie

- 16.1 Allgemeines 312
- 16.2 Formen 313
- 16.3 Technische Ursachen 313
  - Indirekte Rezidivleistenhernie 313
  - Direkte Rezidivleistenhernie 314
  - Schenkelhernienrezidiv 314
  - Narbenhernienrezidiv 314
- 16.4 Taktik 314
- 16.5 Indikation 315
- 16.6 Vorbereitung, Lagerung, Anästhesie und Zugang 315
- 16.7 Präparation 316
- 16.8 Reparation 320
- 16.9 Ergebnisse 321
- 16.10 Postoperativer Verlauf 321
- Literatur 321

17 Sonstige Hernien

17.1	**Spieghel-Hernie**	323
	Indikation	323
	Literatur	327
17.2	**Lumbalhernie**	327
	Literatur	330
17.3	**Supravesikale Hernie**	331
	Literatur	332
17.4	**Hernia obturatoria**	332
	Literatur	334
17.5	**Hernia ischiadica**	335
	Literatur	336
17.6	**Hernia perinealis**	336
	Literatur	338
17.7	**Interparietale Hernien**	339
17.8	**Epigastrische Hernie**	341
	Literatur	349
17.9	**Nabelhernie**	350
	Literatur	358
17.10	**Innere Hernien**	358
	Mit Uwe Klinge	
	Literatur	365

18 Komplikationen

18.1	**Intraoperative Komplikationen**	368
18.1.1	Exitus in tabula	368
18.1.2	Leistenregion	368
	Gefäßverletzung	368
	Verletzung des Ductus deferens	371
	Nervenverletzung	371
	Verletzung der Harnblase	373
	Darmverletzung	373
	Verletzungen der weiblichen Adnexe	374
	Trokarverletzung	374
18.1.3	Vordere Bauchwand	375
	Bauchwandnekrose	375
	Darmverletzung	375
18.2	**Frühe postoperative Komplikationen**	375
18.2.1	Mortalität	375
18.2.2	Wundinfektion	375
18.2.3	Blutung	376
18.2.4	Serome	376
18.2.5	Leistenregion	376
	Nervenschädigung	376
	Ischämische Orchitis und Doppler-Sonographie der Hodengefäße	376
	Venöser Abflussstopp	379
	Postoperative Kot- und Urinfistel	379
	Frühzeitiger Rezidivbruch	379
	Harnverhalt	379
18.2.6	Bauchwand	379
	Kardiopulmonale Komplikationen	379
18.3	**Späte postoperative Komplikationen**	379
18.3.1	Leistenregion	380
	Rezidivhernie	380
	Beschwerden	380
	Hodenatrophie	380
	Hydrozele	381
18.3.2	Fadenfistel	381
	Mesh-Wanderung und Fistelbildung	381
18.3.3	Bauchwand	382
	Rezidivhernie	382
	Beschwerden	382
	Fremdkörperreaktion	382
	Literatur	384

19 Postoperative Nachsorge
Mit Christian Peiper

19.1	**Mobilisation**	387
19.2	**Ambulante Chirurgie**	387
19.3	**Krankenhausaufenthalt**	388
19.4	**Arbeitsunfähigkeit**	389
19.5	**Autofahren und Sport**	390
19.6	**Thromboseprophylaxe**	392
	Literatur	392

20 Ergebnisse
Mit Christian Töns und Georg Arlt

20.1	**Inguinal- und Schenkelhernie**	394
20.1.1	Rezidivraten	394
	Anteriore Nahtverfahren	394
	Anteriore Mesh-Verfahren	398
	Laparoskopische Verfahren	399
	Rezidivhernie	400
	Schenkelhernie	402
	Prospektiv randomisierte Studien	403
20.1.2	Allgemeine Komplikationen	404
	Hämatome	404
	Wundheilungsstörungen	405
	Fadenfisteln, Fadengranulome	406
	Thromboembolische Komplikationen	406
	Letalität	406
20.1.3	Spezifische Komplikationen	407
	Chronischer Leistenschmerz	407
	Hodenatrophie	409
	Laparoskopie-spezifische Komplikationen	410
	Mesh-assoziierte Komplikationen	411
	Literatur	411
20.2	**Narbenhernie**	416
20.2.1	Rezidivraten	416
20.2.2	Komplikationen	419
	Allgemeine Komplikationen	419
	Mesh-assoziierte Komplikationen	419
	Literatur	421

Sachverzeichnis 424
Uwe Klinge

I Grundlagen

Synonyme anatomischer Namen

Die hier angefügte Sammlung von Synonymen erhebt keinen Anspruch auf Vollständigkeit und ist bewusst knapp gehalten worden, um den Rahmen des Beitrags nicht zu sprengen. Sie soll für den Interessierten eine Hilfestellung sein, um sich in der verwirrenden Nomenklatur zurechtzufinden. Die augenblicklich gültigen Begriffe der neuesten Terminologia Anatomica (1998) (27) sind fett gedruckt. Es muss allerdings kritisch angemerkt werden, dass manche offiziellen Termini unzureichend sind und manche Strukturen gar nicht erfasst sind. In diesen Fällen werden die klassischen Namen verwendet. Auf die Verzeichnung der Eponyme wurde ebenfalls Wert gelegt, da diese Begriffe im chirurgischen und klinischen Schrifttum noch oft gebraucht werden.

Adminiculum lineae albae sive Lig. triangulare
Anulus (Annulus) **inguinalis superficialis** sive subcutaneus sive medialis sive externus
Anulus (Annulus) **inguinalis profundus** sive praeperitonealis sive lateralis sive internus sive abdominalis
Arcus aponeurosis m. transversi sive Arcus m. transversi sive Transversusarkade
Arcus iliopectineus sive Lig. iliopectineum sive Lig. interlacunare sive Lig. iliopubicum sive interpubic ligament
A. circumflexa ilium superficialis bzw. **profunda** sive A. circumflexa iliaca superficialis bzw. profunda
A. cremasterica sive A. musculi cremasteris sive A. spermatica externa
A. ductus deferentis sive A. deferentialis
A. epigastrica inferior sive A. epigastrica caudalis
A. testicularis sive A. spermatica sive A. spermatica interna
Cavum scroti sive Cavitas serosum scroti sive Cavitas serosum testis sive Cavum serosum testis sive Cavum periorchii
Crus laterale sive Crus inferius sive Columna lateralis sive Columna inferior
Crus mediale sive Crus superius sive Columna medialis sive Columna superior
Ductus deferens sive Vas deferens
Falx inguinalis sive Tendo conjunctivus sive Falx aponeurotica inguinalis (gehört zum M. transversus abdominis)
Fascia cribrosa sive Lamina cribriformis fossae ovalis
Fascia iliopsoas sive Fascia iliopsoica
Fascia spermatica externa sive Fascia cremasterica Cooperi (von der oberflächlichen Bauchfaszie stammende äußerste Hülle des Samenstrangs)
Fascia spermatica interna sive Tunica vaginalis communis testis et funiculi spermatici (Fortsetzung der Fascia transversalis auf den Funiculus spermaticus)
Fascia subcutanea abdominis sive Camper-Faszie sive Tunica fibrosa subcutanea externa sive **Panniculus adiposus abdominis**
Fascia transversalis sive Fascia transversalis abdominis sive Fascia m. transversi abdominis
Fascia endoabdominalis Luschka sive Fascia intraabdominalis sive Fascia abdominis interna sive subperitoneale Bindegewebsschicht sive präperitoneale Bindegewebsschicht
Fibrae intercrurales sive Fibrae intercrurales aponeurotica sive Fibrae arciformes sive Fibrae intercolumnares sive Fibrae collaterales
Fossa inguinalis lateralis sive Foveola inguinalis lateralis
Fossa inguinalis medialis sive Foveola inguinalis medialis
Hiatus saphenus sive **Fossa ovalis** sive Fossa ovalis fasciae latae
Intersectiones tendineae sive Inscriptiones tendineae
Lamina parietalis tunicae vaginalis testis sive Periorchium sive Peritoneum parietale testis
Lamina visceralis tunicae vaginalis testis sive Epiorchium sive Peritoneum viscerale testis

Lig. inguinale (Poupart) sive Arcus inguinalis (Tandler) sive Arcus cruralis sive Lig. Vesalii sive Lig. Fallopii
Lig. interfoveolare (Hesselbach) sive M. interfoveolaris (Hesselbachi) sive M. pubotransversalis
Lig. lacunare (Gimbernat).
  Cave: abweichender Gebrauch bei Eisler (12), Braus und Elze (6) und im vorliegenden Text
Lig. pectineum sive Lig. pectineale sive Lig. pubicum (Cooper) sive Cooper's ligament sive superior pubic ligament. Nicht gemeint ist das Lig. pubicum superius symphysis pubicae
Lig. reflexum (Colles) sive Lig. inguinale reflexum.
  Cave: abweichender Gebrauch bei Eisler (12), Braus und Elze (6) und im vorliegenden Text
Lig. teres uteri sive Lig. rotundum uteri
Linea arcuata (Douglas) sive Linea semicircularis
Margo falciformis sive **Margo arcuatus** sive Burn's ligament
M. cremaster (Riolan) sive M. testiculi sive M. suspensorius
M. obliquus externus abdominis sive M. obliquus descendens
M. obliquus internus abdominis sive M. obliquus ascendens
M. transversus abdominis sive M. abdominis intimus
Panniculus adiposus abdominis sive Fascia subcutanea (Camper)
Pars iliaca fasciae iliopsoas ticae sive Fascia iliaca
Pars psoatica fasciae iliopsoas ticae sive Fascia psoica
Plica umbilicalis lateralis sive Plica epigastrica sive Plica a. epigastricae inferioris
Plica umbilicalis medialis sive Plica umbilicalis lateralis sive Plica vesicoumbilicalis lateralis (enthält das Lig. umbilicale mediale sive Lig. umbilicale laterale sive Chorda a. umbilicalis)
Plica umbilicalis mediana sive Plica umbilicalis media sive Plica vesicoumbilicalis media (enthält das Lig. umbilicale mediale sive Chorda urachi)
Processus vaginalis fasciae transversalis sive Fascia infundibuliformis sive Nuhn-Faszientrichter
R. genitalis n. genitofemoralis sive N. spermaticus externus
Septum femorale (Cloquet) sive Septum anuli femoralis
Stratum membranosum abdominis sive Fascia abdominis superficialis (Scarpa)
Tractus iliopubicus (Thomson) sive Thomson's ligament sive deep crural arch sive bandelette iliopubienne. Nach einem Vorschlag von Skandalakis (25): ligament of Hesselbach. Obwohl dies aus medizinhistorischer Sicht korrekter wäre, würde es zu Verwechslungen mit dem Lig. interfoveolare (Hesselbach) führen
Transversalisschlinge sive Henle-Schlinge sive Henle's ligament sive Lig. falciforme Henle
Trigonum femorale sive Scarpa-Dreieck
Tunica vaginalis testis sive Tunica vaginalis propria testis
Vestigium processus vaginalis sive Lig. vaginale sive Ruinae processus vaginalis (Haller) sive Ligula (Hyrtl)

1 Anatomie der vorderen Leibeswand

Andreas Prescher und Werner Lierse (†)

Zwischen dem Unterrand des Thorax und dem Oberrand des knöchernen Beckens besteht eine große Skelettlücke, die nach Rauber mit dem Begriff Lacuna sceleti sternopubica bezeichnet wird. Diese ausgedehnte Lücke wird durch die weiche, vielschichtige Bauchdecke verschlossen, welche aus breiten Muskeln, Faszien, Aponeurosen und Peritoneum zusammengesetzt ist. Die weiche, von knöchernen Bauelementen freie Bauchdecke gewährleistet die Beweglichkeit des Brustkorbs und des gesamten Rumpfs. Die dadurch verringerte Schutzfunktion für die Baucheingeweide wird durch eine gesteigerte und ausgeprägte Reflexerregbarkeit der Bauchmuskulatur kompensiert.

Die muskuläre Grundlage der Bauchdecke wird durch autochthone Muskeln gebildet, die in seitliche (M. obliquus externus abdominis, M. obliquus internus abdominis und M. transversus abdominis) und vordere (M. rectus abdominis und M. pyramidalis) Bauchmuskeln unterteilt werden. Diese Muskelindividuen sind in einem knöchernen Rahmen, gebildet von Thorax, Becken und Processus costarii der Lendenwirbel, eingespannt und werden durch charakteristische Faszien und Bindegewebssysteme komplettiert.

An typischen Stellen ist die Bauchdecke muskelfrei und wird nur durch Bindegewebsstrukturen gebildet. Diese anatomisch präformierten Loci minoris resistentiae beanspruchen als Bruchpforten die Aufmerksamkeit des Chirurgen.

1.1 Muskeln der Bauchdecke

Weiterführende Literatur siehe 6, 12, 14.

1.1.1 Musculus rectus abdominis

Ursprung: mit 3 Zacken von der Vorderfläche des 5.–7. Rippenknorpels. Er bildet neben der Bauchmittellinie die gesamte Dicke der Bauchwand, kaudal wird ihm jedoch noch der unbedeutende M. pyramidalis vorgelagert. Die laterale Ursprungszacke ist am breitesten und entspringt von der Vorderfläche des 5. Rippenknorpels bis zur Knochen-Knorpelgrenze. Die Faserstreichrichtung dieser Zacke ist in vielen Fällen schräg nach kaudomedial gerichtet. Die intermediäre Zacke entspringt von der Vorderfläche des 6. Rippenknorpels und die mediale Zacke von der Vorderfläche des 7. Rippenknorpels und der Vorderfläche des Processus xiphoideus. Als Besonderheit kommt hinzu, dass die mediale Zacke um den aufsteigenden Rand des 7. Rippenknorpels herumgreift, um auch noch auf der Dorsalfläche Fuß zu fassen. Die Faserrichtung der intermediären und der medialen Zacke ist eine rein longitudinale bis zur ersten Intersectio tendinea.

Insertion: mit kräftiger, platter Sehne am Oberrand der Symphysis pubica und den anschließenden Partien des Ramus superior ossis pubis. Dabei liegen lateral und medial ganz unterschiedliche Verhältnisse vor: Lateral zeigt die Insertionssehne eine durchschnittliche Länge von 4–5 cm, medial hingegen besitzt sie nur eine Ausdehnung von 2–3 cm. Der Übergang ist nun nicht in Form einer von lateral nach medial kontinuierlich ausgebildeten Linie angelegt, sondern geschieht abrupt in einem Punkt (Abb. 1.1). Lateral dieses Punktes inseriert die Rektussehne an der Vorderkante des Ramus superior ossis pubis, medial hingegen inseriert die Sehne an der medialen Fläche des Tuberculum pubicum und greift auf die Ventralfläche der Symphysis pubica über.

Ein gewisses Faserkontingent zieht über die Medianebene zum kontralateralen Tuberculum pubicum. Hier findet eine spitzwinkelige Durchmischung und Überkreuzung der Fasern statt. Einige Fasern aberrieren in das Lig. suspensorium penis. Neben dieser Ausspannung zwischen kranialen und kaudalen knöchernen Fixpunkten findet noch eine Insertion des medialen Rands des M. rectus abdominis an der Linea alba statt. Diese „mediale Insertion" ist besonders unterhalb des Umbilicus ausgebildet, wird nach kaudal stärker und führt zur Bildung des Adminiculum lineae albae. Die kräftige Befestigung des M. rectus abdominis an der Linea alba verhindert das seitliche Auseinanderweichen der beiden Mm. recti, die so genannte Rektusdiastase.

Intersectiones tendineae: Die Gesamtstruktur „M. rectus abdominis" wird durch zwischengeschaltete Sehnenstreifen unterteilt, sodass ein vierbäuchiger Muskel resultiert.

Die Intersectiones tendineae sind echte, longitudinal gefaserte Sehnen, die mit der vorderen Wand der Rektusscheide fest verwachsen sind, der hinteren jedoch nur verschieblich aufliegen. Durch die Verwachsung der Intersectiones tendineae mit dem vorderen Blatt der Rektusscheide wird eine Gesamtverschieblichkeit des Muskels in der Rektusscheide verhindert und die isolierte Funktion einzelner Rektusabschnitte ermöglicht.

Durchschnittlich sind 4 Intersectiones vorhanden, die folgende Lagen einnehmen:

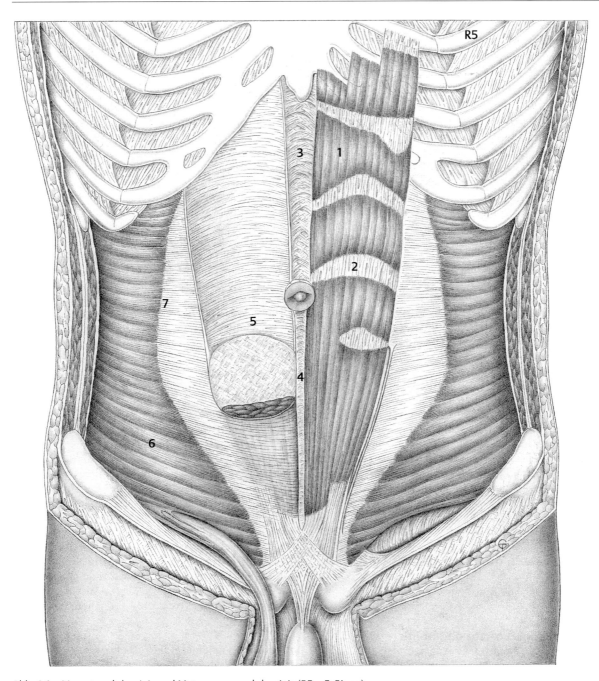

Abb. 1.1 M. rectus abdominis und M. transversus abdominis (R5 = 5. Rippe).

1 M. rectus abdominis
2 Intersectio tendinea
3 Linea alba: Partie rubannée
4 Linea alba: Partie linéaire
5 Lamina posterior der Rektusscheide mit Linea arcuata (Douglas)
6 M. transversus abdominis
7 Linea semilunaris (Spieghel)

- 1. Intersectio: im Niveau der Spitze der 8. Rippe;
- 2. Intersectio: in Höhe des Unterrands der 10. Rippe;
- 3. Intersectio: auf Höhe des Nabels;
- 4. Intersectio: fakultativ, auf Höhe der Linea arcuata.

Die Intersectiones tendineae sind bis zu 1 cm breit, zeigen einen gezackten oder schrägen Verlauf und sind medial mit der Linea alba fest verwachsen.

Leitungsbahnen: Die arterielle Versorgung erfolgt aus der A. epigastrica superior und inferior. Diese Gefäße sind an der Rückseite des Muskels in eine deutliche Muskelrinne eingelagert und streichen in Längsrichtung des Muskels. Eine kontinuierliche, durchgehende Verbindung der beiden Gefäße, wie in vielen anatomischen Atlanten gezeigt, existiert in der Regel nicht.

Die nervale Versorgung wird durch die Rr. ventrales von Th7 bis Th12 bewirkt, oft ergänzt durch akzessorische Äste aus Th6 und L1 (12). Die Rr. musculares treten mit 12–25 einzelnen Ästchen in den lateralen Rand und in die Hinterfläche des Muskels ein. Wegen dieser Lage wird die Innervation beim Lateralschnitt zerstört (6).

1.1.2 Musculus obliquus externus abdominis

Ursprung: von der 5. bis zur 12. Rippe, wobei eine charakteristische Ursprungslinie gebildet wird. Diese Linie verläuft von der Knochen-Knorpel-Grenze der 5. Rippe zum rudimentären Knorpel der 12. Rippe. Dabei bildet der Muskel Dentationen aus, die sich mit dem M. serratus anterior und mit dem M. latissimus dorsi verzahnen. Die entstehende, auch am Lebenden deutlich sichtbare gezackte Linie wird als Gerdy-Linie (Pierre Nicolas Gerdy, 1797–1856, Prosektor der Anatomie und Physiologie in Paris, später Professor der Chirurgie in Paris) bezeichnet.

Die Dentationen des M. obliquus externus abdominis nehmen von kranial kommend bis zur 8. Rippe an Größe zu, anschließend werden sie kleiner, dafür aber dicker. Die Ursprungszacken überdecken sich dachziegelartig. Die ventrale Begrenzungslinie verläuft im kranialen Abschnitt glatt, im unteren jedoch oft wellenförmig (Abb. 1.**2**). Ungefähr im Niveau der Spina iliaca anterior superior biegt sie rechtwinkelig in den der Crista iliaca folgenden Kaudalrand des Muskels um und bildet dadurch die so genannte Gaupp-Muskelecke (Ernst Gaupp, 1865–1916, Professor der Anatomie in Freiburg, Königsberg und Breslau) (Abb. 1.**2** und 1.**3**) aus, die bei der Besprechung des Canalis inguinalis weiteres Interesse beanspruchen wird.

Insertion: erfolgt am Labium externum der Crista iliaca und am Tuberculum pubicum sowie an der Linea alba. Im Bereich der Crista iliaca wird die Insertion durch eine kurze, kräftige Endsehne vermittelt. Ventral schließt sich eine ausgedehnte Aponeurose an den Muskel an, deren kaudaler Rand als Lig. inguinale bezeichnet wird. Dieser Bandzug reicht von der Spina iliaca anterior superior, wo er eng und punktförmig entspringt, bis zum Tuberculum pubicum, wo er breitbasig ansetzt (Abb. 1.**11**).

Faserrichtung: Innerhalb des muskulären Anteils herrscht eine nach mediokaudal divergierende Faserrichtung vor, wobei die oberen Fasern fast noch horizontal verlaufen und die Neigung kaudalwärts stetig zunimmt. Diese Faserrichtung (Abb. 1.**2**) setzt sich auch in die bindegewebigen Fasern der Aponeurose fort. Die Fasern der Externusaponeurose überschreiten die Medianebene und durchflechten sich hier mit gleichartigen kontralateralen Fasern. Im kaudalen Abschnitt der Linea alba bilden sie auf der Gegenseite 2 Schichten aus: Die oberflächliche Lage strahlt in die Fascia lata über dem M. adductor longus aus, wohingegen die tiefe Lage an dem Tuberculum pubicum inseriert und dabei das Lig. reflexum (Colles; nach Abraham Colles, 1773–1843, Professor der Anatomie und Chirurgie in Dublin) (s. auch unter Canalis inguinalis und Lig. inguinale) bildet.

Besondere Aufmerksamkeit beanspruchen die Fasern, die aus dem Abschnitt des kaudalen Muskelrands von der Spina iliaca anterior superior bis hin zur Muskelecke entspringen und das straffe Lig. inguinale (Poupart; nach François Poupart, 1616–1708: Chirurg in Reims und Paris) bilden. Oberhalb des M. iliopsoas ist dieser Bandzug untrennbar mit der Fascia iliopsoas verwachsen (s. Lig. inguinale).

Leitungsbahnen: Der Muskel wird aus den ventralen Ästen von Th5–Th12, manchmal auch L1, versorgt. Die Blutzufuhr erfogt aus der A. circumflexa iliaca profunda, der A. epigastrica inferior und superior, der A. musculophrenica sowie aus der A. thoracica lateralis.

1.1.3 Musculus obliquus internus abdominis

Ursprung: von der Linea intermedia der Crista iliaca, sowie vom oberflächlichen Blatt der Fascia thoracolumbalis und vom lateralen Teil des Lig. inguinale. Der Muskel kann als fünfseitige, über die Fläche gebogene Platte beschrieben werden (Abb. 1.**4**). Die Ursprungsseite ist in typischer Weise S-förmig gekrümmt und zeigt ihre Hauptabknickung im Bereich der Spina iliaca anterior superior.

Der kaudale, meistens nach mediokaudal verlaufende Rand des Muskels ist am kürzesten und weist zahlreiche Variationen auf. Aus diesem oftmals schlecht abgrenzbaren Rand scheren immer wieder Fasern aus und schließen sich dem Funiculus spermaticus zusammen mit Fasern des M. transversus abdominis als M. cremaster an. Die Fasern des M. cremaster (sive M. cremaster externus – als M. cremaster internus werden die glatten Muskelfasern im Periorchium bezeichnet und als M. cremaster medius diejenigen in der Fascia spermatica interna)- liegen im lateralen und hinteren Segment des Funiculus spermaticus. Wenn die Fasern gehäuft vorkommen, lassen sie allenfalls eine mediale Portion des Funiculus spermaticus frei.

Der dorsale Rand zieht von der Crista iliaca senkrecht aufwärts, um in den kranialen Insertionsrand überzugehen.

Insertion: erfolgt mit einem kranialen und einem ventralen Insertionsrand:

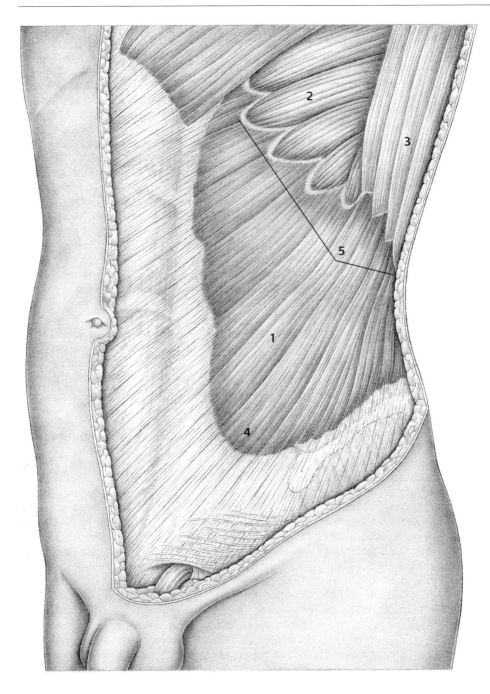

Abb. 1.2 M. obliquus externus abdominis.

1 M. obliquus externus abdominis
2 M. serratus anterior
3 M. latissimus dorsi
4 Gaupp-Muskelecke
5 Gerdy-Linie

- *kranialer* Insertionsrand: verläuft von der Spitze des 10. Rippenknorpels bis zur Spitze des 12. Rippenknorpels und zeigt einen variablen, je nach Ausbildung der Rippen, stufenförmigen Verlauf (Abb. 1.4);
- *ventraler* Insertionsrand: bildet die längste Seite des Muskels und beschreibt eine Linie, die vom Tuberculum pubicum bis zur Spitze der zehnten Rippe reicht. Er bildet in seinem kaudalen Abschnitt typische kleinere Dentationen aus, von denen die unterste am weitesten nach medial vorspringt (Abb. 1.4).

Faserrichtung: muss für die einzelnen Muskelpartien unterschiedlich angegeben werden. Die Fasern, die aus dem Bereich zwischen Spina iliaca anterior superior und Tuberculum glutaeum entspringen, weisen eine starke Divergenz auf. Die sich kaudal anschließende Muskelpartie zeigt einen parallelen Faserverlauf, wohingegen die vom lateralen Leistenband entspringenden Fasern fast horizontal, gegebenenfalls auch unregelmäßig verlaufen.

Diese Insertion wird durch eine kurze, platte Sehne vermittelt. Der ventrale Rand bildet gleichzeitig den

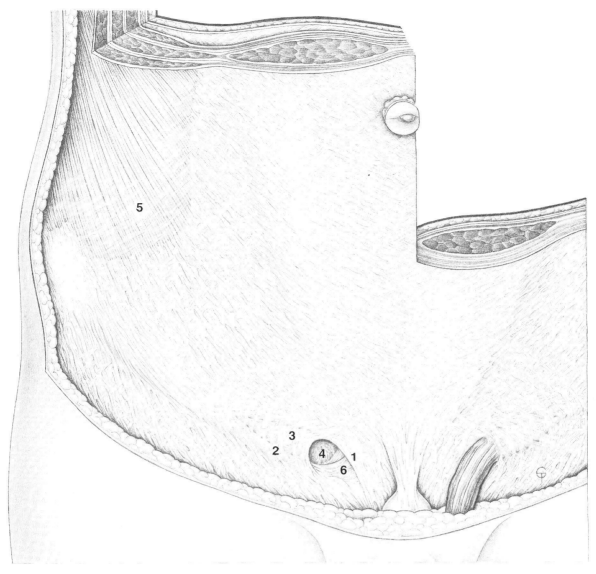

Abb. 1.3 Anatomie der unteren Bauchwand in der Schicht des M. obliquus externus abdominis (Externus-Ebene).

1 Crus mediale
2 Crus laterale
3 Fibrae intercrurales
4 Anulus inguinalis superficialis
5 M. obliquus externus abdominis (Gaupp-Muskelecke)
6 Lig. lacunare (Gimbernat)

Übergang in die breite Aponeurose des M. obliquus internus. Wichtig ist, dass die Faserstreichrichtung der kollagenen Sehnenfasern der Aponeurose die entsprechende Streichrichtung der Muskelfasern beibehält und somit, wie der Muskel, 3 Partien aufweist. Am lateralen Rand des M. rectus abdominis liegen besondere Verhältnisse (Bildung der Rektusscheide!) vor, die in Kapitel 1.2.3 genauer behandelt werden.

Der M. obliquus internus abdominis wird von einer dünnen oberflächlichen Faszie und einer dicken, filzartigen, tiefen Faszie umschlossen. Die oberflächliche Faszie dieses Muskels hebt sich deutlich vom Muskel ab und ist auch von der tiefen Faszie des M. obliquus externus abdominis trennbar. Die innere Faszie des inneren schrägen Bauchwandmuskels ist sehr schwer als eigene Faszie darstellbar und verschmilzt mit der oberflächlichen Faszie des M. transversus abdominis. Nahe am Leistenkanal können manchmal beide Blätter voneinander getrennt sein. Die äußere Internusfaszie bildet die Fascia spermatica media des Samenstrangs aus. Wenn der inguinale Teil des M. obliquus internus abdominis besonders kräftig ist, werden diese Fasern bei einer Hernie auseinander gesprengt. Einige dieser Fasern reichen dann nach kaudal auf den Bruchsack.

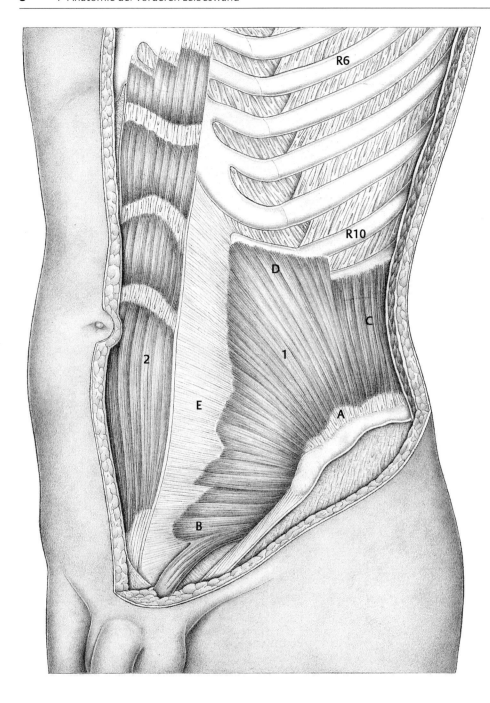

Abb. **1.4** M. obliquus internus abdominis mit seinen fünf Rändern.

1 M. obliquus internus abdominis
   A S-förmig gekrümmter Ursprungsrand
   B kaudaler Rand mit ausscherenden Fasern
   C senkrecht aufsteigender dorsaler Rand
   D gestufter kranialer Rand
   E medialer Rand mit kaudalen Dentationen
2 M. rectus abdominis

Leitungsbahnen: In der tiefen, dicken Bindegewebsschicht verlaufen die segmentalen Nerven (Th8–L1) und Gefäße (besonders Äste der A. und V. circumflexa ilium profunda). Im inguinalen Anteil ändert sich diese Strukturanordnung. Hier perforieren die Segmentalnerven und Gefäße das Muskelfleisch des M. obliquus internus abdominis und verlaufen auf der Oberfläche nach mediokaudal. Nach Eisler (12) wird der M. obliquus internus abdominis von Th10–L2 versorgt. Die Nerven dringen von der Unterseite her in den Muskel ein.

1.1.4 Musculus transversus abdominis

Ursprung: von den 6 unteren Rippen sowie vom tiefen Blatt der Fascia thoracolumbalis, dem Labium internum der Crista iliaca und der Pars psoatica der Fascia iliopsoas. Auch greift er regelmäßig noch auf den lateralen Abschnitt des Lig. inguinale über.

Insertion: an der Linea alba, am Processus xiphoideus, an der kranialen Kante der Symphysis pubica sowie an den angrenzenden medialen Partien des Pecten ossis pubis.

Der M. transversus abdominis kann als unmittelbare, kaudale Fortsetzung des M. transversus thoracis angesehen werden. So verwundert es auch nicht, dass die Ursprungsvarietäten des M. transversus abdominis eng mit den Ausprägungsvarianten des M. transversus thoracis verknüpft sind. Bei geringer kaudaler Entwicklung des M. transversus thoracis entspringt der M. transversus abdominis entsprechend höher und vice versa.

Faserverlauf: parallel und horizontal, wobei im kaudalen Bereich die ventralen Faserpartien nach kaudal abgebogen verlaufen. Nach Eisler (12) kann die Gesamtform des M. transversus abdominis mit einer Mondsichel verglichen werden, deren Konkavität nach ventral gerichtet ist. An diesem Muskelrand geht der M. transversus abdominis in seine Insertionsaponeurose über, deren Beteiligung am Aufbau der Rektusscheide in Kapitel 1.2.3 weiterbehandelt wird.

Die Übergangslinie von Muskelfleisch zur bindegewebigen Insertionsaponeurose wird als Linea semilunaris (Spieghel-Linie nach Adriaan van den Spieghel, lat. Spigelius, 1578–1625, Professor der Anatomie in Venedig und Padua) bezeichnet (Abb. 1.1 u. 1.10). Wichtig ist, dass die horizontale Faserstreichrichtung der Muskelfasern sich in die horizontale Sehnenfaserrichtung der Insertionsaponeurose fortsetzt. Besonders bemerkenswerte Verhältnisse liegen kranial im Bereich des Processus xiphoideus vor: die Insertionsaponeurose zieht auf die Vorderfläche des Processus xiphoideus, wird hier teilweise angeheftet, zieht aber auch auf die kontralaterale Seite, sodass eine Faserdurchflechtung entsteht.

Ein weiteres Faserkontingent inseriert ventral des M. transversus thoracis an den lateralen Abschnitten der Wurzel des Processus xiphoideus. Auch die kaudale Insertion zeigt besondere Verhältnisse: Die nach kaudal abgelenkten Muskelfasern setzen sich in enstprechenden Sehnenfasern fort, die fast parallel zum lateralen Rand des M. rectus abdominis hinter dem Lig. reflexum (Colles) zum Pecten ossis pubis ziehen. Nach Eisler (12) können in dieser Region 3 Schichten von Fasern des M. transversus abdominis nachgewiesen werden:
- *oberflächliche* Schicht: zieht ventral über den M. rectus abdominis und den M. pyramidalis und inseriert an der Linea alba und an der Symphysis pubica;
- *mittlere* Schicht: verläuft zwischen M. pyramidalis und M. rectus abdominis;
- *tiefe* Schicht: zieht mit ihren Fasern neben dem M. rectus abdominis zum Pecten ossis pubis.

Die Außenseite des Muskels wird von seiner Faszie und einer dicken Bindegewebslage, die Innenseite von seiner hinteren Muskelfaszie und der kräftigen Fascia transversalis (s. dort) bedeckt.

Leitungsbahnen: Die Innervation des M. transversus abdominis wird von Ästen von Th5 (6) übernommen, hin und wieder beteiligen sich auch noch der N. iliohypogastricus und der N. ilioinguinalis. Die den Muskel versorgenden Nerven liegen zuerst der Außenfläche auf und bilden während ihres intramuskulären Verlaufs girlandenförmige Schlingenanastomosen aus. Die Blutversorgung wird durch die A. circumflexa iliaca profunda, die A. epigastrica inferior und superior und durch die A. musculophrenica sichergestellt.

1.2 Faszien und Faszienstrukturen

Die in der älteren Nomenklatur verwendete Einteilung der Fascia abdominis superficialis in ein oberflächliches Blatt (Fascia subcutanea sive Camper-Faszie, nach Peter Camper, 1722–1789, Professor der Anatomie, Chirurgie und Medizin in Amsterdam und Groningen) und ein tiefes Blatt, die eigentliche Fascia abdominis superficialis (sive Scarpa-Faszie, nach Antonio Scarpa, 1747–1832, Professor der Anatomie und Chirurgie in Modena und Padua), wird hier weiterhin verwendet, obwohl sie in der neuen Terminologia Anatomica (27) nicht mehr geführt wird.

Die statt dessen eingeführten Begriffe „Panniculus adiposus abdominis" und „Stratum membranosum abdominis" für die ehemaligen Faszienstrukturen haben sich augenblicklich im klinischen Sprachgebrauch noch nicht durchgesetzt und wirken eher verwirrend. Mit dem neuen Terminus „Panniculus adiposus abdominis" wird man auch der auffallenden Struktur des bindegewebigen Gerüsts der subkutanen Fettschicht in keiner Weise gerecht. Es handelt sich nicht um ein einfaches Fettpolster, und außerdem ist die Struktur bei Vierfüßlern als dicke, elastische Faszie („gelbe Bauchhaut") ausgebildet, sodass auch die vergleichende Anatomie für die Verwendung des Begriffs „Faszie" spricht.

1.2.1 Fascia subcutanea (Camper) sive Panniculus adiposus abdominis

Unterhalb des Nabels auf dem aponeurotischen Bereich der vorderen Bauchwand und auf der Rektusscheide findet sich eine verdichtete, wabenartig durchlöcherte Struktur aus elastischem Gewebe, dessen Struktur erst sichtbar wird, wenn man die eingelagerten Fettbestandteile ausstreicht (23). Diese zur Subkutis gehörende Formation wird als Fascia subcutanea (Camper) sive Panniculus adiposus abdominis bezeichnet.

Nach kranial löst sich diese Faszie allmählich auf und verschwindet. Lateral nimmt sie eine feste Verbindung mit der Muskelfaszie des M. obliquus externus abdominis auf und verstreicht in dieser. Kaudal hingegen findet eine Aufspaltung in ein oberflächliches und ein tiefes Blatt statt, diese Blätter verhalten sich unterschiedlich: Das oberflächliche Blatt verstreicht in der Fascia lata, das tiefe Blatt terminiert am Lig. inguinale.

Auch medial liegen bemerkenswerte Verhältnisse vor. Es findet hier ebenfalls eine lamellenartige Aufspaltung in mehrere Blätter statt. Die tiefen Blätter verwachsen mit der Linea alba, die oberflächlichen durchkreuzen sich mit der kontralateralen Seite und nehmen Verbindung mit der Kutis auf, die hierdurch besonders bei fettleibigen Personen in der Medianen streifenförmig eingezogen erscheint. Vor der Symphysis pubica bildet die Fascia subcutanea das elastische Lig. fundiforme penis bzw. clitoridis aus. Topographisch ist bedeutsam, dass dieses Band vor der Linea alba, vor der Insertion der Mm. recti und vor dem Lig. suspensorium penis liegt.

1.2.2 Fascia abdominis superficialis (Scarpa) sive Stratum membranosum abdominis

Die über dem M. obliquus externus gelegene derb-filzige, von zahlreichen elastischen Fasern durchsetzte Bindegewebslage wird als Fascia abdominis superficialis bezeichnet (1–5, 8, 14, 19, 28, 30). Diese Faszie setzt sich auch auf die Aponeurose fort, wird hier jedoch dünn und unverschieblich. Innerhalb der Fascia abdominalis lassen sich typische Faserverläufe erkennen. Aus dem Bereich der Spina iliaca anterior superior kommende Fasern verlaufen konzentrisch um die Muskelecke des M. obliquus externus abdominis herum, ziehen kranialwärts (parallel zum Rektusrand) und biegen dann nach medial um, um auf der Rektusscheide zu verstreichen.

Im Bereich des Rippenbogens formieren sich kräftige Fasersysteme, die über dem Processus xiphoideus nach der kontralateralen Seite ziehen und dort verstreichen. Die vom lateralen Abschnitt des Lig. inguinale ausgehenden Fasern bilden ein besonderes Fasersystem aus, dass sich fächerartig über den Leistenschlitz, das Crus inferius und superius, legt und auf der Rektusscheide verstreicht. Diese Sehnenfasern werden als Fibrae intercrurales bezeichnet. Bei der Frau sind sie in der Regel sehr schwach etabliert, und auch ansonsten zeigen sie eine sehr variable Ausbildung. Die Fibrae intercrurales beteiligen sich nicht an der Bildung des Anulus inguinalis superficialis. Dieser wird vielmehr durch eine vom medialen Abschnitt des Lig. inguinale entspringende Faszienfaser nach lateral abgeschlossen.

Wichtig ist, dass sich die Fascia abdominis superficialis als dünne Haut am Anulus inguinalis superficialis auf den Funiculus spermaticus fortsetzt und so die Fascia spermatica externa (sive cremasterica Cooper, nach Sir Astley Paston Cooper, 1768–1841, Professor für Anatomie und Chirurgie in London) bildet.

Unterhalb des Lig. inguinale ist die Fascia abdominis superficialis mit der Fascia lata verbunden. Über den Femoralgefäßen, die in der Fossa iliopectinea liegen, spaltet sich die Fortsetzung der Fascia abdominis superficialis, die Fascia lata, in 2 Blätter. Die tiefere Schicht korrespondiert mit der Fascia iliopectinea an der lateralen Seite der A. femoralis (superficialis). Das oberflächliche Blatt ist der bogenförmige Rand der Fossa ovalis, durch die die V. saphena magna tritt (Margo falciformis, Cornu superius et inferius). Wegen der Doppelung der Fascia lata bildet das oberflächliche Blatt den kranialen Schenkel sowie den unteren bogenförmigen Rand der Fossa ovalis und inseriert mit dem tiefen Blatt an der Fascia pectinea und am Pecten ossis pubis. Diese tiefe Portion der Fascia lata hilft, die mediale Wand des Schenkelkanals zu verfestigen.

Nach Meinung des Autors besteht keine Notwendigkeit und anatomische Berechtigung, eine weitere Bindegewebslage von der Fascia abdominis superficialis (Scarpa) abzugrenzen und als Gallaudet-Faszie zu bezeichnen (13, 23, 25).

1.2.3 Vagina m. recti abdominis

Die Vagina m. recti abdominis, im Folgenden kurz als Rektusscheide bezeichnet, stellt einen platten, bindegewebigen Führungsschlauch für den M. rectus abdominis dar. Dieser bindegewebige Schlauch wird aus einer Lamina anterior und einer Lamina posterior gebildet, die sowohl medial als auch lateral miteinander verwachsen sind (Abb. 1.1 u. 1.10) (12).

Die Lamina posterior fehlt im kranialen Bereich dort, wo der M. rectus abdominis dem Thorax aufliegt. Bis zum Niveau des 9. Rippenbogenknorpels besteht die Lamina posterior dann ausschließlich aus der Aponeurose des M. transversus abdominis, da das dorsale Blatt der Aponeurose des M. obliquus internus abdominis ausgesprochen dünn ist. Erst unterhalb des Niveaus des 9. Rippenknorpels bildet sich die typische Struktur der Lamina posterior aus. Hier wird die Rektusscheide dann aus dem dorsalen Blatt der Aponeurose des M. obliquus internus abdominis, der Aponeurose des M. transversus abdominis und der Fascia transversalis gebildet.

Die so gebildete Lamina posterior nimmt die oberen 2 Drittel der Rektusscheide ein und erfährt dann kaudal eine eingreifende Umgestaltung. Ca. 4–6 cm unterhalb des Nabels ziehen das dorsale Blatt der Internus-Aponeurose und die Aponeurose des M. transversus abdominis mit auf die ventrale Fläche in die Lamina anterior. Die Übergangszone (Area arcuata) wird durch den unteren konkaven Rand der nach vorn ziehenden Aponeurose markiert und als Linea arcuata (oder semicircularis Douglasi) bezeichnet. Nach der klassischen Beschreibung liegt die Linea arcuata 4 bis 5 cm kaudal des Nabels. Sie kann auch bis 9 cm unterhalb des Nabels angetroffen werden. Bei mehrgebärenden Frauen reicht die Linea (Zona) meist weiter nach kaudal.

Die aponeurotischen Fasern treten oft nicht abrupt von dorsal nach ventral, sondern bilden eine Übergangszone. Daher wird die Linea arcuata auch als Zona angesehen. In der Kreuzungsregion der Linea arcuata mit der Linea semilunaris (Spieghel) liegt der Manifestationsort der Spieghel-Hernien. Unterhalb der Linea arcuata besteht die Lamina posterior nur noch aus der Fascia transversalis und ist somit sehr dünn und zart. Bemerkenswert ist auch noch die Tatsache, dass der kaudale, nur aus Fascia transversalis bestehende Anteil in der Mittellinie an der Linea alba festgewachsen ist und sich deshalb auch auf die Hinterfläche des Adminiculum lineae albae fortsetzt und schließlich am Os pubis inseriert. Durch dieses Verhalten entfernt sich die Lamina posterior im kaudalen Abschnitt um ca. 1 cm von der Rückfläche des M. rectus abdominis und es bildet sich das mit Fett ausgefüllte Cavum submusculare (so genannte Fosse rétromusculaire Charpy, nach Adrien Charpy, 1848 – 1911, Professor für Anatomie in Toulouse).

Die Lamina anterior der Rektusscheide weist 2 Abschnitte mit unterschiedlichem Bau auf. Bis zum Niveau der Linea semicircularis Douglasi (nach James Douglas, 1675 – 1742, Anatom und Gynäkologe in London) wird die Lamina anterior von der Aponeurose des M. obliquus externus abdominis und dem ventralen Blatt der Aponeurose des M. obliquus internus abdominis gebildet. Unterhalb der Linea semicircularis gesellen sich noch das dorsale Blatt der Internus-Aponeurose und die Aponeurose des M. transversus abdominis hinzu.

Es ist bemerkenswert, dass die Externusaponeurose mit dem vorderen Blatt der Internusaponeurose nicht gleich am lateralen Rand der Rektusscheide verschmilzt, sondern dass die Verschmelzungszone nach medial auf die Rektusscheide verschoben ist. Nach kaudal zu rückt die Verschmelzungszone immer weiter nach medial vor, bis sie schließlich fast mit der Linea alba zusammenfällt.

Der Raum innerhalb der Rektusscheide wird in eine frontale und in eine dorsale Partie geteilt. Der frontale Abschnitt liegt vor dem M. rectus abdominis und wird durch Verwachsung der Intersectiones tendineae mit der Lamina anterior weiter untergliedert. Der vordere Raum kommuniziert am Seitenrand des M. rectus abdominis nicht mit dem hinter dem Muskel gelegenen Raum, da sich vom Seitenrand des Muskels ausgehende Bindegewebsfasern fest an die seitliche Verschmelzungszone zwischen Lamina anterior und Lamina posterior heften und dadurch die Trennung vollziehen. Diese Unterteilung des Binnenraums der Rektusscheide ist für die Ausbreitung pathologischer Prozesse und Ergüsse von Bedeutung.

1.2.4 Linea alba

Bei der Linea alba (Abb. 1.**1**) handelt es sich um einen bindegewebigen Streifen, der durch die mediane Vereinigung der beidseitigen Bauchmuskelaponeurosen entsteht. Die ca. 35 – 40 cm lange Linea alba beginnt auf der Ventralfläche des Processus xiphoideus mit der Durchkreuzung der kranialen Sehnenbündel des M. transversus abdominis und dem ortsständigen Faziengewebe. Kaudal inseriert die Linea alba an den Tubercula pubica und strahlt mit zahlreichen Fasern in die Adduktorenfaszie ein. An der Linea alba können 2 große Abschnitte mit unterschiedlicher Textur unterschieden werden (12):

- Der kraniale, bis ca. 4 – 5 cm kaudal des Umbilicus reichende Abschnitt bildet ein ca. 1 – 2,5 cm breites, aber sehr dünnes Band aus, in welchem sowohl eine sagittale als auch eine frontale Durchkreuzung der Aponeurosenfasern stattfindet (Partie rubanée nach Charpy);
- Der kaudale, bis zur Symphyse reichende Abschnitt ist durch das Fehlen der sagittalen Durchflechtungskomponente gekennzeichnet und erscheint daher nur als ganz schmaler, aber dicker Streifen (Partie linéaire nach Charpy).

Eine besondere Struktur der Linea alba im kaudalen Bereich ist das Adminiculum lineae albae. Dieses Gebilde beginnt bereits auf Höhe der Linea semicircularis Douglasi, wird aber nach kaudal zunehmend breiter, sodass eine dreieckige Faserplatte (alter Name: Lig. triangulare!) entsteht. Entscheidend ist, dass das Adminiculum lineae albae dorsal der Mm. recti abdominis liegt und dorsal der Rektussehnen am Ramus superior ossis pubis befestigt ist. Der ventromediale First des Adminiculum lineae albae schiebt sich zwischen die beiden Mm. recti und tritt mit dem ventral sichtbaren Streifen der Linea alba in Verbindung.

Der kraniale, breite, bandartige Abschnitt der Linea alba bildet den Anulus umbilicalis aus, auch können akzessorische Öffnungen vorkommen. Diese Öffnungen entstehen durch Auseinanderweichen des Fasergefüges, wobei die kleinen viereckigen Öffnungen durch zirkulär verlaufende Bogenfasern ausgerundet werden. In den akzessorischen, nur kranial des Umbilicus lokalisierten Öffnungen findet sich ein Fettpropf, der mit dem subperitonealen Fettgewebe zusammenhängt. Diese akzessorischen Lücken und der Anulus umbilicalis stellen fakultative Bruchpforten für eine Hernia lineae albae bzw. umbilicalis dar.

1.2.5 Fascia transversalis

Wesentliches Bauelement der vorderen Bauchwand, der Inguinal- sowie der Schenkelregion ist die Fascia tranversalis sive endoabdominalis (Luschka, nach Hubert v. Luschka, 1820 – 1875, zuerst Apotheker, dann praktischer Arzt und schließlich Professor für Anatomie in Tübingen), die die gesamte Innenfläche der vorderen Rumpfwand bedeckt (Abb. 1.**5**). Sie besteht in der Inguinalregion aus einem Arkadenwerk, das bis zur Linea arcuata hinaufreicht und nach kaudal an die Schenkelgefäße grenzt. Bei der Fascia transversalis handelt es sich um eine präparatorisch schlecht darstellbare Bindegewebsschicht von erheblich wechselnder Dicke.

Die Fascia transversalis ist mit dem subserösen Bindegewebe des Peritoneums fest verwachsen und liegt innen auf dem M. transversus und seiner Aponeurose auf (Cave: Die Fascia transversalis entspricht nicht der Aponeurosis m. transversi!). Etwas oberhalb des Nabels ist die Fascia transversalis zur fester und straffer gewebten Fascia umbilicalis verdickt (22). Diese Fascia umbilicalis ist somit eine besonders ausgezeichnete Partie der

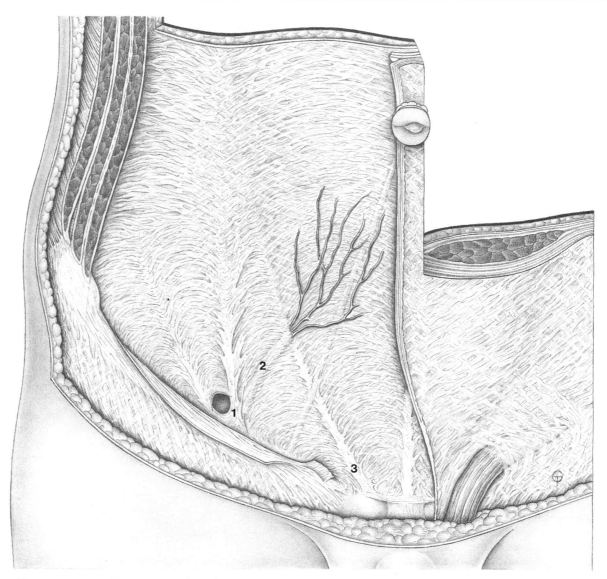

Abb. 1.5 Anatomie der unteren Bauchwand in der Ebene der Fascia transversalis. Gitterartige Struktur des Hesselbach-Dreiecks zwischen 1, 2 und 3.

1 Henle-Schlinge
2 Lig. interfoveolare (Hesselbach)
3 Rektusrandarkade

Fascia transversalis und weist eine horizontale Faserstreichrichtung auf. Die Fascia umbilicalis verliert sich kranialwärts allmählich, wohingegen ihr kaudaler Rand oftmals eine scharfe, nach kaudal konkave Bogenformation aufweist. Das Peritoneum ist der Fascia umbilicalis unverschieblich aufgelagert.

Besondere Verhältnisse weist die Fascia transversalis im kaudalen Bereich auf. Hier ist sie mit einem Verstärkungszug, dem Tractus iliopubicus, an der gesamten dorsalen Fläche des Lig. inguinale angewachsen und beteiligt sich an der Bildung der dorsalen Wand des Leistenkanals, des Anulus inguinalis profundus und des so genannten Schenkelrings. Beim Eintritt des Funiculus spermaticus in den Canalis inguinalis setzt sich die Fascia transversalis als zarte Fascia spermatica interna auf den Samenstrang fort und bildet dadurch am Anulus inguinalis profundus den Processus vaginalis fasciae transversalis (so genannter Nuhn-Faszientrichter, nach Anton Nuhn, 1814–1889, Professor der Anatomie in Heidelberg) aus. Der mediale Rand des Faszientrichters ist in der Regel scharf modelliert, wohingegen der kraniolaterale Rand mehr abgerundet und konkav ausgebildet ist. Dieser laterale Rand wird auch mit der Bezeichnung „Plica semilunaris fasciae transversalis Krause" belegt (nach Wilhelm Johann Friedrich Krause, 1833–1910, Professor der Anatomie in Göttingen und

Berlin). Die Fascia transversalis geht am lateralen Drittel des Lig. inguinale kontinuierlich in die Pars iliaca der Fascia iliopsoas über.

Nach allgemeiner Auffassung liegt dorsal des M. rectus abdominis nur noch die Fascia transversalis als Peritonealunterlage vor. Die Fascia transversalis wird unterschiedlich beschrieben als:
- Aponeurose,
- Membran,
- verstärkte Fettschicht,
- Grenzlamelle des Peritoneums.

Die Fascia transversalis ist die Unterlage und tiefe Grenzlamelle des Peritoneums und ist auch zusätzlich eine Faszie, die die abdominale Fläche des M. transversus abdominis und seiner Aponeurose bedeckt. Sie liegt auf der Faszie des M. rectus abdominis, des M. quadratus lumborum, des M. iliopsoas und des Diaphragmas. Sie bildet mit diesen Muskelfaszien gemeinsam einen großen Fasziensack, der das Peritoneum komplett unterlagert. Dieses Fasziengewebe nimmt in der Umgebung der Niere sehr viel Fettgewebe als pararenales Nierenfett auf. Innerhalb des kleinen Beckens wird es als Paracolpium, Paraproctium, Paracystium und Parametrium (15) bezeichnet und bildet in seiner Gesamtheit das Corpus intrapelvinum (Hafferl, nach Anton Hafferl, 1886–1959, Professor der Anatomie in Graz). Besonders wenig Fettgewebe wird in der Umgebung des Nabels und am Diaphragma gespeichert; locker und gefäßhaltig ist es im Inguinalkanal, wo es die auf der Fascia spermatica interna liegenden Blutgefäße und Nerven enthält.

Da nach den bisherigen Ausführungen die Ausbildung der Fascia transversalis in verschiedenen Regionen recht unterschiedlich ist, soll die weitere Besprechung nach den 2 Großregionen „Bauchwand" und „Inguinalregion" erfolgen.

Fascia transversalis an der Bauchwand

Die Fascia transversalis variiert in Straffheit und Dicke bei Individuen und auch bei einer Person. Im Allgemeinen ist die Fascia transversalis im Oberbauch besonders dünn und an der lateralen Bauchwand besonders dick. Die stärkste Ausprägung hat sie jedoch in der Inguinalregion. Nach Velpeau kann man 2 Blätter an der Fascia transversalis unterscheiden. Das tiefe Blatt entspricht der peritonealen Grenzlamelle, das oberflächliche Blatt der – nicht immer darstellbaren – Transversusfaszie.

Das oberflächliche Blatt bleibt auf der Aponeurose des M. transversus abdominis angelötet und zieht mit vor den M. rectus abdominis. Hier teilt es sich noch einmal in 2 Blätter auf, um den M. pyramidalis zu umkleiden. Das tiefe Blatt (Lamina propria Velpeau, nach Alfred-Armand-Louis-Marie Velpeau, 1795–1867, berühmter französischer Chirurg) der Fascia transversalis bildet eine Verschiebeschicht zwischen der reinen Muskelfaszie und der (Peritoneal-)Faszie. Dieses Blatt (die Grenzlamelle des Peritoneum) bleibt hinter dem M. rectus abdominis liegen und bildet die dorsale Lamelle der Rektusscheide (Abb. 1.**5**). Nach medial stellt das Lig. interfoveolare (Hesselbach, nach Franz Kaspar Hesselbach, 1759–1816, Prosektor am Würzburger Juliusspital) eine deutliche Grenze dieser Lamina propria Velpeau dar. Medial von diesem Band kann man keine zusammenhängende Faszie mehr präparieren.

Fascia transversalis in der Inguinalregion

Die Fascia transversalis bedeckt als dorsale Tapete die ganze Inguinalregion (1–4, 7, 8, 14, 19, 28). Sie setzt sich am Anulus inguinalis profundus als Fascia spermatica interna auf den Funiculus spermaticus fort. An der Fascia transversalis werden im Bereich der Inguinalregion besondere Strukturen unterschieden:
- Schlinge der Fascia transversalis am Anulus inguinalis profundus (so genannte Henle-Schlinge – nach Friedrich Gustav Jakob Henle, 1809–1885, Professor der Anatomie in Zürich, Heidelberg und Göttingen – oder auch Transversalisschlinge),
- Fascia spermatica interna, die Fortsetzung der Faszie auf den Funiculus spermaticus,
- Gefäßscheide der A. und V. epigastrica inferior,
- Verflechtungszone in der Linea alba mit Fasern der Gegenseite,
- Tractus iliopubicus (Thomson's ligament, nach Allen Thomson, 1809–1884, Professor für Anatomie in Aberdeen und Glasgow, zeitweilig für Physiologie in Edinburgh).

Lateral vom Lig. interfoveolare (Hesselbach) tritt der Funiculus spermaticus bzw. das Lig. teres uteri durch die Bauchwand. Diese Strukturen werden von einer U-förmigen Schlinge umfangen, die nach kranial offen ist (so genannte Transversalisschlinge) (Abb. 1.**5** und 1.**6**). Von dieser Transversalisschlinge gehen nach lateral und nach medial bogenförmige Fasern aus. Eine Anspannung der Tranversalisschlinge soll den Anulus inguinalis profundus abdichten. Die Spannung der Transversalisschlinge ist abhängig vom Funktionszustand der Muskulatur. Lähmung oder Insuffizienz z.B. nach Trauma oder chirurgischen Eingriffen öffnen den Anulus inguinalis profundus und begünstigen die Hernienentstehung (s. Kap. 4). Die Schlinge setzt sich nach kranial in den oberen Schenkel und nach kaudal in einen unteren Schenkel, der oberhalb des Tractus iliopubicus liegt, fort.

Der Tractus iliopubicus (Thomson's ligament) wird von ventral erst nach der Durchtrennung des Lig. inguinale sichtbar. Seine Fasern verlaufen zunächst parallel zu denen des Leistenbands und setzen sich dann nach kaudal in die Femoralgefäßscheide fort.

Die Fascia transversalis reicht von der Leistenregion aus mit 4 Faserzügen (Pfeilern) weit nach kranial:
- 1. Pfeiler: In der Linea alba überkreuzen sich die Bindegewebsfasern und setzen an der Symphysis pubica

am Adminiculum lineae albae an. Von der Linea alba zweigen Fasern ab, die im dorsalen Blatt der Rektusscheide Bindegewebsarkaden bilden: Sie ziehen in nach kranial und kaudal konvexen Bögen von diesem Pfeiler in die Rektusscheide. Durch diese Fasern wird deutlich, dass es sich um die Fascia transversalis und nicht um die Aponeurosis m. transversi abdominis handelt (Abb. 1.**5**).
- 2. Pfeiler: liegt am lateralen Rand des M. rectus abdominis. Von ihm gehen ebenfalls nach lateral und medial Fasern in Bögen ab und bilden zwischen benachbarten vertikalen Pfeilern ein Netz.
- 3. Pfeiler: enthält z. T. die epigastrischen Gefäße. Auch von ihm zweigen bogenförmige Faserbündel ab, die nach lateral und nach medial ziehen und gewölbeartige Gitter bilden.
- 4. Pfeiler: enthält die Henle-Transversalisschlinge am Anulus inguinalis profundus.

Der 2. und 3. Pfeiler sind Begrenzungen des Hesselbach-Dreiecks (Abb. 1.**6**, 1.**7a**, **b** sowie Kap. 1.3.1).

1.2.6 Peritoneum

Das zu den serösen Häuten zählende Peritoneum (Bauchfell) bedeckt mit seinem parietalen Blatt (Peritoneum parietale) die gesamte Innenseite des Bauchraums, während sich das viszerale Blatt (Peritoneum viscerale) auf die Oberfläche der intraperitonealen Organe umschlägt. Das Peritoneum besteht aus 3 Schichten:
- *Mesothel:* Bei den Zellen dieser einschichtigen Lage handelt es sich um transformierte Bindegewebszellen, die jedoch ein epitheliales Verhalten (Desmosomen, Basalmembran und Mikrovilli) zeigen. Das Mesothel besitzt fibrinolytische Eigenschaften (31), sodass es die Bildung peritonealer Adhäsionen verhindern kann. Traumatisierte Mesothelzellen verlieren ihre fibrinolytische Aktivität, sodass die gefürchteten postoperativen Adhäsionen nicht effizient verhindert werden können.
- *Lamina propria serosae* (sive subserosa): enthält kollagenes und retikuläres Bindegewebe mit seinen Derivaten wie Makrophagen, Endothelzellen der Blutgefäße, Fibrozyten und Fibroblasten sowie Nerven.
- *Tela subserosa* (präperitoneales Bindegewebe sive präperitoneales Fettgewebe) (Abb. 1.**3**): enthält viele elastische Fasern, kann wechselnde Mengen von Fettgewebe einlagern und variiert stark in Ausrichtung, Straffheit und Fasergehalt. Die Tela subserosa grenzt sich gegen das anschließende straffe oder lockere Bindegewebe der Bauchwandfaszien oder des Retroperitonealgewebes durch eine Grenzmembran (Fascia transversalis) ab. Die Tela subserosa dient der Verschieblichkeit des Peritoneums auf seiner Unterlage.

Von besonderer praktischer Bedeutung sind die Peritonealverhältnisse im Bereich des Canalis inguinalis. Beim Descensus testis treten Hoden und Nebenhoden im 7. Schwangerschaftsmonat durch den Leistenkanal der vorderen Bauchwand, der während der Entwicklung einen weiten Tunnel darstellt. Für diesen Deszensus ist eine peritoneale Leitstruktur wichtig: der Processus vaginalis peritonei. Nach Abschluss des Deszensus obliteriert er in den proximalen Abschnitten, während er in den distalen bestehen bleibt. Die persistierenden Abschnitte bilden am Hoden eine Peritonealduplikatur (Tunica vaginalis testis) aus:
- Lamina parietalis (Periorchium) und
- Lamina visceralis (Epiorchium): bedeckt bis auf die hintere Fläche alle Partien des Hodens und ist untrennbar mit der Tunica albuginea testis verbunden.

Zwischen diesen beiden Blättern liegt das geringe Flüssigkeitsmengen enthaltende Cavum scroti (sive serosum testis), das den Hoden von vorne und von beiden Seiten umgibt. Die Verbindung des Cavum scroti mit der Peritonealhöhle geht im Allgemeinen verloren, sodass die Bauchhöhle am Eingang des Leistenkanals verschlossen ist. Unterschiedliche Grade der Persistenz des Processus vaginalis können zu folgenden Erscheinungen führen:
- *kongenitale Hernia inguinalis:* Bruchinhalt schiebt sich in den offenen, persistierenden Processus vaginalis peritonei und ist vom Hoden nur noch durch die Lamina visceralis (Epiorchium) getrennt;
- *Hydrocele funiculi spermatici:* Innerhalb des Samenstrangs persistiert ein Abschnitt des Processus vaginalis. Durch die Sezernierungsaktivität des ebenfalls persistierenden Mesothels entsteht dann eine flüssigkeitsgefüllte Zyste.

Die physiologische, geringe, fingerhutförmige Ausstülpung des Peritoneums in den weiblichen Canalis inguinalis wird als Diverticulum Nucki (nach Anton Nuck, 1650 – 1692, Professor der Anatomie in Leiden) bezeichnet, während die gleichartige Ausstülpung bei der männlichen Frucht, die den Beginn der Bildung des Processus vaginalis darstellt, als Seiler-Blindsäckchen (nach Burkhard Wilhelm Seiler, 1779 – 1843, Professor der Anatomie und Chirurgie in Wittenberg) bezeichnet wird.

1.2.7 Ligamentum inguinale

Vorbemerkung: Die hier verwendete Nomenklatur orientiert sich an den genauen Untersuchungen dieser Region von Eisler (12) und wurde auch von Braus und Elze (6) verwendet. Sie weicht von den Nomina Anatomica ab. Leider ist die Nomenklatur vieler anatomischer und chirurgischer Darstellungen durch Missverständnisse und Neudefinitionen mittlerweile sehr different und teilweise falsch, sodass eine problemlose Verständigung der an dieser Region interessierten Forscher auf erhebliche Schwierigkeiten stößt und es zwangsläufig zu weiteren Missverständnissen kommen muss. Um an dieser Stelle Klarheit zu schaffen, enthält Tabelle 1.1 eine Synopsis der verwendeten Begriffe.

Kaum eine anatomische Struktur ist in der Literatur so unterschiedlich und widersprüchlich behandelt worden wie das Lig. inguinale Pouparti (Abb. 1.11). Bei dieser Bindegewebsstruktur handelt es sich nicht um ein Ligament im eigentlichen Sinne, sondern um ein komplexes, aus verschiedenen Bestandteilen zusammengesetztes Gebilde. Das Band ist der untere Rand der Aponeurose des M. obliquus externus abdominis und liegt in der gleichen Ebene. Sein Verlauf ist schräg und variiert von 35–40° zur Horizontalachse des Bauchs. Seine Länge beträgt 12–14 cm. Zwei unterschiedlich gebildete Abschnitte können festgestellt werden:

- *laterales Drittel:* wird von besonders straffen Partien der Fascia iliopsoas gebildet, sodass dieser Abschnitt des Bands im Allgemeinen untrennbar mit der Fascia iliopsoas verwachsen ist. Die Fasern verlaufen nicht direkt nach medial, sondern mehr vertikal und schräg in die Tiefe zur Fascia iliopectinea. Das laterale Drittel nimmt zusätzlich aponeurotische Fasern des inneren schrägen und des queren Bauchmuskels auf;
- *mediale Zweidrittel:* werden vom nach dorsal umgeschlagenen unteren Rand („Umschlagrand") der Aponeurose des M. obliquus externus abdominis gebildet.

Die knöchernen Fixpunkte werden lateral von der Spina iliaca anterior superior und medial vom Tuberculum pubicum gestellt. Sehr wichtig ist das räumliche Verständnis des so genannten „Umschlagrands", für dessen Zustandekommen die Architektur des Crus laterale des Anulus inguinalis superficialis bedeutsam ist: die kranialen Sehnenfasern des Crus laterale setzen ventral am Tuberculum pubicum an, die kaudalen nach dorsal versetzt. Da diese Sehnenfasern nicht am Knochen enden, sondern sich nach kurzem Verlauf am und im Periost wieder von ihm lösen, wird eine nach kranial offene Rinne gebildet. Dabei bilden die sich vom Knochen ablösenden und nach kranial ziehenden Fasern das Lig. lacunare Gimbernati (nach Antonio Don de Gimbernat, 1734–1816, Professor der Anatomie in Barcelona, später Professor der Chirurgie in Madrid) sive Lig. reflexum Collesi aus.

Der zwischen Spina iliaca anterior superior und Tuberculum pubicum ausgespannte Bandzug des Lig. inguinale wird durch ventral und dorsal aufgelagerte Faserzüge verstärkt und stabilisiert:

- ventral durch die Scarpa-Faszie und deren kaudale Fortsetzung, die Fascia lata;
- dorsal durch den von der Spina iliaca anterior superior ausgehenden und zum Os pubicum ziehenden Tractus iliopubicus (Verstärkungszug der Fascia transversalis, s. Kap. 1.2.5).

Die Fasern der Aponeurose des M. obliquus externus abdominis verlaufen nicht streng parallel zum Lig. inguinale. Die Abweichung beträgt oft 10–20°. Jede schräge Faser, die in das Band eintaucht, zieht nach medial und verläuft innerhalb des Bands in der Längsrichtung. Nahe der Spina iliaca anterior superior ziehen die aponeurotischen Fasern direkt in die Fascia lata weiter. Am übrigen Band ziehen die Fasern nach medial zum Tuberculum pubicum.

Verstärkte Fasern der Fascia iliopsoas scheren an der medialen Fläche des M. iliopsoas aus dem lateralen Drittel des Lig. inguinale aus und verlaufen bogenförmig, nach lateral konkav, zur Eminentia iliopectinea. Dieser verstärkte Faszienstreifen wird Arcus iliopectineus genannt und führt zur Trennung der Lacuna musculorum von der Lacuna vasorum.

An dieser Stelle sollte auch auf die Verhältnisse eingegangen werden, die zur Bildung des Anulus inguinalis superficialis führen, da sie eng mit der Anatomie des Leistenbands verknüpft sind. Die von der Gaupp-Muskelecke ausgehenden Fasern der Externus-Aponeurose bilden 2 Faserzüge, die nach mediokaudal auseinander weichen (Abb. 1.3). Der kaudale Zug wird als Crus laterale und der kraniale als Crus mediale bezeichnet. Der Faserverlauf des Crus laterale wurde bereits erwähnt, die Fasern des Crus mediale terminieren im Bereich des Tuberculum pubicum.

Entscheidend ist, dass im Bereich der Knocheninsertion des Lig. lacunare Gimbernati von kontralateral kommende Fasern des kontralateralen M. obliquus externus abdominis inserieren, teilweise in die Fasern des Lig. lacunare Gimbernati übergehen, und dadurch eine kollagenfaserige Halbrinne ausbilden, in welcher der Samenstrang eingebettet liegt. Das kontralaterale Faserkontingent wird als Lig. reflexum Collesi bezeichnet. In vielen Nomenklaturen, auch den Nomina Anatomica, wird keine Unterscheidung der ipsilateralen und kontralateralen Faserkontingente vorgenommen und der gesamte Faserzug als Lig. reflexum Collesi bezeichnet.

Tabelle 1.1 Nomenklatur der Bänder im Bereich des Lig. inguinale.

Struktur	Nomenklatur nach Eisler (12)	Terminologia Anatomica (27)
Nach kranial aus dem Lig. inguinale ausscherende ipsilaterale Fasern	Lig. lacunare (Gimbernat)	Lig. reflexum (Colles)
Fasern der kontralateralen Externus-Aponeurose	Lig. reflexum (Colles)	keine Bezeichnung vergeben
Nach kaudal aus dem Lig. inguinale ausscherende und die Lacuna vasorum medial begrenzende Fasern	Processus falciformis lacunaris	Lig. lacunare (Gimbernat)

Da dies aber eine Verkürzung des anatomischen und präparatorisch überprüfbaren Sachverhalts ist, sollte auch an dieser Stelle der Eisler-Nomenklatur gefolgt werden.

Vom mediokaudalen Ende des Lig. inguinale scheren Fasern nach kaudal aus und formieren eine kleine, bindegewebige Platte mit lateralkonkavem Rand. Diese Struktur wird wegen ihrer halbmondförmigen Gestalt sehr treffend als Processus falciformis lacunaris (sive Lig. lacunare Gimbernati) bezeichnet und setzt sich auf die obere Fläche des Ramus superior ossis pubis fort. Der Processus falciformis lacunaris führt zur Ausrundung der medialen Begrenzung der Lacuna vasorum (sive Anulus femoralis). Der Processus falciformis lacunaris ist ein Teil des Lig. inguinale und daher auch ein Teil der Externus-Aponeurose. Die sehnige oder lockere Anheftung des Zwickels erfolgt an der Linea iliopectinea. Nach einigen Autoren (19) bildet der Processus falciformis lacunaris (sive Lig. lacunare) nicht den medialen Rand des Femoralrings. Der vordere Rand des Femoralrings wird nach dieser Lesart dann von der ventralen Lamelle der Fascia lata und nicht vom Lig. inguinale gebildet.

1.2.8 Falx inguinalis (sive Tendo conjunctivus)

Wird die Fascia transversalis von der vorderen Leibeswand entfernt, werden 2 sehr stark variierende Strukturen sichtbar, die in der Literatur sehr unterschiedlich und oberflächlich behandelt werden. Es handelt sich um die Falx inguinalis und um das im nächsten Abschnitt zu besprechende Lig. interfoveolare (Hesselbach). Die so genannte Falx inguinalis gehört der Aponeurose des M. transversus abdominis an und liegt der dorsalen Aponeurosenfläche auf, die hierdurch verstärkt wird.

Die Falx inguinalis (Abb. 1.6 und 1.7a) stellt einen dreieckigen Bindegewebszwickel dar, der einen sichelförmigen lateralen Rand aufweist, medial mit dem lateralen Rande der Rektusscheide verwachsen ist und mit seiner Basis breit am Lig. inguinale inseriert. Diese Insertion setzt sich über das Lig. pectineum (Cooper) auch noch auf die Oberfläche des Ramus superius ossis pubis fort. Der von K. M. Douglas (11) eingeführte Begriff „Lig. Henle" bezeichnet nach den Ausführungen Eislers einen aberrierenden, leistenartigen Sehnenstrang des M. transversus, der am Pecten ossis pubis inseriert. Der Begriff sollte deshalb nicht auf die Falx inguinalis angewendet werden.

1.2.9 Ligamentum interfoveolare (Hesselbach)

Beim Lig. interfoveolare (Hesselbach) (Abb. 1.6 und 1.7a) handelt es sich um eine Faserplatte, die in der Regio arcuata von der hinteren Fläche der Aponeurose des M. transversus abdominis abzweigt, nach kaudal zieht und im Lig. inguinale am Pecten ossis pubis und am Lig.

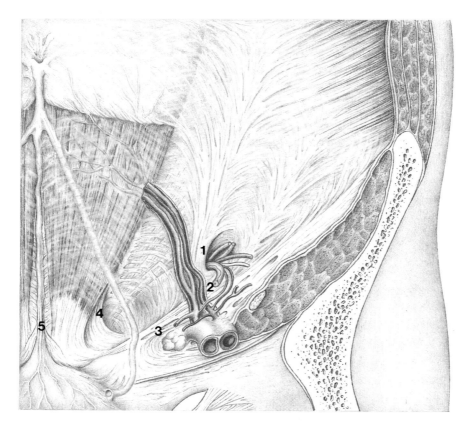

Abb. 1.6 Anatomie der Leisten- und Schenkelregion von dorsal (Regio inguinofemoralis von innen) unter Einbeziehung der potenziellen Bruchpforten, der vertikalen Pfeiler und des Hesselbach-Dreiecks.

1 Henle-Schlinge am Funiculus spermaticus und Anulus inguinalis profundus
2 Lig. interfoveolare (Hesselbach)
3 Lig. inguinale (Poupart)
4 Falx inguinalis und Rektusrandarkade
5 Linea alba und Plica umbilicalis media

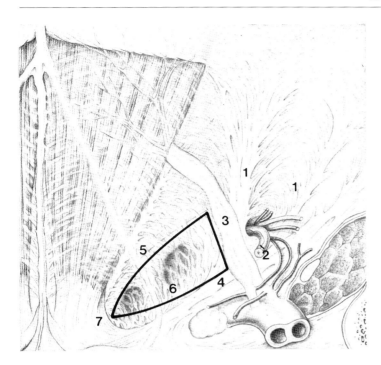

Abb. 1.7a Anatomische Lokalisation der Bruchpforte der direkten (= medialen) Leistenhernie im Bereich des Hesselbach-Dreiecks.

1 Henle-Schlinge
2 Funiculus spermaticus
3 Lig. interfoveolare (Hesselbach)
4 Lig. inguinale (Poupart)
5 Transversusarkade
6 Hesselbach-Dreieck
7 Falx inguinalis und Rektusrandarkade

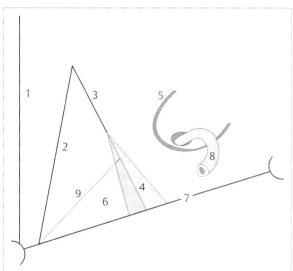

Abb. 1.7b Schematische Darstellung des Hesselbach-Dreiecks.

1 Linea alba
2 lateraler Rektusrand, Falx inguinalis
3 epigastrische Gefäße
4 Lig. interfoveolare (Hesselbach)
5 Henle-Schlinge
6 Hesselbach-Dreieck
7 Lig. inguinale (Poupart)
8 Ductus deferens
9 Arcus m. transversi (s. Transversusarkade)

lacunare Gimbernati inseriert. Das Lig. interfoveolare (Hesselbach) trennt den lateral gelegenen Anulus inguinalis profundus von der Fossa inguinalis medialis. Auf dem Bandzug liegen dorsal die Vasa epigastrica inferiora auf. Bei guter Ausprägung können sich Faserzüge des Lig. interfoveolare bis in die hintere Rektusscheide fortsetzen.

Die Ausbildung des Lig. interfoveolare hängt mit der Ausbildung der Falx inguinalis und des Tractus iliopubicus zusammen. Sind diese beiden Strukturen sehr kräftig etabliert, so ersetzen sie das Lig. interfoveolare und vice versa. Sowohl die Falx inguinalis als auch das Lig. interfoveolare (Hesselbach) können als Beckeninsertion des M. transversus abdominis angesehen werden, weswegen es nicht verwundert, dass innerhalb dieser Strukturen Muskelfasern in unterschiedlicher Menge vorkommen können. Wird der Muskelanteil im Lig. interfoveolare makroskopisch sichtbar, wird auch von einem M. interfoveolaris (Hesselbach) gesprochen.

1.3 Anatomische Regionen und Bruchpforten

1.3.1 Canalis inguinalis mit Anulus inguinalis superficialis und profundus

In den folgenden Ausführungen sollen die oben systematisch und separat beschriebenen Strukturen in ihrem topographischen Zusammenhang betrachtet werden. Der oberhalb des Lig. inguinale gelegene Canalis inguinalis ist ein präparatorisches Kunstprodukt, welches durch Entfernung des Funiculus spermaticus oder des

Lig. teres uteri geschaffen wird. Beim Leistenkanal handelt es sich vielmehr um einen typisch aufgebauten Locus minoris resistentiae der Bauchwand.

Der Canalis inguinalis hat eine Länge von 4–5 cm (bei der Frau etwas länger als beim Mann) und durchsetzt die Bauchwand schräg von hinten, oben, innen nach vorne, unten, außen mit einer Neigung von ca. 15° zum Lig. inguinale. Der „Kanal" beginnt innen mit dem Anulus inguinalis profundus (sive abdominalis sive internus sive präperitonealis) und mündet am Anulus inguinalis superficialis (sive subcutaneus sive externus) aus (Abb. 1.3, 1.6, 1.8, 1.13). Am Canalis inguinalis werden 4 Wände beschrieben:
- Eine breite, dicke vordere Wand wird durch die Aponeurose des M. obliquus externus abdominis mit dem Crus laterale und dem Crus mediale gebildet.
- Eine breite, aber dünne Hinterwand wird ausschließlich von der Fascia transversalis beigestellt. Gegebenenfalls können sich die variablen Gebilde Falx inguinalis und Lig. interfoveolare (Hesselbach) an der Verstärkung der Hinterwand beteiligen.
- Eine schmale, kraniale Wand wird von den untersten, oft bindegewebig ersetzten Fasern des M. obliquus internus abdominis und des M. transversus abdominis gebildet.
- Eine schmale, kaudale Wand wird von dem umgebogenen Rand der Externus-Aponeurose, dem Lig. lacunare (Gimbernat) und dem Lig. reflexum (Colles) in Form einer bindegewebigen Halbrinne gebildet.

Die innere Pforte des Canalis inguinalis liegt ca. 1 cm oberhalb der Mitte des Lig. inguinale in der Fossa inguinalis lateralis, die lateral der Plica epigastrica liegt. Durch diese Lage bilden die Vasa epigastrica inferiora und das Lig. interfoveolare (Hesselbach) die mediale Begrenzung des Anulus inguinalis profundus. Der ovale Schlitz des Anulus inguinalis profundus wird erst nach Entfernung des Peritoneums und nach Durchtrennung des Nuhn-Faszientrichters der Fascia transversalis sichtbar, die sich ja als Fascia spermatica interna auf den Funiculus spermaticus fortsetzt.

Der Anulus inguinalis superficialis liegt ca. 1–1,5 cm oberhalb des Tuberculum pubicum und wird vom Crus mediale (sive superius) und dem Crus laterale (sive inferius) begrenzt, nicht hingegen von den Fibrae intercrurales. An den Faszienrändern des Anulus inguinalis superficialis heftet sich die Fascia abdominalis superficialis an und setzt sich trichterförmig auf den Funiculus spermaticus als Fascia spermatica externa fort. Erst nach scharfer Ablösung dieser Faszie wird der scharfrandige Anulus inguinalis superficialis sichtbar.

Durch den Canalis inguinalis zieht beim Manne der Funiculus spermaticus und bei der Frau das Lig. teres uteri. Der komplizierte Schichtenaufbau des Funiculus spermaticus entsteht dadurch, dass alle Schichten der Bauchwand beim Durchtritt des Processus vaginalis peritonei und des Hodens mitgenommen und sozusagen ausgezogen werden. Tabelle 1.2 stellt die Schichten der Bauchwand ihren Derivaten im Samenstrang gegenüber.

Tabelle 1.2 Stratigraphischer Aufbau des Funiculus spermaticus (von innen nach außen).

Schichten der Bauchwand	Schichten des Funiculus spermaticus
Peritoneum	Tunica vaginalis testis und Lig. vaginale
Extraperitoneales Fett Fascia transversalis	Fascia spermatica interna (Tunica vaginalis communis)
M. transversus abdominis M. obliquus internus abdominis	M. cremaster (M. cremaster externus)
Faszie des M. obliquus internus abdominis	Fascia spermatica media
Faszie des M. obliquus externus abdominis	Fascia spermatica externa (Fascia cremasterica Cooper)
Camper-Faszie	Tunica dartos
Bauchhaut	Skrotalhaut

Relief der vorderen Bauchwand

An dieser Stelle soll auch kurz auf die topographischen Verhältnisse an der Innenfläche der vorderen Bauchwand eingegangen werden, da diese Gegebenheiten für das Verständnis, besonders der direkten Hernien, wichtig sind. Das Relief der Bauchwandinnenseite wird durch 3 strangartige Strukturen beherrscht (Abb. 1.6):
- Plica umbilicalis media: zieht in der Medianen vom Blasenscheitel zum Umbilicus. Sie enthält den obliterierten Urachus;
- Plica umbilicalis lateralis: liegt nach lateral versetzt und beherbergt die obliterierte ehemalige A. umbilicalis;
- Plica epigastrica: schließt sich noch weiter nach lateral an und enthält die Vasa epigastrica inferiora.

Die Nomenklatur ist für diese Gebilde nicht einheitlich und wird in Tabelle 1.3 synoptisch zusammengestellt. Da die Bezeichnung der Terminologia Anatomica (27) „Plica umbilicalis lateralis" für die von den epigastrischen Gefäßen aufgeworfene Falte nichts mit dem Umbilicus zu tun hat, wird dem Beispiel Thiels (29) gefolgt und die al-

Tabelle 1.3 Synopsis der Nomenklatur der Plicae umbilicales.

Terminologia Anatomica 1998 (27)	Verwendete ältere Nomenklatur
Plica umbilicalis mediana	Plica umbilicalis media (unpaarig)
Plica umbilicalis medialis	Plica umbilicalis lateralis (paarig)
Plica umbilicalis lateralis	Plica epigastrica (paarig)

te Bezeichnung „Plica epigastrica" beibehalten, die auch noch den Vorteil hat, die Ursache ihrer Existenz im Namen zu führen.

Zwischen den Plicae liegen 3 mehr oder weniger deutliche Gruben:
- *Fossa supravesicalis* zwischen der Plica umbilicalis media und der Plica umbilicalis lateralis oberhalb des Blasenscheitels;
- *Fossa inguinalis medialis* zwischen der Plica umbilicalis lateralis und der Plica epigastrica;
- *Fossa inguinalis lateralis* lateral der Plica epigastrica. Sie wurde als Lokalisationsort des Anulus inguinalis profundus schon erwähnt. Da hier die indirekten Hernien in den Canalis inguinalis eintreten, ist klar, dass diese Brüche lateral der Vasa epigastrica inferiora liegen.

Die Fossa inguinalis medialis bedarf noch einer genaueren Betrachtung, da sie die schwächste Stelle der vorderen Bauchwand darstellt. Die Schwäche entsteht zum einen dadurch, dass diese Stelle muskelfrei ist, zum anderen dadurch, dass die außenliegende Aponeurose des M. obliquus externus abdominis in Form des Crus mediale und Crus laterale auseinanderweicht und den Anulus inguinalis superficialis bildet. Die gerade beschriebene, oberhalb des Leistenbands gelegene Schwachstelle wird durch die unterhalb des Bands gelegene ebenfalls schwache Lacuna vasorum zu einer rundlich-ovalen Region ergänzt, die als „myopectineal orifice of Fruchaud" in der Literatur bekannt ist.

Eine etwaige Verstärkung dieses wichtigen Locus minoris resistentiae kann durch die Falx inguinalis oder das Lig. interfoveolare (Hesselbach) erzielt werden. Die Fossa inguinalis medialis stellt die innere Bruchpforte der direkten Hernien dar, die außen am Anulus inguinalis superficialis erscheinen und medial der Vasa epigastrica inferiora liegen. Innerhalb der Fossa inguinalis medialis wird das Hesselbach-Dreieck beschrieben, das eine Schlüsselstruktur zum Verständnis von Leistenhernien und deren chirurgischer Reparation ist (Abb. 1.6, 1.7 a, b). Das Hesselbach-Dreieck wird begrenzt:
- kranial vom Unterrand des M. transversus, der oft sehnig verdickt ist und dadurch den Arcus aponeurosis m. transversi, die so genannte „weiße Linie" der Chirurgen (24) bildet;
- medial vom lateralen Rand des M. rectus abdominis (2. vertikaler Pfeiler);
- lateral von der Gefäßscheide der A. und V. epigastrica inferior (3. vertikaler Pfeiler);
- kaudal vom Lig. inguinale (Abb. 1.7 a, b).

Die Spitze des Dreiecks sieht nach medial. Das Dreieck ist beim Mann deutlicher als bei der Frau, die wegen des flachen Beckens fast kein Dreieck mehr hat. Dies erklärt das extrem seltene Auftreten von direkten Leistenhernien bei der Frau.

Indirekte Hernien passieren die Bauchwand lateral der epigastrischen Gefäße. Direkte Hernien passieren sie medial in der Mitte des Hesselbach-Dreiecks. Das Ziel der chirurgischen Reparation ist die Rekonstruktion der verloren gegangenen Faszienverstärkung der hinteren Bauchwand (Abb. 1.8).

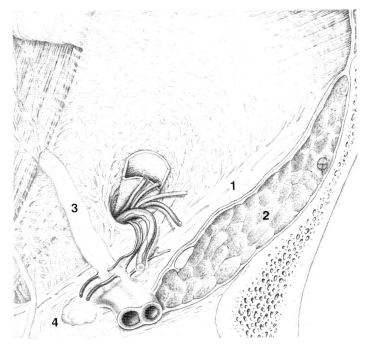

Abb. 1.8 Anatomische Lokalisation der Bruchpforte der indirekten (= lateralen) Leistenhernie (Eintritt am Anulus inguinalis profundus).

1 Lig. inguinale (Poupart)
2 M. iliopsoas
3 A. und V. epigastrica inferior
4 Processus falciformis lacunaris

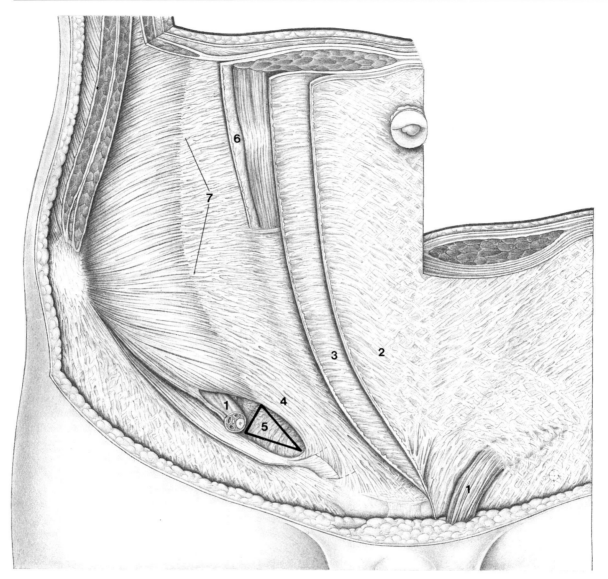

Abb. 1.9 Anatomie der unteren Bauchwand in der Schicht des M. transversus abdominis (Transversus-Ebene) mit Darstellung des Hesselbach-Dreiecks.

1 Funiculus spermaticus mit M. cremaster
2 Rektusscheide, Aponeurose des M. obliquus externus abdominis
3 Rektusscheide, Aponeurose des M. obliquus internus abdominis
4 Transversusarkade als obere Begrenzung des Hesselbach-Dreiecks
5 Hesselbach-Dreieck mit Fascia transversalis
6 Rektusscheide, Aponeurose des M. transversus abdominis
7 Linea semilunaris (Spieghel)

1.3.2 Lacuna musculorum

Im Gegensatz zum im vorigen Abschnitt besprochenen Canalis inguinalis, der oberhalb des Lig. inguinale liegt, befinden sich die beiden im Folgenden zu schildernden Durchtrittspforten, die Lacuna musculorum und vasorum, unterhalb des Lig. inguinale.

Der unterhalb des Leistenbands, aber oberhalb des Ramus superior ossis pubis gelegene dreieckige Raum wird durch den vom Lig. inguinale abzweigenden und an der Eminentia iliopectinea inserierenden Arcus iliopectineus (sive Lig. iliopectineum sive Pars interlacunaris fasciae iliacae) in 2 Abschnitte unterteilt: der laterale wird als Lacuna musculorum, der mediale als Lacuna vasorum bezeichnet. Der Arcus iliopectineus ist nichts anderes als ein Streifen der Fascia iliopsoas, der künstlich herausgearbeitet werden muss, und der gegebenenfalls durch die einstrahlenden Sehnenfasern des inkonstanten M. psoas minor verstärkt wird. Durch die Lacuna musculorum zieht der M. iliopsoas zum Oberschenkel, gemeinsam mit dem N. femoralis, der sich dem medialen Rande des M. iliopsoas anlagert.

In der lateralen oberen Ecke liegt noch der N. cutaneus femoris lateralis in der Lacuna musculorum. Da die Fascia iliopsoas fest mit dem Lig. inguinale verwachsen bzw. eigener Bestandteil des Bands ist, resultiert ein außerordentlich fester Abschluss der Bauchhöhle gegen den Oberschenkel im Bereich der Lacuna musculorum femoralium. Diese Pforte ist daher nur selten Durchtritt für Hernien (z. B. für die seltenen lateralen Hesselbach-Schenkelhernien, Abb. 1.**12**).

1.3.3 Lacuna vasorum und Anulus femoralis

Der medial des Arcus iliopectineus unter dem Lig. inguinale gelegene osteofibröse Kanal wird als Lacuna vasorum femoralium bezeichnet (Abb. 1.**6**, 1.**12** u. 1.**13**). Die Lacuna vasorum wird kranial und ventral vom Lig. inguinale, dorsokaudal vom Os pubis und lateral vom Arcus iliopectineus begrenzt. In dem medialen spitzen Winkel zwischen der Insertion des Lig. inguinale am Tuberculum pubicum und dem R. superior ossis pubis liegen besondere Verhältnisse vor. Hier wird der Raum durch einen derben bindegewebigen Zwickel, den Processus falciformis lacunaris, abgerundet. Vielfach ist für diese Struktur auch der Name „Lig. lacunare Gimbernati" (Abb. 1.**8**) in Gebrauch, der aber, wie oben ausgeführt, für ein völlig anderes Gebilde reserviert bleiben sollte (Abb. 1.**10**).

Der Processus falciformis lacunaris hat einen nach lateral konkaven zugeschärften Rand und ist sowohl mit der Faszie des M. pectineus als auch mit dem Lig. pectineum (sive Lig. pubicum Cooperi) verbunden. Bei dem 1804 von Sir Astley Paston Cooper (10) beschriebenen Lig. pectineum handelt es sich um einen äußerst derben Faserstreifen auf der kranialen Fläche des R. superior ossis pubis, der parallel zum Pecten ossis pubis verläuft und ventral vom M. pectineus unterminiert wird. Die wahre Natur dieses derben Faserstreifens liegt im Dunkeln, was zu zahlreichen Deutungen und Interpretationen geführt hat. Folgende wichtige Meinungen seien angeführt:
- Es handelt sich um die laterale Fortsetzung des Processus falciformis lacunaris (sive Lig. lacunare Gimbernati) (16).
- Es handelt sich um eine dreischichtige Struktur, deren oberflächliche Schicht von der Fascia pectinea, deren mittlere Schicht vom M. pectineus und deren tiefe Schicht vom verdickten Periost gebildet wird (20).
- Es handelt sich um eine Verschmelzung des Periosts mit der Fascia transversalis und dem Tractus iliopubicus (21).

Wenn auch augenblicklich das Verständnis für die Bildungsgeschichte des Lig. pectineum (Cooper) fehlt, so ist es dennoch wichtig, sich die topographischen Verhältnisse dieses Bandes vor Augen zu führen. Nach Skandalakis sind folgende Beziehungen wichtig:

- Kranial inseriert der Tractus iliopubicus am Lig. pectineum.
- Kaudal entspringt die Sehne des M. pectineus vom Lig. pectineum.
- Medial stößt das Lig. pectineum an den Processus falciformis lacunaris.

Vom Bauchraum her treten die A. und V. iliaca externa in die Lacuna vasorum ein und nehmen hier den Namen A. und V. femoralis an. Die V. femoralis liegt immer medial in der Lacuna vasorum, die Arterie lateral. Zwischen Processus falciformis lacunaris und V. femoralis bleibt eine Lücke frei, die von einer weichen, nachgiebigen Bindegewebsstruktur, dem Septum femorale (Cloquet, nach Jules Germain Cloquet, 1790–1883, Professor der Anatomie und Chirurgie in Paris) verschlossen wird. Dieses Septum heftet sich sowohl an den freien Rand des Processus falciformis lacunaris als auch an die V. femoralis.

Die Widerstandsfähigkeit des Septum femorale wird erheblich geschwächt, da es für den Durchtritt von Lymphgefäßen siebartig perforiert ist. Wegen dieser zahlreichen Lymphgefäße wird der Durchtritt zwischen Processus falciformis lacunaris und V. femoralis auch als Lacuna lymphatica bezeichnet. An der Außenseite des Septum femorale Cloqueti liegt regelmäßig ein größerer Lymphknoten, der so genannte Rosenmüller-Lymphknoten (nach Johann Christian Rosenmüller, 1771–1820, Professor der Anatomie und Chirurgie in Leipzig) sive Cloquet-Lymphknoten.

Da die Lacuna lymphatica auf Grund ihres schwachen Abschlusses durch das Septum femorale zur Durchtrittsstelle der Herniae femorales wird, hat sich in der Chirurgie auch die Bezeichnung „Anulus femoralis" eingebürgert. Der Anulus femoralis ist die innere Bruchpforte der Herniae femorales, die äußere liegt im Bereich des Hiatus saphenus. Unter normal-anatomischen Verhältnissen ist ein verbindender „Canalis femoralis" nicht existent. Dieser wird erst beim Hindurchtreten einer Schenkelhernie aufgeweitet.

1.3.4 Regio inguinofemoralis

Obwohl sich diese Großregion (Abb. 1.**11**), (Abb. 1.**12**) mit den schon besprochenen Gebieten unterhalb des Lig. inguinale überschneidet, sei sie an dieser Stelle separat aufgeführt und besprochen, da hier der für die Chirurgie wichtige Übergang zur unteren Extremität erfolgt (5, 8, 9, 14, 17, 19, 26, 28). Die Region unterhalb des Lig. inguinale bekommt in der angewandten Anatomie bei 2 Ereignissen eine besondere Bedeutung:
- bei Schenkelhernien,
- bei rezidivierenden Leisten- und Schenkelhernien.

Die Region zeigt folgende Grenzen:
- kranial das Lig. inguinale,
- medial der M. pectineus,
- lateral der M. tensor fasciae latae.

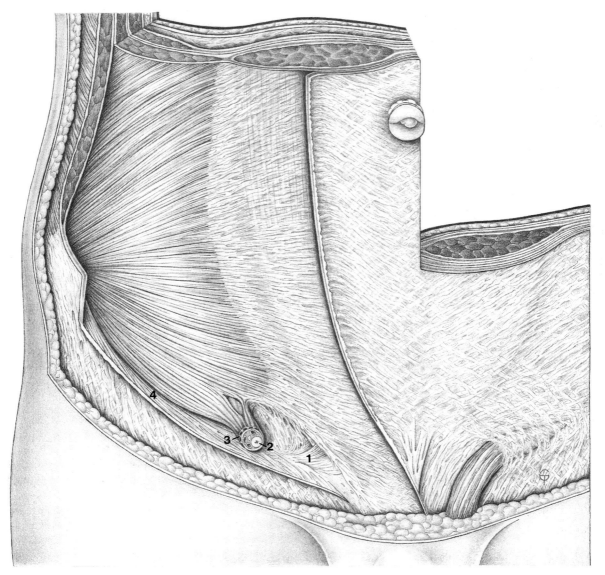

Abb. 1.**10** Anatomie der unteren Bauchwand in der Schicht des M. obliquus internus abdominis (Internus-Ebene).

1 Lig. lacunare (Gimbernat)
2 Funiculus spermaticus
3 M. cremaster
4 Lig. inguinale

Innerhalb dieser Region grenzt sich noch das Trigonum femorale (Scarpa-Dreieck) ab, das als Zugangsweg in Frage kommt. Es wird begrenzt:
- kranial durch das Lig. inguinale (Poupart),
- medial durch den M. adductor longus,
- lateral durch den M. sartorius.

Als oberflächliche Strukturen sind besonders die Fasern der Fascia lata und die Fossa ovalis mit dem Venenstern zu nennen.

Cave: Varikositäten der V. saphena magna können mit Femoralhernien verwechselt werden oder die Operation einer Femoralhernie erschweren.

In der Fossa ovalis liegt der so genannte *Venenstern*, der von folgenden oberflächlichen Venen gebildet wird (Abb. 1.**12**):
- V. saphena magna,
- Vv. pudendae externae,
- V. epigastrica superficialis,
- V. circumflexa ilium superficialis.

Diese Venen sind sehr variabel und können entweder in die V. saphena magna oder aber auch direkt in die V. femoralis einmünden.

Aus der A. iliaca externa und der anschließenden A. femoralis entspringen in dieser Region eine Reihe teils stärkerer, teils dünnerer Arterien:

Anatomische Regionen und Bruchpforten

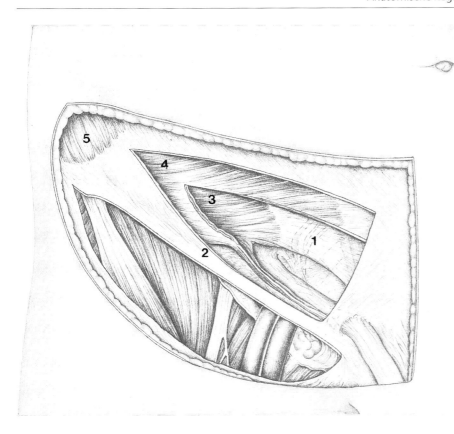

Abb. 1.**11** Anatomische Schichten der Leisten- und Schenkelregion von ventral (Regio inguinofemoralis).

1 epigastrische Gefäße
2 Lig. inguinale (Poupart)
3 M. transversus abdominis
4 M. obliquus internus abdominis
5 M. obliquus externus abdominis

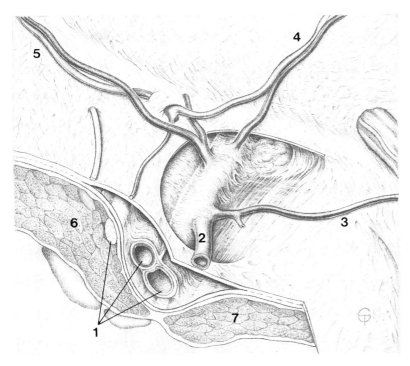

Abb. 1.**12** Anatomie der Ventralseite des Schenkelkanals.

1 V., A. und N. femoralis (von medial)
2 V. saphena magna
3 V. pudenda externa
4 A. und V. epigastrica superficialis
5 A. und V. circumflexa ilium superficialis
6 M. iliopsoas
7 M. pectineus

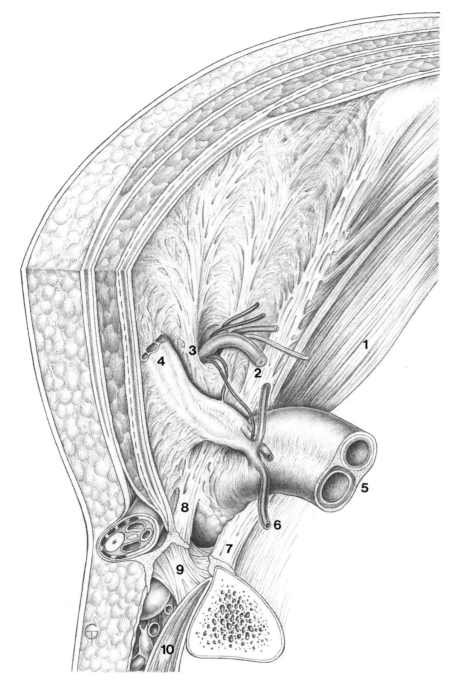

Abb. 1.**13** Anatomischer Querschnitt der unteren Bauchdecken und des Schenkelkanals (schräge Innenansicht der Regio inguinofemoralis).

1 M. iliopsoas
2 Funiculus spermaticus
3 Henle-Schlinge
4 epigastrische Gefäße
5 A. und V. femoralis
6 Ramus pubicus
7 Lig. pectineum (Cooper)
8 Lig. inguinale (Poupart)
9 Processus falciformis lacunaris
10 M. pectineus

- Die *A. epigastrica inferior* entspringt aus der A. iliaca externa, gerade bevor diese in die Lacuna vasorum eintritt.
- Die *A. epigastica superficialis* entspringt aus der A. femoralis und zieht vor dem Lig. inguinale nach kranial in die Subkutis der Bauchregion.
- Die *A. circumflexa iliaca profunda* entspringt aus der A. iliaca externa und verläuft parallel zur lateralen Partie des Lig. inguinale aufwärts. Das Gefäß liegt zwischen M. obliquus internus abdominis und M. transversus abdominis.
- Die *A. circumflexa iliaca superficialis* verläuft ca. 2 cm unterhalb und parallel des Lig. inguinale nach lateral (klinische Bedeutung: Versorgungsgefäß des Leistenlappens!).
- Die *Aa. pudendae externae* (meist 2) ziehen nach medial zum Skrotum und zum Funiculus spermaticus bzw. zu den Labien.

Außerdem liegen 2 Gruppen von Lymphgefäßen und -knoten in dieser Region:
- die *oberflächlichen* Lymphknoten legen sich der V. saphena magna an,
- die *tiefen* Lymphknoten legen sich der V. femoralis an, sodass sie unterhalb der Fascia lata liegen. Der Rosenmüller- (sive Cloquet-)Lymphknoten ist ein besonders großer Knoten, der sich medial der V. femoralis auf dem Septum femorale befindet. Er kann sich auch sanduhrförmig durch das Septum nach innen erstrecken.

Die oberflächliche Schicht der Gefäßstraße wird durch eine dünne Faszie gebildet, die als Lamina cribrosa die Fossa ovalis bedeckt. Durchtrennt man das tiefere Blatt der Fascia lata, stößt man auf die Gefäße und Nerven der Inguinofemoralregion.

Unterhalb des Leistenbands treten die Schenkelgefäße bzw. der N. femoralis und der M. iliopsoas durch die Lacuna vasorum bzw. die Lacuna musculorum. Die Lacuna vasorum wird von der Lacuna musculorum durch einen verdickten Faszienstreifen, den Arcus iliopectineus, separiert. Hier beginnt die Femoralhülle (Abb. 1.**12**).

Die vordere Femoralhülle ist die kaudale Fortsetzung der Fascia transversalis auf den Schenkel: die Pars iliaca der Fascia iliopsoas und die Fascia pectinea bilden die Hinterwand der Hülle. Kaudal endet die Femoralhülle in Höhe des Abgangs der A. femoralis profunda und verschmilzt mit der Adventitia der Gefäße. Septa teilen innerhalb der Femoralhülle ein arterielles von einem venösen Fach. Im Falle einer Schenkelhernie liegt der Femoralkanal im medialen Teil der Lacuna vasorum neben der A. und V. femoralis; der Femoralring ist sein Eingang (Abb. 1.**13**).

Am Femoralring sind die folgenden topographischen Beziehungen wichtig:
- Der vordere Rand wird gebildet vom oberflächlichen Teil der Femoralhülle (dem Derivat der Fascia transversalis).
- Der M. pectineus mit seiner Faszie, das Cooper-Ligament und der obere Bogen des Schambeins begrenzen die Hinterwand des Rings.
- Die V. femoralis und ihre Adventitia bildet den lateralen Rand des Rings.
- Der Rand des Ansatzes des M. transversus abdominis am Cooper-Band bildet den medialen Ring des Femoralrings.
- Das Lig. inguinale liegt oberflächlicher als die Begrenzung des Femoralrings durch die Fascia transversalis.
- Das präperitoneale Bindegewebe (Fascia transversalis) ist an der Adventitia der V. femoralis befestigt und liegt in der Tiefe vor dem „Tor" der Lacuna lymphatica (Femoralkanal) als Septum femorale (sive Septum anuli femoralis).
- Das Lig. pectineum (Cooper) auf dem oberen Ast des Schambeins besteht aus dichten Bindegewebsfasern und folgt in seiner Faserrichtung etwa der Richtung des Schambeinastes.

1.4 Laparoskopische Anatomie

Orientierungspunkte der laparoskopischen Hernienexploration sind die gut sichtbaren 4 vertikalen Zügel:
- Linea alba,
- lateraler Rand des M. rectus abdominis (so genannte Rektusrandarkade) mit der kreuzenden lateralen Umbilikalfalte,
- Gefäßscheide der epigastrischen Gefäße,
- Transversalisschlinge am inneren Leistenring (Abb. 1.**7 a**, **b** u. 1.**14**).

Hiervon fallen die Plica umbilicalis lateralis und die Plica epigastrica direkt ins Auge. Die Hodengefäße und der Ductus deferens sind hinter dem intakten Peritoneum häufig weniger gut sichtbar.

Der N. genitofemoralis und die Hodengefäße liegen unter dem parietalen Peritoneum. In der Nachbarschaft des inneren Leistenrings ziehen der R. genitalis des N. genitofemoralis und der Ductus deferens in den Samenstrang. Die Samenstranggefäße liegen ventral der Vasa iliaca externa. Die Gefäßverbindung zwischen den epigastrischen Gefäßen und den Vasa obturatoria, der R. pubicus, liegt am medialen Abschnitt des Lig. pectineum (Cooper) („Corona mortis"). Er überkreuzt das Periost an der inneren Seite des oberen Schambeinasts und ist hier extrem verletzungsgefährdet. In 22% der Fälle entspringt die A. obturatoria aus der A. epigastrica inferior (18) und zieht über die Rückseite des Ramus superior ossis pubis in den Canalis obturatorius.

Im Bindegewebe über dem M. iliopsoas liegt der N. cutaneus femoris lateralis mit einem oder zwei sensorischen Ästen und der R. femoralis des N. genitofemoralis. Sie liegen im Fettgewebe zwischen M. iliopsoas und dem parietalen Peritoneum. Lateral davon tritt der N. ilioinguinalis in die Bauchdeckenmuskulatur ein, medial hiervon liegt der N. femoralis. Er liegt zwischen dem M. iliacus und dem M. psoas major und ist nur von der Fascia iliopsoas geschützt. Damit liegt der Nerv tief im Zentrum des Operationsgebiets. Generell gilt, dass bei Nähten oder Stapler-Fixation von laparoskopisch applizierten Netzen eine für Gefäße und Nerven ungefährliche Fixation nur oberhalb des Tractus iliopubicus möglich ist (Abb. 1.**14**).

Eine Ausnahme stellen laterale Äste des N. cutaneus femoris lateralis dar, die auch oberhalb des Tractus iliopubicus verlaufen können. Unterhalb des Tractus iliopubicus ist allein das Lig. iliopectineum als Fixationspunkt geeignet, sofern hier nicht Gefäßverbindungen zu den Vasa obturatoria und kleine Seitenäste bestehen. Eine blinde Fixation ohne zuvorige Präparation ist in jedem Fall abzulehnen.

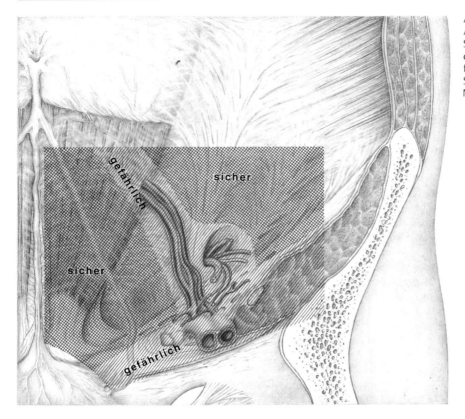

Abb. 1.**14** Laparoskopische Anatomie der Leisten- und Schenkelregion mit Darstellung der „safe areas" (= kreuzschraffiert) der möglichen Naht bzw. Stapler-Klammerfixation der Netze.

Literatur

1 Anson BJ, McVay CB. Inguinal hernia: I. The anatomy of the region. Surg Gynecol Obstet. 1938; 66: 186–91.
2 Anson BJ, McVay C B. The anatomy of the inguinal and hypogastric regions of the abdominal wall. Anat Rec. 1938; 70: 211–25.
3 Anson BJ, Morgan EH, McVay CB. The anatomy of hernial regions. I. Inguinal hernia. Surg Gynecol Obstet. 1949; 89: 417–23.
4 Anson BJ, Morgan EH, McVay CB. Surgical anatomy of the inguinal region, based upon a study of 500 body halves. Surg Gynecol Obstet. 1960; 111: 707–25.
5 Anson BJ, Reimann AF, Swigart LL. The anatomy of hernial regions. II. Femoral hernia. Surg Gynecol Obstet. 1949; 89: 753–63.
6 Braus H. Anatomie des Menschen. Fortgef. v. C. Elze. 3. Aufl. Berlin, Göttingen, Heidelberg: Springer; 1954.
7 Burton CC. The inguinal canal, a trihedral space; the adaptation of its anatomic boundaries to modern hernia repair. Surgery 1954; 36: 106–16.
8 Corning HK. Lehrbuch der topographischen Anatomie für Studierende und Ärzte. 24. Aufl. München: Bergmann; 1949.
9 Condon RE. The anatomy of the inguinal region and its relation to groin hernia. In: Nyhus LM, Condon RE. Hernia. London: Lippincott; 1989.
10 Cooper A. The Anatomy and Surgical Treatment of Abdominal Hernia. London: Longmans; 1804.
11 Douglas KM. The anatomy of the transversalis muscle and its relation to inguinal hernia. J Anat Physiol. 1890; 24: 220–6.
12 Eisler P. Die Muskeln des Stammes. In: von Bardeleben K, Hrsg. Handbuch der Anatomie des Menschen. Bd. 2, Abt. 2, Teil 1.1. Jena: Fischer; 1912.
13 Gallaudet BB. A Description of the Planes of Fascia of the Human Body with Special Reference of the Fascia of the Abdomen, Pelvis and Perineum. New York: Columbia Univ.; 1931.
14 Gray H. Anatomy, Descriptive and Applied. Myology – the Muscles of the Abdomen. London: Longmans; 1954.
15 Hafferl A. Lehrbuch der topographischen Anatomie. Neu bearb. von W. Thiel. 3. Aufl. Berlin, Heidelberg, New York: Springer; 1969.
16 Hollinshead WH. The abdominal wall and inguinal region. In: Anatomy for Surgeons: The Thorax, Abdomen and Pelvis. Vol. 2. New York: Hoeber; 1956.
17 Lang J, Wachsmuth W. Bein und Statik. In: von Lanz T, Wachsmuth W, Hrsg. Praktische Anatomie. Teil 4. Berlin, Heidelberg, New York: Springer; 1972.
18 Lippert H, Pabst R. Arterial Variations in Man. München: Bergmann; 1985.
19 McVay CB, Anson BJ. Aponeurotic and fascial continuities in the abdomen, pelvis and thigh. Anat Rec. 1940; 76: 213–31.
20 Neidhardt JPH. Surgical anatomy of the anterolateral and posterior abdominal walls and points of weakness. In: Chevrel JP, ed. Surgery of the Abdominal Wall. Berlin: Springer; 1987.
21 Nyhus LM, Bombeck CT. Hernias. In: Sabiston DC, ed. Textbook of Surgery. 13 th ed. Philadelphia: Saunders; 1986.
22 Orda R, Nathan H. Surgical anatomy of the umbilical structures. Int Surg. 1973; 58: 458–64.
23 Prescher A. Surgical anatomy. In: Schumpelick V, Kingsnorth AN, eds. Incisional Hernia. Berlin, Heidelberg, New York: Springer; 1999.
24 Schumpelick V. Operationsatlas Chirurgie. Stuttgart: Enke; 1997.
25 Skandalakis JE, Colborn GL, Skandalakis PN, Skandalakis LJ. Descriptive anatomy. In: Schumpelick V, Kingsnorth AN, eds. Incisional Hernia. Berlin, Heidelberg, New York: Springer; 1999.

26 Skandalakis JE, Gray SW, et al. Surgical anatomy of the inguinal area. World J Surg. 1989; 13:490–8.
27 Terminologia Anatomica. International Anatomical Terminology. Stuttgart, New York: Thieme; 1998.
28 Testut L. Trait d'Anatomie Humaine, chapt. VI: Muscles de l'abdomen. Paris: Doin; 1948.
29 Thiel W. Photographischer Atlas der Praktischen Anatomie 1. Berlin, Heidelberg, New York: Springer; 1996.
30 Van Mameren H, Go PMNYW. Anatomy and variations of the internal inguinal region. In: Schumpelick V, Wantz GE, eds. Inguinal hernia repair. Basel: Karger; 1995:8–14.
31 Whitaker D, Papadimitrou JM, Walters NI. The mesothelium: its fibrinolytic properties. J Pathol. 1982; 136:291–9.

2 Definition

2.1 Hernie

Der Begriff Hernie (= Bruch) leitet sich ab vom griechischen ἔρνος für Knospe. Er bezeichnet die Ausstülpung des parietalen Bauchfells durch eine präformierte (z.B. Leisten- oder Schenkelhernie) oder sekundär entstandene Lücke (z.B. Narbenhernie). Überschreitet die Hernie den Bauchraum und wird damit an der Körperoberfläche sichtbar, wird von einer äußeren Hernie, erfolgt die Ausstülpung in Bauchfelltaschen von einer inneren Hernie gesprochen. Eine Mittelstellung nehmen die interparietalen Hernien der Bauchwand ein. Mit der Hernie können ständig oder zeitweilig intra- und retroperitoneale Organe verlagert sein. Je nach Ausmaß der Aussackung unterscheiden wir komplette (= vollständige) oder inkomplette (= partielle oder auch Richter-) Hernien (Abb. 2.1 a–c) (2, 5, 12, 13, 19, 25, 28).

Nach der Vollständigkeit der peritonealen Bedeckung werden vollständige Hernien von Gleithernien unterschieden. Bei letzteren fallen retroperitoneale Eingeweide (z.B. Colon ascendens oder descendens, Harnblase, Zökum) vor, so dass der Bruchsack nicht allseits von Peritoneum ausgekleidet ist. So bilden z.T. retroperitoneale Organanteile (z.B. Harnblase, Zökum) die Wand des Bruchsacks. Sie können in Unkenntnis der tatsächlich vorliegenden anatomischen Situation leicht verletzt werden (21).

Hinsichtlich des Entstehungszeitpunkts werden angeborene (z.B. Nabelbruch, indirekter Leistenbruch bei offenem Processus vaginalis) von erworbenen Bruchformen (z.B. direkter Leistenbruch, Schenkelbruch) unterschieden (18). In Bezug auf die Pathogenese differenziert man zwischen primären (vorgegebene Bruchpforten) und sekundären Hernien (später auftretende Bruchpforten).

2.2 Aufbau einer Hernie

Die chirurgisch wichtigsten Bestandteile einer Hernie sind (8, 13):
- Bruchpforte,
- Bruchsack,
- Bruchinhalt,
- Bruchhüllen.

Bruchpforte: Sie wird gebildet durch die Schichten der Bauchwand, d.h. Muskel, Sehnen, Aponeurosen oder Narbengewebe. Im Bereich des Beckens können auch Periost und Knochen an der Bruchpforte beteiligt sein (z.B. Hernia obturatoria). Die Bezeichnung der Hernie richtet sich nach der Lokalisation der Bruchpforte (z.B. Leisten-, Schenkel-, Lumbal- oder Narbenhernie).

Bruchsack: Er kleidet die Hernie aus und hat entsprechend der Bruchgröße unterschiedliches Ausmaß. Topographisch lassen sich am Bruchsack der Hals, der Körper und der Fundus unterscheiden. In der Regel liegt eine Bedeckung mit spiegelndem Peritoneum vor. Bei Entzündungsprozessen oder Nekrosen kann der Bruchsack mit dem Bruchinhalt verkleben, sodass der Bruchinhalt am Bruchsack fixiert ist (= Hernie accreta).

Bruchinhalt: Er kann aus nahezu sämtlichen Bestandteilen des Bauchraums bestehen, am häufigsten sind Netz und Dünndarm beteiligt. Bei Verlagerung von großen Anteilen des Bauchinhalts in den Bruch, z.B. im Rahmen riesiger Leistenbrüche, kann der Bauchinhalt sein „Heimatrecht im Bauchraum verloren haben", d.h. eine Reposition allein aus Platzgründen erschwert sein. Regelhaft wird der Bruchinhalt durch ein Transsudat (Bruchwasser) gleitfähig gehalten. Erst bei Entzündung, Inkarzeration oder Nekrose kann das Bruchwasser durch Blut-, Darminhalt- oder Eiterbeimengung seine Gleitfähigkeit verlieren und zu Verklebungen oder Abszedierungen führen.

Bruchhüllen: Sie sind die den Bruchsack umgebenden Gewebeschichten. Je nach Bruchgröße, -dauer und -lokalisation können sie zweischichtig (z.B. Nabelbruch, Narbenbruch) oder vielschichtig (z.B. Leistenbruch) aufgebaut sein. Hierbei sind die anatomischen Beziehungen und der Entstehungsmechanismus des Bruchs ausschlaggebend. Z.B. besteht beim Leistenbruch ein fünfschichtiger Aufbau aus Peritoneum sowie präperitonealem Fett, Fascia transversalis sive cremasterica, Fascia abdominis superficialis, Subkutis und der Epidermis (s. Kap. 1).

2.3 Bruchkrankheit

Der Krankheitswert einer Hernie ergibt sich durch die allgemeine und spezielle Einschränkung der körperlichen und auch seelischen Befindlichkeit nach Diagnosestellung. Er reicht von dem subjektiven Gefühl, bruchkrank zu sein mit lebenslanger Schonung wegen so genannter „weicher Leiste" oder allgemeiner „Bindegewebsschwäche" bis hin zur vollständigen Dissimulation bei zum Teil gigantischen Skrotalhernien. Objektiv leitet sich der Krankheitswert sowohl aus der direkten Beeinträchtigung durch die Hernie sowie aus den po-

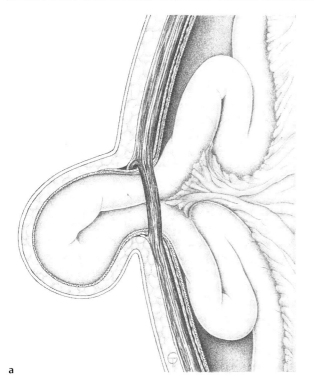
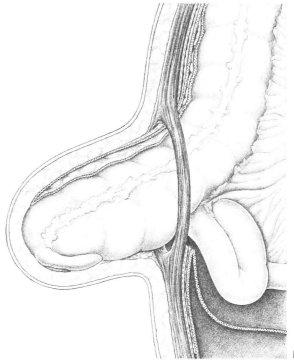
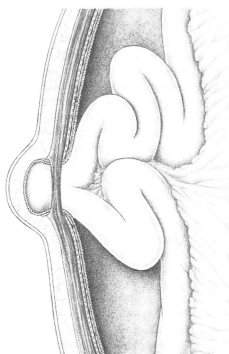

Abb. 2.**1 a–c** Formen der Hernien:
a komplette Hernie,
b Gleithernie,
c inkomplette (= partielle oder Richter-)Hernie, gelegentlich fälschlicherweise auch als Littré-Hernie bezeichnet.

tenziellen Veränderungen des Bruchinhalts ab. Direkte körperliche Belästigungen durch einen Bruch sind möglich bei Riesenhernien mit statischer Beeinträchtigung, bei Behinderung der Gelenkbeweglichkeit, bei Bruchgeschwüren, bei kleinen Hernien mit rezidivierender Netzeinklemmung sowie auch aus ästhetisch-kosmetischen Gründen.

Häufiger sind Veränderungen des Bruchinhalts die Ursache der Bruchkrankheit. Hierbei können auftreten:
- Ernährungsstörungen von Darmwurzel, Darm und Netz (Inkarzeration, Strangulation),
- Passagestörung des Darmrohrs (kompletter oder inkompletter Ileus),
- Komplikationen der Ernährungs- und Passagestörungen.

Nach ihrer Symptomatologie lassen sich die reponible, die irreponible und die inkarzerierte Hernie unterscheiden.

Reponible Hernie: Bruch mit freier Beweglichkeit des Bruchinhalts im Bruchsack und -ring. Diese Hernie lässt sich spontan oder durch manuelle Reposition (Taxis) zurückbringen.

Irreponible Hernie: Irreponibilität liegt vor bei Fixierung des Bruchinhalts im Bruchsack und -ring. Hernien sind irreponibel bei Inkarzeration (s. u.), Verwachsungen mit dem Bruchsack (Hernia accreta, s. o.) oder entsprechender Größe der Bruchgeschwulst („verlorenes Heimatrecht"). Die nichtinkarzerierte, irreponible Hernie besteht in der Regel über viele Jahre, ist nur gering schmerzhaft oder sogar schmerzlos und meist schon seit längerer Zeit nicht mehr reponiert worden.

Inkarzerierte Hernie: Die Brucheinklemmung geht mit starker lokaler Schmerzhaftigkeit, bei Beteiligung von Dünndarmschlingen auch dem Bild eines Ileus einher (s. u.). Repositionsversuche sind äußerst schmerzhaft und nur selten ohne Analgetika und Relaxation erfolgreich (4, 6).

Eine Sonderform der Bruchkrankheit ist der *Bruchzufall* (17). Hierbei handelt es sich um eine kausal verknüpfte oder zufällige Kombination eines Bruchs mit einer anderen Erkrankung des Bauchraums. Die Besonderheit liegt in der Dominanz des Symptoms „Hernie" gegenüber der Zweiterkrankung, die aufgrund dieser Tatsache leicht übersehen werden kann. Nach *Clairmont* (1) werden Bruchzufälle bei reponiblen von denen bei inkarzerierten Hernien unterschieden. Häufigste Form des Bruchzufalls sind die Appendizitis, Cholezystitis, Ulkusperforation, innere Hernien, Bridenileus, Dünndarmvolvulus, extrauterine Gravidität u. ä. m. In weiter Auslegung des Begriffs „Bruchzufall" werden auch gelegentlich sämtliche Komplikationen des Bruchleidens als Bruchzufalls bezeichnet (17).

Hiervon zu unterscheiden ist die *symptomatische Hernie* z. B. bei Peritonealkarzinose, Kolonkarzinom, Aszites. Der Bruch ist in diesen Fällen Symptom einer Erkrankung mit Steigerung des intraabdominellen Drucks (17).

2.4 Brucheinklemmung

Die Einklemmung eines Bruchs (= Inkarzeration) ist die gefährlichste Komplikation des Bruchleidens. Durch Kongestion oder Strangulation im Bruchring resultiert eine Durchblutungsstörung des Bruchinhalts. Hiervon können Netz und Darmanteile gleichermaßen betroffen sein. Als Folge der Einklemmung entwickelt sich ein Umgebungsödem mit Zunahme der Inkarzeration und fortschreitender Gefäßkongestion. Aus der einfachen Inkarzeration wird durch Obstruktion der Gefäße eine Strangulation. Ohne rechtzeitige Reposition führt dieser Circulus vitiosus zur Nekrose des eingeklemmten Organanteils. Am gefährlichsten sind hierbei Darmnekrosen mit nachfolgender Peritonitis, deren spontane Sterblichkeit ohne Therapie bei 70% liegt. Bei jeder Brucheinklemmung ist die Reposition absolut indiziert. Sie kann in vielen Fällen konservativ (= Taxis) erfolgen, muss aber bei Erfolglosigkeit operativ geschehen. Als Regel gilt, dass über einem eingeklemmten Bruch die Sonne weder auf- noch untergehen darf (27).

Formen der Inkarzeration: Unterschieden werden die *direkte prograde Inkarzeration,* die *partielle Inkarzeration* (Richter, fälschlich Littré) s. Abb. 2.**1c**), die *Koteinklemmung* und die *retrograde Inkarzeration* (Abb. 2.**2a–c**). Gefährlich, da häufig verkannt, sind die partielle und die retrograde Inkarzeration. Bei der retrograden Inkarzeration liegt die strangulierte oder ernährungsgestörte Dünndarmschlinge wie bei einer inneren Hernie intraabdominell und entzieht sich der Diagnose. Ähnlich führt die relativ kleine Bruchgeschwulst bei der inkompletten Richter-Hernie nur zu dezenter lokaler Symptomatik bei erhaltener Darmwegsamkeit. Erst die Perforation mit Peritonitis weist hier auf die richtige Diagnose.

Die manuelle Reposition (s. Kap. 6) zielt auf das unblutige Zurückbringen der Baucheingeweide. Bedingung ist die vollständige Lösung der Inkarzeration unter Schonung des Bruchinhalts. Fehlerhafte Repositionsformen (Abb. 2.**3a–c**) sind die *Reposition en bloc* mit Ausreißen des Bruchringes, d. h. die Inkarzeration besteht intraabdominell fort. Auch die *Pseudoreposition,* d. h. die ausschließliche Verlagerung der Inkarzeration unter die Bauchdecken, die *inkomplette Reposition,* z. B. bei retrograder Inkarzeration, und die Reposition nekrotischer Darmanteile sind realistische Gefahren. Zusätzlich birgt jede Reposition das Risiko der Ruptur des vorgeschädigten Darms durch zu forcierte manuelle Taxis. Zur Technik der manuellen Reposition sei auf Kap. 6.1 verwiesen.

Brucheinklemmung

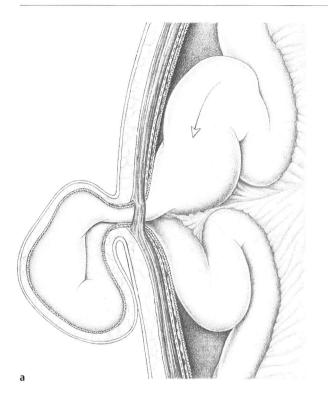
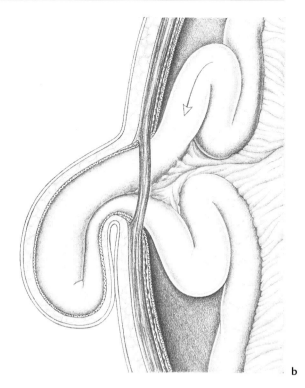
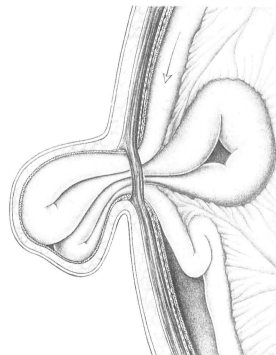

Abb. 2.**2a–c** Formen der Inkarzeration:
a direkte prograde Inkarzeration,
b elastische Inkarzeration,
c retrograde Inkarzeration.

2 Definition

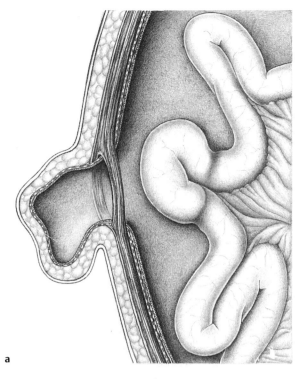
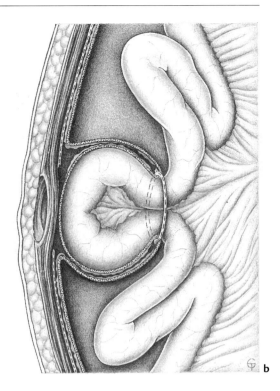
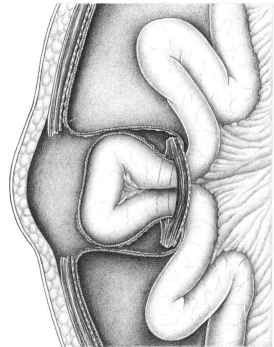

Abb. 2.**3 a–c** Formen der Reposition:
a komplette Reposition,
b Pseudoreposition,
c Reposition en bloc.

2.5 Hernienlokalisation

Häufigste Lokalisation von Hernien im Erwachsenen- und Kindesalter ist die Leistenregion. Wir unterscheiden *indirekte* (= laterale) und *direkte* (= mediale) Leistenhernien (2, 6, 18) (Abb. 2.**4**). Dringt der Bruchsack bei entsprechender Ausdehnung in den Hodensack ein, so liegt eine *Skrotalhernie* vor. Diese nimmt meist ihren Ausgang von einer indirekten Leistenhernie, nur bei sehr großen Hernien von einer direkten Leistenhernie oder einem Schenkelbruch. Eine Sonderform der Leistenhernie ist die *interparietale* Hernie (s. Kap. 17), die in die unterschiedlichen Schichten der Bauchdecke eindringt.

Die Schenkelhernie ist unter dem Leistenband, meist medial der V. femoralis in der Lacuna vasorum gelegen (Abb. 2.**5**) (8, 11, 15, 19). Seltene Lokalisationen der Schenkelhernie (Abb. 2.**6**) sind die prävaskulären Schenkelhernien mit dem Austritt vor den Gefäßen, die laterale Schenkelhernie mit dem Austritt lateral der Gefäße und des. Lig. iliopectineum, die Hernie des Lig. lacunare mit der Bruchpforte im Lig. lacunare Gimbernati, die Hernie pectinea mit der Bruchlücke in der Fascia pectinea und schließlich die Hernia retrovascularis mit der Ausdehnung hinter den Gefäßen (s. Kap. 13).

In enger Nachbarschaft zu den Leistenhernien finden sich die Hernien der Blasenregion, die als innere und äußere supravesikale Hernien klassifiziert werden (s. Kap. 17). Besonders gefährlich, da häufig verkannt, sind die inneren supravesikalen Hernien mit der Tendenz zur Ausdehnung im Spatium Reitzii, d.h. retropubisch (s. Kap. 17.3).

Als Littré-Hernie wird häufig fälschlicherweise die Richter-Hernie, d.h. die partielle Darmwandhernie, bezeichnet (20). In der Originalmitteilung Littrés findet sich aber die Hernie eines Meckel-Divertikels bei vorgegebenem Bruchsack (s. Kap. 7). Dieser Bruchzufall ist sehr selten angesichts der geringen absoluten Häufigkeit des Meckel-Divertikels zwischen 1–4,5% und der Inzidenz des Bruchleidens von ca. 10% der Bevölkerung (s. Kap. 3). Dies erklärt die geringe statistische Wahrscheinlichkeit des Zusammentreffens beider Erkrankungen, d.h. der Littré-Hernie.

Weitere seltene Hernienlokalisationen am Unterleib sind die Spieghel-Hernie an der vorderen Bauchwand im Bereich der Linea semilunaris, die Hernien des Beckenbereichs, so die Hernia obturatoria, die Hernia ischiadica, die Herniae perineales und die Herniae lumbales an der rückwärtigen Bauchwand (s. Kap. 17). Ihr Gesamtanteil an den Hernien des Bauchraums liegt allerdings unter 1%.

Häufigste *Hernien der ventralen Bauchwand* sind die Narbenhernien. Sie können nach allen Formen von Narbenbildung auftreten. Meist liegt eine chirurgische Inzision im Rahmen einer Operation zugrunde, aber auch Narben als Traumafolge oder anderer Formen von Gewebszerstörung (z.B. chemische Nekrosen) prädisponieren zur Narbenhernie. Definitionsgemäß sind damit auch Rezidivhernien nach Operationen an primä-

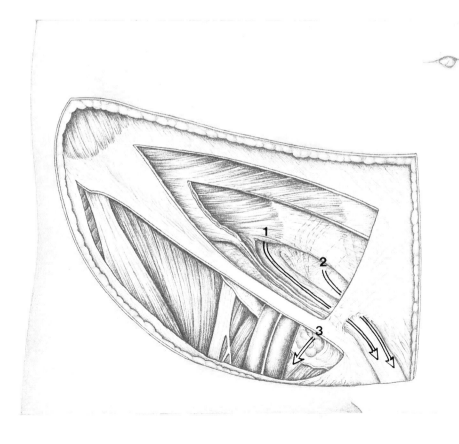

Abb. 2.**4** Anatomie der ventralen Bauchdecken mit Darstellung der Bruchpforten (Zahlen) und -kanäle (Pfeile).

1 indirekte Leistenhernie
2 direkte Leistenhernie
3 Schenkelhernie

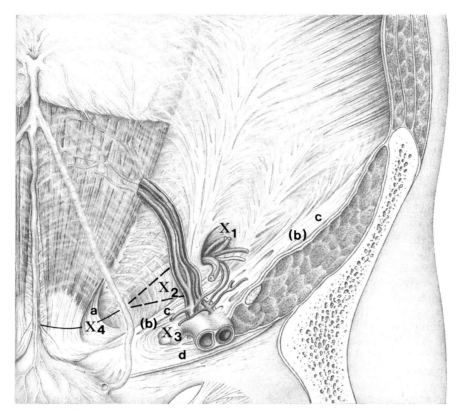

Abb. 2.5 Anatomische Darstellung der Bauchdecken. Innenansicht im Bereich der Bruchpforten mit Bezeichnung der Bruchpforten der indirekten und der direkten Leistenhernie, der Schenkelhernie sowie der supravesikalen Hernie (X_1 bis X_4).

- **a** Falx inguinalis
- **b** Lig. inguinale
- **c** Tractus iliopubicus
- **d** Lig. pectineale
- **X_1** indirekte Hernie
- **X_2** direkte Hernie
- **X_3** Schenkelhernie
- **X_4** supravesikale = suprapubische Hernie

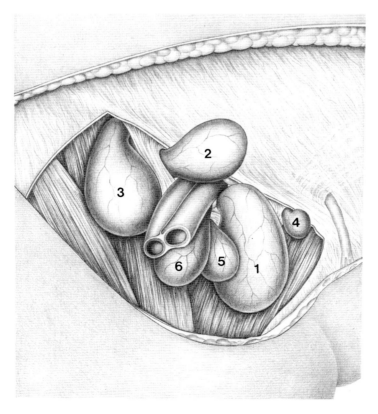

Abb. 2.6 Lokalisationsformen der Schenkelhernie.

1 Hernia femoralis typica
2 prävaskuläre Hernie
3 äußere (laterale) Hernie
4 Hernie des Lig. lacunare
5 Hernia pectinea
6 Hernia retrovascularis

ren Bruchpforten (z. B. Leistenbruchrezidive) Narbenhernien und sollten auch als diese behandelt werden. Die häufigsten Narbenhernien finden sich (s. Kap. 14) nach medianer Laparotomie, aber auch sämtliche anderen Lokalisationen sind bekannt. Andere Hernien der ventralen Bauchwand sind die epigastrischen Hernien im Bereich der supraumbilikalen Linea alba, die Nabelhernien im Bereich der Nabelbruchpforte und die paraumbilikalen Hernien.

Abzugrenzen von diesen Bauchwandhernien sind die Rektusdiastase mit breiter Dehiszenz der Linea alba ohne eigentliche Bruchpforte, die Bauchdeckenrelaxation, z. B. im Rahmen eines Lumbalschnitts mit nervaler Schädigung, und schließlich die zunehmend häufig beschriebenen so genannten „Trokarhernien" nach laparoskopischer Chirurgie. Sie sind nur in den seltensten Fällen tatsächlich Hernien, d. h. mit Bruchhüllen tapezierte Bruchsäcke, sondern meist durch nichtparietales Peritoneum ausgekleidete, bruchsacklose Baucheingeweidevorfälle. Ihre Pathogenese entspricht der der Bauchdeckenruptur mit der Notwendigkeit zur unmittelbaren Versorgung, da anders als bei der Hernie der Peritonealraum durch den Vorfall eröffnet ist, d. h. erhöhte abdominelle Infektionsgefahr besteht. Demgegenüber stellt die Narbenhernie in der Regel eine elektive Indikation und die Rektusdiastase meist keine und, wenn überhaupt, nur eine sehr selektive, d. h. an die Lebensumstände, das ästhetische Empfinden, die körperliche Aktivität und den Wunsch des Patienten angepasste Indikation dar.

Literatur

1 Albert E. Beiträge zur Geschichte der Chirurgie, Bd. III, Die Herniologie der Alten. Wien: Urban & Schwarzenberg; 1877.
2 Anson BJ, Morgan EH, McVay CB. The anatomy of the hernia regions. I. Inguinal Hernia. Surg Gyn Obstet. 1949; 89: 417.
3 Anson BJ, Reimann AF, Swigart LVL. The anatomy of hernial regions. II. Femoral hernia. Surg Gyn Obstet. 1949; 89: 752.
4 Bassini E. Über die Behandlung des Leistenbruches. Arch Klin Chir. 1890; 40: 429.
5 Condon RE. Surgical anatomy of the transversus abdominis and transversalis fascia. Ann Surg. 1970; 173: 1.
6 Cooper, AP. The anatomy and surgical treatment of ab dominal hernia. London: Longmans 1804–1807.
7 Czerny V. Studien zur Radikalbehandlung der Hernien. Wien Med Wschr. 1877; 27: 497.
8 Graser E. Die Unterleibsbrüche. Wiesbaden: Bergmann; 1891.
9 Halsted WS. The radical cure of hernia. Bull Johns Hopk Hosp. 1889; 1: 12.
10 Halsted WS. The cure of the more difficult as well as the simpler inguinal ruptures. Bull Johns Hopk Hosp. 1903; 14: 208.
11 Hesselbach FK. Neueste anatomisch/pathologische Untersuchungen über den Ursprung und das Fortschreiten der Leisten- und Schenkelbrüche. Würzburg: Baumgärtner; 1814.
12 Kremer K. Ein weiterer Beitrag zur Frage der Hernienhäufigkeit. Chirurg 1950; 21: 152.
13 Küster E. Beiträge zur Lehre von den Hernien. Verh Dtsch Ges Chir. 1886; Teil 2: 291.
14 Littré A. Observation sur une nouvelle expèce de hernia. Mem Acad roy Sic. Paris 1700; 300.
15 Lotheissen G. Zur Radikaloperation der Schenkelhernien. Zbl Chir. 1898; 25: 548.
16 Lucas-Championnière J. Cure Radicale des Hernies; avec une Étude Statistique de Deux Cents Soizante-Quinze Opérations et Cinquante Figures Intercalées dans le Texte. Paris: Rueff; 1892.
17 Maurath J, Franke D. Die symptomatische Hernie und ihre Bruchzufälle. Chir. Praxis 1966; 10: 195.
18 Noetzel L. Über Hernienoperationen. Vorträge aus der praktischen Chirurgie, Heft 11. Stuttgart: Enke; 1936.
19 Nyhus M, Harkins HN. Hernia. Philadelphia: Lippincott; 1964.
20 Richter AG. Abhandlungen von den Brüchen. Göttingen: Dietrich; 1778.
21 Schwaiger M. Bruchoperationen. In: Stich R, Bauer KH Hrsg. Fehler und Gefahren bei chirurgischen Operationen, Bd. II, 4. Aufl. Jena: Fischer; 1958.
22 Streicher HJ. Grundriss chirurgischer Indikationen. Stuttgart: Thieme; 1969.
23 Töndury G. Angewandte und topographische Anatomie, 4. Aufl. Stuttgart: Thieme; 1970.
24 Trendelenburg F. Die ersten 25 Jahre der Deutschen Gesellschaft für Chirurgie. Berlin: Springer; 1923.
25 Vogler K. Hernien. (Chirurgie in Einzeldarstellungen Bd. 53). Berlin: W de Gruyter; 1951.
26 Volkmann J. Über das Wachstum der Bruchsäcke. Langenbecks Arch Klin Chir. 1953; 273: 820.
27 Watson LF. Hernia: The anatomy, etiology, symptoms, diagnosis, prognosis and treatment. St. Louis: Mosby; 1948.
28 Wullstein L. Die Lehre von den Hernien. In: Wullstein L, Wilms M Hrsg. Lehrbuch der Chirurgie, Bd. II. Jena: Fischer; 1918.

3 Epidemiologie

Mit Uwe Klinge

3.1 Leistenhernie

Leistenhernien sind mit einem Anteil von $1/_5$ aller Operationen (20) eine der häufigsten Erkrankungen des Menschen (33). Sie sind weder auf den Menschen beschränkt noch an den aufrechten Gang gebunden. Auch Haustiere wie Hund, Katze, Rind und (häufig!) Schwein können Leistenhernien entwickeln (s. Kap. 4).

Beim Menschen liegt die häufigste Manifestation des Leistenbruchs im Kindesalter, gefolgt von je einem Gipfel im jungen Erwachsenenalter (maximale sportliche Aktivität) und bei über 65-Jährigen (Bindegewebsschwächung), wobei die Angaben je nach Selektion des zugrunde liegenden Patientenkollektivs erhebliche Variationen aufweisen können.

3.1.1 Kinder

Ca. 90% der kindlichen Hernien treten beim männlichen Geschlecht auf (21, 24, 38–47). Dies wird als Folge des Deszensus der Hoden gedeutet (11, 12, 20, 23, 24, 27). Bei unreifen Frühgeborenen unter 1000 g Geburtsgewicht liegt die Inzidenz von Hernien um 30% (12). Eineiige Zwillinge haben in 6–7% gleichzeitig Leistenhernien (4). Etwa 60% der Hernien und Hydrozelen sind rechts, 20–25% links und 10–15% beiderseits gelegen (7, 30).

Jede 8. Leistenhernie im Kindesalter ist zum Zeitpunkt der ersten Diagnose bereits inkarzeriert, davon rechts doppelt so häufig wie links (17% zu 7,6%). Inkarzerationen sind bei Mädchen häufiger (17% zu 12%). 70% aller Inkarzerationen ereignen sich im 1. Lebensjahr (31). Bei Mädchen sind häufig Ovar und Tube eingeklemmt, in 20% finden sich Gleithernien (11) (s. auch Kap. 10).

Beidseitige Hernien kommen bei Jungen und Mädchen mit 10% etwa gleich häufig vor, und das trotz der höheren Rate an offenen Processus vaginales beim Mädchen (57%) als beim Jungen (42%) (8, 9, 27, 29). Kinder, die im Säuglingsalter einseitig operiert wurden, entwickeln im Erwachsenenalter in 16% eine kontralaterale Hernie (41). Doppelt so viele haben zeitlebens einen kontralateral offenen Processus vaginalis (32).

3.1.2 Erwachsene

Nach Keith (14) beträgt die Inzidenz der Leistenhernien in Großbritannien bei Männern 2% und bei den Frauen ca. 0,3%. Bei einer Reihenuntersuchung an 37.472 berufstätigen Männern fanden Armentrout et al. (2) eine Hernieninzidenz von 4,9%.

1997 wurden in der Bundesrepublik Deutschland ca. 220.000 Leistenhernienoperationen ausgeführt und gleichzeitig etwa 80.000 Bruchbänder verschrieben (15), entsprechend einer jährlichen Inzidenz von 0,3% der Gesamtbevölkerung. Die Vergleichszahlen betragen für die USA ca. 750.000 (1995), für Großbritannien ca. 80.000, für Belgien 25.000, für Frankreich 100.000 Leistenbruchoperationen pro Jahr. Die Kosten der Leistenhernienchirurgie in den USA addierten sich im Jahr 1987 auf 28 Milliarden Dollar oder 3% der gesamten Gesundheitsausgaben. Zwischen den einzelnen Ländern gibt es deutliche Unterschiede in der Häufigkeit hernienchirurgischer Eingriffe mit der höchsten Anzahl von 300 Eingriffen pro 100.000 Einwohnern in den Vereinigten Staaten gegenüber 100 Eingriffen pro 100.000 Einwohnern in England und Wales.

In der Gruppe der 55- bis 85-Jährigen werden in den USA 600 Operationen pro 100.000 Einwohner pro Jahr durchgeführt. Die Inzidenz von Hernieninkarzerationen beträgt 13 pro 100.000 Einwohner mit einer Spitze um das 80. Lebensjahr.

Die Geschlechtsverteilung der Hernien ist signifikant zu Lasten der Männer verschoben. Vor 100 Jahren, d.h. zu Zeiten Bassinis, kamen auf 1 Leistenbruch bei der Frau ca. 20 Hernien bei Männern (3) (Abb. 3.**1**). Seither hat sich das Geschlechtsverhältnis zuungunsten der Frauen verlagert. Dieser Trend hält laut Statistik der AOK weiter an (Tabelle 3.**1**).

Gegenwärtig ist von einem Geschlechtsverhältnis (m:w) zwischen 4:1 und 8:1 auszugehen. Je nach Zusammensetzung des Kollektivs betragen die Werte 84:16 (MacReady, n = 21.795, 1893), 77:23 (Watson, n = 104.642, 1938), 84:16 (Ponka, n = 1.980, 1980), 79:21 bei Leistenhernien und 19:81 bei Schenkelhernien (Schumpelick, n = 2.326, 1983). Der Altersgipfel liegt bei 50–70 Jahre (Abb. 3.**2**). 58% der Patienten sind älter als 45 Jahre, 28% zwischen 15 und 45 Jahre und 13% jünger als 15 Jahre. Der Anteil der Kinder dürfte allerdings ins-

Tabelle 3.**1** Verschiebung des Geschlechtsverhältnisses (m:w) bei Leistenhernien (Quelle: AOK 1982).

Jahr	Unkomplizierte Leistenhernie	Inkarzerierte Leistenhernie
1976	10,0:1	6,3:1
1977	8,7:1	5,7:1
1978	8,8:1	7,4:1
1979	8,4:1	7,0:1
1980	8,0:1	5,6:1

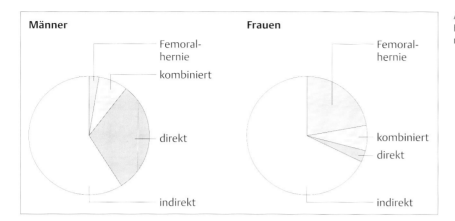

Abb. 3.1 Relative Häufigkeit der Hernien bei Männern und Frauen; nach Ponka (27).

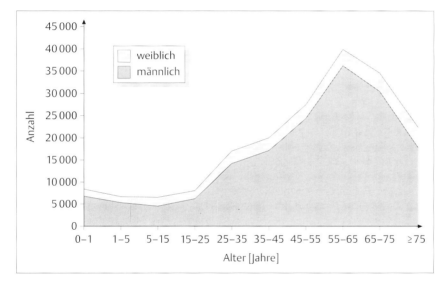

Abb. 3.2 Stationäre Behandlungen unter der Diagnose Leistenhernie im Jahr 1996 in Deutschland (Quelle: Statistisches Bundesamt).

Tabelle 3.2 Relative Häufigkeit von Leisten- und Schenkelhernien sowie Angaben zu Letalität bzw. Wundheilungsstörungen an der Chirurgischen Universitätsklinik Hamburg von 1966–1982 (n = 2326)

	n	Häufigkeit (%)	Anteil Männer (%)	Anteil Frauen
Leistenhernien				
gesamt	2140	92,0	79,3	20,7
indirekt		69,1		
indirekt u. direkt		2,4		
direkt		11,5		
doppelseitig		13,9		
Schenkelhernien	186	8,0	18,9	81,1
Krankenhausletalität	18	0,8		
Wundheilungsstörungen	36	1,5		

gesamt deutlich höher sein, da bei diesen ein Großteil der Behandlungen ambulant durchgeführt wird.

Analysiert man die jeweiligen Lokalisationen der Hernien im Detail, so ergibt sich folgende Verteilung: Die indirekte Leistenhernie ist mit ca. 55% Relativanteil bei Männern und 33% bei Frauen die absolut (8 : 1) und auch relativ (8 : 1) häufigste Bruchform (Abb. 3.1, Tabelle 3.2).

Nächsthäufig ist beim Mann die direkte Leistenhernie mit ca. 28% gegenüber nur 1,5% bei den Frauen. Absolut gesehen ist die direkte Leistenhernie der Frau sehr selten. So kommen auf eine direkte Hernie bei einer Frau ca. 90 direkte Hernien bei Männern (27). Beidseitige Hernien sind zu 80% direkte Hernien (20).

Die Schenkelhernie ist mit 11,1% bei den Frauen relativ häufiger als bei den Männern (2,8%), fast ausschließlich betroffen sind Frauen über 35 Jahre. Absolut sind wegen der Prävalenz des männlichen Geschlechts auch die Schenkelhernien beim Mann fast gleich häufig (27). Die Inzidenzen liegen bei 2,4% aller männlichen, aber 34% aller weiblichen Bruchformen. Kombinationen von direkten und indirekten Leisten- oder Schenkelhernien sind bei Männern relativ gesehen 2-mal, absolut bis zu 10-mal häufiger als bei Frauen. Die Kombination einer gleichseitigen Schenkelhernie mit einer Leistenhernie bei der Frau ist eine Rarität (10). Beidseitige Hernien sind 4-mal so häufig direkt als indirekt. Nur 20–50% der Leistenhernien sind den Patienten selbst bekannt. Eine Schenkelhernie tritt vor dem 35. Lebensjahr nur sehr selten auf.

3.2 Narbenhernien

3.2.1 Inzidenz

Mit der Entstehung einer Narbenhernie als Bauchwanddefekt im Bereich einer Laparotomienarbe ist bei ca. 4–15% der Patienten zu rechnen. Bei ca. 500.000 Laparotomien pro Jahr ist mit ca. 50.000 Narbenhernienoperationen jährlich in Deutschland zu rechnen (15). Bei geschätzten Kosten von 10.000 DM pro Patient und lediglich 30% (Mudge 1985) symptomatischer Patienten resultieren Kosten in einer Höhe von 150 Mill. DM pro Jahr. Mehr noch als bei den Leistenhernien werden die epidemiologischen Daten durch die Zusammensetzung des Patientenkollektivs beeinflusst.

Abzugrenzen ist die Narbenhernie von der Wundruptur ohne peritoneale Auskleidung, dem Platzbauch, mit einer Inzidenz von ca. 1% (0,3–4,7%). Platzbäuche ereignen sich vorwiegend am 7.–12. Tag bei einer Letalität von 12–75%. Die frühe Wundruptur ist meist Folge einer Wundrandnekrose mit ausgedehntem Infekt oder Folge technischer Fehler, da das Nahtmaterial in den ersten 10 Tagen stets die volle Reißfestigkeit aufweist. Traumatische Hernien dagegen sind eine Rarität: Bis 1994 wurden weltweit lediglich 30 Fälle publiziert.

Die Narbenbrüche manifestieren sich zu 50% in den ersten 6 Monaten, zu 75% in den ersten 2 Jahren, zu 97% in den ersten 5 Jahren (Tabelle 3.3) (1, 13, 46). Im Durchschnitt beträgt die Latenz 3,4 Jahre, obwohl Pollock et al. unter Zuhilfenahme von Clips zeigen konnten, dass sich bei 94% der Patienten, bei denen sich im Verlauf von 3 Jahren ein Narbenbruch entwickelte, bereits nach 1 Monat eine Dehiszenz der Clips nachweisbar war (26). Bei Nachuntersuchungen von laparotomierten Patienten ist nach 5 Jahren mit der Entwicklung von Narbenhernien bei ca. 2% pro Jahr zu rechnen (42).

Während im Rahmen einer retrospektiven Auswertung von 2.097 Laparotomien (1986–1995) durchschnittlich ca. 3% der Patienten einen Narbenbruch entwickelten (Tabelle 3.3, Abb. 3.1), ist langfristig nach

Tabelle 3.3 Postoperative Latenz, Anzahl und Inzidenz von Narbenhernien nach Laparotomien in der Chirurgischen Klinik der RWTH Aachen 1986–1995 (n = 2097).

Latenz (Monate)	Kumulative Anzahl	Inzidenz (%)
≤ 3	52 (55%)	3
≤ 6	59 (63%)	5
≤ 12	70 (74%)	7
≤ 24	74 (79%)	10
≤ 36	76 (81%)	11
≤ 48	76 (81%)	12
≤ 60	82 (87%)	13
≤ 120	88 (94%)	18

mehr als 10 Jahren mit einer kumulativen Inzidenz von 18% zu rechnen (17, 35). Bei ausreichend langer Nachbeobachtungszeit entstehen also lediglich $1/3$ der Narbenhernien innerhalb des ersten halben Jahres.

3.2.2 Risikofaktoren

Für das Entstehen einer Narbenhernie sind intraoperativ technische Faktoren, postoperativ Prozesse der Wundheilung und später die Ausbildung langfristig stabiler Narbenverhältnisse bedeutsam. In diesem multifaktoriellen Geschehen konnten nur wenige Faktoren in allen Studien als statistisch signifikant bestätigt werden.

Bei den *patientenspezifischen Risikofaktoren* sollen mit einer erhöhten Inzidenz an Narbenhernien einhergehen (34, 36):
- Vorliegen von konsumierenden, malignen Erkrankungen,
- Asthma,
- Diabetes mellitus,
- Niereninsuffizienz,
- Adipositas,
- Rauchen,
- höheres Alter,
- weibliches Geschlecht.

Intraoperativ werden als mit einem erhöhten Risiko behaftet angesehen:
- Notwendigkeit zur Notfalloperation,
- Vorinzisionen,
- Verwendung von kurzzeitresorbierbarem Material,
- Faden-Wund-Verhältnis von unter 4:1,
- geringe Erfahrung des Operateurs.

In zahlreichen Studien werden unterschiedliche Inzidenzen in Abhängigkeit vom Operateur festgestellt, zumeist allerdings ohne die entsprechende Selektion des Krankenguts zu berücksichtigen. Die extrem niedrige Narbenhernieninzidenz einiger Operateure (Jenkins 1976, n = 1.505, fortlaufend nicht resorbierbarer Nylon; Knight 1983, n = 1.000, fortlaufend Prolene) (42), eine

Verbesserung der Ergebnisse nach Umstellung der Technik des Laparotomieverschlusses (Israelsson von 19% auf 11%, Irvin 1976 von 11,5% mit PGS auf 3,8% mit Nylon) (16, 19), die höhere Rate von Narbenhernien bei den Residents im Vergleich zu den Consultants (Irvin 1976, Mudge 1985, Kung 1995, Read 1989, Cameron 1980, Bucknall 1982) (5, 6, 22, 28) – all dies bestätigt die Bedeutung der technischen Aspekte des Bauchdeckenverschlusses (Schnittführung, die Technik des Faszienverschlusses und die Art des verwandten Nahtmaterials) für einen großen Teil der Narbenhernien.

Widersprüchlichen Beobachtungen finden sich für die Bedeutung der Schnittführung. Bei ca. 50–80% der Patienten treten die Narbenhernien nach medianer Laparotomie auf. In den 70er-Jahren wurden nach horizontalen Schnittführungen 3–5-mal weniger Hernien gesehen als nach vertikalen Inzisionen. In neueren Studien werden dagegen zumeist keine Unterschiede in der Narbenhernieninzidenz zwischen vertikalen und horizontalen Schnitten gefunden. Zwar manifestieren sich die meisten Narbenhernien nach medianer Laparotomie (bis 83%), allerdings ist dies auch der Standardzugang bei größeren, herniengefährdeten Eingriffen. In einer kontrollierten Studie mit medianer versus horizontaler Laparotomie fand Bucknall 1982 keinen signifikanten Unterschied in der Inzidenz von Narbenhernien bei verschiedenen Schnittführungen (5).

Postoperativ angeschuldigte Faktoren sind das Auftreten eines Wundinfekts und die Entstehung eines revisionspflichtigen Hämatoms. Alle Maßnahmen zur Vermeidung eines Wundinfekts senken auch die Rate der Narbenhernien. Patienten mit Narbenhernien hatten in 48% bis 88% bei der ersten Operation einen Wundinfekt. In einer Studie von Israelsson (17–19) steigt die Narbenhernieninzidenz von 6% bei sauberen Wunde über 10% bei potentiell kontaminierten Wunden auf 17% bei sicher kontaminierten Wunden. Bei manifestem Wundinfekt entwickelten 27% einen Narbenbruch, andernfalls lediglich 14%.

Bei 2.097 Patienten, bei denen in den Jahren 1986 bis 1995 eine Laparotomie durchgeführt wurde, fanden wir insgesamt 94 Narbenhernien. Die Nachbeobachtungszeit betrug im Durchschnitt 20,2 Monate, von 801 Patienten wenigstens 3 Monate (Tabelle 3.**4**). Die Narbenhernien manifestierten sich nach durchschnittlich 20 Monaten, 60% innerhalb des ersten 1/2 Jahres. Die statistische Auswertung (Log-Rank-Test) zeigte im Wesentlichen ein erhöhtes Risiko bei bestehender Anämie, bei Notfallpatienten (Abb. 3.**3**), bei Diabetikern, nach multiplen Voroperationen (Reinzisionen) und bei Notwendigkeit einer postoperativen Katecholamintherapie. Die Entstehung revisionspflichtiger Hämatome oder postoperativer Wundinfekte geht ebenfalls mit einer erhöhten Rate von Narbenhernien einher, ohne allerdings statistische Signifikanz erreichen zu können. Für zahlreiche weitere Faktoren konnte bei dieser Auswertung kein erhöhtes Risiko bestätigt werden.

3.3 Sonstige Hernien

Weitere primäre Hernien entstehen in der Regel im Bereich präformierter anatomischer Schwachstellen vornehmlich im Bereich der Linea alba (epigastrische Hernie), der Linea semilunaris (Spieghel-Hernie) und des Nabels (Tabelle 3.**5**) (47). Diese Hernien sind mit einem Anteil von ca. 10% im Vergleich zu den Leisten- und Schenkelhernien selten. Mit einem Anteil von ca. 50% handelt es sich zu etwa gleichen Teilen vornehmlich um epigastrische oder umbilikale Hernien, während die übrigen Bauchwandbrüche zumeist nur kasuistisch Erwähnung finden (36). Im Unterschied zu den kindli-

Tabelle 3.**4** Risikofaktoren für die postoperative Narbenhernienbildung. Retrospektive Analyse von 2097 Laparotomien, Auswertung mit dem Log-Rank-Test.

Signifikanz	Präoperativer Risikofaktor	Intraoperativer Risikofaktor	Postoperativer Risikofaktor
Risiko signifikant erhöht	Anämie (Hb < 100 g/l) ASA 2 (schlechter als ASA 1) Rezidivinzisionen Notfalloperation Diabetes mellitus		Katecholamintherapie
Risiko nicht signifikant erhöht	maligne Grunderkrankung Geschlecht (Männer häufiger) Blutgruppe chronisch obstruktive Lungenerkrankung Kortikosteroide Niereninsuffizienz Proteinmangel Alter	Nahttechnik (Einzelknotennaht fortlaufend) Chirurg (Chef, Oberarzt, Assistent) Single-Shot-Antibiose Schnittführung intraoperativer Schock, Bluttransfusionen	Revision wegen Hämatombildung Wundinfektion nach postoperativer Sepsis

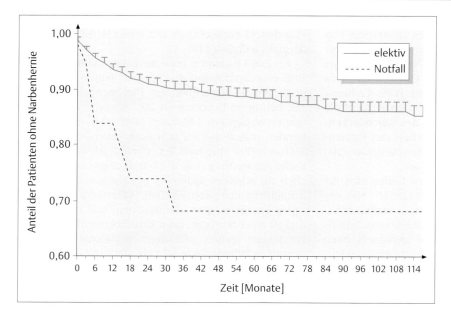

Abb. 3.3 Kumulative Inzidenz von Narbenhernien nach elektiven und Notfalloperationen der Chirurgischen Universitätsklinik der RWTH Aachen 1986–1995 (n = 2.097).

Tabelle 3.5 Häufigkeit primärer Hernien.

Hernientyp	Häufigkeit/ Anteil	Geschlechtsverhältnis (m:w)
Leistenhernien	80%	4–8:1
Schenkelhernien	10%	1:4
Nabelhernien	5%	1:9
Epigastrische Hernien	5%	3:1
Interparietale Leistenhernien	ca. 600	
Spiegel-Hernie	ca. 1000	3:4
Lumbale Hernie	< 400	
Supravesikale Hernie	keine Angabe	
Hernia ischiadica	< 100	
Hernia perinealis	keine Angabe	
Hernia lumbalis	ca. 300	
Hernia obturatoria	0,07%	1:6

chen Nabelhernien treten die Nabelhernien bei den Erwachsenen überwiegend bei adipösen Frauen auf mit einem dann dreifach so hohen Inkarzerationsrisiko im Vergleich zur Schenkelhernie.

Literatur

1 Amgwerd M, Decurtins M, Largadèr F. Die Narbenhernie – Prädisposition oder insuffiziente Nahttechnik? Helv Chir Acta. 1992; 59:345–8.
2 Armentrout CR. Hernia and its effect on the industrial worker. South Med J. 1936; 29:630.
3 Bassini E. Über die Behandlung des Leistenbruchs. Arch Klin Chir. 1890; 40:429.
4 Bakwin H. Indirect inguinal hernia in twins. 1. Pediatr Surg. 1971; 6:165.
5 Bucknall T, Cox P, Ellis H. Burst abdomen and incisional hernia: a prospective study of 1.129 major laparotomies. Br Med J Clin Res Ed. 1982; 284:931–3.
6 Cameron A, Gray RC, Talbot RW, Wyatt AP. Abdominal wound closure: a trial of Prolene and Dexon. Br J Surg. 1980; 67:487–8.
7 Clausen EG, Jake RJ, Binkley FM. Contralateral inguinal exploration of unilateral hernia in infants and children. Surgery. 1958; 44:735.
8 Fowler R. Persisting patency of the processus vaginalis and gonadal descent in relation to hernia and hydrocele in infants and children. In: Nyhus LM, Condon RE, eds. Hernia. Lippincott; 1978:119–22.
9 Gilbert M, Clatworthy HW. Bilateral Operations for inguinal hernia and hydrocele in infancy and childrenhood. Am J Surg. 1959; 97:255.
10 Glassow F. Inguinal and femoral hernia in women. Int Surg. 1972; 57:34.
11 Goldsrein LR, Potts WJ. Inguinal hernia in female infants and children. Ann Surg. 1958; 148:819.
12 Harper RG, Garcia A, Sia C. Inguinal hernia: a common problem of premature infants weighting 1,000 grams or less at birth. Pediatrics. 1975; 56:112.
13 Hesselink V, Luijendijk RW, de Wilt JHW, Heide R, Jeekel J. An evaluation of risc factors in incisional hernia recurrence. Surg Gynecol Obstet. 1993; 176:228–34.
14 Keith A. On the origin and nature of hernia. Br J Surg. 1923; 11:455.
15 Horeyseck G. [Abdominal wall hernias(inguinal hernia, incisional hernia)]. Langenbecks Arch Chir Suppl Kongressband. 1997; 114:86–90.

16 Irvin T, Stoddard CJ, Greany MG, Duthie HL. Abdominal wound healing: a prospective clinical study. Br Med J. 1977; 2:351–2.
17 Israelsson L, Jonsson T. Incisional hernia after midline laparotomy: a prospective study. Eur J Surg. 1996; 162:125–9.
18 Israelsson L. Bias in clinical trials: the importance of suture technique. Eur J Surg. 1999; 165:3–7.
19 Israelsson L. The surgeon as a risk factor for complications of midline incisions. Eur J Surg. 1989; 164:353–9.
20 Kingsnorth AN. Epidemiology, pathogenesis and natural history. In: Schumpelick V, Wantz GE, eds. Inguinal Hernia Repair. Basel: Karger; 1995:2–5.
21 Knox G. Incidence of inguinal hernia in Newcastle children. Arch Dis Child. 1959; 34:482.
22 Kung C, Herzog U, Schuppisser JP, Ackermann C, Tondelli P. Abdominal cicatricial hernia – results of various surgical techniques. Swiss Surg. 1995; 6:274–8.
23 Lickley HLA, Trusler GA. Femoral hernia in children. J Pediatr Surg. 1966; 1:338.
24 McNealy RW. Inguinal hernias. Surg Gynecol Obstet. 1972; 74:1158.
25 McVay CB (Diskussion). Inguinal hernia in children. Arch Surg. 1956; 73:595.
26 Playforth MJ, Sauven PD, Evans M, Pollock AV. The prediction of incisional hernias by radiospague markers. Ann R Coll Surg Engl. 1986; 68:82–4.
27 Ponka JL. The hernia problem in the female. In: Hernia. Philadelphia: Saunders; 1980:82.
28 Read RC, Yoder G. Recent trends in the management of incisional herniation. Arch Surg. 1989; 124:485–8.
29 Rothenberg RE, Bartnett T. Bilateral herniotomy in infants and children. Surgery. 1955; 27:94.
30 Rowe MI, Copelson LW, Clatworthy HW. The patent processus vaginalis and the inguinal hernia. J Pediatr Surg. 1969; 4:102.
31 Rowe MI, Clatworthy HW. Incarcerated and strangulated hernias in children: A statistical study of high-risk factors. Arch Surg. 1970; 101:136.
32 Rowe MI, Clatworthy HW. The other side of the pediatric inguinal hernia. Surg Clin N Am. 1971; 51:1371.
33 Rutkow IM. Rates of surgery in the United States. Surg Clin N Am. 1982; 62:559.
34 Santora TA, Roslyn JJ. Incisional hernia. Surg Clin N Am. 1993; 73(3):557–70.
35 Schumpelick V, Conze J, Klinge U. Preperitoneal mesh-plasty in incisional hernia repair. A comparative retrospective study of 272 operated incisional hernias. Chirurg 1996; 67:1028–35.
36 Schumpelick V, Kingsnorth G. Incisional Hernia. Berlin, Heidelberg, New York: Springer; 1999.
37 Schumpelick V, Susemiehl H. Chirurgie des Leistenbruchs. Langenbecks Arch Klein Chir. 1983; 361:297.
38 Shrock P. The processus vaginalis and gubernaculum. Surg Clin N Am. 1971; 51:6.
39 Snyder WH. In: Benson CD, Mustard WT, Ravitch MM, Snyder WH, Welch KJ, eds. Pediatric Surgery. Vol. 1. Chicago: Year Book Medical Publishers; 1962.
40 Sparkman RS. Bilateral exploration in inguinal hernia in juvenile patients. Surgery. 1962; 57:393.
41 Wang CI, Kwok S, Edelbrock H. Inguinal hernia, hydrocele, and other genitourinary abnormalities in boys with cystic fibrosis, and their male siblings. Am J Dis Child. 1970; 119:236.
42 Wantz GE, Schumpelick V, Chevrel JP, Flament JB, Kingsnorth A, Verhaeghe P. Incisional hernia: the problem and the cure. J Am Coll Surg. 1999; 188:429–47.
43 Watson LF. Hernia. 2nd ed. St. Louis: Mosby; 1938.
44 White JJ, Haller JA, Dorst JP. Congenital inguinal hernia and inguinal herniography. Surg Clin N Am. 1970; 50:823.
45 White JJ, Halle JA. Groin hernia in infants and children. In: Nyhus LM, Condon RE, eds. Hernia. Philadelphia: Lippincott; 1978:101–34.
46 Zimmermann G, Müller G, Haidt A. Chirurgische Therapie der Narbenhernien. Chirurg. 1991; 62:656–62.
47 Zimmerman LM. External and internal abdominal hernias. Am J Gastroenterol. 1963; 40:405.

4 Pathogenese

Mit Uwe Klinge

4.1 Allgemeine Faktoren

Zahlreiche epidemiologische Faktoren werden über eine Erhöhung des intraabdominellen Drucks oder eine Beeinträchtigung des Bindegewebsstoffwechsels mit der Entstehung von Hernien in kausalen Zusammenhang gebracht. Die Entstehung von Bauchwandhernien – sei es im Leistenbereich oder an der vorderen Bauchwand – ist dabei Ausdruck eines Missverhältnis zwischen der intraabdominellen Druckbelastung und der Festigkeit des komplexen Muskel-Faszien-Gerüsts. Die anatomischen Gegebenheiten schließlich bestimmen den Manifestationsort der Hernienentwicklung.

Die komplexe Struktur der vorderen Bauchwand setzt sich zusammen aus horizontalen, vertikalen und schrägen Muskel- und Faszienschlingen. Da die geraden Muskeln weit von der Wirbelsäule entfernt liegen, können sie über die Rippen eine erhebliche Hebelwirkung auf die Wirbelsäule entfalten. Bei Vornüberbeugung werden die vier Mm. obliquui gleichzeitig betätigt, wirken synergistisch und unterstützen so die Mm. recti. Bei der einseitigen Betätigung der schrägen Bauchmuskeln im aufrechten Stand wirken der M. obliquus externus abdominis und der M. obliquus internus abdominis als Antagonisten, nicht als Synergisten.

Die Bauchpresse (Prelum abdominale) entsteht durch die Kontraktion der Bauchmuskeln, des Zwerchfells und des Diaphragma pelvis. Dabei ist zu beachten, dass das Zwerchfell viel schwächer ist als die Bauchmuskulatur und dass eine wirksame Bauchpresse erst durch den Verschluss der Stimmritze und das dadurch bedingte Zurückhalten der Luft in den Lungen möglich wird. Die so geblähten Lungen wirken wie ein Polster und geben dem schwachen Zwerchfell ein Widerlager.

Beim aufrecht gehenden Menschen kommt der Bauchmuskulatur noch eine dritte, mehr statische Aufgabe zu: Die Bauchmuskulatur trägt die Last der Baucheingeweide. Innerhalb der Bauchhöhle findet eine gleichmäßige Verteilung des intraabdominellen Drucks statt, sodass alle Punkte eines Horizontalniveaus gleichmäßig belastet sind. Das Gewicht der Baucheingeweide, welches von der Bauchdecke getragen wird, nimmt jedoch von kranial nach kaudal zu, sodass auch die Belastung der einzelnen Horizontalniveaus von kranial nach kaudal zunimmt. Aus diesem Grund wölben sich die Bauchdecken unterhalb des Nabels stärker vor. Entsprechend fanden Effenberger und Emmermann 1991 im Verlauf einer medianen Laparotomie eine doppelt so hohe Wandspannung als lateral mit Zunahme von kranial nach kaudal. Bei Vermessung der Bauchwand mittels dynamischer 3D-Stereographie (37) zeigt sich bei überwiegend passiver Bauchpresse vornehmlich eine Anhebung im kaudalen Bereich, während bei aktiver Bauchpresse eine weitgehend symmetrische Vorwölbung zu verzeichnen ist (Abb. 4.1 a – d).

Störungen der Bauchwanddynamik sind insbesondere deshalb von großer Bedeutung, da auch nur eine kurzfristige Ruhigstellung unmöglich ist. Die Kombination von Bauchwanddefekten und Schmerzen, vor allem postoperativ, stellt eine erhebliche Belastung des Patienten dar und führt über eine eingeschränkte Atmungstätigkeit häufig zu Pneumonien, d. h. zu einer vitalen Gefährdung. Später entscheidet die Integrität der Bauchwand über die körperliche Belastbarkeit des Patienten.

4.1.1 Intraabdomineller Druck

Erkrankungen oder Zustände mit einer chronischen Steigerung des intraabdominellen Drucks gehen klinisch häufig mit Leistenhernien einher. In diesem Zusammenhang wird der Adipositas, rezidivierenden Bronchialerkrankungen (8, 19), einer Prostatahyperplasie (77), der Obstipation, organischen Dickdarmstenosen (4, 11, 13, 30, 48, 65, 76), dem Aszites und der Schwangerschaft (53) prädisponierende Bedeutung zugesprochen. Wenngleich exakte Zahlen fehlen, lassen doch zahlreiche Kasuistiken eine Auslöserfunktion gesteigerter intraabdominellen Druckwerte vermuten (17, 76).

Im Tierversuch ist dieser Zusammenhang nicht reproduzierbar. Sowohl gesunde Tiere als auch Tiere mit einem offenen Processus vaginalis haben bei Steigerung des intraabdominellen Drucks keine erhöhte Inzidenz inguinaler Hernien (53). Allerdings handelt es sich hier um Akutversuche, die über die chronische Wirkung gesteigerter intraabdominaler Drucke auf die Festigkeit der Bauchdecken nur wenig aussagen. Versuche zur chronischen Beeinflussung durch intraabdominelle Drucksteigerung liegen unseres Wissens nicht vor. – In der klinischen Erfahrung ist bekannt, dass die Anlage eines ventrikuloperitonealen Shunts beim Hydrozephalus zu einer 8fachen Steigerung der Leistenhernieninzidenz führt. Auch beträgt die Inkarzerationsneigung nach derartigen Operationen bis zu 20 % (21 – 23).

Die mechanischen Anforderungen an die vordere Bauchwand und damit auch an einen Nahtverschluss werden durch den intraabdominellen Druck bestimmt. Es war Paul Bert (1870: Leçons sur la physiologie comparée de la respiration. Paris: Baillière; 338 – 46), der im Jahr 1870 erstmals den intraabdominellen Druck bestimmte. Während der Ruhedruck beim Stehen ca.

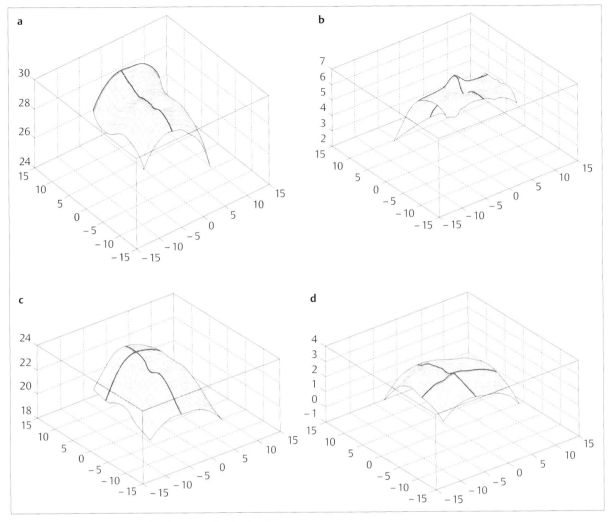

Abb. 4.1 a–d   3D-Stereographie bei gesunden Probanden.
a   Oberflächenrekonstruktion bei passiver Bauchpresse.
b   Oberflächendifferenz bei passiver Bauchpresse durch Subtraktion der Ruhelage.
c   Oberflächenrekonstruktion bei aktiver Bauchpresse.
d   Oberflächendifferenz bei aktiver Bauchpresse durch Subtraktion der Ruhelage.

1,72 kPa und im Liegen 0,2 kPa beträgt, kann er unter Belastung (Pressen, Husten) auf 10–20 kPa ansteigen (Tabelle 4.1).

Messungen des intraabdominellen Drucks (transrektale Messung) im Rahmen der Leistenhernienreparation in lokaler Anästhesie ergaben Spitzendrücke beim Husten von 60 ± 14 mmHg (Maximum 91 mmHg) (54). Durch willkürliches Anspannen der Bauchdecke wurde eine mittlere intraabdominelle Drucksteigerung von 18,2 ± 6,5 mmHg (Maximum 33,6 mmHg) erreicht. Die Spannungszunahme auf die Nahtlager durch Erhöhung des intraabdominellen Drucks betrug im Mittel 0,056 N/mmHg ohne signifikante Unterschiede vor bzw. nach erfolgter Hernienreparation nach Shouldice.

Ein Faszienverschluss hat demzufolge maximale Druckbelastungen in einer Größenordnung von deutlich unter 20–30 kPa auszuhalten. Dies erscheint auch sinnvoll, da bereits ein intraabdomineller Druck von 1–3 kPa zu einer erheblichen Einschränkung der Nierenfunktion führt (24, 42).

Aus dem intraabdominellen Druck lässt sich nach dem Laplace-Gesetz die Wandspannung berechnen. Diese resultiert aus dem Innendruck P, multipliziert mit

Tabelle 4.1   Intraabdomineller Druck (1 kPa = 7,5 mmHg = 10 cm H_2O).

Quelle	Jahr	Ruhedruck (kPa)	Spitzendruck (kPa)
Dyre (14)	1948	1,45	14,5
Kirsch (34)	1973		19,9
Effenberger (15)	1991		13,9
Caix et al. (6)	1997	1,07	10,7

dem Quotienten aus dem Radius und der doppelten Wanddicke. Für den Menschen ergibt eine angenommene Schichtdicke von 0,08 cm eine Wandspannung von ca. 196 N/cm² (20 kp/cm²) bei einem intraabdominellen Druck von 20 kPa, bei einer Schichtdicke von 2 cm dagegen eine Wandspannung von nur noch 7,8 N/cm² (0,8 kp/cm²), da nach dieser Formel die Wandspannung stark durch die Wahl der Schichtdicke beeinflusst wird.

Berechnet man dagegen unter der Annahme des Vorliegens eines dünnwandigen Hohlzylinders die *Gesamthaltekraft* F, so ergibt sich diese aus:

$$F = \text{Wandspannung} \cdot \text{Fläche}$$
$$= P \cdot \frac{r}{2s} \cdot 2 \cdot \pi \cdot r \cdot s$$
$$= P \cdot \pi \cdot r^2 \text{ (unabhängig von Schichtdicke)}$$

Für eine dünnwandige Hohlkugel (36) gilt, dass die Gesamthaltekraft F (Wandspannung · Haltefläche) unabhängig von der Schichtdicke ist. Die Berechnung der *Haltekraft pro cm Bauchumfang* F_U erfordert die Division durch den Umfang (2 · π · r). Es gilt:

$$F_U = P \cdot \pi \cdot \frac{r^2}{(2 \cdot \pi \cdot r)}$$
$$= P \cdot \frac{r}{2} \text{ oder } = P \cdot \frac{d}{4}$$

Unter der Annahme eines maximalen intraabdominellen Drucks von 20 kPa und eines Bauchs mit 100 cm Durchmesser resultiert eine wirksame Querschnittsfläche von 8 cm² und eine maximale Gesamthaltekraft F = 1570 N entsprechend einer Haltekraft F_U pro cm Bauchumfang von ca. 16 N; bei einem Durchmesser von 8 cm (transversal) resultiert eine Haltekraft F_U von nur 4 N/cm!

Die errechneten theoretischen Grenzwerte entsprechen den experimentell bestimmten Ausreißkräften des Gewebes. Lipton bestimmte 1994 in der Leiste die Nahtspannung von 3 Nähten nach Bassini-Reparation mit 633 ± 230 g, die von Nähten der Transversalisfaszie mit 3,9 ± 2,9 g. Die Ausreißfestigkeit der Externusaponeurose betrug 2–4 kg. Die Gesamthaltekraft im Leistenkanal bestimmte er mit 1,3 kg entsprechend einer Haltekraft von 130 g/cm oder 1,3 N/cm (44). Read fand für die Faszienapproximation erforderliche Nahtspannungen für die Bassini- und McVay-Reparation von 0,5–2 N (63), Calgagno und Wantz für die Shouldice-Reparation von 0,1–0,3 N (7). Klein maß die Haltekräfte beim Verschluss von Narbenhernien. Sie betrugen ca. zwischen 1,5 und 3,5 kg über die gesamte Wundlänge (35).

Eigene Messungen am Leistenkanal bestätigten dies mit Haltekräften von < 500 g über die gesamte Wundlänge (54). Eine komplette Adaption der Nahtlager erfordert eine Kraft von nur 5,2 N, während ein Nahtlagerabstand von 0,5 cm mit überbrückender gedoppelter Fascia transversalis lediglich eine Nahtspannung von 2,7 N erzeugt, d. h. extrem spannungsarm ist.

Tabelle 4.2 Ausreißkräfte humaner Faszien post mortem (22, 23).

Faszientyp	Ausreißkraft horizontal (N/cm)	Ausreißkraft longitudinal (N/cm)
Linea alba	82	32
Ventrales Blatt der Rektusscheide	74	20
Dorsales Blatt der Rektusscheide	67	15

Die bestimmten Haltekräfte von durchweg unter 10 N/cm stehen in Einklang mit den gemessenen Fadenausreißkräften. Die Haltekraft der Faszien im Bereich der Rektusscheide beträgt nach anatomischen Untersuchungen von Seidel et al. 1974 quer zur Faserrichtung ca. 70–80 N/cm, im Verlauf der Faserrichtung in vertikaler Richtung mit 15 bis 30 N/cm ca. nur ¼ der Werte in horizontaler Richtung. Dabei ist die Festigkeit des hinteren Blatts der Rektusscheide etwas geringer als die des vorderen Blatts. Die Linea alba weist die höchste Festigkeit auf (Tabelle 4.2). Da die Fadenausreißkraft lediglich ⅓ bis ¼ der normalen Belastbarkeit beträgt, resultiert eine durch das Nahtlager bedingte Haltekraft von maximal ca. 5–10 N/cm (73, 75).

Rath und Chevrel konnten 1997 zeigen, dass die Reißfestigkeit des vorderen Blatts der Rektusscheide oberhalb der Linea arcuata geringer ist als unterhalb hiervon mit einer Dehnbarkeit von 26 % bei 0,5 kg/mm² bzw. 36 % bei 0,77 kg/mm² (59). Greenall (20) maß die Fadenausreißkraft in Abhängigkeit vom Wundrandabstand. In horizontaler Richtung maß er Kräfte von 1,8 kg bei einem Fadenabstand von 5 mm und 5,8 kg bei 10 mm, in vertikaler Richtung dagegen mit 0,9 kg bzw. 2,6 kg lediglich halb so hohe Werte.

All diese Untersuchungen bestätigen, dass die physiologischen Belastungen Haltekräfte von unter ca. 10 N erfordern, dass zumindest in der Leistenregion eine Erhöhung des intraabdominellen Drucks nicht zu einer wesentlichen Erhöhung der Nahtspannung führt und dass letztlich bei Verwendung von resorbierbarem Nahtmaterial bereits nach 2–3 Wochen ausschließlich das Narbengewebe die Wunde zusammenhält.

4.1.2 Bindegewebsschwäche

Der Begriff der „Bindegewebsschwäche" wird bei einer Reihe von Erkrankungen als kausaler Faktor herangezogen, ohne dass es bislang gelungen ist, ein entsprechendes morphologisches Substrat zu definieren. Dabei kommt dem Kollagenstoffwechsel wahrscheinlich eine zentrale Position zu, was durch eigene neuere Untersuchungen bestätigt werden konnte (38–40). Aufgrund unterschiedlicher Aktivierungs- und Regulationsmechanismen ist allerdings zwischen einer „Aufweichung" des normalen Gewebes im Rahmen des physiologischen Turnovers und einer fehlerhaften Narbenbildung zu trennen, ohne dass die Einzelheiten bislang auch nur annähernd bekannt sind.

Unverkennbar ist die Zunahme der Inzidenz an Leistenhernien mit steigendem Lebensalter. Außer der Häufigkeitszunahme von Erkrankungen mit Erhöhung des Bauchinnendrucks im Alter (s.o.) wird hierfür eine altersbedingte Abnahme des „Bauchfetts" und eine Störung des Kollagenstoffwechsels verantwortlich gemacht. Dies entspricht der chirurgischen Erfahrung, dass speziell bei älteren Menschen häufig stark ausgedünnte Gewebsschichten im Bruchbereich nachzuweisen sind (59, 62). Pans beschrieb 1997 eine vermehrte Elastizität der Fascia transversalis bei Patienten mit direkter Leistenhernie im Vergleich zu Kontrollen (52). In systematischen Messungen fanden Peacock et al. (53) bei Patienten mit Leistenhernien auch auf der kontralateralen Seite eine dystrophe Fascia transversalis. Zellkinetisch war der Metabolismus dieser Gewebe stark gesteigert mit hoher Kollagenaseaktivität.

Unterstützt wird die Bedeutung des Kollagenstoffwechsels durch Tierexperimente von Wirtschafter und Bentley (83) sowie Conner und Peacock (10) mit dem Modell des alimentär erzeugten Lathyrismus (25). Die Verfütterung des Samens der süßen Bohne („Kichererbse,": Lathyrus sativus oder odoratus) lässt sowohl beim Menschen (KZ-Versuche!) als auch am Versuchstier Störungen der Kollagensynthese entstehen.

Das chemisch wirksame Agens ist hierbei das Beta-Aminopropionitril (BAPN). Unter dieser Nahrungsform entwickeln heranwachsende Mäuse und Ratten spontan in 50%, bei zusätzlicher Traumatisierung des inneren Leistenrings in 90% Leistenhernien. Mechanismus ist eine beschleunigte Kollagenbildung mit fehlender Vernetzung der Kollagenfasern und Moleküle. – Wie weit diese Versuche auf die Pathogenese des Leistenbruchs beim Menschen zu übertragen sind, lässt sich zur Zeit nicht sagen. Dennoch gibt es Hinweise, dass auch beim Menschen eine generalisierte Störung der Kollagenfestigkeit Ursache des Leistenbruchs sein kann. Neuere Untersuchungen lassen eine Parallelität zwischen der Entwicklung von Leistenhernien und abdominellen Aortenaneurysmen vor allem bei Rauchern vermuten (9). Hierfür soll eine vermehrte proteolytische Aktivität von α_1-Antitrypsin im Blut ursächlich sein.

Bei Patienten mit Leistenhernien ließ sich eine deutliche Verlangsamung der Kollagensynthese nachweisen (61, 62, 79, 80, 81), und zwar sowohl in der Muskulatur, in der Faszie und auch im Bruchsack (8, 60). Friedman (18) bestimmte 1993 den Kollagen-I/III-Quotienten aus reifem, stabilem Kollagen I und unreifem, mechanisch wenig stabilem Kollagen III und fand bei den Hernienpatienten einen deutlich verminderten Quotienten in Hautfibroblasten, was wir durch eigene Untersuchungen bestätigen konnten (Abb. 4.**2**). Da wir diese Veränderungen sowohl in Haut, Faszie als auch im Bruchsack feststellen konnten, spricht dies für die Existenz einer

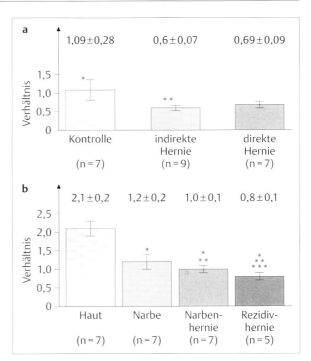

Abb. 4.**2 a, b** Kollagen-I/III-Quotient (Western blot) in Haut und Faszie von Patienten mit Leistenhernien bzw. Narbenhernien.
a Leistenherniengewebe (Fascia transversalis, * indirekte Hernie oder direkte Hernie versus Kontrolle, p < 0,001; ** indirekte Hernie gegen direkte Hernie, p > 0,05).
b Narbenherniengewebe (Haut, * p < 0,01 versus Kontrolle, ** p < 0,01 versus stabile Narbe, *** p < 0,01 versus Narbenhernie).

systemischen Störung. Dagegen konnten wir wie Béllon (3) keinen Unterschied zwischen Patienten mit einer direkten und indirekten Hernie nachweisen. Dies weist darauf hin, dass die indirekte Hernie des Erwachsenen von jener der Kinder zu trennen ist und möglicherweise Folge derselben Störungen ist wie bei der direkten Hernie, wenn auch an anderer Stelle.

Das Auftreten von Narbenhernien und Rezidivleistenhernien mehrere Jahre nach der 1. Operation sowie die extrem hohen Rezidivquoten bei Wiederholung des primär versagenden Verfahrens spricht für die Bedeutung ähnlicher Störungen des Kollagenstoffwechsels bei der Ausbildung stabiler Narbenstrukturen. In der Tat konnten wir im Vergleich zu stabilen Narben signifikante Veränderungen bei den Proteinen der Extrazellulärmatrix nachweisen und insbesondere wiederum einen verminderten Kollagen-I/III-Quotienten (Tabelle 4.**3**).

Ist in der frühen Phase der Wundheilung ein hoher Gehalt an unreifem Kollagen III typisch, wird dieses später durch das reife, hochgradig vernetzte Kollagen I abgelöst. Allerdings ist ein persistierendes Remodelling in der Laparotomiewunde für 6–24 Monate als physiologisch anzusehen (58). Warum es allerdings bei den Patienten mit einer Narbenhernie zu keiner Ausreifung

Tabelle 4.3 Analyse von Extrazellulärmatrixproteinen bei gesunden Kontrollpersonen (n = 7), Patienten mit stabilen Narben (n = 7), Narben von Patienten mit Narbenhernien (n = 7) und Narben von Patienten mit Rezidivnarbenhernien (n = 5) in der Haut und in der Faszie.

Extrazellulärmatrixprotein (Quelle)	Kontrolle	Normale Narbe	Narbe und Hernie	Narbe und Rezidivhernie
Tenascin (Haut)	+	++	+++	++++
Tenascin (Faszie)	++++	++	–	–
Fibronektin (Haut)	+++	+	++	++++
Fibronektin (Faszie)	++++	+++	–	–
MMP-1 (Haut)	+++	++++	++	++
MMP-1 (Faszie)	+++	++++	+	–
MMP-13 (Haut)	–	–	+++	++++
MMP-13 (Faszie)	–	–	–	–
Kollagen I/III (Haut)	++++	+++	++	+
Kollagen I/III (Faszie)	++++	+++	++	+

der Narbe mit Entstehung mechanisch stabiler Strukturen kommt, ist bislang unbekannt. Jegliche Störung der Wundheilung, sei es durch Medikamente oder durch metabolische Störungen oder Infektionen, kann allerdings die Entstehung einer Narbenhernie begünstigen (66).

4.1.3 Bauchtrauma

Nicht selten wird ein direktes Trauma der Bauchwand als auslösendes Moment der Hernienentstehung verantwortlich gemacht (50), während traumatische Hernien eine Rarität darstellen. Bis 1994 wurden lediglich ca. 30 Fälle in der Welt publiziert (12). Hypothetisch wird eine Schädigung der Bauchdecke mit nachfolgendem Verlust der Festigkeit angenommen. Im Tierversuch zeigt sich allerdings, dass z. B. die künstliche Verletzung des inneren Leistenrings für die Entstehung einer Hernie bedeutungslos ist. Bei normaler Wundheilung ist der Defekt bereits nach wenigen Tagen wieder verschlossen (10).

Aus diesem Grund ist ein ursächlicher Zusammenhang nur dann zu akzeptieren, wenn große, direkte Zerreißungen der Bauchdecken nachzuweisen sind. Eine gutachterlich zu fordernde, überwiegende Kausalität bei schweren Verletzungen ist nur anzuerkennen, wenn ausgedehnte Nekrosen, Zerreißungen und Blutergüsse vorlagen und dokumentiert sind. Die ständige schwere körperliche Arbeit ist keine adäquate Ursache zur Auslösung eines Leistenbruchs (41). Gutachterlich ist davon auszugehen, dass ein verantwortlich gemachtes Trauma meist nur Indikatorfunktion für ein vorbestehendes Bruchleiden hat. Seine Erwähnung erfolgt aus dem verständlichen Kausalitätsbedürfnis des Patienten.

4.1.4 Natürlicher Verlauf

Es gibt wenig systematische Untersuchungen zum natürlichen Verlauf. Neuhauser beschrieb in einer Bevölkerungsgruppe Kolumbiens, in der eine Operation nicht möglich war, eine Inkarzerationsrate von 0,29 % pro Jahr. In den Vereinigten Staaten starben 1964 30 von 20.000 Patienten am Darmverschluss durch eine Leisten- oder Schenkelhernie; 1967 war dies eine von 10 führenden Todesursachen. Ähnliche Zahlen sind aus Großbritannien beschrieben worden, wo 1991 und 1992 330 Patienten an einer Notfalloperation wegen Leistenhernie verstarben (33).

Schenkelhernien führen häufiger zur Inkarzeration. Rund 40 % der Patienten werden wegen Inkarzeration erstmals diagnostiziert. Im Gegensatz dazu präsentieren sich Leistenhernien nur in 3 % mit Inkarzeration als Erstsymptom. 1996 wurden in Deutschland 133.611 Operationen wegen einer Leistenhernie dokumentiert, davon 6408 (4,5 %) mit Inkarzeration und weitere 1200 (0,9 %) mit Gangrän. Bei den über 75-Jährigen steigt der Anteil auf 8,6 % bzw. auf 1,5 %. Obwohl bei dieser Altersgruppe nur 11,4 % der Hernienoperationen durchgeführt werden, entfällt auf sie 27,1 % der Inkarzerationen. Zusätzlich zeigt sich bei den Inkarzerationen mit einem Anteil von 61 % eine Dominanz des weiblichen Geschlechts, obwohl diese lediglich 15 % der Operationen ausmachen (Statistisches Bundesamt).

Asymptomatische direkte Leistenhernien wurden zum Teil ohne Vergrößerung über 10 Jahre beobachtet und stellen aus diesem Grund für manche Autoren bei über 65-Jährigen nur eine eingeschränkte Operationsindikation dar. Bekannt ist, dass das Risiko der Einklemmung nicht konstant von Jahr zu Jahr fortschreitet. Es ist am höchsten in den ersten 3 Monaten nach Erstsymptomatik (67).

Bei den Narbenhernien steht dagegen die zunehmende Insuffizienz der Bauchwand im Vordergrund mit Retraktion der randständigen Muskeln, Hautläsionen im

Bereich des Bruchsacks und aufgrund der obligaten Größenzunahme die zunehmende Unfähigkeit zur körperlichen Aktivität. Allerdings werden lediglich 1/3 der Narbenhernien einer operativen Therapie zugeführt, der überwiegende Anteil wird immer noch mit Miedern und Stützkorsetten konserviert (51).

4.2 Spezielle Faktoren

4.2.1 Leistenhernie

Die Leistenregion ist eine anatomische Schwachstelle der ligamentären muskuloaponeurotischen Auskleidung des Bauchraums. Begünstigt durch das muskelfreie Hesselbach-Dreieck und den Durchtritt des Samenstrangs bzw. des Lig. rotundum manifestieren sich Eingeweidebrüche bevorzugt in dieser Region. Dem aufrechten Gang mit Erhöhung des hydrostatischen Drucks im Unterleib kommt hierbei wahrscheinlich nur eine geringe Bedeutung zu, da Leistenhernien auch bei Vierbeinern auftreten (27) (s. Kap. 3).

Beim gesunden Menschen schützen drei Mechanismen vor einer Hernie (s. Kap. 1):
- schräger Verlauf des Leistenkanals,
- sphinkterartige Struktur der Internus-Muskulatur am inneren Leistenring,
- feste Fascia transversalis im muskelfreien Hesselbach-Dreieck.

Die direkte Leistenhernie beginnt als Schwachstelle der Hinterwand des Leistenkanals, d. h. des M. transversus. des M. obliquus internus und der Fascia transversalis. Bei der indirekten Leistenhernie schiebt sich durch den erweiterten inneren Leistenring der Peritonealsack und schaltet die sphinkterartige Schließfunktion des Leistenrings (s. o.) aus. Für die Schenkelhernie wird ein erweiterter femoraler Bruchring im Bereich der Fascia transversalis und des M. transversus verantwortlich gemacht (s. Kap. 1).

Dies sind die anatomisch vorgezeichneten Bahnen der Bruchentwicklung. – Über die spezifischen Ursachen gibt es nur wenig Gesichertes. Traditionell wird einem offenen Processus vaginalis (31, 45, 50, 69), dem höheren Lebensalter mit Abnahme der Bindegewebsfestigkeit (11, 47, 49, 61, 83), der Steigerung des Bauchinnendrucks (8, 17, 19, 21, 77) und gelegentlich auch etwaigen Traumen (43) Bedeutung zugemessen. In jüngerer Zeit kommt die Theorie einer Sphinkterinsuffizienz im Bereich des inneren Leistenrings hinzu (45, 53, 56).

Offener Processus vaginalis

Der Mechanismus des Hodendeszensus ist gut beschrieben (82). Unter den verschiedenen Strukturen des fetalen Organismus mit spontaner Obliteration zum Zeitpunkt der Geburt ist der offene Processus vaginalis die häufigste Fehlvariante. Nicht nur beim Maldeszensus der Keimdrüsen, sondern auch beim regelrechten Deszensus ist ein offener Processus vaginalis häufig. Nach Autopsieuntersuchungen von Snyder und Greaney (71) findet sich bei 15–37 % der Kinder ein unvermuteter offener Processus vaginalis. Bei nachgewiesener Hernie ist in 50–60 % mit einem kontralateral offenen Processus vaginalis zu rechnen (72). Beim Neugeborenen liegt in 80–94 % ein offener Processus vaginalis vor, nach einem Jahr noch in 31 %. Ein späterer Spontanverschluss ist selten.

Beim Kryptorchismus bleibt der Processus vaginalis in 85–95 % offen (32, 68). Angesichts der Tatsache, dass bei 25 % der Gesamtbevölkerung ein offener Processus vaginalis vorliegt, ist die Inzidenz einer Hernie in der Gesamtpopulation mit 1–2 % überraschend niedrig (70). Über den Mechanismus des Verschlusses des Processus vaginalis ist noch wenig bekannt. Wahrscheinlich handelt es sich um einen komplexen Mechanismus aus Gewebsschrumpfung, Bindegewebssprossung und Kollagenaseverdauung des überschüssigen Peritoneums (53).

Unabhängig von der Pathogenese des Ausbleibens eines Verschlusses stellt sich die Frage nach der Bedeutung für die Entstehung der Leistenhernie. Angesichts der Tatsache, dass zwischen 31 und 94 % der Kinder im 1. Lebensjahr einen offenen Processus vaginalis haben, ist die absolute Inzidenz von Hernien und Hydrozelen mit 1–4 % sehr niedrig (70). Nach Conner und Peacock (10) finden sich bei Kindern mit einem offenen Processus vaginalis nur in 7 % Leistenhernien. Auch entspricht die absolute Häufigkeit (50–69 %) eines kontralateralen offenen Processus vaginalis bei einseitiger Hernie nicht der beobachteten kontralateralen Hernieninzidenz von 15–20 % (72).

Demnach kann der offene Processus vaginalis nicht die alleinige Ursache der Hernienentstehung sein. Auch ist aus der Klinik bekannt, dass ein offener Processus vaginalis nicht regelhaft zu einer Hernie führt. Zusätzliche Bedingung ist der weite innere Leistenring. Gegen eine monokausale Genese spricht auch die geringe Häufigkeit weiblicher Hernien trotz der hohen Inzidenz eines offenen Processus vaginalis bei Mädchen.

Sphinktermechanismus

Seit den Untersuchungen von MacGregor (46) und Lytle (45) wird ein dynamischer Verschluss des Leistenkanals am inneren Leistenring durch einen Sphinktermechanismus angenommen. So zeigt sich in klinischen Untersuchungen am nicht narkotisierten Patienten bei Erschlaffung der Bauchdecken und geringem Bauchinnendruck eine Medianstellung des Sphinkters mit relativ steilem Verlauf des Leistenkanals. In dieser Phase ist der Sphinkter weit, prominent und geöffnet. Bei Anspannen der Bauchdecken wird der innere Leistenring durch den M. transversus und die Henle-Fasern

(s. Kap. 1) nach oben und lateral verzogen. Der innere Leistenring verschließt sich und der Kanal nimmt einen mehr transversalen Verlauf ein. Auf diese Weise soll der innere Leistenring als Sphinkter den Eintritt von Darmschlingen in den Leistenkanal verhindern.

Über die Steuerung der Sphinkterfunktion ist wenig bekannt. MacGregor (46) konnte zeigen, dass die Durchtrennung der nervalen Versorgung des M. transversus beim Hund zur Leistenhernie führt. Am Menschen kam Tobin (78) in einer Kasuistik zu ähnlichen Befunden. Wie weit das präperitoneale Fett im Bereich des inneren Leistenrings in diese Überlegung einbezogen werden muss, ist z. Zt. noch unklar. Während MacGregor hierin, durch Ausweitung des Sphinkters, einen Vorläufer der Hernienbildung sah, halten andere Autoren die Fettansammlung im inneren Leistenring für eine Art „Plombe" zur Verhinderung des akzidentiellen Eintritts von Dünndarmschlingen in ungeschützten Momenten des Sphinkters.

Tatsächlich scheint es für den Sphinkter so genannte „unguarded moments" zu geben, in denen durch Steigerung des intraabdominellen Drucks Bauchinhalt in den Leistenkanal eintritt und so den Sphinkter gewissermaßen „überlistet". Eine Fettplombe würde in diesen Fällen zumindest eine vorübergehende Schutzfunktion ausüben. Für diese Hypothese sprechen auch die Ergebnisse von Operationen der Leistenhernie mit Einlage einer Kunststoffplombe (43).

4.2.2 Narbenhernie

Unter dem Begriff der Narbenhernie wird zwar in der Regel die Hernie verstanden, die nach einer Laparotomie auftritt, generell ist aber auch jede Rezidivleistenhernie eine Form der Narbenhernie. Die Entstehung einer Hernie in voroperiertem Gebiet wird selbstverständlich durch die Art der Voroperation beeinflusst, auch wenn der relative Anteil dieser technisch zumindest mitbedingten Hernien nicht bekannt ist. Den erheblichen Einfluss der Art des initial vorgenommenen Bauchwandverschlusses auf die Narbenhernieninzidenz wird bestätigt durch Untersuchungen von Pollock (55), der bei den Patienten mit sich später entwickelnder Hernie bereits nach 4 Wochen eine Fasziendehiszenz nachweisen konnte.

Faktoren, denen insbesondere ein Einfluss auf die Narbenhernieninzidenz nach Laparotomie zugesprochen wird, sind im wesentlichen Schnittführung, Nahttechnik und Art des verwendeten Materials (57). Für die Entstehung von Rezidiven nach Leistenhernienreparation ist prinzipiell ein analoger Einfluss dieser Faktoren zu erwarten, wenngleich auch die Variationsmöglichkeiten eingeschränkter sind (s. Kap. 20.1.1 u. 20.2.1).

Schnittführung

Die überwiegende Zahl der Narbenhernien manifestieren sich mit bis zu 80% nach medianer Laparotomie. Dies ist allerdings eher Ausdruck der Tatsache, dass dies der Standardzugang bei größeren, herniengefährdeten Eingriffen darstellt, als dass dieser Schnitt besonders gefährdet ist. In einer kontrollierten Studie mit medianer versus horizontaler Laparotomie fand Bucknall (5) 1982 keinen signifikanten Unterschied in der Inzidenz von Narbenhernien bei verschiedenen Schnittführungen.

Regnard beobachtete ein vermehrtes Auftreten von Narbenhernien nach unterer medianer Laparotomie gegenüber der oberen medianen Laparotomie (64). Die überwiegende Zahl der Studien konnte jedoch keinen Einfluss der Schnittführung auf die Narbenhernieninzidenz nachweisen (Tabelle 4.4). Unabhängig von der Schnittposition soll eine Schnittlänge über 18 cm mit einer höheren Rate an Narbenhernien einhergehen, was allerdings wiederum nicht in allen Studien bestätigt werden konnte.

Bei Beachtung folgender Prinzipien lässt sich allerdings das Risiko für die Entstehung einer Narbenhernie minimieren:
- Die Hautinzisionen müssen so groß sein, dass sie ein problemloses Verschließen der Faszienlücke erlauben.
- Wenn möglich sollte ein Kulissenschnitt gewählt werden, z. B. Wechselschnitt. Beim Pararektalschnitt ist die Faszie über der Rektusmuskulatur, keinesfalls im Bereich der Linea semilunaris, zu durchtrennen.
- Die knochennahe Durchtrennung der Bauchwand (Rippen, Symphyse, Xiphoid) ist zu vermeiden, da dies mit einer hohen Rate an Hernien verbunden ist.
- Wenn möglich sollte der Schnitt in Faserrichtung verlaufen, da beim Verschluss mit quer verlaufenden

Tabelle 4.4 Studien zum Einfluss der Schnittführung auf die Hernieninzidenz und ihr Ergebnis.

Medianlaparotomie nachteilig	Kein Unterschied der Schnittführung
Reitano 1972	Greenburg 1979
Penninckx 1979	Blaustedt 1972
Welin-Berger 1972	Pollock 1979
Lindner 1975	Richards 1983
Nichols 1972	Greenall 1980
Ravitch 1971	Sanders 1977
Ellis 1989	Stone 1983
Del Junco 1956	Irvin 1978
Efron 1965	Keill 1973
Mc Callum 1964	Standeven 1955
	Wollff 1950
	Ellis 1983
	George 1986

Tabelle 4.5 Studien zum Einfluss von Nahtmaterial und Nahttechnik auf die Hernieninzidenz (EKN = Einzelknopfnaht) und ihr Ergebnis.

Verglichenes Nahtmaterial bzw. Nahttechnik	Studie	Ergebnis
PG 910 – PDS	Bresler 1995	nicht signifikant
Nylon – PDS	Bucknall 1982	nicht signifikant (Nylon besser als PGS)
Prolene EKN – Dexon EKN	Cameron 1980	nicht signifikant
Maxon – monofiles Nylon	Carlson 1995	nicht signifikant
Multifiles Nylon – monofiles Prolene – Vicryl	Corman 1981	nicht signifikant
Maxon – Dexon	Deitel 1990	Maxon schlechter
Dexon – Prolene	Donaldson 1982	nicht signifikant
Maxon fortlaufend – Vicryl fortlaufend – Vicryl EKN	Gislason 1995	Maxon schlechter
Polyamid fortlaufend – Maxon fortlaufend	Gys 1989	nicht signifikant
PDS – Nylon	Israelsson 1996	nicht signifikant
PGS – PP	Lewis 1989	nicht signifikant (PP besser als PGS)
Nylon – Polypropylen – Dacron	Locicero 1983	nicht signifikant
Fortlaufend resorbierbar – EKN nichtresorbierbar	Mc Neill 1986	nicht signifikant
PG 910 EKN – Polydioxanon fortlaufend	Niggebrugge 1995	nicht signifikant
Nylon fortlaufend – PGS EKN	Regnard 1988	nicht signifikant
Fortlaufend – EKN	Richards 1983	nicht signifikant
PDS fortlaufend – PG 910 EKN	Rückert 1990	nicht signifikant
Monofil – multifil	Sahlin 1993	nicht signifikant
Vicryl EKN – PDS fortlaufend	Trimbos 1992	nicht signifikant
PDS – Maxon	Vracko 1989	nicht signifikant
PG 910 EKN – PG 910 fortlaufend – PDS fortlaufend – Nylon fortlaufend	Wissing 1984	Vicryl fortlaufend schlechter

Nähten die Fadenausreißkraft 3- bis 4-mal höher ist als bei Nähten in Faserrichtung.
- Da die Durchblutung der Bauchwand transversal segmental erfolgt mit einem zusätzlichen medialen Versorgungssystem über die epigastrischen Gefäße, führt die mediane Laparotomie zu keiner wesentlichen Beeinträchtigung der Durchblutung. Die auf dem hinteren Blatt der Rektusscheide, ca. 1–2 cm medial der Linea semilunaris verlaufenden epigastrischen Gefäße ziehen durch die Muskulatur nach vorne und werden bei der queren Laparotomie durchtrennt, allerdings ebenfalls ohne nachweisbare schädliche Folgen. Bei Reinzisionen, insbesondere parallel verlaufenden Schnitten, kann es dagegen zu ausgedehnten Bauchwandnekrosen kommen, wenn der Gefäßverlauf nicht berücksichtigt wird.
- Alle Maßnahmen zur Vermeidung eines Wundinfekts senken auch die Rate der Narbenhernien. So steigt die Narbenhernieninzidenz in einer Studie von Israelsson (28) von 6% bei sauberen Wunden über 10% bei kontaminierten Wunden auf 17% bei infizierten Wunden. Bei manifestem Wundinfekt entwickelten 27% einen Narbenbruch, andernfalls lediglich 14%. Die Patienten mit Narbenhernie hatten in 48–88% bei der 1. Operation einen Wundinfekt (29).

Technik des Laparotomieverschlusses

Zum Laparotomieverschluss eignen sich gleichermaßen Einzelknopfnähte und fortlaufende Nahttechniken in verschiedenen Modifikationen. Die Überprüfung dieser verschiedenen Nahttechniken in klinischen Studien führt durchweg nicht zu statistisch signifikant unterschiedlichen Ergebnissen in Bezug auf die Narbenhernieninzidenz (Tabelle 4.5). Bei einer Rate von ca. 3% in den ersten Jahren wären hierzu allerdings auch kaum zu realisierende Patientenkollektive erforderlich. Immerhin scheint keiner der überprüften Parameter so überragend in seiner Bedeutung, als dass sein Einfluss auch bei kleineren Gruppen sichtbar wäre.

Peritonealverschluss

Lediglich über die Berechtigung zum Verzicht auf einen Peritonealverschluss herrscht Einigkeit: Da das Peritoneum bereits nach 2 Stunden durch ausgetretenes Fibrin verklebt ist, besteht keine Notwendigkeit, einen Peritonealverschluss zu erzwingen (84–87). Tierexperimentell fördert der Peritonealverschluss sogar die Ausbildung von Adhäsionen zum hierfür verwandten Nahtmaterial.

Schichtweise oder allschichtig

Nach Medianschnitten liegt die Inzidenz von Narbenhernien nach Verschluss mit allschichtigen Nähten niedriger als beim schichtweisen Verschluss (5, 57, 84), bei horizontalen Schnitten zumindest ähnlich. Dies wurde eindeutig bestätigt durch die Studie von Niggebrugge et al. 1995 (30). Der schichtgerechte, mehrreihige Verschluss führte zu statistisch signifikant mehr Narbenhernien im Vergleich zur allschichtigen Naht. Da ein breites Fassen der Wundränder beim schichtgerechten Verschluss teilweise schwierig sein kann, sollte die durchgreifende allschichtige Naht bevorzugt eingesetzt werden. Ein breites Fassen der Muskulatur kann allerdings bei zu festem Knoten die Entstehung von Nekrosen und damit die Entwicklung einer Narbenhernie begünstigen.

Exakte Daten zur Entwicklung der Nahtspannung sind bislang jedoch nicht verfügbar. Es ist allerdings davon auszugehen, dass unmittelbar postoperativ die Nahtspannung durch das entstehende Ödem ansteigt, um dann innerhalb von Stunden durch Nachgeben des Weichgewebes drastisch abzufallen. Der resultierende Resorptionssaum von ca. 5 mm und die physiologische Wundkontraktion bewirken darüber hinaus eine erheblich Verkleinerung der Wundfläche, sodass z. B. ein fortlaufend eingebrachter Faden wahrscheinlich nur wenige Tage eine mechanische Haltefunktion ausüben muss. So tritt innerhalb von 48 Stunden bereits ein Festigkeitsverlust von 47 % auf (26, 58).

Fasziendoppelung

Eine Fasziendoppelung führt im Vergleich zur Stoß-auf-Stoß-Naht weder tierexperimentell noch in klinischen Studien zu einer Zunahme der Wundfestigkeit und zur Abnahme der Narbenhernieninzidenz. Die klinischen Ergebnisse der Narbenhernienreparation mit Fasziendoppelung sind mit Rezidivraten von 50 % schlecht und unterscheiden sich nicht signifikant von der Reparation Stoß-auf-Stoß.

Fortlaufend oder Einzelknopfnaht

Aufgrund theoretischer Überlegungen und tierexperimenteller Untersuchungen ist die fortlaufende Naht zu bevorzugen. Die Reißfestigkeit einer Wunde ist mit fortlaufender Naht um bis zu 80 % höher als mit Einzelknopfnaht (73), wobei die Eckknoten nicht über der Wunde liegen sollten. Liegt der Eckknoten über der Wunde, so entspricht er einer Einzelknopfnaht und neigt zur Ruptur mit nachfolgender Dehiszenz der gesamten Wunde. Wird die fortlaufende Naht als Z- oder Matratzennaht durchgeführt, lässt sich die Reißfestigkeit noch weiter um ca. 50 % steigern (15).

Im Vergleich zu den Einzelknopfnähten lässt sich mit der auch zeitsparenden, fortlaufenden Naht durch den Verzicht auf die vielen Knoten bis ca. 25 % Material einsparen und damit ein weiterer Beitrag zur Infektionsverhütung leisten. Ist bei Einzelknopfnähten eine gleichmäßige Verteilung der Haltekraft nie vollständig zu erreichen, verteilt sich die Belastung bei den fortlaufenden Nähten auf den gesamten Faden. Eine Verlängerung der Laparotomiewunde um 15–40 % durch die postoperative Darmatonie führt bei den Einzelknopfnähten im Unterschied zur fortlaufenden Naht zu einer entsprechenden Ausweitung des Stichabstands und zur Ausdünnung der Gewebebrücken.

Dabei beruht die Festigkeit des Faszienverschlusses nicht auf dem starken Anziehen der Knoten (1). Dies fördert ausschließlich die Nekrosenbildung, das Durchschneiden durch die Muskulatur und damit eine Lockerung des Knotens. Andererseits bewirkt das postoperative Ödem automatisch eine Steigerung der Nahtspannung. Auch hier erweist sich die fortlaufende Naht als vorteilhaft, da sich etwaige Spannungsspitzen selbständig ausgleichen. Experimentell konnte eine Verminderung der Wundfestigkeit bei hoher Nahtspannung nachgewiesen werden (1, 26, 74, 88, 89 [ca. 40 %]).

Von größerer Bedeutung als die Festigkeit des Knotens ist das Einstechen mindestens 1,5 cm vom Wundrand entfernt. Hierzu muss die Faszie ausreichend durch Abpräparieren des subkutanen Fettgewebes dargestellt werden. Der Abstand sollte 1 cm nicht übersteigen. Bei korrekter Durchführung ergibt sich zwangsläufig ein Verhältnis Fadenlänge zu Wundlänge FL/WL von größer als 4 : 1. Niedrigere Quotienten weisen auf zu große Abstände oder zu schmale Gewebebrücken hin und gehen entsprechend mit einer höheren Inzidenz an Narbenhernien einher (27, 28, 66).

Der große Nachteil der fortlaufenden Naht, die vollständige Wunddehiszenz bei Fadenbruch, sollte bei den heute verfügbaren Materialien zur Ausnahme gehören und ist meist Folge einer unsachgemäßen Handhabung der Fäden (Fassen der Fäden mit dem Nadelhalter oder der Pinzette).

Nahtmaterial (resorbierbar, nichtresorbierbar)

Mit dem Nahtmaterial soll die Zeit bis zur Entwicklung einer stabilen, haltbaren Narbe überbrückt werden. Kriterien für geeignetes Nahtmaterial sind die ausreichend lange Festigkeit und die Beeinflussung der Infektionsrate bzw. des Auftretens von Fadenfisteln. Die vielen klinischen Studien ergeben kein sehr einheitliches Bild, wenn auch die resorbierbaren Einzelknopfnähte tendenziell schlechter abschneiden.

Bei jedem Bauchdeckenverschluss muss das eingesetzte Fadenmaterial die oben beschriebene Haltekraft von 16 N/cm zumindest für 14 Tage garantieren. Da die Reißfestigkeit von geknoteten Fäden um ca. 50 % tiefer liegt, ist dies bei monofilen, nichtresorbierbaren Fäden (meist Polypropylen oder Polyester) ab der Stärke 2/0 gewährleistet, bei Multifilamenten sogar ab Stärke 3/0. Da dünnere Fäden leichter durchschneiden, werden nichtresorbierbare Fäden der Stärke 0 oder 1 bevorzugt.

Ist bei den resorbierbaren Fäden (Polyglykolsäure PGS = Dexon, Polyglactin 910 = Vicryl) eine nennenswerte Resorption erst nach über 40 Tagen nachweisbar, sinkt die Reißfestigkeit bereits nach 14 Tagen deutlich auf ca. 50–60% ab. Bei einem Stichabstand von 1 cm werden für die ersten 2 Wochen die erforderlichen 16 N daher lediglich ab der Stärke 0 gewährleistet. Dickere Fäden bewahren ihre Festigkeit einige Tage länger als dünnere, wobei auch bei diesen nach 3 Wochen keine wirksame Haltefunktion mehr nachweisbar ist.

Infektion

Die Vermutung einer höheren Infektionsrate von multifilem Material (91) bzw. einer höheren Rate an Narbenhernien konnte in klinischen Studien nicht bestätigt werden (28, 92, 93). Tierexperimentell bewirkt die Gegenwart eines Fremdmaterials eine verlängerte Persistenz der Bakterien im Wundgebiet bis zum Nachweis nach 90 Tagen. Die von Elek 1957 beobachtete 10.000fach gesteigerte Infektanfälligkeit in Gegenwart einer Seidenligatur lässt sich für modernere synthetische Materialien nicht reproduzieren (16). Die Phagozytose der Bakterien ist naturgemäß behindert bei multifilen Fäden und in Gegenwart vieler Knoten mit kleinen Nischen von einem Durchmesser < 10 μm. Bei potentiell kontaminierter Wunde sollten daher aufgrund der drohenden hartnäckigen Fadenfisteln vornehmlich resorbierbare, monofile Materialien eingesetzt werden.

Das Entstehen von Narbenhernien durch eine falsche Knotentechnik sollte zu den Ausnahmen gehören. Auf die unterschiedlichen Knotentechniken wird daher hier nicht eingegangen.

Zusammenfassend lässt sich die Pathogenese des Leistenbruchs nur als multifaktorielles Geschehen verstehen. Keiner der erwähnten Faktoren ist für sich allein ausreichend, die Entstehung zu erklären. Das Zusammentreffen mehrerer Faktoren einschließlich konstitutioneller Merkmale führt allerdings mit hoher Wahrscheinlichkeit zur Hernie.

Literatur

1. Aberg C. Change in strength of aponeurotic tissue enclosed in the suture during the initial healing period. An experimental investigation in rabbits. Acta Chir Scand. 1976; 142 : 429–32.
2. Ajabnoor MA, Mokhtar AM, Raffee AA. Defective collagen metabolism in Saudi patients with hernia. Ann Clin Biochem. 1992; 29 : 430–6.
3. Bellon JM, Bujan J, Honduvilla NG, Jurado F, Gimeno MJ, Turnay J, Olmo N, Lizarbe MA. Study of biochemical substrate and role of metalloproteinases in fascia transversalis from hernial processes. Eur J Clin Invest. 1997; 27 : 510–6.
4. Brendel TH, Kirsh I. E. Lack of assosiation between inguinal hernia and carcinoma of the colon. N Engl J Med. 1971; 284 : 369.
5. Bucknall T, Cox P, Ellis H. Burst abdomen and incisional hernia: a prospective study of 1129 major laparotomies. Br Med J Clin Res Ed. [EndnotenzeicheE]1982; 284 : 931–3.
6. Caix M, Outrequin G, Descottes B, Kalfon M, Pouget X. The muscles of the abdominal wall: a new functional approach with anatomicoclinical deductions. Anat Clin. 1984; 6 : 101–8.
7. Calgano D, Wantz G. Suture tension and the shouldice repair. Lancet. 1885; 1 : 1446.
8. Cannon DJ, Read RC. Metastatic emphysema, a mechanism for acquiring inguinal herniation. Am J Surg. 1981; 194 : 270.
9. Cannon DJ, Casteel L, Read RC. Abdominal aortic aneurysma. Leriche›s syndrome, inguinal herniation and smoking. Arch Surg. 1984; 119 : 387.
10. Conner WT, Peacock EE. Some studies of the etiotogy of inguinal hernia. Am J Surg. 1973; 126 : 732.
11. Craighed CC, Cotter AM, Moore K. Associated disorders with acute incarcerated groin hernia. Ann Surg. 1964; 159 : 987.
12. Damschen D, Landercasper J, Cogbill T, Stolee RT. Acute traumatic abdominal hernia: case reports. J Trauma. 1994; 36 : 273–6.
13. Davis WC, Jackson FC. Inguinal hernia and colon carcinoma. Cancer. 1968; 181 : 143.
14. Dyre J. Intraabdominal pressure in the human. Surg Gynecol Obstet. 1948; 87 : 472–5.
15. Effenberger T, Emmermann A. Druckparameter des abdominellen Faszienverschlusses. Hamburg: Ethicon-Symposium; 1991.
16. Elek S, Conen PE. The virulence of staphylococcus pyogeneus for man. Br J Exp Pathol. 1957; 39 : 573.
17. Engin AE, Akkas N. Etiology and biomechanics of hernial sac formation. J Biomed Eng. 1983; 5 : 329.
18. Friedmann DW, Boyd CD, Norton P, Greco RS, Boyarsky AH, Mackenzie JW, Deak SB. Increases in type III collagen gene expression and protein synthesis in patients with inguinal hernieas (see comments). Ann Surg. 1993; 218 : 754–60.
19. Fruhmann G, Häussiger K. Chronische Bronchitis. Leistenhernien und andere Gesundheitsstörungen. Münch Med Wochenschr. 1979; 121 : 8.
20. Greenall M, Evans M, Pollck A. Midline or transverse laparotomy? A random controlled clinical trial. Br J Surg. 1980; 64 : 733–6.
21. Grosfeld JL, Cooney DR. Inguinal hernia following ventriculo-peritoneal shunt for hydrocephalus. J Pediatr Surg. 1974; 9 : 311.
22. Grosfeld JL, Cooney DR, Smith J, Champbell RL. Intra-abdominal complications following ventriculo-peritoneal shunt procedures. Pediatrics. 1974; 54 : 791.
23. Grosfeld JL. Inguinal hernia and ventriculoperitoneal shunt for hydrocephalus. In: Nyhus LM, Condon RE, eds. Hernia. Philadelphia: Lippincott; 1978.
24. Harman P, Kron I, McLachlan H, Freelender A, Nolan S. Elevated intraabdominal pressure and renal function. Ann Surg. 1982; 196 : 594–7.
25. Hippocrates, quoted by Selye H. Lathyrism. Rev Can Biol. 1957; 16 : 1.
26. Högström H, Haglund U, Zederfeldt B. Tension leads to increased neutrophil accumulation and decreased laparotomy wound strength. Surgery. 1990; 107 : 215–9.
27. Israelsson L. Bias in clinical trials: the importance of suture technique. Eur J Surg. 1999; 165 : 3–7.
28. Israelsson L, Jonsson T. Incisional hernia after midline laparotomy: a prospective study. Eur J Surg. 1996; 162 : 125–9.
29. Israelsson L. The surgeon as a risk factor for complications of midline incisions. Eur J Surg. 1998; 164 : 353–9.
30. Juler GL, Stemmer EA, Fullerman RW. Inguinal hernia and colorectal carcinoma. Arch Surg. 1972; 104 : 778.
31. Keith A. The „saccular theory" of hernia. Lancet. 1906; 2 : 1398.

32. Kiesewetter WB, Shull WR, Fetermann GH. Histologic changes in the testis following anatomically succesful orchidopexy. J Pediatr Surg. 1969; 4 : 59.
33. Kingsnorth AN. Epidemiology, pathogenesis and natural history of inguinal hernia. In: Schumpelick V, Wantz GE, eds. Inguinal hernia repair. Basel: Karger; 1995: 2–5.
34. Kirsch U. Zu Naht und Knoten. Melsungen: Braun-Melsungen; 1973: 104 ff.
35. Klein P, Konzen G, Schmidt O, Hohenberger W. Reconstruction of scar hernias – intraoperative tensiometry for objective determination of procedure of choice. Chirurg. 1996; 67 : 1020–7.
36. Klinge U, Conze J, Limberg W, Brucker C, Öttinger A P, Schumpelick V. Pathophysiology of the abdominal wall. Chirurg. 1996; 67 : 229–33.
37. Klinge U, Müller M, Brücker C, Schumpelick V. Application of three dimensional stereography to assess abdominal wall mobility. Hernia. 1998; 2 : 11–4.
38. Klinge U, Zheng H, Si Z, Schumpelick V, Bhardwaj R, Klosterhalfen B. Altered collagen synthesis in fascia transversalis of patients with inguinal hernia. Hernia [in press].
39. Klinge U, Zheng H, Si Z, Schumpelick V, Bhardwaj R, Klosterhalfen B. Expression of the extracellular matrix proteins collagen I, collagen III and fribronectin and MMP-1 and -13 in the skin of patients with inguinal hernia. Eur Surg Res. [in press].
40. Klinge U, Zheng H, Si Z, Schumpelick V, Bhardwaj R, Klosterhalfen B. Synthesis of type I and III collagen, expression of fibronectin and matrix metalloproteinases-1 and -13 in hernial sac of patients with inguinal hernia. Int J Surg Invest. [in press].
41. Koslowski L, Geisbe H, Weber V, Domres B. Zur Behandlung und Beurteilung von Leistenbrüchen im Erwachsenenalter. Chirurg. 1972; 43 : 54.
42. Lacey S, Bruce J, Brooks S, Griswald J, Ferguson W, Allen J, Jewett T, Karp MJ, Cooney D. The relative merits of various methods of indirect measurement of intraabdominal pressure as a guide to closure of abdominal wall defects. J Pediatr Surg. 1987; 22 : 1207–77.
43. Lichtenstein IL, Shore JM. Simplified repair of femoral and recurrent inguinal hernias by a „plug" technique. Am J Surg. 1974; 128 : 439.
44. Lipton S, Estrin J, Nathan I. A biomechanical study of the aponeurotic inguinal hernia repair. J Am Coll Surg. 1994; 178 : 595–9.
45. Lytle WJ. The internal inguinal ring. Br J Surg. 1945; 32 : 441.
46. MacGregor WW. Demonstration of a true internal inguinal sphincter and its etiologic role in hernia. Surg Gynecol Obstet. 1929; 49 : 510.
47. Madden JW, Peacock EE. Studies of the biology of collagen during healing. I. Rate of collagen synthesis and deposition in cutaneous wounds of the rat. Surgery. 1968; 64 : 288.
48. Maxwell JW, Davis WC, Jackson RC. Colon carcinoma and inguinal hernia. Surg Clin N Am. 1965; 45 : 1165.
49. McVay CB, Anson BJ. Aponeurotic and fascial continuities in the abdomen, pelvis, and thigh. Anat Rec. 1941; 76 : 213.
50. Moorehead JJ. The relation of trauma to inguinal hernia. An analysis of 1376 herniotomies. Am J Surg. 1940; 47 : 312.
51. Mudge M, Hughes L. Incisional hernia: a 10 year prospective study of incidence and attitudes. Br J Surg. 1985; 72 : 70–1.
52. Pans A, Pierard G, Albert A, Desave C. Biomechanical assessment of the transversalis fascia and rectus abdominis aponeurosis in inguinal herniation – preliminary results. Hernia. 1997; 1 : 27–30.
53. Peacock EE. Biology of hernia. In: Nyhus LM, Clondon RE, eds. Hernia. Philadelphia: Lippincott; 1978: 79–97.
54. Peiper C, Junge K, Füting A, Conze J, Bassaly`y P, Schumpelick V. Intraoperative Messung der Nahtkräfte bei der Shouldice-Reparation primärer Leistenhernien. Chirurg. 1998; 69 : 1077–81.
55. Playforth M, Sauven P, Evans M, Pollock A. The prediction of incisional hernias by radiospague markers. Ann R Coll Surg Engl. 1986; 68 : 82–4.
56. Ponka JL. Hernias. Philadelphia: Saunders; 1980.
57. Poole G. Mechanical factors in abdominal wound closure: the prevention of fascial dehiscenze. Surgery 1985; 97 : 825–8.
58. Rath A, Chevrel J. The healing of laparotomies: review of the literature. Part I Physiologic and pathologic aspects. Hernia. 1998; 2.
59. Rath A, Zhang J, Chevrel J. The sheath of the rectus abdominis muscle: an anatomical and biomechanical study. Hernia. 1997; 1 : 139–42.
60. Read RC. Preperitoneal exposure of inguinal herniation. Am J Surg. 1968; 116 : 653.
61. Read RC. Attenuation of the rectus sheath in inguinal herniation. Am J Surg. 1970; 120 : 610.
62. Read R. Metabolic factors contributing to herniation. Hernia. 1998; 2 : 51–5.
63. Read R, McLoad P. Influence of relaxing incisions on suture tension in Bassini and Mc Vay's repairs. Arch Surg. 1981; 116 : 440–5.
64. Regnard J, Hay JM, Rea S, Fingerhut A, Flament Y, Maillard JN. Ventral incisional hernias: incidence, date of recurrence, localization and risk factors. Ital J Surg Sci. 1988; 18 : 259–65.
65. Roslyn JJ, Stabile BE, Rangenath C. Cancer in inguinal and femoral hernias. Am J Surg. 1980; 46 : 358.
66. Schumpelick V, Kingsnorth G. Incisional hernia of the abdominal wall. Berlin: Springer; 1999.
67. Schumpelick V, Wantz G. Inguinal hernia repair. Basel: Karger; 1995.
68. Scorer CG. The descent of the testis. Arch Dis Child. 1964; 39 : 605.
69. Shrock P. The processus vaginalis and gubernaculum. Their raison d›etre dedefined. Surg Clin N Am. 1971; 51 : 1263.
70. Snyder WH. In: Benson CD, Mustard WT, Ravitch MM, Snyder WH, Welch KJ, eds. Pediatric Surgery. Vol. 1. Chicago: Year Book Medical Pulishers; 1962.
71. Snyder WH, Greaney FM. Inguinal hernias. In: Mustard WT, et al., eds. Pediatric Surgery. Vol. 1. 2nd ed. Chicago: Year Book Medical Publishers; 1969.
72. Sparkman RS. Bilateral exploration in inguinal hernia in juvenile patients. Review and appraisal. Surgery. 1962; 51 : 393.
73. Stelzner F. Theorie und Praxis der fortlaufenden Laparotomienaht (Platzbauch und Narbenhernie). Chirurg. 1988; 59 : 654–60.
74. Stone HH. Immediate permanent fascial prosthesis for gastroschisis and massive omphalocele. Surg Gynecol Obstet. 1981; 153 : 221–4.
75. Tauber R, Seidel W. Bedeutung mechanischer Faktoren bei der Entstehung der abdominellen Wunddehiszenz. Zentralbl Chir. 1975; 19 : 1178–82.
76. Terezis ML, Davis WC, Jackson FC. Carcinoma af the colon associated with inguinal hernia. N Eng J Med. 1963; 268 : 774.
77. Thompson 1 M, Wesen CA. Prostatism and inguinal hernia. South Med J. 1983; 75 : 1342.
78. Tobin GR, Clark DS, Peacock EE. A neuramuscular basis for development of indirect inguinal hernia. Arch Surg. 1976; 11 : 464.
79. Wagh PV, Read RC. Collagen deficiency in rectus sheath of patients with inguinal herniation. Proc Soc Exp Biol Med. 1971; 137 : 382.
80. Wagh PV, Read RC. Defective collagen synthesis in inguinal herniation. Am J Surg. 1972; 124 : 819.
81. Wagh PV, Leverich AP, Sun CN, White HJ, Read RC. Direct inguinal herniation in men: A disease of collagen. J Surg Res. 1974; 17 : 425.
82. White JJ, Haller JA. Groin hernia in infants and children. In: Nyhus LM, Condon RE, eds. Hernia. Philadelphia: Lippincott; 1978: 101–34.

83 Wirtschafter ZT, Bentley FP. Hernias as a collagen maturation defect. Ann Surg. 1964; 160:852.
84 Irvin T, Stoddard CJ, Greany MG, Duthie HL. Abdominal wound healing: a prospective clinical study. Br Med J. 1977; 2:351–2.
85 Gilbert DL, Lyman DJ. In vitro and in vivo characterization of synthetic polymer/biopolymer composites. J Biomed Mater Res. 1987; 21:643–55.
86 Karipinemi R, Wilk PJ, Danese CA. The role of peritoneum in the healing of abdominal incisions. Surg Gynecol Obstet. 1976; 142:729–30.
87 Hugh T, Nankivell C, Meagher AB, Li B. Is closure of the peritoneal layer necessary in the repair of midline surgical wounds? World J Surg. 1990; 14:231–4.
88 Sanders B. Reconstruction of alveolar ridge and jaw defects resulting from gunshot wounds. J Oral Rehabil. 1977; 4:33–8.
89 Stone T, von Fraunhofer JA, Masterson BJ. The biomechanical effects of tight suture closure upon fascia. Surg Gynecol Obstet. 1986; 163:448–52.
90 Jenkins T. The burst abdominal wound: a mechanical approach. Br J Surg. 1976; 63:873–6.
91 Amid PK, Shulman AG, Lichtenstein IL. Tension-free repair of inguinal and aponeurotic hernias. Giornale di Chirurgia. 1993; 14:145–54.
92 Wissing JC, van der Werken C. Tension band osteosynthesis of resorbable material. Unfallchirurg. 1984; 94:45–6.
93 Corman M, Veidenheimer MC, Coller JA. Controlled clinical trial of three suture materials for abdominal wall closure after bowel operations. Am J Surg. 1981; 141:510–3.

5 Diagnostik

Mit Son Truong

5.1 Anamnese

Erwachsene

Die meisten Patienten beschreiben eine *Schwellung*, einen Knoten oder eine *Vorwölbung* in der Leiste mit Auftreten nach körperlicher Arbeit, beim Sport, Husten, Pressen oder schwerem Heben (5, 11, 21, 26). Meist bildet sich diese Schwellung beim Ausruhen spontan zurück. Nur selten ist die Persistenz mit gleichzeitiger Inkarzeration das erste Symptom. Spontanschmerz ist bei der unkomplizierten Hernie die Ausnahme, häufiger ist ein Fremdkörpergefühl (27). Anhaltender Schmerz bei Druckempfindlichkeit der Bruchgeschwulst, Übelkeit und Erbrechen weisen auf das Vorliegen einer Inkarzeration (17) hin. Ist die Hernie gut reponibel und kaum druckschmerzhaft, bestehen aber trotzdem erhebliche Schmerzen mit allgemeiner Reaktion, so ist an eine andere Erkrankung (z.B. rupturiertes Aortenaneurysma (23), Mesenterialinfarkt, Diskusprolaps, Harnleiterkolik u.ä.) oder selten auch einmal an eine retrograde Inkarzeration zu denken. Für die Differenzialdiagnose sind die Auslösemechanismen der Hernie, die Zeitcharakteristik der Beschwerden und der Schmerzbeginn wichtig. Während das Auftreten einer Hernie überwiegend aktivitätsabhängig ist, sind andere Erkrankungen (s.o.), aber auch Lymphadenitiden, Lipome, Lymphknotenmetastasen in ihrem Beginn unabhängig von der körperlichen Tätigkeit.

Kinder

Siehe Kap. 10.

5.2 Untersuchung

Erwachsene

Allgemein

Bei Verdacht auf das Vorliegen einer Hernie muss sich die Untersuchung auf den gesamten Organismus erstrecken. Die allgemeine körperliche Untersuchung sollte kardiale (Rechtsherzinsuffizienz), pulmonale (Bronchitis, Emphysem), hepatische (Aszites, portale Hypertension) und metabolische Erkrankungen (Diabetes mellitus) erfassen. Auch sind vaskuläre (Aortenaneurysma, AVK vom Beckentyp), degenerative (Koxarthrose, Diskusprolaps), neoplastische (Peritonealkarzinose mit symptomatischer Hernie, Beckenknochenmetastasen), urogenitale (Prostatahyperplasie, prävesikale Konkremente, Varikozele) oder intestinale Affektionen (Obstipation, Kolonneoplasma) diagnostisch abzugrenzen. Gleichzeitig ist an lokale Differenzialdiagnosen wie Lymphadenitis, „schmerzhafte Leistenzerrung", Insertionstendopathien der Adduktoren z.B. bei Fußballern (Stachelbecken!) (32, 41), systemische Lymphadenosen (Morbus Hodgkin, AIDS), Lymphknotenmetastasen, Senkungsabszesse, Aneurysma der A. femoralis, Varixknoten der V. saphena u.ä. zu denken. Obligat ist die präoperative Untersuchung von Hoden und Nebenhoden, um ggf. eine Hodenatrophie oder -ektrophie, Varikozele, Tumoren, Hydrozele u.a.m. schon vor der Operation zu erfassen.

Lokale Untersuchung

Inspektion. Im Stehen und im Liegen Beurteilung der Symmetrie der Leistenregion, des Skrotums bzw. der Labien. Aufforderung zum Husten oder Pressen unter Beobachtung etwaiger Vorwölbungen, Asymmetrien oder Einziehungen.

Palpation: Im Stehen und im Liegen bei bestehender Bruchgeschwulst Untersuchung auf Konsistenz, Reponibilität, Bruchring und anatomische Beziehung zum Leistenband, Leistenkanal, Schambeinast und Skrotum. Nach Reposition oder bei fehlender Bruchgeschwulst sorgfältige Austastung der Bruchpforten (Abb. 5.1) und des Leistenkanals. Hierbei folgt der Zeigefinger (ggf. Kleinfinger) (Abb. 5.2) der rechten Hand (Rechtshänder!) dem Leistenkanal durch Einstülpung des Skrotums (bei der Frau der Leistenhaut) in den äußeren Leistenring. Dieser ist durch Palpation von außen vorher zu lokalisieren. Im Verlauf des Leistenkanals vermag der tastende Finger die innere Bruchpforte zu fühlen. Sie liegt lateral der tastbaren epigastrischen Gefäße am inneren Leistenring bei der indirekten (= lateralen) Leistenhernie. Bei der direkten Leistenhernie liegt sie direkt nach dorsal, medial der epigastrischen Gefäße (26). Allerdings ist die Irrtumswahrscheinlichkeit der Differenzialdiagnostik „direkter oder indirekter Leistenbruch" auch für erfahrene Untersucher hoch: So ließ sich in einer kontrollierten Studie bei indirekten Hernien in 60 von 78 und bei direkten Hernien nur in 33 von 56 Fällen intraoperativ die präoperative Diagnose bestätigen (30).

Der im Leistenkanal tastende Finger wird nach oben von der Muskulatur des M. obliquus internus abdominis und M. transversus, nach ventral von der Aponeurose des M. obliquus externus und nach unten vom Leisten-

Untersuchung

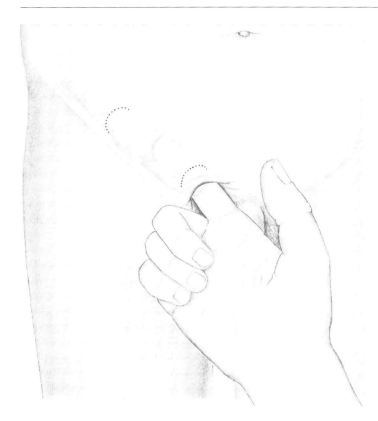

Abb. 5.**1** Untersuchung des Leistenkanals mit dem Zeigefinger durch Einstülpen der Skrotalhaut in den äußeren Leistenring zur Austastung des Leistenkanals und des inneren Leistenrings. Die Untersuchung wird am besten am stehenden Patienten durchgeführt.

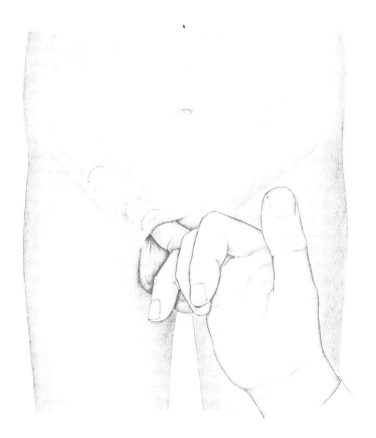

Abb. 5.**2** Untersuchung des Leistenkanals mit dem Kleinfinger beim Kind entsprechend den zarteren Strukturen.

band begrenzt (Abb. 5.1). Den Beginn des Leistenkanals bildet der äußere Leistenring, der sich als scharfer Faszienring etwa in Höhe des Mittelglieds des tastenden Zeigefingers lokalisieren lässt. Bei richtiger Lage des untersuchenden Fingers im Leistenkanal ragt die Fingerkuppe in den inneren Leistenring.

Hustet oder presst der Patient, lässt sich am inneren Leistenring eine bis dahin nicht tastbare Hernie palpieren. Das Anstoßen eines Peritonealsacks beim Hustenstoß am Finger gilt als beginnende Hernie (Hernia incipiens), das volle Austreten einer Bruchgeschwulst als manifeste Hernie. Kriterium der Hernie ist das Vorwölben des Peritonealsacks über das Niveau der Fascia transversalis. Ein weiter innerer Leistenring (volles Eintauchen der Fingerspitze) und eine schlaffe Hinterwand des Leistenkanals (Fascia transversalis) werden als „weiche Leiste" bezeichnet.

Die Schenkelhernie liegt unter der Verbindungslinie zwischen der Spina iliaca anterior superior und dem Schambeinhöcker medialseitig der Gefäße. Nur selten kann eine Schenkelhernie auch nach kranial ziehen und damit als Leistenhernie in Erscheinung treten. Differenzialdiagnostisch sind Varixknoten der V. saphena, unspezifische und spezifische Lymphknotenveränderungen und Senkungsabszesse gelegentlich schwer abzugrenzen (5, 25). Insbesondere bei stark adipösen Verhältnissen sind Schenkelhernien in der fettreichen Fossa ovalis leicht zu übersehen. Dies betrifft vor allem kleine oder partiell inkarzerierte (= Richter-)Schenkelhernien, die gelegentlich unter dem Bild eines ansonsten ungeklärten Ileus imponieren.

Kinder

Siehe Kap. 10.

5.3 Differenzialdiagnose

Erwachsene

Folgende lokale Differenzialdiagnosen sind am wichtigsten:

Lymphadenitis: Meist mit Schenkelhernie verwechselt, harte Lymphknoten, kaum verschieblich, ohne Lage- und Größenänderung bei Husten und Pressen, Gegenseite häufig mitbetroffen. Allgemeine und lokale Entzündungsreaktion, Infektionsherd an der Extremität gelegentlich nachweisbar. Möglichkeit einer systemischen Lymphadenopathie. Im Zweifel zwischen Inkarzeration oder Lymphknoten keine forcierten Repositionsversuche, sondern operative Freilegung.

Lipom: Weich, nicht hustenverschieblich, häufig von erheblicher Größe, meist in der Fossa ovalis gelegen, wichtige Differenzialdiagnose der Femoralhernie.

Varixknoten der V. saphena: Bei allgemeiner Varikosis der unteren Extremität häufig, weich, gut nach dorsal reponibel, keine Verbindung zum Femoralkanal nachweisbar.

Hydrozele: Schmerzlose Schwellung der Inguinoskrotalregion, Gefühl des „Wasserkissens". Obere und untere Grenzen meist gut tastbar, kein Symptomwandel durch körperliche Aktivität oder Pressen. Rosa transparent im durchscheinenden Licht (Diaphanoskopie mit Kaltlichtquelle). Im Zweifelsfall Sonographie.

Varikozele: Links häufiger als rechts, da linke V. spermatica länger ist, der linke Hoden tiefer hängt und die V. spermatica in die linke V. renalis drainiert. Hierdurch ist eine längere Wegstrecke mit größerer Wahrscheinlichkeit zur Klappeninsuffizienz gegeben. Charakteristisch ist das Gefühl des Skrotums als „Beutel voller Würmer".

Tumoren: Langsam progredientes Wachstum, meist schmerzlos, hart, auf der Unterlage nicht verschieblich. Primäre Tumoren (z. B. Weichteiltumoren) und sekundäre Absiedlungen (Metastasen von Organkarzinomen) sind häufig schwer voneinander abzugrenzen.

Abszesse: Senkungsabszesse bei Morbus Crohn, LWK-Tuberkulose, septische urogenitale Affektionen können entlang der Psoasloge in die Leiste eintreten und hier als Schwellung imponieren. Fluktutation mit mäßiger oder fehlender Umgebungsreaktion (kalte Abszesse!). Weitere spezifische Diagnostik erforderlich.

Zysten: Selten Lymphzysten, häufiger Zysten des Processus vaginalis.

Endometriose: Leistenmanifestation der Endometriose mit periodischen Beschwerden aufgrund hormonabhängiger Schwellungszustände.

Sonstiges: Perforiertes Aortenaneursyma (23), Leistenhoden, Hodentumoren, Oviduktpersistenz.

Kinder

Siehe Kap. 10.

5.4 Apparative Diagnostik
Son Truong

Sie stellt in der Herniendiagnostik die Ausnahme dar. Meist ist die Diagnose „Hernie" klinisch zu stellen. Apparative Verfahren sind nur dem Einzelfall und den seltenen Hernienformen (s. Kap. 17) vorbehalten. Möglichkeiten des Herniennachweises durch bildgebende Verfahren werden im Folgenden dargestellt.

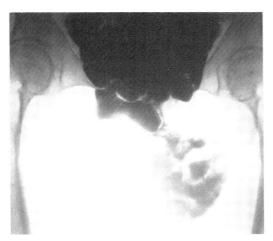

Abb. 5.3 Röntgen-Magen-Darm-Passage bei großer Skrotalhernie links mit deutlicher Kontrastfüllung der Dünndarmschlingen im Bruchsack.

Röntgen-Abdomenaufnahme

Nachweis von luftgefüllten Darmschlingen im Bruchbereich (28). Bei Obstruktion Diagnose des Ileus durch Spiegel und stehende Schlingen. Gegebenenfalls auch seitliche Aufnahme vor allem bei Skrotalhernien.

Röntgen-Magen-Darm-Passage und/oder Kolonkontrasteinlauf

Nachweis des Eintritts kontrastmittelgefüllter Darmschlingen in den Bruchbereich, vor allem bei Verdacht auf Gleithernien des Kolons (Zökum, Sigma) sowie bei inneren Hernien bzw. retrograder Inkarzeration indiziert (9) (Abb. 5.3).

Intravenöse Pyelographie und Zystographie

Nachweis der Beteiligung des Urogenitaltrakts, z. B. bei supravesikalen Hernien, Gleithernien der Blase u. a. m.

Herniographie

Diese auch Peritoneographie genannte, 1967 von Ducharme zuerst beschriebene Methode dient dem Nachweis peritonealer Ausstülpungen durch Darstellung des Bauchraums mittels installiertem Kontrastmittel (3, 17). Hierdurch lässt sich z. B. beim Kind ein offener Processus vaginalis auch auf der Gegenseite einer manifesten Hernie nachweisen und ggf. die Indikation zum beidseitigen Vorgehen stellen (4, 18). Beim Erwachsenen kann die Herniographie in Einzelfällen die Diagnostik kleiner oder beginnender Hernien erleichtern (10, 11, 16, 20, 25, 28, 31) oder zur diagnostischen Sicherung seltener Bruchformen dienen (z.B. Hernia obturatoria, Hernia perinealis, Hernia ischiadica) (s. Kap. 17). Auch bei unklaren Leistenbeschwerden nach Hernienoperationen gelingt ggf. der Rezidivnachweis erst durch die Herniographie (12). Für die breite, klinische Anwendung hat sich das Verfahren nicht bewährt, da es nicht ohne Risiko (6, 13, 48) (Punktion von Darmschlingen) und nur von begrenzter diagnostischer Aussagekraft ist (45). So ist nicht jede in der Herniographie nachweisbare Peritonealausstülpung auch mit einer Hernie gleichzusetzen (47). In den letzten Jahren wurde die Herniographie durch die bildgebenden Verfahren der Sonographie und Computertomographie in den meisten Fragestellungen abgelöst (s.u.).

Computertomographie, Kernspintomographie

Gute Methode zum Nachweis der Binnenstrukturen des Bruchsacks, von inneren Beckenhernien und auch der Spieghel-Hernie (1).

Wichtige Ergänzung der Sonographie. Nur selten Indikation zur Diagnosesicherung der Leistenhernie (49) (Abb. 5.4 a, b), dann ggf. zum Nachweis eines Gleitbruchs der Blase mit Kontrastmittelfüllung der Blase. Computertomographie (CT) und Kernspin- oder Magnetresonanztomographie (MRT) sind gute Verfahren zur Darstellung der gesamten Bauchwand und deren Beziehung zu intraabdominellen Organen. Große Bauchwandtumoren mit Magen- oder Darmbeteiligung können präoperativ dargestellt werden. Eine exakte Operationsplanung ist damit möglich. Ebenfalls eine Indikation zur präoperativen Computertomographie und Kernspintomographie ist die präoperative Planung bei großem Bauchwanddefekt zwecks Abschätzung des extrakavitären Volumen des Bruchinhalts in Relation zu der Bauchhöhle (Abb. 5.5, 5.6). Eine weitere Indikation zu CT und MRT ist die Diagnostik von Muskelrelaxation der Bauchwand (Abb. 5.7, 5.8).

5.5 Sonographie, Doppler-Sonographie und farbkodierte Duplexsonographie

Son Truong

Die Sonographie stellt in der apparativen Herniendiagnostik ein ideales Hilfsmittel dar. Als nichtinvasives Verfahren ist die Ultraschalluntersuchung im Vergleich zu Herniographie (25), Computertomographie und Kernspintomographie (49) zeit- und kostensparend, wenig aufwendig und zudem nicht mit Risiken wie Kontrastmittelallergie oder Strahlenexposition belastet. Damit ist sie von jedem Untersucher beliebig wiederholbar. Insbesondere bei der Zuordnung kleiner Hernien oder bei adipösen Patienten mit kaum tastbaren Befunden

58 5 Diagnostik

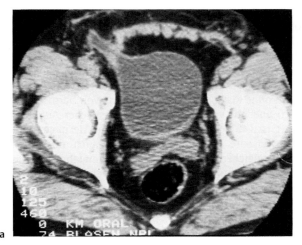

Abb. 5.**4a, b** Computertomographie der Beckenregion mit dem Zufallsbefund einer Leistenhernie bei Gleitbruch der Blase.
a Nativaufnahme
b mit Zystographie

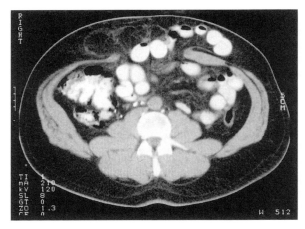

Abb. 5.**5** Computertomographie einer großen Bauchwandhernie.

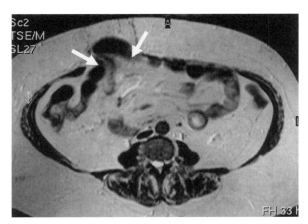

Abb. 5.**6** MRT-Befund einer Narbenhernie im rechten Unterbauch.

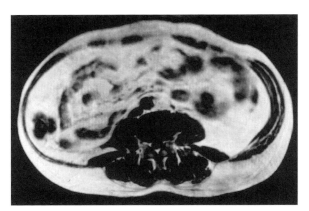

Abb. 5.**7** MRT-Befund einer Bauchwandrelaxation: Atrophie aller betroffenen Muskelgewebe, kein Fasziendefekt rechts.

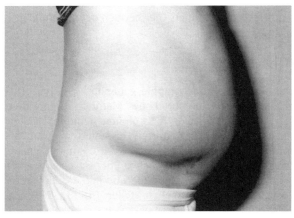

Abb. 5.**8** Patienten mit Bauchwandrelaxation rechts: Vorwölbung der Bauchwand auf der betroffenen Seite (s. Abb. 5.**7**).

kann die Sonographie wesentliches zur Differenzialdiagnostik beitragen (7, 8).

Geräte und Untersuchungstechnik

Die Untersuchung wird mit dem Real-Time-Gerät durchgeführt. Wir benutzen einen 5,0–7,5-MHz-Schallkopf für kurze Fokuseinstellung. Der Schallkopf wird über der Schwellung oder dem Ort des maximalen Druckschmerzes platziert. Es lassen sich Rektusscheide, Muskeln und Gefäße sicher abgrenzen (Abb. 5.9–5.13). Selbst kleine Bruchpforten sind als Unterbrechung der Faszie nachweisbar. Hilfreich ist die Darstellung im Rahmen einer dynamischen Untersuchung, indem der Patient ein Valsalva-Manöver ausführt, d. h. hustet oder presst. Im Real-Time-Modus können so Veränderungen der anatomischen Strukturen, wie ein Vorwölben der Bruchgeschwulst beim Pressen im Gegensatz zur konstanten Lage von Hämatomen oder Lymphomen, erfasst werden. Derart lässt sich die Bruchpforte bei Leisten- und Schenkelhernie, der epigastrischen Hernie sowie der Spieghel- oder lumbalen Hernie nachweisen. Der Bruchinhalt kann ebenfalls differenziert werden (42). Der Darm zeigt im Allgemeinen peristaltische Bewegungen mit Lufteinschlüssen, während sich das Netz (Omentum majus) als unbewegliche reflexreiche Raumforderung darstellt, Ausläufer der Harnblase (gefüllte Blase!) werden durch die typische echofreie Zone mit konsekutiver Schallverdichtungszone identifiziert.

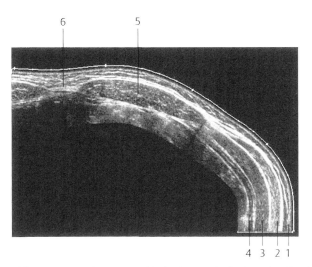
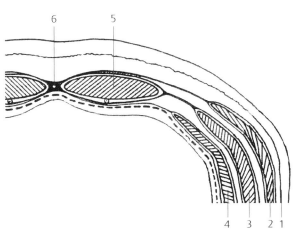

Abb. 5.**9** Normale sonographische Anatomie der lateralen Bauchwand oberhalb des Nabels.

1 subkutanes Fettgewebe
2 M. obliquus externus
3 M. obliquus internus
4 M. transversus abdominis
5 M. rectus abdominis
6 Faszie im Bereich der Linea alba

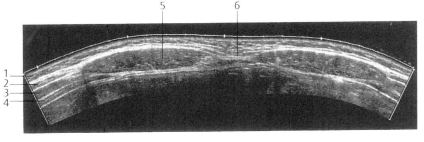
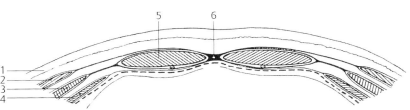

Abb. 5.**10** Normale sonographische Anatomie der ventralen Bauchwand oberhalb der Linea alba.

1 subkutanes Fettgewebe
2 M. obliquus externus
3 M. obliquus internus
4 M. transversus abdominis
5 M. rectus abdominis
6 Faszie im Bereich der Linea alba

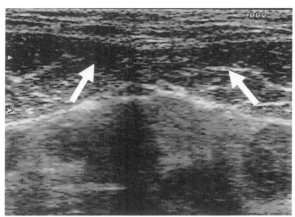 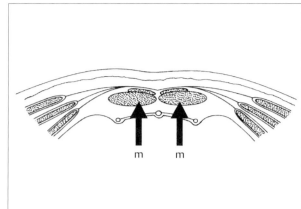

Abb. 5.**11** Normale sonographische Anatomie der ventralen Bauchwand unterhalb der Linea arcuata; m = M. rectus abdominis.

Abb. 5.**12** u. 5.**13** Siehe Farbtafeln nach Seite 64.

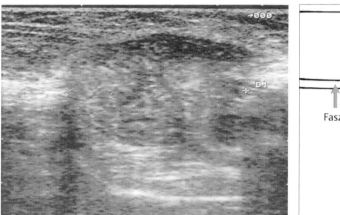 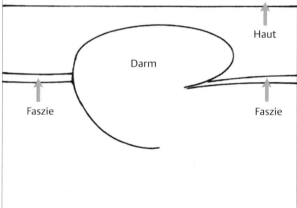

Abb. 5.**14** Sonographischer Befund einer Narbenhernie: Fasziendefekt mit Darm als Bruchinhalt.

Differenzialdiagnostisch sind Hydrozelen, Lymphknoten, Lipome und Hämatome durch ihre freie konstante Lage ohne Beziehung zu Bauchhöhle und Bruchpforte abzugrenzen. Weiteres Charakteristikum der Lymphknoten ist die echoarme bis echofreie polyzyklische Struktur.

Sonographische Kriterien einer Hernie

Die sonographischen Kriterien einer Hernie sind: Nachweis einer Faszienlücke, Darstellung des Bruchinhalts, Volumenzunahme des Bruchinhalts und der Bruchpforte im Rahmen des Valsalva-Manövers (Abb. 5.**14**).

Bei der praktischen Durchführung der Untersuchung hat sich folgendes Vorgehen bewährt:

Leistenhernie: Platzierung des Schallkopfs oberhalb des Leistenbandss in der Regio inguinalis. Orientierungspunkte: Rektusscheide, M. obliquus internus und M. transversus abdominis. Femoralgefäße unterhalb der Bauchdecken. Der Nachweis einer Hernie wird durch Identifizierung von Bruchlücke und Bruchinhalt erbracht (50) (Abb. 5.**15** – 5.**17**).

Femoralhernie: Platzierung des Schallkopfs unterhalb des Leistenbands in der Fossa ovalis. Orientierungspunkte: Lateral die A. femoralis mit einem ständig gefüllten und pulsierenden Lumen. Medial die V. femoralis mit variablem Volumen und Prallfüllung beim Valsalva-Versuch. Zwischen diesen Gefäßen und der Symphyse zeigt sich die Schenkelhernie als echoarme Region, die sich beim Husten nach kaudal vorwölbt (8) (Abb. 5.**18**).

Epigastrische Hernie: Platzierung des Schallkopfs über der Linea alba in der Regio epigastrica. Orientierungspunkte: Rektusscheide und Linea alba. Im Falle einer Hernie zeigt sich hier die charakteristische Faszienlücke in der Medianlinie (40) (Abb. 5.**19**).

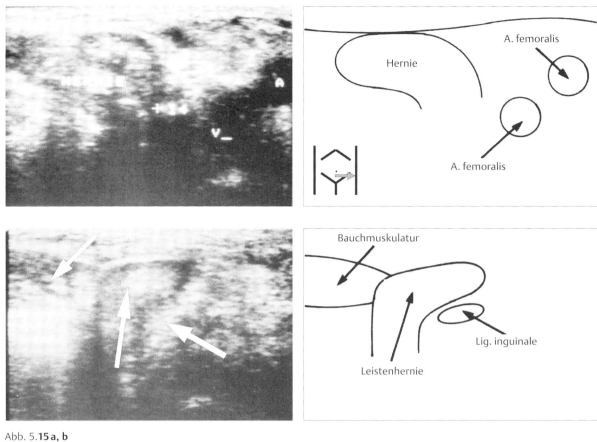

Abb. 5.**15 a, b**
a Sonographischer Befund einer linksseitigen Leistenhernie im Querschnitt,
b gleicher Befund im Längsschnitt.

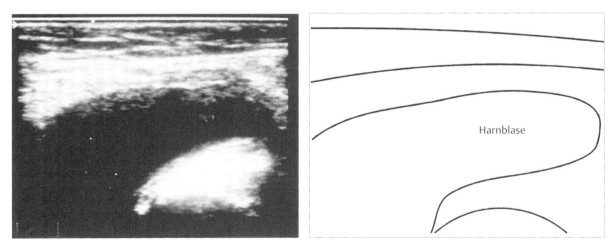

Abb. 5.**16** Sonographischer Befund einer Leistenhernie mit Harnblase als Bruchinhalt.

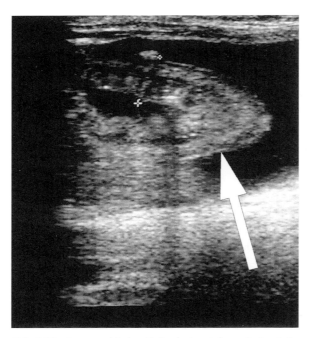

Abb. 5.**17** Sonographischer Befund einer inkarzerierten Leistenhernie mit ischämisch verändertem Dünndarm als Bruchinhalt.

Spieghel-Hernie: Platzierung des Schallkopfs über der Linea semilunaris. Orientierungspunkte: Linea semilunaris und M. rectus. Herniennachweis durch Konturunterbrechung (Faszienlücke) und Vorwölbung am lateralen Rand der Rektusscheide (14, 43) (Abb. 5.**20**).

Lumbalhernie: Platzierung des Schallkopfs über dem Trigonum petit und costolumbalis. Orientierungspunkte: Kaudal der Beckenkamm, kranial der untere Rippenbogen. Bruchpforte unterhalb der M.-latissimus-dorsi-Ebene als Nachweis der oberen Lumbalhernie, Vorwölbung lateral am unteren Ansatz des M. latissimus dorsi bei der unteren Lumbalhernie.

Sonographische Differenzialdiagnose pathologischer Befunde der Bauchwand und Leistenregion

Hämatom: Ein frisches Hämatom imponiert sonographisch als echoarme bis echofreie Raumforderung mit feinen regelmäßigen Binnenechos und scharfer Begrenzung (Abb. 5.**21**).

Rektusscheidenhämatom: Lokalisation innerhalb des vorderen und hinteren Faszienblatts der Rektusscheide. Häufig ist eine Volumenzunahme des betroffenen Rektusmuskels feststellbar. Das frische Rektusscheidenhämatom hat eine echoarme Binnenstruktur, das alte Rektusscheidenhämatom erscheint echoarm bis inhomogen (Abb. 5.**22**).

Serom: Das Serom erscheint als echofreie Struktur ohne Binnenreflexe mit dorsaler Schallverstärkung und scharfer Außenkontur.

Abszess: Der Abszess stellt sich als echoarmer Prozess mit inhomogener Binnenstruktur, Schichtungsphänomen durch Zelldetritus oder charakteristische kleine, rundliche, echoreiche Reflexe durch Gasbläschen dar (Abb. 5.**23**).

Metastasen: Bauchwandmetastasen erscheinen als homogene echoarme, solide Raumforderungen mit rundlicher oder polyzyklischer Außenkontur (Abb. 5.**24**). Bei tiefer Lokalisation in der Muskulatur und intraabdominellem Wachstum erfolgt die Abgrenzung zu intraabdominellen Tumoren durch die Lagekonstanz bei forcierter Ein- und Ausatmung oder Bauchpresse (Abb. 5.**25** u. 5.**26**).

Lymphome: Lymphome stellen sich sonographisch als homogen echoarme oder zentral echoreiche, solide Raumforderungen mit rundlicher Außenkontur oder polyzyklischer Formation dar. Häufig sind sie an typi-

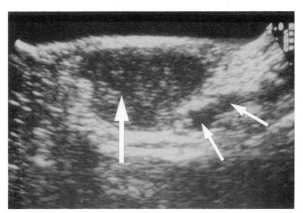
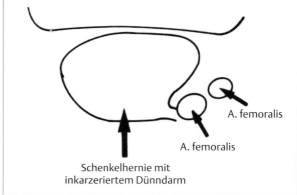

Abb. 5.**18** Sonographischer Befund einer inkarzerierten Schenkelhernie mit Dünndarm als Bruchinhalt.

Sonographie, Doppler-Sonographie und farbkodierte Duplexsonographie

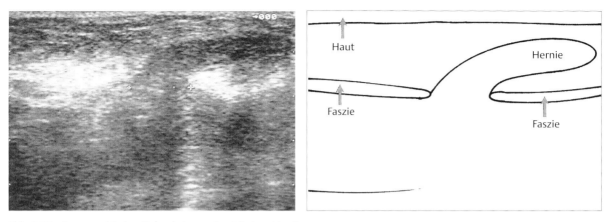

Abb. 5.**19** Sonographischer Befund einer epigastrischen Hernie.

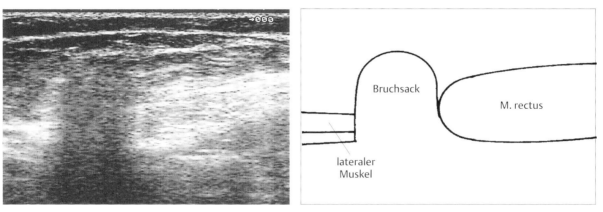

Abb. 5.**20** Sonographischer Befund einer Spieghel-Hernie.

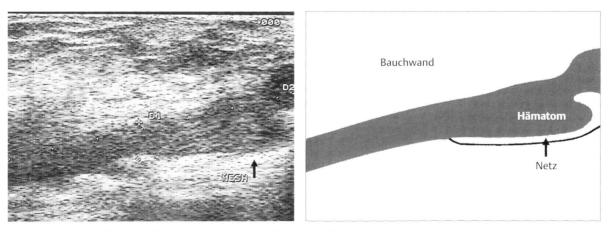

Abb. 5.**21** Sonographischer Befund eines postoperativen Bauchwandhämatoms.

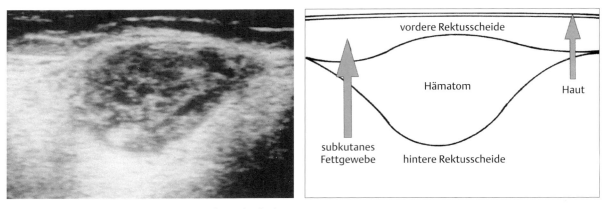

Abb. 5.**22** Sonographischer Befund eines Rektusscheidenhämatoms.

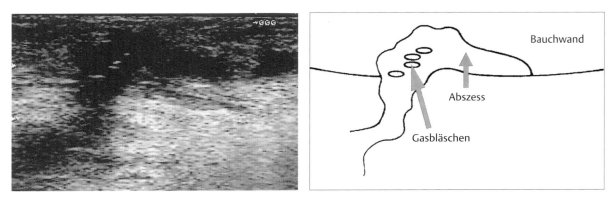

Abb. 5.**23** Sonographischer Befund eines Bauchwandabszesses.

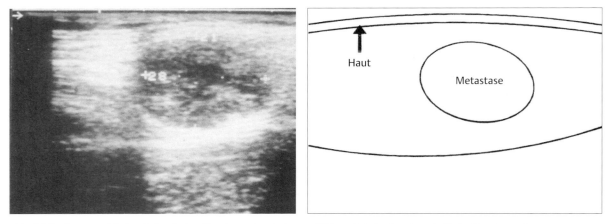

Abb. 5.**24** Sonographischer Befund einer Bauchwandmetastase mit Tumorlokalisation innerhalb der Bauchwand.

Farbtafeln

Farbtafel I

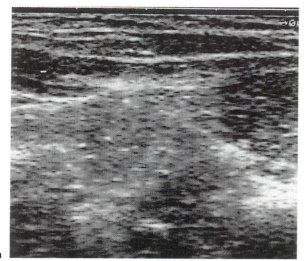
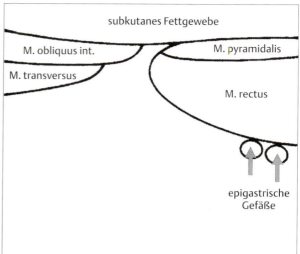

subkutanes Fettgewebe
M. obliquus int.
M. pyramidalis
M. transversus
M. rectus
epigastrische Gefäße

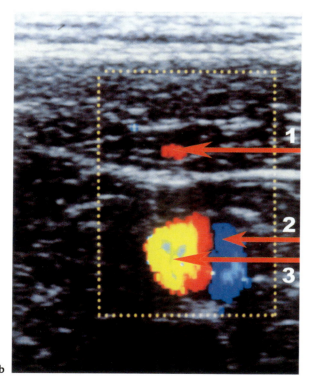

Abb. 5.**12 a, b**
a Normale sonographische Anatomie der Bauchwand kranial des Leistenbands.
b Farbkodierter duplexsonographischer Befund der gleichen Region.
1 A. epigastrica inferior
2 V. iliaca interna
3 A. iliaca interna

Farbtafel II

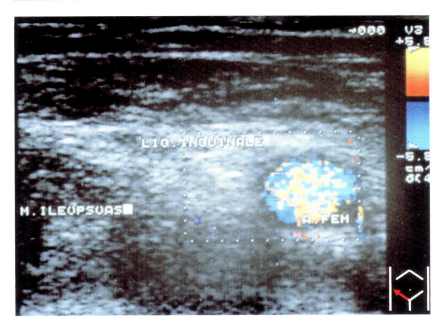

Abb. 5.**13** Normaler sonographischer Befund der Inguinalregion.

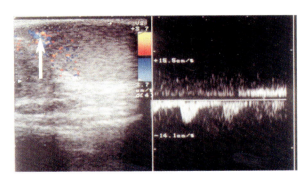 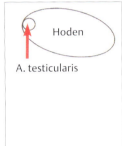

Abb. 5.**29** Darstellung der Durchblutung der A. testicularis mittels farbkodierter Duplexsonographie.

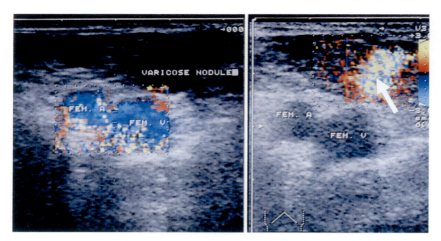

Abb. 5.**30** Darstellung eines Varixknotens mittels farbkodierter Duplexsonographie: eindeutiger Nachweis von venösem Blutstrom.

Sonographie, Doppler-Sonographie und farbkodierte Duplexsonographie

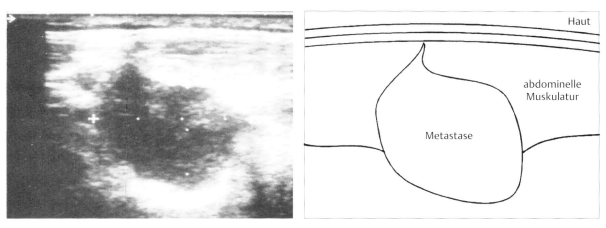

Abb. 5.**25** Sonographischer Befund einer Bauchwandmetastase mit intraabdomineller Tumorausdehnung.

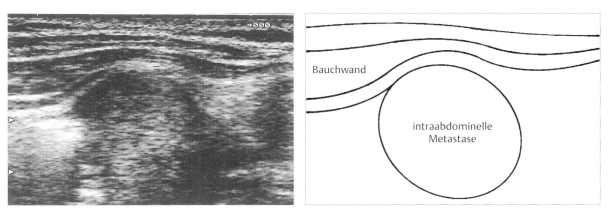

Abb. 5.**26** Sonographischer Befund einer intraabdominellen Metastase mit Pelottierung der Bauchwand.

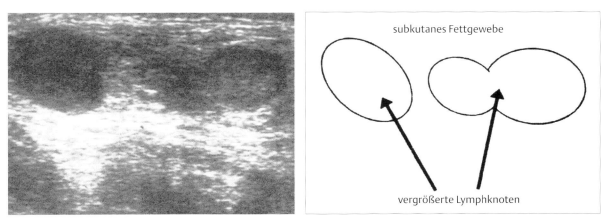

Abb. 5.**27** Sonographischer Befund von subkutan vergrößerten Lymphknoten.

scher Stelle im Verlauf anatomischer Lymphabflussgebiete lokalisiert. Im Gegensatz zur Hernie haben Lymphome keine Verbindung mit der Tiefe bzw. mit der Bauchhöhle und erscheinen als konstante Befunde bei der dynamischen Untersuchung (Abb. 5.27).

Bauchwandrelaxation: Postoperative Bauchwandrelaxationen entstehen häufig nach Operationen mit lateralem Zugang zum Retroperitoneum. Bei dem retroperitonealen Zugang zu der Aorta oder zu den Iliakagefäßen liegt die Inzidenz der Bauchwandrelaxation bei 23%. Durch die laterale Inzision kommt es zur Durchtrennung (Denervation) der segmentalen Innervation der Bauchwandmuskulatur mit konsekutiver Atrophie des betroffenen Muskelgewebes. Klinisch lassen sich bei der Relaxation außer einer sichtbaren Vorwölbung der lateralen Bauchwand (Flanken) keine eindeutigen Faszienlücken tasten. Sonographisch lassen sich bei der Relaxation neben einer intakten Faszienschicht alle 3 Muskelschichten darstellen. Die betroffenen Muskelschichten sind jedoch im Vergleich zu der gesunden Seite um ca. $^{1}/_{3}$ volumenreduziert (23 b) (Abb. 5.**28 a, b**).

Im Rahmen einer prospektiven Studie wurde von uns die Leistungsfähigkeit der Sonographie in der Diagnostik von Hernien und anderen pathologischen Befunden der Bauchwand und Leistenregion an 134 Patienten geprüft (44 b). Das Ergebnis dieser Untersuchung ist Tabelle 5.**1** zu entnehmen. Es zeigte sich dabei, dass die Sonographie eine hohe Sensitivität (85%) und Spezifität (93%) in der Diagnostik von unklaren Befunden der Bauchwand und Leistenregion besitzt.

Insbesondere der Nachweis von Femoralhernien ist rein klinisch schwierig. Nach einer Studie von Ponka und Brush wurde nur bei 75% der Patienten mit klinischer Diagnose „Schenkelhernie" diese intraoperativ tatsächlich gefunden (29). Um derart hohe Raten fehlgedeuteter Befunde zu reduzieren und nicht zuletzt aufgrund unserer eigenen Erfahrungen sollte die Sonographie als Hilfsmittel der ersten Wahl in der Herniendiagnostik zum Einsatz kommen.

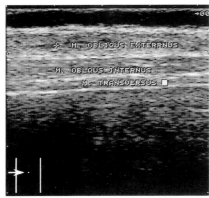
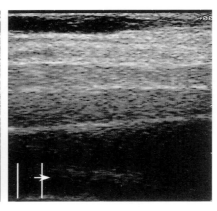

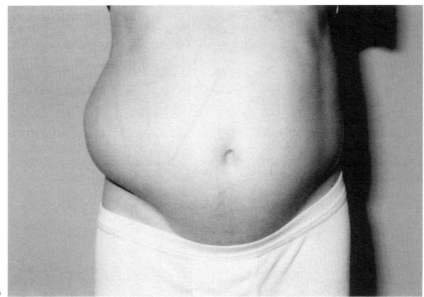

Abb. 5.**28**
a Sonographischer Befund einer Bauchwandrelaxation: Die atrophierten Muskelschichten der rechten Seite sind im Vergleich zur linken normalen Seite eindeutig dünner.
b Patienten mit Bauchwandrelaxation rechts.

Tabelle 5.1 Ergebnisse der Diagnostik in der Sonographie von pathologischen Befunden der Bauchwand und Leistenregion.

Befund	Sensitivität (%)	Spezifität (%)	Positiver Vorhersagewert (%)	Negativer Vorhersagewert (%)
Inguinale Hernie	82,3	98,9	93,0	96,6
Hämatom	87,5	97,8	87,5	97,8
Serom	100,0	97,8	87,5	100,0
Lymphom	77,0	96,7	77,0	96,7
Femorale Hernie	72,7	97,8	80,0	96,8
Epigastrische Hernie	100,0	100,0	100,0	100,0
Abszess	66,6	100,0	100,0	96,9
Metastase	85,7	98,0	85,7	98,9
Gesamt	85,0	93,8	98,5	91,0

Doppler-Sonographie, Duplexsonographie: Die Doppler-Sonographie und farbkodierte Duplexsonographie dienen in erster Linie der Bestimmung der Hodendurchblutung. Sie sind obligate Mittel zur rechtzeitigen Erkennung der ischämischen Orchitis und der venösen Abflussstörung. Kein Verfahren ist in gleicher Weise geeignet, rechtzeitig vaskuläre Störungen zu erkennen und ggf. therapeutisch zu beeinflussen (Revision, Thrombolyse, Hodenkapselspaltung etc.) (Abb. 5.29, siehe Farbtafeln nach S. 64). Die Sensitivität der farbkodierten Duplexsonographie bezüglich der Diagnostik der ischämischen Orchitis wurde in der Literatur mit bis zu 90 % angegeben (13 b).

Darüber hinaus ermöglicht die farbkodierte Duplexsonographie in ca. 80 % die präoperative Identifizierung direkter und indirekter Leistenhernien in ihrer Lagebeziehung zu den gut sichtbaren unteren epigastrischen Gefäßen. Diese Unterscheidung könnte bedeutsam sein vor dem Hintergrund einer differenzierten Verfahrenswahl bei einzelnen Hernientypen. Varizenknoten lassen sich ebenfalls einfach durch farbkodierte Duplexsonographie diagnostizieren (Abb. 5.30, s. Farbtafeln).

5.6 Klassifikationen

5.6.1 Allgemeines

Die Ergebnisse der Reparation von Leisten- und Schenkelhernien sind abhängig von der Lokalisation der Bruchpforte und der Größe des Fasziendefekts. So ist die Rezidivquote nach Operation einer großen, direkten Hernie im Durchschnitt mehr als 5-mal höher als nach Versorgung eines kleinen, indirekten Bruchs. Es ist deshalb eine einheitliche Klassifikation dieser Hernien erforderlich, um vergleichbare und reproduzierbare Ergebnisse klinischer Studien zu erzielen. Nur eine eindeutige Einteilung der verschiedenen Bruchformen unter Berücksichtigung von Lokalisation und Größe des Fasziendefekts erlaubt eine kritische Analyse von Rezidivraten in Abhängigkeit von unterschiedlichen Operationsverfahren.

Die Klassifikation muss alle Hernientypen der Inguinalregion erfassen und zudem bei den offenen, klassischen als auch bei den laparoskopischen Reparationstechniken gleichermaßen anwendbar sein. Letzteres ist insbesondere deshalb von Bedeutung, um die Ergebnisse der noch jungen, minimalinvasiven Chirurgie mit den Resultaten der traditionellen Verfahren direkt vergleichen zu können. Bis heute liegen diesbezüglich keine zuverlässigen, kontrollierten Studien vor. Nur eine Gegenüberstellung der Ergebnisse von offener und laparoskopischer Reparation mit Kollektiven gleicher Hernientypen kann hierbei zu verlässlichen Aussagen führen.

Eine wichtige Voraussetzung für die Anwendbarkeit der Klassifikation in der klinischen Routine ist eine einfache und klare Einteilung. Die Kategorisierung muss vom Operateur schnell und sicher durchführbar sein. Eine Aufteilung in eine Vielzahl von Untergruppen und Subtypen würde den Einsatz der Klassifikation auf wenige, spezialisierte Zentren beschränken. Das Ziel muss jedoch die Erfassung einer möglichst großen Zahl von Hernienreparationen sein. Bei einer entsprechenden Verbreitung kann die Einteilung dann zu einem Instrument werden, um die Ergebnisse von Bruchoperationen über die Grenzen einzelner Kliniken hinaus zu analysieren (34–36).

5.6.2 Klassifikation in der Literatur

In der Literatur finden sich unterschiedlichste Klassifikationen, von denen jedoch kaum eine weite Verbreitung finden konnte (34). Gründe hierfür liegen sicherlich darin, dass nicht jeder Vorschlag alle Hernientypen erfasst, die Größe der Bruchpforte nicht durch Messung quantifiziert wird oder die Einteilung für die klinische Routine zu kompliziert ist.

Halverson und McVay veröffentlichten 1970 eine Klassifikation basierend auf der Beschreibung des Fasziendefekts und der Reparationstechnik. Ihre Einteilung erfasst:

- kleine, indirekte Leistenhernien;
- mittlere, indirekte Leistenhernien;
- große, indirekte und direkte Leistenhernien;
- Schenkelhernien.

Eine Maßangabe findet sich nicht. Für den Typ 1 wird eine Versorgung mittels hoher Ligatur des Bruchsacks und Rekonstruktion des inneren Leistenrings empfohlen, die anderen Typen sollen mit dem nach ihnen benannten Verfahren verschlossen werden (19).

Von Gilbert wurde 1989 eine Klassifikation publiziert, die sich an der anatomischen und funktionellen Integrität des inneren Leistenrings und der Festigkeit des Gewebes im Bereich des Hesselbach-Dreiecks orientiert. Die Typen 1–3 sind indirekte, die Typen 4 und 5 direkte Hernien; Schenkelbrüche werden nicht erfasst. Beim Typ 1 findet sich ein kleiner, fester, innerer Leistenring mit einem Bruchsack beliebiger Größe. Eine Erweiterung des inneren Leistenrings auf 1 Querfinger entspricht Typ 2; passen 2 Querfinger hinein, wird der Bruch als Typ 3 klassifiziert. Beim Typ 4 findet sich ein großer medialer Defekt, beim Typ 5 nur eine kleine direkte Hernie (15).

Die gebräuchliche Klassifikation von Nyhus aus dem Jahre 1993 unterscheidet 4 Typen von Leistenhernien. Auch er legt die Größe der Bruchpforte und den Zustand der Hinterwand des Leistenkanals zugrunde. Man vermisst jedoch eine klare Trennung zwischen direkter, indirekter und Femoralhernie sowie genaue Maßangaben. Beschrieben werden der Typ 1 als indirekte Leistenhernie mit unauffälligem, inneren Leistenring (kindliche Hernie) und Typ 2 als indirekte Leistenhernie mit Erweiterung des inneren Leistenrings. Das Hauptkriterium des Typs 3 ist ein Defekt der Hinterwand des Leistenkanals. Hier werden direkte und indirekte Leistenhernien mit einer Erweiterung des inneren Leistenrings, Schwächen und Defekte der Fascia transversalis sowie Femoralhernien zusammengefasst. Als Typ 4 bezeichnet er alle Rezidivbrüche der Inguinalregion (24).

Von Bendavid wurde 1992 eine sehr komplexe Klassifikation vorgelegt, die so in der klinischen Routine kaum anwendbar sein dürfte. Er unterscheidet 5 Typen mit neuen, von ihm eingeführten Bezeichnungen für die Lokalisation. Im Einzelnen sind dies:
- Typ 1: anterolateral (früher: indirekt),
- Typ 2: anteromedial (früher: direkt),
- Typ 3: posteromedial (früher: femoral),
- Typ 4: posterolateral (femoral, lateral der Gefäße),
- Typ 5: anteroposterior (medial zwischen Gefäßen und Os pubis mit Zerstörung des Lig. inguinale).

Allen Typen ist ein Stadium zwischen 1 und 3 zugeordnet, welches das Ausmaß der Vorwölbung beschreibt. Zudem wird der größte Durchmesser des Bauchwanddefekts vermessen. Somit ergibt sich die von Bendavid als TSD-Schema (Type, Stage, Diameter) bezeichnete Einteilung, die außerdem noch durch weitere Indizes detaillierter differenziert werden kann (2).

Aus unserer Sicht ist die eigene Klassifikation von Leisten- und Schenkelhernien am ehesten geeignet, alle Brüche der Inguinalregion sowohl bei offener als auch bei laparoskopischer Operation sicher, schnell und einfach einzuteilen. Bei breiter Anwendung sind bald vergleichbare Ergebnisse der Hernienreparation mit verschiedenen Methoden über die Grenzen einzelner Kliniken hinaus zu erwarten. Hierdurch ließen sich dann z. B. auch verlässliche Aussagen über die Wertigkeit der laparoskopischen Verfahren in der Hernienchirurgie gewinnen. Zudem könnte bei Analyse der Rezidivraten das für jeden einzelnen Hernientyp erfolgreichste Reparationsverfahren gefunden werden.

5.6.3 Eigene Klassifikation

Wir haben eine intraoperative Klassifikation der Hernien der Inguinalregion entwickelt, die sowohl bei offenem als auch bei laparoskopischem Zugang schnell und sicher durchführbar ist. Hierbei wird die Lokalisation der Bruchpforte durch die Buchstaben „M" für die mediale, direkte Hernie, „L" für die laterale, indirekte Hernie und „F" für die Femoralhernie angegeben.

Die Größe der Bruchlücke stellt ein Maß für die Schwäche der Hinterwand des Leistenkanals, der Fascia transversalis, dar. Ein kleiner Defekt ist regelhaft von festen, tragfähigen Strukturen umgeben, während ein großer Defekt immer mit einer schwachen, ausgedünnten Faszie einhergeht. Deshalb wurde der Querdurchmesser der Bruchlücke als zweiter Parameter zur Definition der Hernie gewählt. Wir unterscheiden hierbei zwischen den mit römischen Ziffern belegten Querdurchmessern der Bruchpforte I von < 1,5 cm, II zwischen 1,5 und 3,0 cm und III von > 3,0 cm.

Bei Vorliegen von kombinierten Leistenhernien mit lateraler und medialer Bruchlücke werden die Durchmesser der Bruchpforten addiert. Der Gesamtwert wird zur Festlegung des Indexes I–III herangezogen. Da die direkte Komponente der kombinierten Leistenhernie der wichtigste Faktor für das Auftreten von Rezidiven darstellt, werden solche Bruchformen mit „M" und dem Zusatz „c" (combined) oder mit „ML" bezeichnet. Rezidivhernien werden durch ein nachgestelltes R mit der Anzahl der Voroperationen, z. B. R2 für das 2. Rezidiv, gekennzeichnet.

Beim offenen Zugang wie z. B. bei der Shouldice-Reparation dient der Durchmesser der Zeigefingerkuppe des Operateurs als Referenzgröße für die Bestimmung der Größe der Bruchpforte. Eine entsprechende Messung der Zeigefinger von 21 Chirurgen aus 9 Ländern anlässlich der „Expert Meeting on Hernia Surgery" im Februar 1994 in St. Moritz, Schweiz, hat gezeigt, dass der Querdurchmesser der Zeigefingerkuppe mit nur geringer Abweichung bei ca. 1,5 cm liegt. Bei den laparoskopischen Verfahren bietet sich die Branchenlänge der endoskopischen Schere mit einem Maß von ca. 1,5 cm (35, 36) (Tabelle 5.2) als Vergleichsmaßstab an.

Zur Klassifikation der Narbenhernien siehe S. 266.

Tabelle 5.2 Klassifikation von Inguinalhernien.

Lokalisation der Bruchpforte	L	laterale = indirekte Leistenhernie
	M	mediale = direkte Leistenhernie
	F	Femoral-, Schenkelhernie
	c oder ML	kombinierte Hernien
	Rx	Rezidivhernie, Anzahl der Voroperationen
Größe der Bruchpforte	I	< 1,5 cm
	II	1,5–3,0 cm
	III	> 3,0 cm
Referenzgröße (1,5 cm)	offen	Querdurchmesser der Zeigefingerkuppe
	laparoskopisch	Branchenlänge der Endoskopieschere

Literatur

1. Balthazar EJ, Subramanyam GR, Megibow A. Spigelian hernia: CT and ultrasonography diagnosis. Gastrointest. Radiol. 9 (1984) 81.
2. Bendavid R. The T. S. D. classification – A nomenclature for groin hernias. In: Schumpelick V, Wantz GE (ed.), Inguinal hernia repair. Karger. Basel 1994.
3. Berg RA. Labial hernia: Demonstration by herniography. A. J. R. 133 (1979) 138.
4. Blau JS, Keating TM, Stockinger FS: Radiologic diagnosis of inguinal hernia in children. Surg. Gynecol. Obstet. 136 (1973) 401.
5. Burton EE. Predictive criteria of preclinical femoral hernia. Surg. Gynecol. Obstet. 111 (1969) 219.
6. Butsch JL, Kulm JP. Intramural hematoma of the small bowel: A possible lethal complication of herniography. Surgery 83 (1978) 121.
7. Deitch EA, Engel JM. Ultrasonic diagnosis of surgical diseases of the anterior abdominal wall. Surg. Gynecol. Obstet. 151 (1980) 484.
8. Deitch EA, Soncrant MC. The value of ultrasound in the diagnosis of nonpalpable femoral hernias. Arch. Surg. 116 (1981) 185.
9. Ducharme JC, Bertrand R, Chacar R. Is it possible to diagnose inguinal hernia by x-ray? J. Can. Assoc. Radiol. 18 (1967) 448.
10. Ekberg O, Blomquist P, Olsson S. Positive contrast herniography in adult patients with obscure groin pain. Surgery 89 (1991) 532.
11. Ekberg O. Inguinal herniography in adults: Techniques, normal anatomy and diagnostic criteria for hernias. Radiology 138 (1981) 31.
12. Ekberg O, Fork FTh, Fritzdorf J. Herniography in atypical inguinal hernia: Brit. J. Radiology 57 (1984) 1077.
13. Ekberg O. Complications after herniography in adults. Am. J. Radiol. 140 (1983) 491.
13b Fitzgerald SW. Color Doppler sonography in the evaluation of the aldult acute scrotum. J. Ultrasound. Med. 10 (1992) 543.
14. Fried AM, Meeker WR. Incarcerated spigelian hernia: Ultrasonic differential diagnosis. Am. J. Radiol. (1979) 107.
15. Gilbert AI. An anatomic and functional classification for the diagnosis and treatment of inguinal hernia. Am. J. Surg. 157 (1989) 331.
16. Gullmo A. Herniography: The diagnosis of hernia in the groin and incompetence of the pouch of Douglas and pelvic floor. Acta Radiol. (Suppl.) 361 (1980).
17. Gullmo A, Broome A, Schmedberg S. Herniography. Surg. Clin. N. Am. 64 (2) (1984) 229.
18. Guttman FM, Bertrand R, Ducharme JD. Herniography and the pediatric contralateral inguinal hernia. Surg. Gynecol. Obstet. 135 (1972) 551.
19. Halverson K, McVay C. Inguinal and femoral hernioplasty. Arch. Surg. 101 (1970) 127.
20. James PM, Hunsicker R. Is herniogram the answer to routine bilateral herniostomy? Am. J. Surg. 38 (1972) 43.
21. Keith A. On the origin and nature of hernia. Br. J. Surg. 11 (1923–1924) 455.
22. Light HG, Routledge JA. Intra-abdominal pressure. Arch. Surg. 90 (1965) 115.
23. Louras JC, Welch JP. Masking of ruptured abdominal aortic aneurysm by incarcerated inguinal hernia. Arch. Surg. 119 (1984) 331.
23b Müller M, Truong SN, Schumpelick V. Sonographic diagnosis of abdominal wall relaxation. J. Clin. Ultrasound 27 (1999) 183.
24. Nyhus LM. Iliopubic tract repair of inguinal and femoral hernia – the posterior (preperitoneal) approach. Surg. Clin. N. Am. 73 (1993) 487.
25. Oh KS, Condon VR, Dorst JP. Peritoneographic demonstration of femoral hernia. Radiology 127 (1978) 219.
26. Ponka JL. Diagnosis of hernia. In: Ponka JL (ed.) Hernias of the abdominal wall, pp. 40–52. Saunders, Philadelphia-London-Toronto 1980.
27. Ponka JL. Preoperative evaluation. In: Ponka JL. (ed.), Hernias of the abdominal wall, pp. 53–63. Saunders, Philadelphia-London-Toronto 1980.
28. Ponka JL. X-ray studies on patients with hernia. In: Ponka JL. (ed.), Hernias of the abdominal wall. pp. 64–75. Saunders, Philadelphia-London-Toronto 1980.
29. Ponka JL, Brush BE. Problem of femoral hernia. Arch. Surg. 102 (1971) 417.
30. Ralphs, ONL, Brain AJL, Grundy DJ. Hobsley M. How accurately can direct and indirect inguinal hernias be distinguished? Brit. Med. J. 12 (1980) 1039.
31. Reeves C, Longerbeam JK. The place of herniography in the diagnosis of indirect inguinal hernia. In: Nyhus LM, Condon RE. (eds.), Hernia, 2nd ed. Lippincott, Philadelphia 1978.
32. Rispoli RP. Schambeinsyndrom bei Fußballspielern. Z. Orthop. 99 (1964) 87.
33. Rutkow IM, Robbins AW. „Tension-free" inguinal herniorrhaphy: a preliminary report on the „mesh plug" technique. Surgery 114 (1993) 3.
34. Rutkow IM, Robbins AW. Demographic, classificatory, and socioeconomic aspects of hernia repair in the United States. Surg. Clin. N. Am. 73 (1993) 413.
35. Schumpelick V. Leistenbruch-Reparation nach Shouldice. Chirurg 55 (1984) 25.
36. Schumpelick V, Wantz GE (eds.). Inguinal hernia repair. Karger, Basel 1995.
37. Schumpelick V, Arlt G, Treutner K-H. Hernienklassifikation. Chirurg (1994).
38. Schumpelick V, Arlt G, Treutner K-H. Inguinal hernia repair in adults. Lancet (1994).
39. Shackleford GD, McAlister WH. Inguinal herniography. Am. J. Radiol. 115 (1972) 399.
40. Spangen L. Ultrasound as a diagnostic aid in ventral abdominal hernia. J. Clin. Ultrasound 3 (1975) 211.
41. Spinelli, quoted by Rispoli. Orth. Traum. App. Mot. 4 (1932) 3.
42. Subramanyan DR. Sonographic diagnosis of scrotal hernia. Am. J. Radiol. 139 (1982) 535.
43. Sutphen JH, Hitchchock DA, King DC. Ultrasonic demonstration of spigelian hernia. Am. J. Radiol. 134 (1980) 174.
44. Truong N, Höfer M, Schadde S, Schumpelick V. Doppler and duplex ultrasound examination of testicular blood flow and localisation in recurrent inguinal hernia repair. In: Schumpelick V, Wantz GE. (eds.), Inguinal hernia repair. Karger, Basel 1995.

44b Truong S, Pfingsten FP, Dreuw B, Schumpelick V. Stellenwert der Sonographie in der Diagnostik von unklaren Bauchbefunden der Bauchwand und Leistenregion. Chirurg 64 (1993) 468.
45 Vanhoutte JJ, Stancy TM. Radiology page: Herniography. S. Med. J. 67 (1974) 1212.
46 White JJ, Parks LC, Haller JA. The inguinal herniogram. Surgery 63 (1968) 991.
47 White JJ. Congenital inguinal hernia and inguinal herniography. Surg. Clin. N. Am. 50 (1970) 823.
48 White JJ, Herniography – A perspective. Surgery 83 (1978) 363.
49 Widlus DM. Inguinal hernia: CT appearance after injection therapy. Radiology 151 (1984) 156.
50 Yeh HC, Janus CL, Cohen BA, Rabinowitz G. Ultrasonography and CT of abdominal and inguinal hernias. J. Clin. Ultrasound 12 (1984) 479.

6 Konservative Therapie

Mit Karl-Heinz Treutner

Die rationale Therapie des Bruchleidens ist operativ. Eine dauerhafte Heilung von Hernien durch konservative Maßnahmen ist nicht möglich. So beschränkt sich die konservative Behandlung auf die unblutige Reposition inkarzerierter Hernien (=*Taxis*, s. Kap. 2.4), den meist untauglichen Versuch der Redressierung und Retention reponibler Leisten- und Narbenhernien durch maßangepasste Bruchbänder und Mieder sowie die vergeblichen und nicht ungefährlichen Methoden der Injektionstherapie des Bruchleidens.

6.1 Reposition

Das manuelle Zurückbringen vorgefallener Brüche hat eine lange Tradition (s. Kap. 7.2). Bei frei reponiblen Hernien wird die Taxis in der Regel vom Patienten wiederholt selbständig ausgeführt und erst bei Irreponibilität oder erheblicher Größenzunahme der Bruchgeschwulst wird der Arzt aufgesucht. Häufig ist der Patient derart „repositionserfahren", dass er besser und geschickter als der Arzt seinen Bruch zu reponieren versteht. Zumindestens kann er den Arzt über die optimale Repositionsrichtung informieren, wenn z.B. bei einer Inkarzeration der Bruchring nicht eindeutig auszumachen ist.

6.1.1 Technik der Reposition

In Analgesie, z.B. mit 50 mg Pethidin (Dolantin) oder 0,3 mg Buprenorphin (Temgesic) i.m. oder i.v., sowie gegebenenfalls bei entspannten Bauchdecken (Knie anziehen oder im warmen Bad) sollte in Ruhe und mit warmen Händen der Repositionsversuch begonnen werden. Die Reposition darf in keiner Phase forciert erfolgen, sie ist ein langsamer, kontinuierlicher Dekompressionsvorgang. Mit der linken Hand (Rechtshänder)

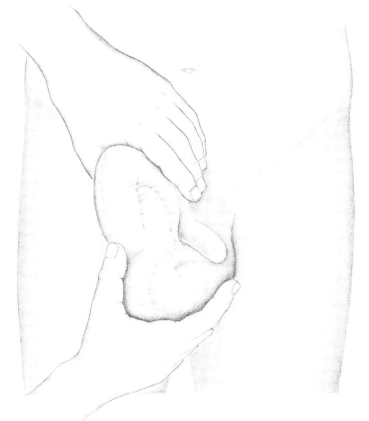

Abb. 6.1 Bimanuelle Reposition (= Taxis) einer Skrotalhernie (Näheres s. Text).

wird die Bruchgeschwulst umfasst, sodass ein auf den Bruchring gerichteter Trichter entsteht (Abb. 6.1). Die rechte Hand melkt ohne große Kraft den Darminhalt in Richtung auf den Bruchring zu aus. Wichtig ist der kontinuierliche, gleichbleibende Druck. Erstes Ziel ist die Flüssigkeitsverschiebung aus den eingeklemmten Darmschlingen durch den Bruchring. Gelingt trotz 5-minütigem Taxisversuch keine Dekompression der Darmschlingen, d. h. verkleinert sich die Bruchgeschwulst nicht nachhaltig, sollte der Repositionsversuch aufgegeben und die Operation unmittelbar angeschlossen werden.

Kontraindiziert ist die Taxis ohne Operation bei Verdacht oder Hinweis auf eine bereits vorhandene Darmnekrose, d. h. etwa bei akutem Abdomen oder starken Umgebungsreaktionen. Gelingt die Taxis, sollte der Patient zur Beobachtung hospitalisiert und nach Besserung des Allgemeinzustands während des gleichen Krankenhausaufenthalts elektiv operiert werden. In der Phase der Beobachtung ist auf Darmgeräusche, abdominelle Abwehrspannung und Zeichen der Peritonitis zu achten, um eine Nekrobiose inkarzerierter Darmabschnitte rechtzeitig zu erkennen.

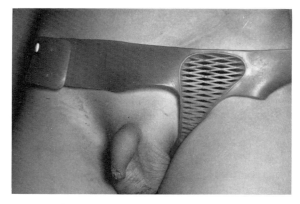

Abb. 6.**3** Mehrjährige Bruchbandversorgung eines Leistenbruchs bei einem nun 7-jährigen Jungen mit Hodenatrophie auf der „versorgten" Seite.

6.2 Bruchbandversorgung

Die Retention und Redressierung reponibler Hernien durch Bruchbänder und Mieder mit Druckpelotten ist schon über 4.000 Jahre alt und immer noch weit verbreitet (Abb. 6.**2** – 6.**4**). Dennoch ist das Verfahren unsicher, belästigend und ohne jegliche Heilungschance. Auch nehmen der Muskeltonus der Bauchdecken und die lokalen Hautverhältnisse unter der Pelotte dauerhaft Schaden (Abb. 6.**5**), sodass eine spätere Hernienopera-

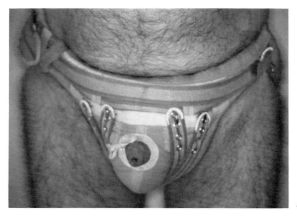

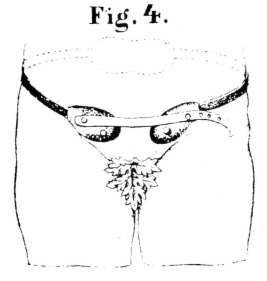

Abb. 6.**2** Historische Darstellung eines Bruchbands nach Cooper (1838).

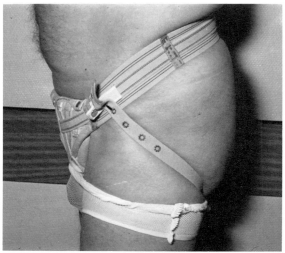

Abb. 6.**4a, b** Bruchbandversorgung eines Leistenbruchs beim Erwachsenen im Jahr 1986.

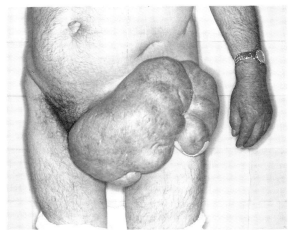

Abb. 6.5 Hautschäden durch Mazeration und Druckulzera bei einer Riesenhernie, die lange mit einem Bruchband versorgt war.

tion erschwert wird. Im Kindesalter ist ein Bruchband ganz unverantwortlich, da es zu einer Entwicklungsstörung der Testes führt (Abb. 6.3).

Umso unverständlicher ist die Zahl von etwa 90.000 in der Bundesrepublik Deutschland jährlich verschriebenen Bruchbändern. Sie ist womöglich nur aus einer irrationalen Angst vor der Operation zu verstehen und in dieser Dimension ein nationales Spezifikum ohne internationale Vergleichbarkeit (1–5). Lediglich in extremen Ausnahmefällen allgemeiner Inoperabilität kann ein Bruchband indiziert sein.

Postoperative Bruchbänder und Mieder zur Vermeidung des Hernienrezidivs folgen keiner rationalen Argumentation. Im Gegenteil führt die künstliche, mechanische Entlastung der dynamischen Bauchdeckenfunktion zur Atrophie und daher zum Rezidiv. Gelegentlich geht die Verschreibung auf den Wunsch des Patienten ein, der sich so sehr „an diesen festen Halt gewöhnt" hat. Von ärztlicher Seite sollte dieses unvernünftige Begehren im Interesse des Patienten nicht unterstützt werden. Ein suffizient versorgter Leistenbruch benötigt ebenso wenig ein Bruchband wie eine belastungsstabile Osteosynthese einen Schienenhülsenapparat.

6.3 Injektionsbehandlung

Die Intention der Injektionsbehandlung des Leistenbruchs ist die Erzeugung einer festen Narbenplatte im Bereich des äußeren Leistenrings (6). Damit bestehen Parallelen zu den Operationsverfahren, die durch eine Verstärkung der Vorderwand des Leistenkanals eine Bruchheilung anstreben (s. Kap. 8.3). Selbst unter der Annahme der Möglichkeit der sicheren Erzeugung einer verlässlichen Narbenplatte käme damit den Injektionsverfahren der gleiche Stellenwert zu wie den operativen Verfahren zur Verstärkung der Vorderwand des Leistenkanals: Sie alle sind aus Gründen der Anatomie und der Pathogenese des Leistenbruchs heutzutage abzulehnen (s. Kap. 8). Durch derartige Verfahren wird das Symptom der „Bruchgeschwulst" kaschiert, nicht aber die Ursache, d. h. die Insuffizienz der Hinterwand des Leistenkanals behandelt.

Weitere Nachteile dieses vom prinzipiellen Ansatz her schon bedenklichen Verfahrens sind die Unsicherheit der Narbenbildung, das Infektionsrisiko, die Verletzung und ggf. auch Sklerosierung vitaler Strukturen wie Samenstrang, Femoralgefäße, Darmschlingen, Netz und das letztlich ungewisse Langzeitrisiko in Hinblick auf Induktion mesenchymaler Neoplasien (Abb. 6.6). Aus medizinischer Sicht muss die Sklerosierungsbehandlung des Leistenbruchs als unzeitgemäßes, nicht mehr vertretbares Verfahren gelten. Ein Patient, der sich dieser gefährlichen und ungewissen Methode unterzieht, kann mit deutlich geringerem Risiko, aber ungleich größerer Erfolgschance auch operiert werden.

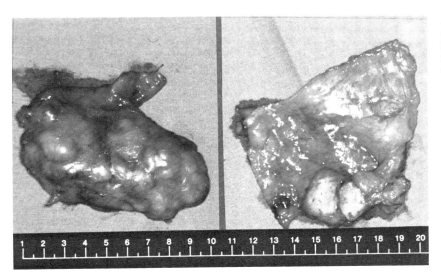

Abb. 6.6 Bruchsack mit ausgedehnten Narbengranulomen und Nekrosen nach mehrfachen, frustranen Injektionsversuchen bei einem Kollegen.

Literatur

1 Nyhus M, ed. Hernia. Surg Clin N Am. 1983; 64:183.
2 Ponka JL, ed. Hernias of the abdominal wall. Philadelphia: Saunders; 1980.
3 Read RC. The development of inguinal herniography. In: Nyhus LM, ed. Hernia. Surg Clin N Am. 1984; 64:185.
4 Schriefers KH. Techniken der Leisten- und Schenkelbruchoperationen beim Erwachsenen. Chirurg. 1984; 55:546.
5 Schumpelick V, Susemiehl H. Chirurgie des Leistenbruchs. Dtsch Med Wochenschr. 1983; 108:1246.
6 Wyss F. Die Behandlung der Hernien mit Injektionen. Helv Chir Acta. 1971; 38:403.

II Operative Therapie

Einleitung

„Die Operation von Hernien ist die häufigste allgemeinchirurgische Operation. Ihr Relativanteil liegt je nach Klinik zwischen 10 und 20%. Vielerorts gilt sie als Anfängeroperation, die von den ‚gestandenen Chirurgen' als banal eingestuft wird. So war sie überwiegend eine Domäne der Assistenten in der chirurgischen Weiterbildung, die die Hernienoperationen – ob autodidaktisch oder unter schulmäßiger Anleitung – mit noch geringen anatomischen Kenntnissen durchführten. Mit wachsender chirurgischer Erfahrung verlor die Operation dann gewöhnlich an operativem Reiz und fiel zurück in die Kompetenz des Anfängers. Dieser Zustand hat dazu geführt, daß die Leistenhernienoperation in einem Niemandsland wissenschaftlicher Zuständigkeit stand. Sie war eine Bastion chirurgischer Empirie mit breitem Methodenspektrum und einer Vielzahl unterschiedlicher Auffassungen. Rational begründete Vorschläge zur Verfahrenswahl blieben die Ausnahme, prospektive Studien zum Methodenvergleich fehlten fast vollständig."

Dieser historische Missstand, wie er noch in der 1. Auflage dieses Buches von 1987 bemängelt wurde, hat sich heute ins Gegenteil verkehrt. Es gibt kaum noch einen Kongress, in dem das Thema der Hernie nicht Gegenstand der Betrachtung wäre. In vielen Häusern ist die Hernienchirurgie zur „Chefsache" geworden. Die Hersteller von Medizinprodukten und Instrumenten überhäufen den Chirurgen mit neuen Materialien und Verfahren. Das Stiefkind von einst ist ins Zentrum der Aufmerksamkeit gerückt.

So hat sich die operative Therapie der Hernien in den letzten 15 Jahren grundlegend gewandelt. Aus einer eher unwissenschaftlich und manchmal lieblos betriebenen Disziplin erwuchs das Bemühen um Standardisierung und Optimierung der Therapie. Die Shouldice-Reparation wurde zum Signal des neuen Aufbruchs in der Hernienchirurgie. Bevorzugten 1985 noch 60% der Chirurgen die Methode nach Bassini, so favorisierte 10 Jahre später ebenso viele das Shouldice-Verfahren. Etwas zeitversetzt entwickelten sich die laparoskopischen Operationstechniken, die vor allem von der Industrie energisch gefördert wurden. Angesichts der in den frühen 90er-Jahre noch vorhandenen unbegrenzten finanziellen Ressourcen gewann die laparoskopische Hernienchirurgie mancherorts überzeugte Anhänger, die die anterioren Reparationsverfahren (Shouldice, Lichtenstein etc.) ersetzt sehen wollten.

Die angloamerikanischen Chirurgen schlossen sich dieser Entwicklung aus Kostengründen und aufgrund anderer struktureller Voraussetzungen (Consultant-System) nicht an. Sie stellten anteriore Reparationsverfahren, vor allem die alloplastischen Patch-and-Plug-Reparationen in Lokalanästhesie, als Verfahren der Wahl in den Vordergrund.

So lauten heute die realistischen Alternativen: Shouldice, Lichtenstein oder Laparoskopie. Alle 3 Konzepte beanspruchen für sich, minimal invasiv zu sein:
- das Mesh-freie Reparationsverfahren nach Shouldice,
- das nahtlose Patch-Verfahren nach Lichtenstein in Lokalanästhesie oder
- die laparoskopische Netzimplantation mit ihrem geringen Zugangstrauma.

Keiner kann heute mit letzter Sicherheit entscheiden, welches Verfahren sich langfristig durchsetzen wird. Es gilt abzuwägen zwischen Patientenkomfort, Sicherheit des Verfahrens, Biokompatibilität der Implantate, ökonomischem Nutzen und Langzeitprognose.

Die Entscheidung über die Verfahrenswahl sollte der Arzt nicht allein treffen, er darf nur informieren. Angesichts der ungesicherten Ausgangssituation muss die Entscheidung einzig und allein beim Patienten liegen, der sie ableitet von seinem Informationsstand, seiner Risikobereitschaft und seinem Vertrauen in den uneigennützig, ausschließlich dem Patientenwohl dienenden Vorschlag des behandelnden Chirurgen.

Dies setzt für den einzelnen Chirurgen ein hohes Maß an Verantwortungsgefühl voraus, um sich den Einflüsterungen der Industrie, den hektischen Modernismen der Medien, dem ökonomischen Druck durch Verwaltung und Kostenträger und schließlich dem Konkurrenzdruck aus der Nachbarschaft mit reinem Gewissen zu widersetzen. Nicht selten klagen in jüngster Zeit vor allem Chefärzte kleinerer Abteilungen, dass sie unter dem Einfluss dieser Faktoren gegen ihr Gewissen von tradierten und bewährten Operationsverfahren abgerückt seien und hiermit Misserfolge gehabt hätten.

Anders steht es um die Operation der *Narbenhernie*. Nie waren die Ergebnisse in der Chirurgie der Leistenhernie so schlecht wie die der Narbenhernie heute. Rezidivquoten bis zu 50% dokumentieren die Notwendigkeit zu einem bedingungslosen Umdenken. Narbenhernienreparationen ohne alloplastische Implantate dürfen nicht länger der Standard sein. Hier zeichnet sich ein einschneidender Entwicklungsprozess ab, in dessen Zentrum die Optimierung der alloplastischen Implantate, der Technik und der speziellen Verfahrenswahl steht. Während für die meisten Leistenhernien (über 85%) meines Erachtens auf alloplastische Implantate verzichtet werden kann, ist eine Narbenhernienreparation ohne alloplastische Implantate in maximal 15% Erfolg versprechend.

Angesichts dieser dialektischen Situation soll im Folgenden die Vielfalt der operationstechnischen Verfahren vorurteilsfrei im Detail dargestellt werden. Zur Orientierung sei es erlaubt, die persönliche Verfahrenswahl und Vorgehensweise an der eigenen Klinik zusätzlich anzufügen.

7 Geschichte der Hernienchirurgie

7.1 Definition, Anatomie und Pathogenese

Mit Uwe Klinge

Erste Beschreibungen von Leistenhernien finden sich bereits im Papyrus Ebers (1555 v. Chr.). Hippokrates (460–375 v. Chr.) erwähnt in seinem 2. Buch „Über die allgemein herrschenden Krankheiten" die Brüche der Scham- und Nabelgegend. Sie sollen als Folge von Verwundung, direktem Stoß oder übermäßigem Gebrauch von Brechmitteln auftreten. Praxagoras von Kos (400 v. Chr.) empfiehlt das Ausmelken des Bruchs bei Inkarzeration. Als Ursache der Einklemmung wird eine Kotstauung des Zökums vermutet. Celsus (25 v. Chr. bis 40 n. Chr.) beschreibt reponible Leistenbrüche, als deren Entstehungsursache er eine Ruptur des Bauchfells durch Trauma oder Entzündung annimmt. Zur Therapie werden Bruchbänder verwendet.

Erste anatomische Untersuchungen der Leistenregion gehen zurück auf Galen (131–210 n. Chr.). Aufgrund von vergleichenden anatomischen Untersuchungen an Affen schließt er, dass das zum Hoden ziehende Peritoneum als Fortsatz offen bleibt und somit eine präformierte Vorstülpung des Bauchfells darstellt. Diese These wurde später von Falloppio (1562) und Franco (1561) erneut aufgegriffen.

Die erste Unterscheidung irreponibler von reponiblen Hernien unternimmt Heliodorus im 2. Jahrhundert n. Chr. In den folgenden Jahrhunderten des Mittelalters finden sich zahlreiche Vorschläge zur konservativen Behandlung des Bruchleidens, ohne dass diese durch neue Erkenntnisse zur Anatomie oder Pathogenese gestützt wären (Abb. 7.1). Eine Chirurgie der Leistenhernie gibt es nicht, da von kirchlicher Seite generell Chirurgie verboten („ecclesia abhorret a sanguine") und auf Barbiere, Henker und Steinschneider beschränkt wurde.

Mit dem ausklingenden Mittelalter gelingt die anatomisch präzise Beschreibung der Leistenhernie durch Guy de Chauliac (1363) und Falloppio (1561). Gleichzeitig tritt Vallesco de Taranta erstmals der bis dahin vorherrschenden Auffassung der Leistenhernie als Traumafolge entgegen. Die Leistenhernie wird nunmehr als erbliche Anlage im Sinne einer eigenständigen Erkrankung des Bauchfells und einer anatomisch abnormen Gewebslücke angesehen. Die Erstbeschreibung der Schenkelhernie geht auf Guy de Chauliac (1363) zurück. Im 16. Jahrhundert erfolgt durch Caspar Stromayr (1559) die Differenzierung zwischen direkter und indirekter Leistenhernie (Abb. 7.2). Die anatomisch korrekte Beschreibung der direkten Leistenhernie gelingt schließlich Heister (1724).

Doch vergingen noch viele Jahre, bis die volle Bedeutung dieses Unterschieds begriffen wurde. Der Begriff des Bruchs, der aufgrund seiner Größe „das Heimatrecht im Bauchraum verloren habe", geht auf Petit im ausklingenden 17. Jahrhundert zurück. Littré beschrieb 1700 ein Meckel-Divertikel im Bruchsack (echte Littré-Hernie), wenngleich das eigentliche Meckel-Divertikel erst 1809 als Entität erkannt wurde. Die inkomplette Hernie wurde zuerst 1788 von Richter (Abb. 7.3) beschrieben.

Ebenfalls ins 18. Jahrhundert fallen die Untersuchungen von René Renerulin (1721) sowie Ganz (1744), wonach nicht ein Trauma, sondern eine intraabdominelle Druckerhöhung die Hauptursache der Hernienentstehung sei. Während im Normalfall der schräge Verlauf des Leistenkanals den Durchtritt von Eingewei-

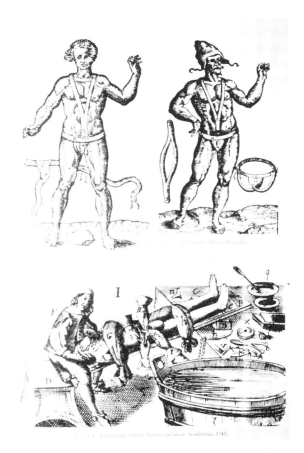

Abb. 7.1 Historische Darstellung einer mittelalterlichen Bruchbandversorgung.

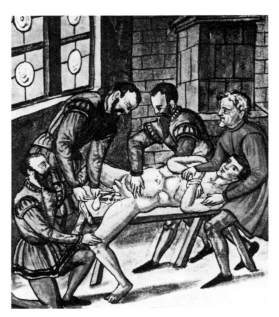

Abb. 7.2 Mittelalterliche Hernienoperation nach Caspar Stromayer in *Lehrbuch der Herniologie* 1559.

D. August Gottlieb Richter's

Sr. königlichen Majestät von Großbritannien Leibarzts und Hofraths, der Arzneygelahrheit und Wundarzneykunst öffentlichen ordentlichen Lehrers auf der Universität zu Göttingen, des Collegiums der Wundärzte daselbst Präses, Direktors des akademischen Hospitals, des Fürstenthums Göttingen Physikus, Mitglieds der königl. Göttingischen und königl. Schwedischen Akademien der Wissenschaften, wie auch der medizinischen Societät zu Kopenhagen,

Abhandlung

von den

Brüchen.

Mit 7 Kupfern.

Neue verbesserte und vermehrte Ausgabe.

Linz,

gedruckt bey Johann Thomas Edlen von Trattnern, kaiserl. königl. Hofbuchdrucker und Buchhändler.

1788.

◂ Abb. 7.3 Originaltitelblatt der Abhandlung von den Brüchen von August Gottlieb Richter 1788.

den verhindere, könne durch Anspannung der Bauchmuskulatur eine Aufrichtung des Kanals mit einer Übereinanderprojektion des inneren und des äußeren Leistenringes resultieren. Auf diese Weise werde dem Austritt der Eingeweide der Weg gebahnt.

In die Zeit des beginnenden 19. Jahrhunderts fallen die wesentlichen anatomischen Fortschritte. Zu erwähnen sind die Erstbeschreibung des Lig. lacunare durch Gimbernati (1793), des Lig. pubicum superius durch Cooper (1804), der Fascia transversalis durch Cooper (1807), des Tractus iliopubicus wie auch des inneren Leistenrings durch Hesselbach (1814) und vor allem die Beschreibung des muskelfreien Dreiecks durch Hesselbach (1816). Die Gleithernie („en glissade") wird von Scarpa (1814) beschrieben. Vorläufer dieser anatomisch exakten Beschreibungen waren die Identifikation des Leistenbands durch Poupart (1705) und die des schichtweisen Aufbaus der Bauchdecken durch Bidloo (1685).

Damit war die anatomische Beschreibung der Leisten- und Schenkelhernie im 19. Jahrhundert weitgehend abgeschlossen und die anatomischen Voraussetzungen einer erfolgversprechenden chirurgischen Therapie geschaffen. Dennoch blieb die Chirurgie der Leistenhernie trotz Einführung der Anästhesie (1846) bis zur Mitte des 19. Jahrhunderts die Ausnahme. Erst mit weiterer Anwendung von Asepsis und Antisepsis konnte sich die Hernienchirurgie entwickeln (s. u.). – Im 20. Jahrhundert gingen neuere anatomische Impulse von Anson und McVay (1942) aus, die in detaillierten Studien die Beziehungen der Fascia transversalis zum Leistenband untersuchten. Sie fanden in den Untersuchungen von Condon (1971) ihre Fortsetzung.

7.2 Konservative Therapie

Sämtliche historisch überlieferten Verfahren zur konservativen Behandlung der Leistenhernie hier im Detail darzustellen, würde den Rahmen dieses Kapitels sprengen. Sie reichen von den ersten Angaben bei Celsus, der Aderlass, Diät, heiße Wickel und Bruchbänder verschreibt, bis in unsere Zeit mit der von manchen Ärzten immer noch praktizierten Injektionsbehandlung der Leistenhernie (Kap. 6). Die Phantasie reicht nicht aus, um sich alle Verfahren vorzustellen, die ausprobiert wurden, durch nichtoperative Maßnahmen das Bruchleiden zu heilen. So ist von Brunus im 5. Jahrhundert n. Chr. die Verwendung von Harz- und Klebepflastern überliefert wie auch die Empfehlung, den Patienten 40 Tage in Rücklage zu platzieren. Paulus von Aegina (7. Jahrhundert n. Chr.) empfiehlt die Verwendung von Glüheisen, Pflastern und Bandagen. Falloppio (17. Jahrhundert) berichtet über gute Erfahrungen mit Klistieren, Kneten des Bruchs, Baden mit hochgelagerten Beinen und abwärts gerichtetem Kopf sowie Kopfstand des Patienten mit Schütteln der Füße.

Weitere kuriose Vorschläge aus jener Zeit sind die Verabreichung von Tabakeinläufen, wiederholte Aderlässe, Applikation von Eisenfeilspänen zur magnetischen Reposition des Bruchs sowie die Verabreichung von kalten und heißen Wickeln zur Applikation aller denkbaren Essenzen. Das therapeutische Konzept aller dieser Maßnahmen war der Wunsch, durch Induktion einer Narbenkontraktion die Bruchpforte fest zu verschließen.

7.3 Chirurgie

Den konservativen Bemühungen zur Behandlung der Leistenhernie erwuchs aus den chirurgischen Therapieversuchen kaum eine Konkurrenz. Zwar empfahl Paulus v. Aegina schon im 7. Jahrhundert v. Chr. die Operation mit Abtragung des Bruchsacks und Verschluss der Wunde mit einer X-Naht, doch blieb dieser Vorschlag die Ausnahme. Auch Heliodorus (2. Jahrhundert n. Chr.) riet für die kleinen Hernien des Jugendlichen zum Bruchband, für die großen Brüche des Erwachsenenalters aber zur Operation. Hierbei sollten der Bruchsack und das überschüssige Bauchfell so reseziert werden, dass es nicht zum Rezidiv kommen könne.

Im Mittelalter beginnt die große Zeit der Bruchschneider, die durch Spaltung des Leistenrings die Reposition der Eingeweide ermöglichen. Sie zogen als ambulante Chirurgen durch das Land, nicht ohne eine Spur von Infektionen, Kastrationen, Darmgangränen und Verblutungen hinter sich zurückzulassen. Zum dauerhaften Verschluss der Bruchpforte wurden Nähte aus Gold, Silber, Zinn, Bronze, Kupfer, Eisen verwandt oder Schrauben, Nägel, Nadeln oder Stäbchen eingeführt, die aus Holz, Eisen, Elfenbein oder Knochen angefertigt waren. In Konkurrenz hierzu stand die Injektion der Bruchpforte mit Gelatine, Iod, Iodtinktur, Meersalzlösung oder hochprozentigem Alkohol.

Alle diese „operativen Methoden" beruhen auf dem Versuch, durch provozierte Entzündung eine Vernarbung des Leistenkanals zu erzeugen. Ihre katastrophalen Ergebnisse zeigt eine Statistik von Danzel (1854), wonach von 571 Operierten mit einer Eröffnung des Bruchsacks über 300 verstarben, bei Nichteröffnung des Bruchsacks von 66 „nur" 9. So ist es verständlich, dass Dupuytren (1828) und Roux (1830) gegenüber der Radikaloperation der Leistenhernie äußerst reserviert waren. Die chirurgische Behandlung wurde erst konkurrenzfähig, als durch Einführung der Anästhesie und vor allem der Antisepsis und Asepsis Elektiveingriffe möglich wurden.

Sieht man also ab von den historischen Vorläufern der Leistenbruchbehandlung durch Wundärzte, Bruchschneider und Bader, so beginnt die eigentliche Geschichte der Leistenhernienchirurgie erst am Ende des 19. Jahrhunderts. Bis zu diesem Zeitpunkt war bei allen bekannten so genannten Radikaloperationen bloß der Bruchsack abgetragen, nicht aber die Bruchpforte eingeengt worden. Erste Versuche, auch die Bruchpforte einzuengen, gehen auf Marcy (1871), Steele (1874) und Czerny (1877) zurück. Selbstkritisch vermerkt Czerny:

> „Wenn man die zahlreichen Versuche überblickt, welche wieder verlassen wurden, die Radikalkur der Hernie zu erzielen, so gehört einiger Mut dazu, in die Diskussion über diese Frage erneut einzutreten."

Nach umfangreichem Studium der Literatur kam Czerny zu der Überzeugung, dass die Methode einer Radikaloperation im Grunde klar vorgezeichnet sei: Der Bruchsack müsse zuerst bloßgelegt und nach der Reposition des Inhalts am Hals umschnürt, mit Katgut verschlossen und danach abgetragen werden. Dann müsse die Bruchpforte direkt verengt werden – durch eine Art Schnürnaht („Miedernaht"), mit der die Schenkel des Leistenrings vereinigt würden. Sodann sollte die Haut über dem Leistenbruch mit Nähten verschlossen werden. Voraussetzung zum Erfolg dieses Vorgehens war für Czerny die Verwendung der Lister-Methode der Antisepsis. Doch auch Czerny operierte, wie alle seine Vorgänger, die Leistenhernie durch den äußeren Leistenring ohne Eröffnung des Leistenkanals. Damit blieb der innere Leistenring unangetastet.

Deshalb war es ein bedeutender Fortschritt, als Lucas-Championnière (1881) erstmals die Externus-Aponeurose spaltete. Auf diesem Wege gelang die Freilegung auch des inneren Leistenrings mit der Möglichkeit der Reparation des Defekts in der Fascia transversalis. Die Vermutung, dass dieser Schritt bereits zuvor von Marcy (1871) getan wurde, konnte aufgrund neuerer Forschungen (82) entkräftet werden. Man darf vermuten, dass Lucas-Championnière der Erste war, der 1881 den Schritt vom äußeren zum inneren Leistenring wagte und damit die Basis für die hohe Ligatur des Bruchsacks und die Reparation der Fascia transversalis schuf. Empfehlungen zur hohen Ligatur des Bruchsacks verbreiteten sich rasch und fanden sich bereits bei Marcy (1881), Bassini (1887), Halsted (1890) und Ferguson (1899).

Als Zugang zur Reparation der Leistenhernien setzte sich der inguinale Schnitt durch, der zuerst 1876 von Annandale, dann 1892 von Ruggi und später 1897 von Lotheissen empfohlen wurde. Bei der Operation der Schenkelhernie verwendete Bassini (1894) erstmals den kruralen Zugang.

Trotz aller chirurgischen Fortschritte blieb die Operation der Leistenhernie bis 1890 ein riskantes und wenig verlässliches Unterfangen. Einer Erhebung von Billroth (1881) in Europa und Bull in den USA von 1890 zufolge lag die Sterblichkeit bei 2,7 %, die Rezidivquote nach einem Jahr bei 30–40 %, nach 4 Jahren bei 100 %. Kraske empfiehlt noch 1883 die routinemäßige Kastration und McBurney verzichtet auf die primäre Hautnaht, um durch Sekundärheilung eine bessere und stabilisierende Narbenplatte zu erzeugen (41). Czerny (1877) resumiert vor 118 Jahren:

> „Wenn wir uns umsehen, was beim irreponiblen oder rezidivierenden Leistenbruch geraten wird, so klingt die Antwort deshalb so trostlos, weil allgemein zugegeben wird, dass durch permanentes Wachstum und drohende Einklemmung nicht nur eine große Last und Beeinträchtigung der Arbeitsfähigkeit, sondern auch eine dringende Gefahr für die Kranken besteht. Oft genug werden sie von einem Bandagisten zum anderen geschickt, bis sie nach großen Opfern an Zeit und Geld, murrend über das Ungeschick der Ärzte und Bandagisten, sich in ihr Schicksal ergeben."

In dieser Phase der Verunsicherung waren die methodischen Vorschläge und exzellenten Ergebnisse Bassinis (1890) von epochaler Bedeutung (Abb. 7.4). Insbesondere die Reparation der Hinterwand des Leistenkanals mit Einengung des inneren Leistenrings erwies sich als ein allen anderen Verfahren überlegenes Prinzip (Abb. 7.5). Dabei dürfte der Verschluss des inneren Leistenrings bereits 1887 von Halsted beschrieben worden sein. Die überragende Bedeutung Bassinis basiert in erster Linie auf der Pionierleistung, erstmals ein taktisch operatives Prinzip zur Therapie von Leistenhernien zu definieren und mit herausragendem Erfolg zu realisieren. Nicht die Einzelschritte also, die z.T. bereits beschrieben und erprobt waren, sind Bassinis geniale Leistung, sondern die Entwicklung des therapeutischen Konzepts.

Hierbei ist die Systematik des Vorgehens exemplarisch. In der berühmten Publikation Bassinis von 1890 wird anhand von zeitlos gültigen Illustrationen die Operation in ihren 3 Arbeitsschritten vorgestellt (Abb. 7.5):
1. Hautdurchtrennung, Darstellung der Externus-Aponeurose und des äußeren Leistenrings.
2. Durchtrennung der Externus-Aponeurose, komplette Auslösung des Samenstrangs, Isolierung des Bruchsacks und Darstellung des Bruchsackhalses „bis in die Darmbeingrube", Eröffnung des Bruchsacks, evtl. Reposition von Bruchinhalt, Lösung von Verwachsungen, Torquierung des Bruchsacks und Absetzung 0,5 cm unter der Ligatur.
3. Samenstrang und Hoden werden nach lateral, die obere Lefze der Aponeurose des M. obliquus internus nach kranial gezogen.

Im Original heißt es dann weiter:

> „Nachher löse ich den äußeren Rand des M. rectus abdominis und die dreifache Schicht, welche vom M. obliquus internus, M. transversus und der Fascia verticalis des Lig. transversum und der Fascia verticalis des Lig. Cooperi gebildet wird, von der Aponeurose des M. obliquus externus und vom subserösen, adipösen Bindegewebe los, bis die erwähnte wiedervereinigte dreifache Schicht ohne Schwierigkeiten dem hinteren isolierten Rand des Poupart-Bands genähert werden kann. Nachdem das geschehen ist, nähe ich mit Knopfnaht diese zwei Teile zusammen, und zwar auf eine Strecke von 5–7 cm vom Schambeinkamm nach außen gegen den Samenstrang, der ungefähr 1 cm weit gegen den vorderen Darmbeinstachel verrückt wurde."

Eine Spaltung der Fascia transversalis findet sich in der Originalbeschreibung (1890) nicht. Dennoch lässt die Erwähnung des Lig. Cooperi diese vermuten. Mediale Rezidive werden durch das Mitfassen der Rektusscheide, laterale durch die hohe Präparation bzw. Ligatur des Bruchsacks und die Wiederherstellung der Obliquität des Leistenkanals verhindert. Als Nahtmaterial findet bei Bassini nichtresorbierbare Seide Verwendung. Modern muten auch die Empfehlung einer möglichst frühen Mobilisation des Patienten und der für damalige Verhältnisse kurze stationäre Aufenthalt (ca. 15 Tage) an (Kap. 19).

Zu der großen Resonanz der Radikaloperation Bassinis trug die Tatsache bei, dass keine bisherige Methode derart exzellente Ergebnisse ermöglichte. In einer konsequenten Nachuntersuchungsserie der von ihm operierten 266 Hernien mit einer „Follow-up"-Quote von über 95 % nach 6 Jahren konnte Bassini den überzeu-

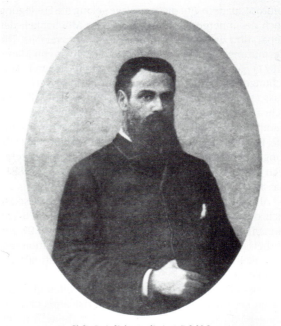

Abb. 7.4 Eduardo Bassini, ordentlicher Professor der Klinischen Chirurgie an der Königlichen Universität zu Padua.

Chirurgie **81**

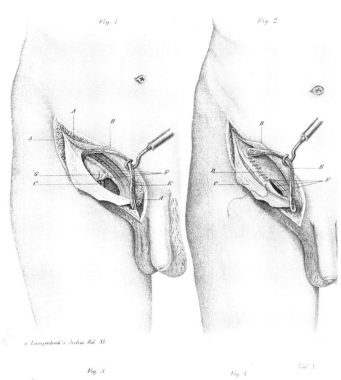

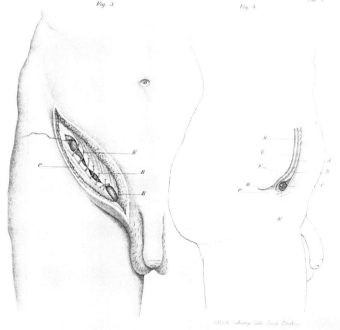

Abb. 7.**5** Originalzeichnungen der Leistenhernienreparation nach Bassini 1890.

genden Vorteil seines Verfahrens objektiv unter Beweis stellen (Tabelle 7.**1**). Die Rezidivquote von 2,9 % war umso bemerkenswerter, als im gleichen Heft des *Archivs für Chirurgie* (1890) in einer Arbeit von Heidenthaler die Rezidivquote der damaligen Operationsmethoden mit 68,2 % ausgewiesen war.

Verschiedene Modifikationen des Bassini-Verfahrens wurden in den folgenden Jahren entwickelt. Ferguson (1899) verzichtete auf die Auslösung des Samenstrangs und fixierte nur die Muskulatur darüber („leave the cord alone") aus Angst vor der Hodenatrophie (Abb. 7.**6**). Auch Brenner (1898) beschränkt den Eingriff auf die Anheftung der „dreifachen Schicht" aus M. cremaster, M. obliquus internus und M. transversus, ohne die Fascia transversalis einzubeziehen (Abb. 7.**7**). Die Hinterwand des Leistenkanals wurde nur oberflächlich rekonstruiert, der Bruch nur unvollständig abgetragen. Ähnlich war auch das Vorgehen von Halsted (1893/97), der mit dem Prinzip des „lining the wound with muscle" ebenfalls hohe Rezidivraten verzeichnen musste (Abb. 7.**8**).

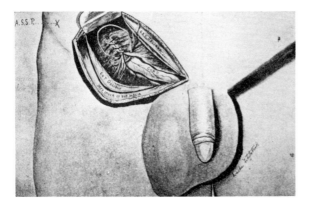

Abb. 7.**6** Originalzeichnung der Leistenhernienreparation nach Ferguson 1899.

Die Verwendung des Cooper-Bands für die Reparation der Leistenhernien wurde erstmals von Ruggi (1892) angegeben. Die systematische Anwendung geht auf Lotheissen zurück, der dieses Verfahren aus einer Notsituation heraus entwickelte (Abb. 7.**9**): Bei einer Patientin, bei der infolge zweier Rezidiveingriffe das Leistenband zerstört war, konnte er sich nur durch Anheften der Bauchdecken an das Cooper-Ligament helfen. Später wurde diese Methode von Moschcowitz (1907) sowie McVay (1942) weiter systematisiert. Die im Rahmen dieser Operation häufig notwendige Entlastungsinzision der Rektusscheide führten zuerst Wölfler (1892), später Bloodgood (1899) sowie Halsted (1903) durch (Abb. 8.**12**).

Die Verlagerung des Samenstrangs ins Subkutangewebe wurde 1889 erstmals von Halsted inauguriert und später von Hackenbruch (Abb. 7.**10**) und Kirschner weiterentwickelt. Halsted ist auch die Entfernung der Kremastermuskulatur zuzuschreiben (1893), die der vollständigeren Präparation und der übersichtlicheren Einengung des inneren Leistenrings dient.

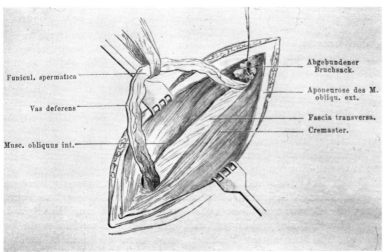

Abb. 7.**7 a, b** Originalzeichnung der Leistenhernienreparation nach Brenner 1898.

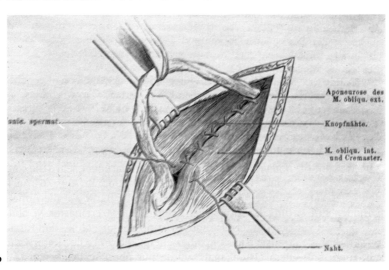

Tabelle 7.1 Rezidiv- und Nachuntersuchungsquoten der Leistenhernienreparationen (indirekt und direkt) von Bassini und von Brenner.

Quelle	Nachbeobach- tungsdauer (Jahre)	Anzahl der operierten Patienten	Anteil der Nach- untersuchten (%)	Rezidivquote (%)	Maximal mögliche Rezidivquote (%)
Bassini 1890	6	266	98,4	2,9	4,2
Brenner 1898	6	358	47,2	5,9	52,8
Total		624	65,4	4,2	14,5

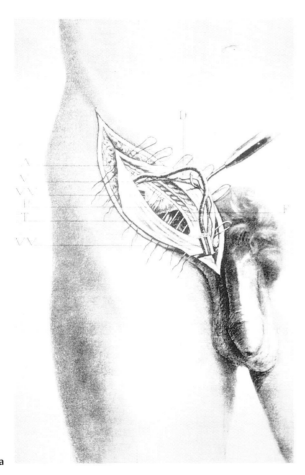

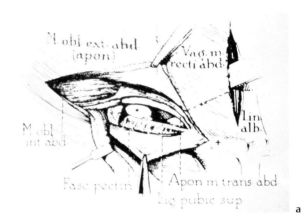

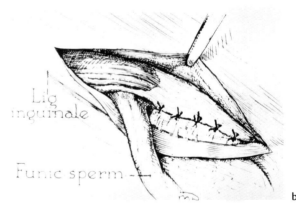

Abb. 7.9 a, b Originalzeichnung der Leistenhernienreparation nach Lotheissen 1898 vor (**a**) und nach Abschluss der Nähte (**b**).

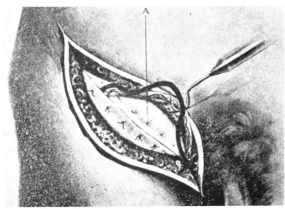

◀ Abb. 7.8 a, b Originalzeichnung der Leistenhernienreparation nach Halsted 1893 vor (**a**) und nach Abschluss der Nähte (**b**).

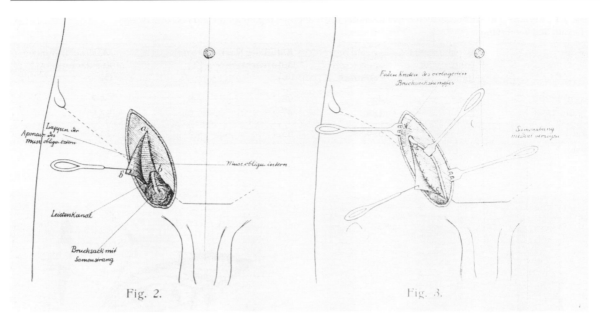

Abb. 7.**10** Originalzeichnung der Leistenhernienreparation nach Hackenbruch 1908.

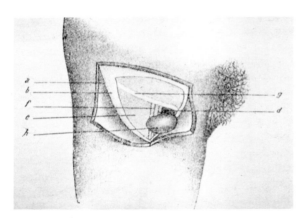

Abb. 7.**11** Originalzeichnung der Schenkelhernienreparation nach Fabricius 1895.

Die Reparation der Fascia transversalis geht auf Bassini (1890) zurück. Ihre Bedeutung wurde in den letzten 100 Jahren erst langsam erkannt, weitere Fortschritte in der Reparationstechnik sind mit Namen wie Shouldice, Condon, McVay und Nyhus verbunden.

Der präperitoneale Zugang zum Leistenbruch wurde von LaRoque (1919), Chearle (1920) und Henry (1936) entwickelt. Die weitere Entwicklung geht auf Nyhus, Condon und Harkins (1960) zurück.

Zur Behandlung der Schenkelhernie wurde von Annandale (1876) erstmals eine erfolgreiche Operationsmethode beschrieben. Er empfiehlt einen inguinalen Zugang ähnlich wie später Lotheissen (1898). Den kruralen Zugang entwickelten Fabricius (1891) (Abb. 7.**11**), Bassini (1894) (Abb. 7.**12**) und Kocher (1895). Während Langenbeck (1888) feststellt, „die Radikalheilung der Femoralhernie besteht nur in der Ligatur und Abtragung des Herniensacks, eine adäquate Verschlussnaht wie bei der Leistenhernie muss nicht erreicht werden", versuchen Bassini, Lotheissen, Kocher, Kummer, Salzer (Abb. 7.**13**) u. a. verschiedene Methoden zum Nahtverschluss der Schenkelpforte. Mikkelsen und Berne (1954) schließlich empfehlen den präperitonealen Zugang zum Verschluss der Schenkelbruchpforte.

Mayo schlug erstmals 1901 seine Fasziendoppelung zur Therapie von Nabelhernien vor. Später wurde diese dann das Standardverfahren zur Therapie der Narbenhernien. Generell wurden nahezu alle für die Leistenhernie entwickelten Verfahren mit einer gewissen Latenz auch im übrigen Bauchwandbereich zur Behandlung von primären oder Narbenhernien eingesetzt.

Damit war in wenigen Jahrzehnten das Kapitel der Chirurgie der Hernien und speziell der Leistenhernien für viele Jahre abgeschlossen. Die Radikaloperation wurde über viele Jahrzehnte zur Therapie der Wahl. Zahlreiche technische Modifikationen, etwa in Form der Doppelung der Externus-Aponeurose, wurden z.B. von Kirschner (1920) und Hackenbruch (1908) beschrieben, ohne Bassinis Methode generell zu verändern (Catterina 1933). Erst Mitte des 20. Jahrhunderts wurde Bassinis Konzept weiterentwickelt. Es zeigte sich zunehmend, dass die besten Ergebnisse dann zu erwarten sind, wenn die Rekonstruktion der Hinterwand des Leistenkanals auf der Ebene der Fascia transversalis beginnt.

Durch Untersuchungen von Shouldice (1945) sowie McVay und Anson (1946) ließ sich zeigen, dass die Fascia transversalis als „first line of defense" die wichtigste Schicht der Leistenhernienreparation ist. Insbesondere in der von Shouldice entwickelten Methode wurde ein anatomiegerechtes, wenig traumatisierendes Rekon-

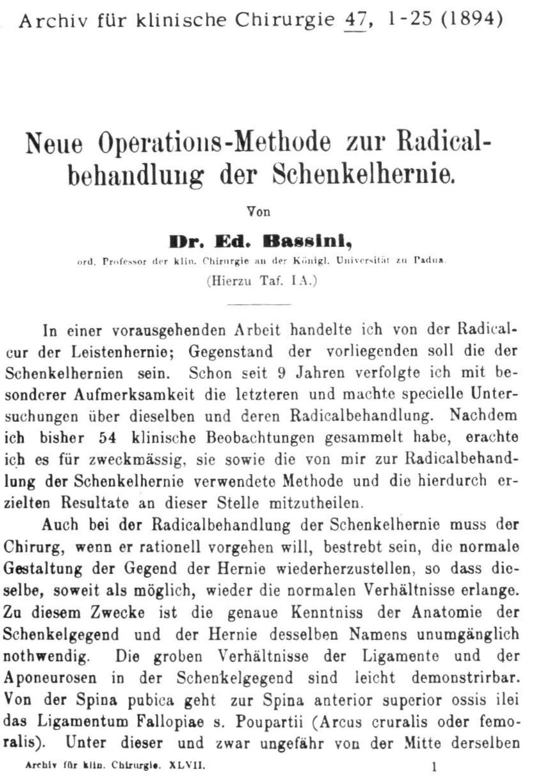

Archiv für klinische Chirurgie 47, 1-25 (1894)

Neue Operations-Methode zur Radicalbehandlung der Schenkelhernie.

Von
Dr. Ed. Bassini,
ord. Professor der klin. Chirurgie an der Königl. Universität zu Padua.

(Hierzu Taf. I A.)

In einer vorausgehenden Arbeit handelte ich von der Radicalcur der Leistenhernie; Gegenstand der vorliegenden soll die der Schenkelhernien sein. Schon seit 9 Jahren verfolgte ich mit besonderer Aufmerksamkeit die letzteren und machte specielle Untersuchungen über dieselben und deren Radicalbehandlung. Nachdem ich bisher 54 klinische Beobachtungen gesammelt habe, erachte ich es für zweckmässig, sowie die von mir zur Radicalbehandlung der Schenkelhernie verwendete Methode und die hierdurch erzielten Resultate an dieser Stelle mitzutheilen.

Auch bei der Radicalbehandlung der Schenkelhernie muss der Chirurg, wenn er rationell vorgehen will, bestrebt sein, die normale Gestaltung der Gegend der Hernie wiederherzustellen, so dass dieselbe, soweit als möglich, wieder die normalen Verhältnisse erlange. Zu diesem Zwecke ist die genaue Kenntniss der Anatomie der Schenkelgegend und der Hernie desselben Namens unumgänglich nothwendig. Die groben Verhältnisse der Ligamente und der Aponeurosen in der Schenkelgegend sind leicht demonstrirbar. Von der Spina pubica geht zur Spina anterior superior ossis ilei das Ligamentum Fallopiae s. Pouparti (Arcus cruralis oder femoralis). Unter dieser und zwar ungefähr von der Mitte derselben

Archiv für klin. Chirurgie. XLVII. 1

Abb. 7.12 Titelbild der Originalpublikation zur Schenkelhernienreparation nach Bassini.

der Therapie der Rezidivhernien zeigte sich, dass auch die Verstärkung der Leistenkanalhinterwand mit einer hohen Rezidivrate behaftet ist, so dass eine zusätzliche Verstärkung der Leistenregion wünschenswert erschien.

Der Gedanke, einen Bruchlückenverschluss mit künstlichem Material zu verstärken, ist über 150 Jahre alt. Belams experimentierte bereits 1831 (9) mit Goldschlägerhäutchen bei Leistenbrüchen. Nach Implantation der Fremdkörper in die Bruchlücke hoffte er, den Leistenbruch durch die provozierte „adhäsive Entzündung" zu heilen. Er probierte dieses Verfahren mit gutem Erfolg an 30 weiblichen Hunden aus und schließlich auch an 3 Menschen – stets mit Erfolg.

Billroth war der Überzeugung, dass erst künstliches Material mit der Festigkeit von Fasziengewebe das Geheimnis der Radikaltherapie von Hernien lüften würde (8, 41). Macewen (1886) verstärkte den Verschluss des inneren Leistenrings, indem er den ganzen Bruchsack durch fortlaufende Naht raffte und diesen Gewebspfropf an die Innenseite des inneren Leistenrings vor das Peritoneum schob (98). Seine Patienten durften übrigens erst nach 6 Wochen erstmals das Bett verlassen. Die Verwendung von Faszienplastiken zum Verschluss großer Bruchlücken und Rezidivhernien basiert auf Halsted (1903), Kirschner (1908) und Koontz (1926). Trendelenburg (98) verwendete zur Verstärkung des Leistenkanals einen 4 cm langen, 4 cm breiten, 3 mm dicken Periostlappen von der Symphyse, Rehn einen Fascialata-Streifen (74, 84), Loewe und Rehn 1913 und 1914 die Kutisplastik, Schütter 1995 mit einem Mesh kombinierte (94).

Nicht nur autologes, sondern auch künstliches Material kam zum Einsatz. 1889 beschrieb Witzel (104) die Verwendung von Silberdrahtnetzen bei Bauchwandhernien, Busse verwendete 1901 sogar Gold (77). 1931 benutzte Fieschi Gummischwämme. Ogilvie publizierte 1940 die erfolgreiche Implantation von Stoffnetzen bei kontaminierten Kriegsverletzungen, Preston verwendete Netze aus Draht (78).

struktionsverfahren entwickelt, das auch außerhalb von so genannten Hernienzentren zu exzellenten subjektiven und objektiven Ergebnissen führt (Kap. 20).

Die Ablösung der zumeist nur oberflächlich ausgeführten „modifizierten" Bassini-Reparation durch die äußerst standardisierte Shouldice-Technik mit fortlaufender Doppelung der Fascia transversalis in den 70er- und 80er-Jahren vermochte jedoch nicht den relativ konstant bei 15% liegenden Anteil der Rezidivleistenhernien nennenswert zu reduzieren. Aber gerade bei

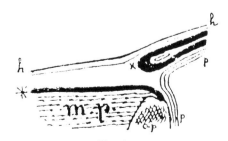

(Fig. 1 Lage der Fascia vor, Fig. 2 nach der Operation?)
hh = Haut, pp = Peritoneum, $\times$ = Ligamentum Pouparti, $*$ = Fascia pectinea,
mp = Musculus pectineus, op = Os pubis.

Abb. 7.13 Originalzeichnung der Schenkelhernienreparation nach Salzer 1892.

Erst nach dem 2. Weltkrieg wurden polymere Kunststoffe für den medizinischen Gebrauch entwickelt (s. u.). In Europa setzten erstmals 1948 Acquaviva und Bourret synthetisches Material (Nylon) beim Bruchlückenverschluss ein. Bereits 1952 berichtete Cumberland über den Einsatz von Meshes bei Hernien (26). Die erste Verwendung von Nylon in der Leiste erfolgte durch Stock (1954). Martinez vermutete bereits 1958, dass die Fadenmaterialien in der Hernienchirurgie nur über eine Stimulation der Fibroblasten und Induktion einer kräftigen Narbe wirken (27). Es dauerte jedoch bis 1959, bis erstmals Usher (99–102) ein alloplastisches Netz systematisch in der Bauchwand einsetzte und tierexperimentell seine Eignungsfähigkeit bestätigen konnte.

Waren diese zumeist aus Polypropylen oder Polyester hergestellten Maschenwaren zunächst nur „Reserven" bei großen Bauchwanddefekten, entwickelten insbesondere französische Chirurgen (Rives, Stoppa, Chevrel, Flament) in den 70er-Jahren verschiedene Reparationsverfahren zur Therapie von Bauchwandhernien unter Verwendung dieser alloplastischen Materialien. Die Kunststoffnetze wurden transinguinal (Rives) oder über einen medianen Zugang (Stoppa) zumeist präperitoneal platziert und dichteten die Bruchpforte von innen her ab. Insbesondere in der Therapie von Narbenhernien konnten sich diese Mesh-Techniken angesichts fehlender Alternativen mehr und mehr durchsetzen.

Lichtenstein erkannte 1986, dass mit der zusätzlichen Verstärkung der Leistenregion durch die Meshes erstmals eine spannungsfreie („tension-free") Reparation möglich wurde und favorisierte die technisch relativ einfache und in Lokalanästhesie durchführbare Netzimplantation unter die Externus-Aponeurose (55). Mit zusammengedrehten Mesh-Stöpseln als so genannten Plugs werden isolierte Bruchpforten von außen verschlossen oder größere Netze über einen extraperitonealen Zugang in den präperitonealen Raum eingebracht.

Im Zuge der explosionsartigen Verbreitung der Laparoskopie Ende der 80er-Jahre lag es nahe, das Prinzip der Meshes mit denen der minimal invasiven laparoskopischen Techniken zu kombinieren. Die laparoskopische Versorgung von Leistenhernien, zunächst noch ohne Mesh, begann mit Ger 1988 und Bogojavalensky 1989 (63), allerdings mit einer unbefriedigenden Rezidivrate. Erst die zusätzliche Implantation von Kunststoffnetzen:

- transabdominell, extraperitoneal (TAPP-Technik, entwickelt von Schultz 1990),
- transabdominell intraperitoneal (IPOM, Popp 1990) oder
- total extraperitoneal (TEP, Ferzli 1992)

führten durchweg zu ausgezeichneten Rezidivraten und im Vergleich zu den offenen Verfahren in vielen Studien zu geringeren Wundschmerzen. Erste erfolgreiche laparoskopische Mesh-Reparationen von Narbenhernien sind durchgeführt worden (Tabelle 7.2) (22, 71).

Tabelle 7.2 Historische Entwicklung der Hernienreparation mit Meshes.

Verfahren	Erstbeschreiber	Jahr
Mersilene		1954
Marlex	Usher	1959
Grande procedure de reinforcement du visceral sac (GPRVS)	Stoppa	1973
Transinguinale präperitoneale Prothese (TIPP)	Rives Schumpelick	1973 1996
Subfasziale Prothese nach Lichtenstein	Lichtenstein Amid	1986
Präperitoneale Prothese über extraperitonealen Zugang	Nyhus Wantz	1988 1989
Mesh-Plug	Rutkow Gilbert	1989
Plug, laparoskopisch	Shultz	1990
Intraperitoneale Onlay-Mesh-Prothese (IPOM)	Popp	1990
Transabdominelle präperitoneale Prothese (TAPP)	Schultz Corbitt	1990 1991
Totale extraperitoneale Prothese (TEP)	Ferzli McKernan	1992 1993

Wurde die Leistenhernienchirurgie lange Jahrzehnte durch die Bassini-Technik und die Narbenhernienchirurgie durch die Mayo-Doppelung dominiert, so sehen wir uns am Ende des 20. Jahrhunderts einer Vielzahl verschiedener Verfahren gegenüber, deren Leistungsfähigkeit und Risiken äußerst kontrovers diskutiert werden. Im Zentrum stehen dabei nicht zuletzt die Fragen nach dem kumulativen Risiko von Kunststoffimplantaten, die Frage nach dem besten Material, der besten Position, Probleme der Kosten und des Patientenkomforts, Langzeitprobleme wie Rezidive oder Mesh-Wanderung. Angesichts zahlreicher leistungsfähiger Verfahren ist die Frage nach der besten Technik damit offener denn je.

Literatur

1 Annandale, T.: Case in which a reducible oblique and direct inguinal and femoral hernia existed on the same side and were successfully treated by operation. Edinb. Med. J. 21 (1876) 1087.
2 Bassini, E.: Sulla cura radicale dell'ernia inguinale. Arch. Soc. Ital. Chir. 4 (1887) 380.
3 Bassini, E.: Nuovo metodo per la cura radicale dell'ernia inguinale. Atti. Congr. Assoc. Med. Ital. 2 (1887) 179.
4 Bassini, E.: Sopra 100 Casi di dura radicale dell'ernia inguinale operata col metodo dell'autore. Arch. ed. Atti. Soc. Ital. Chir. 5 (1888) 315.
5 Bassini, E.: Nuovo metodo per la cura radicale dell'ernia inguinale. Padua: Prosperini; 1889.
6 Bassini, E.: Über die Behandlung des Leistenbruchs. Arch. Klin Chir. 40 (1890) 429.

7 Bassini, E.: Neue Operationsmethode zur Radikalbehandlung der Schenkelhernie. Arch. Klin. Chir. 47 (1894) 1.
8 Beets, G., Oosterhuis, K., Go, P., Baeten, C., Koostra, G.: Longterm followup (12 – 15 years) of a randomized controlled trial comparing Bassini-Stetten, Shouldice, and high ligation with narrowing of the internal ring for primary inguinal hernia repair. J. Am. Coll. Surg. 185 (1997) 352 – 357.
9 Belams: Magazin für ausländische Literatur der gesamten Heilkunde und Arbeiten des ärztlichen Vereins in Hamburg. Hamburg: Perthes & Besser; 1832.
10 Billroth, T.: Clinical surgery: Reports of surgical practice between the years 1869 – 1876. London: New Sydenham. Soc.; 1881.
11 Bloodgood, J. C.: Operations on 459 cases of hernia in the Johns Hopkins Hospital from June 1889 – January 1899. Johns Hopkins Hosp. Rep. VII (1899) 223.
12 Brenner, A.: Zur Radikaloperation der Leistenhernien. Zbl. Chir. 25 (1898) 1017.
13 Brunus: Bruno von Langoburgo, zitiert nach Gurlt, E., Geschichte der Chirurgie, Bd. III. Hildesheim: Olms; 1964: 729.
14 Bull, W. T.: Cited by Halsted. In: The radical cure of inguinal hernia in the male. Johns Hopkins Hosp. 4 (1893) 17.
15 Catterina, A.: Die Bruchoperation nach Bassini. Berlin: Urban & Schwarzenberg; 1933.
16 Celsus: De medicina. Bd. II. 19, vol. III, Übers. v. Spencer. Cambridge: Harvard Univ. Press; 1938.
17 Cheatle, G. L.: An operation for inguinal hernia. BMJ. 2 (1921) 1025.
18 Cloquet, J.: Recherches anatomiques sur les hernies de l'abdomen. Vol. 133. no. 129. Paris 1817.
19 Condon, R. E.: Anatomy of the inguinal region and its relationsship to groin hernias. In: Nyhus, L. M., Harkins, H. N. (ed.), Hernia. Philadelphia: Lippincott; 1964: 28.
20 Cooper, A. P.: The anatomy and surgical treatment of abdominal hernia (2 vol.). London: Longman; 1804 and 1807.
21 Cooper, A. P.: Von den Brüchen. In: Lee, A. (ed.). Vorlesungen über Chirurgie. Leipzig: Th. Fischer; 1838: 1.
22 Costanza, M.J., Heniford, B.T., Arca, M.J, Mayes, J.T., Gagner, M.: Laparoscopic repair of recurrent ventral hernias. Am. Surg. 64 (1998) 1121 – 5.
23 Czerny, V.: Studien zur Radikalbehandlung der Hernien. Wien. Med. Wochenschr. 27 (1877) 497.
24 De Chauliac, G.: La Grande Chirurgie composée en 1363 Revue avec des notes, une introduction sur le moyenage. Sur la vie et les oevres de Guy de Chouliac pan E. Nicaise. Paris: F. Alcan; 1890: 522.
25 Championniére, L.: Cure radical des hernies avec une étude statistique de deux cents soixante-quinze opérations et cinquante figures intercalées dans le texte. Paris: Rueff; 1892.
26 Egger, B., Fawcett, J., Dowling, B.L.: Use of skin staples for securing the mesh in the Lichtenstein repair of inguinal hernia. Ann. R. Coll. Surg. Engl. 78 (1996) 63 – 4.
27 Everett, W.: Running synthetic absorbable suture in abdominal wound closure. Am. J. Surg. 141 (1970) 572 – 3.
28 Fabricius, J.: Wien. Klin. Wochenschr. 8 (1895) 553.
29 Falloppio, G.: Observations anatomicae. Venetiis, ap. M. A. Ulmum 1562.
30 Falloppio, G.: Opera Genuina Omnia. Venice de Francisis 1606.
31 Ferguson, H. W.: Oblique inguinal hernia, typic operation for its radical cure. JAMA. 33 (1899) 6.
32 Franco, P.: Traite des hernies contenant une ampe déclaration de toutes leurs espéces et autres excellentes parties de la chirurgie, assauoir de la pierre, des cataractes des yeux, et autres maladies, despuelles comme la cure est perilleuse, aussi est elle de peu d'hommes bien exercée. Lyon: Th. Payan; 1561.
33 Galen: Die Werke des Galenos. Übers.: Beintker, E., Kahlenberg, W., Bd. 1., opera omnia, Nr. 16. Nr. 25. Leipzig: Kühn; 1829.
34 De Gimbernati, A.: Nuevo metodo de repar en la hernia crunal. Madrid: Ibarra; 1793.
35 Glassow, F.: The sungical repair of inguinal and femoral hernias. Can. Med. Assoc. J. 108 (1973) 308.
36 Griffith, Ch. A.: The Marcy Repair of indirect inguinal hernia. Surg. Clin. N. Am. 51 (1971) 1307.
37 Gurlt, E.: Geschichte der Chirurgie. Bd. III. Heidelberg: Olms; 1964: 729.
38 Hackenbruch, P.: Zur Radikaloperation der Leistenhernie, Faszien Knopfnähte. Münch. Med. Wochenschr. 32 (1908) 1693.
39 Hackenbruch, P.: Osteoplastische Radikaloperation für große Schenkelbrüche. Bruns Beitr. Klin. Chir. 11 (1894) 779.
40 Halsted, W. S.: The radical cure of hernia. Bull. Johns Hopk. Hosp. 1 (1889) 12.
41 Halsted, W. S.: Surgical papers by William Stewart Halsted. Baltimore: John Hopkins Press; 1924: 271.
42 Hesselbach, F. K.: Die sicherste Art des Bruchschnittes in der Leiste. Bamberg und Würzburg 1819.
43 Hippokrates, zit. nach Haeser, Lehrbuch der Geschichte der Medizin. Bd. 1. Hildesheim: Olms; 1971: 109.
44 Hoguet, H. P.: Observations on two thousand four hundred and sixty-eight operations by one operator. Surg. Gynecol. Obstet. 37 (1923) 71.
45 Hoguet, J. P.: Direct inguinal hernia. Ann. Surg. 72 (1920) 671.
46 Kirschner, M.: Die praktischen Ergebnisse der freien Faszien-Transplantation. Arch. Chir. 72 (1920) 671.
47 Koch, G., Eichfuss, H. P., Farthmann, E., Schreiber, H. W.: Äußere und innere Brüche, Historisches und Entwicklungstendenzen. Med. Welt. 29 (1978) 61.
48 Koontz, A. R.: Preliminary report on the use of tantalum mesh in the repair of ventral hernias. Ann. Surg. 127 (1948) 1079.
49 Koontz, A. R.: On the need for prosthesis in hernia repair. Am. J. Surg. 28 (1962) 342.
50 Koontz, A. R.: Historical analysis of femoral hernia. Surgery. 53 (1963) 551.
51 Küstern, E.: Beiträge zur Lehre von den Hernien. Verhandl. d. Dtsch. Ges. f. Chir. Tl. 2 (1886) 291 – 310.
52 Lanfrank's „Sience of Chirurgie". Fleischhackern, R. V. (ed.), Bodleian Ashmole MS, London, (publ. for the Early English Text Society). Paul, K., Trench, Truebner 1894.
53 von Langenbeck, B.: Vorlesungen Chirurgie. Berlin: Hirschwald; 1888: 511.
54 LaRoque, G. P.: The permanent cure of inguinal and femoral hernia. A modification of the standard operative procedures. Surg. Gynecol. Obstet. 29 (1919) 507.
55 Lichtenstein, I. L., Shulman, A. G.: Ambulatory outpatient hernia surgery. Including a new concept, introducing tension-free repair. Int. Surg. 71 (1986) 1 – 4.
56 Lister, J.. On the antiseptic principle in the practice of surgery. BMJ. 2 (1867) 246.
57 Littre, A.: Observation sur la nouvelle espece de hernie. Hist. Acad. Roy. d'Sc. (Paris) 1700 (1719) 300 – 10.
58 Lotheissen, G.: Zur Radikaloperation der Schenkelhernien. Cbl. Chir. 25 (1898) 548.
59 Lotheissen, G.: Zur Operation der Schenkelhernie. 2me Congrès de la Soc. Int. de Chirurgie, Bruxelles 1 (Sep. 1908) 399.
60 Lucas-Championnière, J.: Chirurgie Operatoire: Cure Radicale des Hernies; avec une etude statistique de deux cents soixante-quinze et cinquante figures intercalées dans le texte. Paris: Rueff; 1892.
61 Lytle, W. J.. History of hernia. Med. Press. 232, No. 6034 (1954).
62 Lytle, W. J.: Femoral hernia. Ann. R. Coll. Surg. Engl. 21 (1957) 244.
63 Macewen, W.: On the radical cure of oblique inguinal hernia by internal abdominal peritoneal pad, and the restoration of the valved form of the inguinal canal. Ann. Surg. 4 (1886) 89.
64 Mc Vay, C. B.: An anatomic error in current methods of inguinal herniorrhaphy. Ann. Surg. 113 (1941) 1111.
65 Mc Vay, C. B., Anson, B. J.: A fundamental error in current methods of inguinal herniorrhaphy. Surg. Gynecol. Obstet. 74 (1942) 746.

66 Mc Vay, C. B., Anson, B. J.: Inguinal and femoral hernioplasty. Surg. Gynecol. Obstet. 88 (1949) 473.
67 Marcy, H. O.: A use of carbolized catgut ligatures. Boston Med. Surg. J. 85 (1871) 315.
68 Marcy, H. O.: The cure of hernia by the antiseptic use of animal ligature. Trans. Int. Med. Cong. 2 (1881) 446.
69 Marcy, H. O.: The cure of hernia. JAMA. 8 (1887) 589.
70 Memon, M. A., Riche, D., Donohue, J. H.: Laparoscopic herniorrhaphy. J. Am. Coll. Surg. 184 (1997) 325–35.
71 Mikkelsen, J. E., McReady, F. J.: The Henry approach to femoral hernia. Surgery. 26 (1948) 608.
72 Mikkelsen, J. E., Berne, C. J.: Femoral hernioplasty: Suprapubic extraperitoneal (Cheatle-Henry) approach. Surgery. 35 (1954) 743.
73 Morgagni, J. B.: The Seats and Causes of Diseases (transl. by Alexander, B.). New York: Hafner; 1960.
74 Moschcowitz, A. V.: Femoral hernia: A new operation for radical cure. N. Y. Med. J. 7 (1970) 396.
75 Nyhus, L. M., Condon, R. E., Harkins, H.: Am. J. Surg. 100 (1960) 234.
76 Nyhus, L. M., Condon, R. E.: Hernia. 2nd ed. Philadelphia: Lippincott; 1978: 212.
77 The Papyrus Ebers, The greatest egyptian medical document (transl. by Ebbell, B.). Cates, Th. & Young, R. London 1634.
78 Park, A., Birch, D.W., Lovrics, P.: Laparoscopic and open incisional hernia repair: a comparison study. Surgery. 124 (1998) 816–21.
79 Paul of Aegina: The seven Books of Paulus Aeginata (transl. by Adams, F.). London: Sydenham Society; 1844.
80 Petit, J. L.: Traite des maladies chirurgicales et opérations qui leur conviennent, Vol. II. Paris: Mequignon l'aine; 1790: 217.
81 Pless, T., Pless, J. E.: Giant ventral hernias and their repair. Scand. J. Plast. Reconstr. Hand. Surg. 27 (1993) 311–5.
82 Ponka, J. L.: The relaxing incision in hernia repair. Am. J Surg. 115 (1968) 552.
83 Ponka, J. L.: Hernias of the abdominal wall – Significant contribution toward understanding and sound treatment of hernias. Philadelphia: Saunders; 1980: 1–17.
84 Poole, G.: Mechanical factors in abdominal wound closure: the prevention of fascial dehiscenze. Surgery. 97 (1985) 825–8.
85 Preston, D. J., Richards, C. F.: Use of wire mesh prostheses in the treatment of hernia. 24 years' experience. Surg. Clin. N. Am. 53 (1973) 549–54.
86 Poupart, M.: Histoire de l'Academie Royale des Sciences. Paris 1705.
87 Praxagoras von Kos: Über die Unterscheidung der akuten Krankheiten. zit. nach Haeser — Ravdin, J. S. Surg. Clin. N. Am. 3 (1971) 267.
88 Ravich, M. M., Hitzrot, J. M.: Inguinal Hernia Operations, Surgical History I and II. Surgery. 48 (1960) 439,615.
89 Read, R. C.: Marcy's priority in the development of inguinal herniorrhaphy. Surgery. 88 (1980) 682.
90 Read, R. C.: The development of inguinal herniorrhapy. Surg. Clin. N. Am. 64 (1984) 185.
91 Rehn, E.: Die Operationen bei den Unterleibsbrüchen. Leipzig: Fischer, Gohbandt, Sauerbruch, J. A. Barth; 1957.
92 Richter, A. G.: Abhandlung von den Brüchen. Göttingen: J. C. Dieterich; 1788.
93 Roux, F. P.: Anjou Med. 6 (1899) 21.
94 Ruggi, G.: Metodo operativo nuovo per la cura radicale dell'ernia crurale. Bull. Scienze Med. ci Bologna. 7 (1892) 223.
95 Salzer, H.: Operation der schrägen Leistenhernie. Wien. Klin. Wochenschr. 34 (1921) 543.
96 Salzer, F. A.: Ein Vorschlag zur Radikalheilung großer Cruralhernien. Zbl. Chir. 19 (1892) 665.
97 Scarpa, A.: Sull hernia des perineo. Pacia: Menoria; 1812.
98 Scarpa, A.: Traité pratique des hernies ou memoires anatomiquesk et chirurgieaux sur les maladies. Paris 1812.
99 Scarpa, A.: A treatise on hernia (transl. by Wishart, J. H.). Edinburgh: Longman, Hurst, Rees et al.; 1814.
100 Schumpelick, V., Kingsnorth, G.: Incisional hernia of the abdominal wall. Berlin: Springer; 1999.
101 Schütter, F., Kiroff, P.: Die netzverstärkte Kutisplastik. Langenbecks Arch. Chir. 380 (1995) 249–52.
102 Steele, C.: On operations for the radical cure of hernia. BMJ. 2 (1874) 584.
103 Stromayr, C.: Die Handschrift des Schnitt- und Augenarztes. Caspar Stromayer. Berlin: Idra; 1925.
104 Tait, L. A.: A discussion on treatment of hernia by median abdominal section. BMJ. 2 (1891) 685.
105 Tillmanns, H.: Lehrbuch der speziellen Chirurgie. Vol. III. Leipzig: Veit; 1897.
106 Usher, F., Fries, J, JL, O.: Marlex mesh, a new plastic mesh for replacing tissue defects: clinical studies.. Arch. Surg. (1959) 138–45.
107 Usher, F., Hill, J., Ochsner, J.: Hernia repair with Marlex mesh: a comparison of techniques. Surgery. 46 (1959) 718–24.
108 Usher, F., JL, O., Tuttle, L.J.: Use of Marlex mesh in the repair of incisional hernias. Am. Surg. 24 (1958) 969–74.
109 Usher, F., Wallace, S.: Tissue reaction to plastics. AMA. Arch. Surg. 76 (1959) 997–9.
110 Vallesco de Taranta (zit. nach Gurlt, E.): Geschichte der Chirurgie, Bd. III. Hildesheim: Olms; 1961: 729.
111 Witzel, O.: Über den Verschluß von Bauchwunden und Bruchpforten durch versenkte Silberdrahtnetze (Einheilung von Filigranpelotten). Zbl. Chir. 10 (1900) 257–60.
112 Wölfler, A.: Zur Radikaloperation des freien Leistenbruches. Beitr. Chir. (Festschr. gewidmet Theodor Billroth). Stuttgart; 1892: 551.
113 Zimmerman, L. M.: Essential problems in the surgical treatment of inguinal hernia. Surg. Gynecol. Obstet. 71 (1940) 654.
114 Zimmerman, L. M., Zimmerman, J. E.: The history of hernia treatment. In: Nyhus, L. M. Condon, R. E. (eds.), Hernia. Philadelphia: Lippincott; 1978: 3–13.

8 Reparationsprinzipien

Mit Uwe Klinge

8.1 Allgemeines

Jede Hernienoperation gliedert sich grundsätzlich in 2 Phasen: die der „Präparation" und die der „Reparation". Im Einzelnen besteht die Operation aus 5 Arbeitsschritten:
1. Präparation von Bruchsack und Bruchpforte,
2. Versorgung des Bruchinhalts,
3. Resektion und Versenkung des Bruchsacks,
4. Reparation durch direkten oder plastischen Verschluss der Bruchpforte,
5. Wiederherstellung der Bauchwandstabilität.

Hierbei sind die Schritte 1 bis 3 zwar die Grundlage der historischen Bezeichnung „Herniotomie", aber doch nur ein Teil der Hernienoperation. Mindestens ebenso wichtig sind die dauerhafte Reparation der Bruchpforte und die Wiederherstellung der Bauchwandstabilität, d.h. die „Hernienreparation" bzw. „Hernioplastik". Speziell dieser Bestandteil der Hernienoperation weist die größte Variationsbreite auf. Unterschiedliche Prinzipien konkurrieren in der Verfahrenswahl.

Vor dem Hintergrund einer nahezu unüberschaubaren Methodenvielfalt ist es schwer, das jeweilige Reparationsprinzip zu erkennen. Ohne Vollständigkeit anzustreben, soll im Folgenden versucht werden, anhand einfacher Schemata die prinzipiellen Unterschiede der einzelnen Verfahren aufzuzeigen.

8.2 Anatomische Voraussetzungen

Siehe Kapitel 1.

8.2.1 Leistenregion

Die Integrität der Leistenregion beruht auf der Kontinuität der muskulären und aponeurotischen Strukturen der Bauchdecke. Während die Vorderwand des Leistenkanals in Form der Aponeurose des M. obliquus externus abdominis keine wesentliche Schutzfunktion entfalten kann, ist die Hinterwand von zentraler Bedeutung (Abb. 8.1).

Ihre Dreischichtigkeit aus Peritoneum, Fascia transversalis und den aponeurotischen Ausläufern des M. transversus abdominis bietet im Regelfall ein starkes Widerlager für den Bauchinnendruck. Voraussetzung ist die aponeurotische Kontinuität der Bauchdecke auch im muskelschwachen Bereich des Hesselbach-Dreiecks. Hier stellt die Fascia transversalis die einzige belastbare Schicht und zugleich die „Achillesferse" der Leistenregion dar.

Der M. transversus abdominis und der M. obliquus internus abdominis kontrollieren den inneren Leistenring. Durch Kontraktion resultiert ein kulissenartiger Verschluss, eine Lateralisation und damit Schrägstellung des Leistenkanals. Die Kontraktilität des M. transversus garantiert die elastische Spannung der Fascia transversalis im Bereich dieser physiologischen Schwachstelle. Damit sind der schräge Verlauf des Leistenkanals, der muskuläre Verschlussmechanismus am inneren Leistenring und die straff gespannte Fascia transversalis die wichtigsten Garanten der Bruchfreiheit (Kap. 1).

Durch Ausweitung und gestörten muskulären Verschluss können am inneren Leistenring Baucheingeweide in den Leistenkanal eintreten:
- *Indirekte Hernien* sind in der überwiegenden Anzahl der Fälle mit einer Ausweitung der Fascia transversalis im Bereich des medialen Randes des inneren Leistenrings verbunden. Bei großen indirekten Hernien ist die Fascia transversalis auch über die Ebene der epigastrischen Gefäße hinaus ausgeweitet.
- Prädilektionsstelle der *direkten Hernie* ist das Hesselbach-Dreieck. Die Fascia transversalis folgt dem Bruch der Eingeweide, ist breitflächig ausgedünnt und häufig an der Kuppe durchbrochen. Dadurch sind die aponeurotischen Strukturen des Arcus aponeurosis m. transversi abdominis und des Tractus iliopubicus weit auseinander gedrängt.

Beide Bruchformen resultieren also aus einem Defekt der Hinterwand, wobei die Fascia transversalis die „first line of defense" (114) ist. Führt normalerweise ein Anstieg des Bauchinnendrucks zu einer reflektorischen Kontraktion der Bauchdeckenmuskulatur mit Lateralisation des inneren Leistenrings und Abflachung des Leistenkanals, wird bei Insuffizienz dieser Schutzmechanismen die Fascia transversalis maximalen Belastungen ausgesetzt (Abb. 8.2).

Die Versorgung des Bruchsacks, d.h. die Form des Verschlusses, der Versenkung oder Vernähung ist von geringerer Bedeutung für die Häufigkeit eines Rezidivs. Ohnehin kann der Bruchsack als reiner „Lückenfüller" gelten, der nach Verschluss der Bruchlücke von selbst relabiert. Auch ein offen gelassener, nicht ligierter Bruchsack hat keine höhere Rezidivrate zur Folge (80). Dies konnte in einer prospektiven Studie von Smedberg et al. (148) eindrucksvoll bewiesen werden. Allein wichtig ist die hohe Präparation des Bruchsacks, d.h. die Darstellung der nahtfähigen Bruchlücke.

8 Reparationsprinzipien

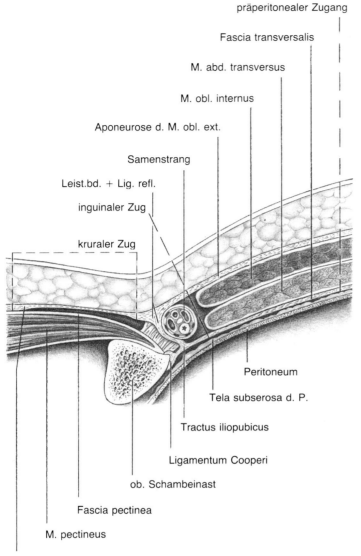

Abb. 8.1 Anatomie und Zugangswege (gestrichelt) der Leisten- und Schenkelregion im Querschnitt.

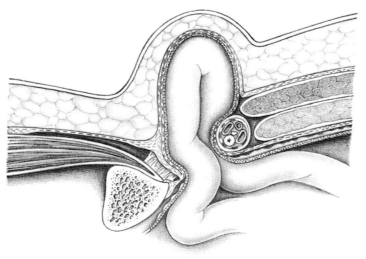

Abb. 8.2 Leistenregion bei Leistenhernie im Querschnitt.

8.2.2 Bauchwand

Die Bauchwand ist integraler Bestandteil jeder Rumpfbewegung und darüber hinaus permanent an der Atemarbeit beteiligt. Störungen der Bauchwandmotorik führen daher stets zu einer drastischen Beeinträchtigung der Lebensqualität. Alle Versuche der Wiederherstellung einer physiologischen Bauchwandfunktion müssen aufgrund des komplexen Aufbaus die spezifischen anatomischen und funktionellen Gegebenheiten berücksichtigen.

Die weiche Bauchdecke besteht aus breiten Muskeln mit entsprechenden sie umhüllenden Sehnenplatten. Sie wird in eine seitliche (M. obliquus externus abdominis, M. obliquus internus abdominis, M. transversus abdominis) und vordere (M. rectus abdominis und M. pyramidalis) Gruppe unterteilt. Diese Muskelindividuen sind in einen knöchernen Rahmen, gebildet von Thorax und Becken, eingespannt und wirken in der Regel als regionaler Verband (136). Alle Stellen im Gefüge der Bauchwand, an denen Muskellücken (primäre Hernien) bzw. Narben als potenzielle Schwachstellen (Narbenhernie) vorhanden sind, können als Orte geringen Widerstands zu Bruchpforten werden (20).

Grundlage jeder Reparation sind die lokal vorhandenen Faszienstrukturen. Aufgrund der Häufigkeit der medianen Laparotomie kommt hierbei der Rektusscheide mit der sie miteinander verbindenden Linea alba eine besondere Bedeutung zu. Diese stellt einen platten, bindegewebigen Führungsschlauch für den M. rectus abdominis dar, bestehend aus einer Lamina anterior und einer Lamina posterior. Letztere wird aus dem dorsalen Blatt der Aponeurose des M. obliquus internus abdominis, der Aponeurose des M. transversus abdominis und der Fascia transversalis gebildet und nimmt die oberen 2 Drittel der Rektusscheide ein (Kap. 1). Unterhalb der Linea arcuata besteht die Lamina posterior nur noch aus der Fascia transversalis und ist somit sehr dünn und zart. Bis zum Niveau der Linea arcuata (Linea semicircularis Douglasi) wird die Lamina anterior von der Aponeurose des M. obliquus externus abdominis und dem ventralen Blatt der Aponeurose des M. obliquus internus abdominis gebildet. Unterhalb der Linea semicircularis gesellen sich noch das dorsale Blatt der Internus-Aponeurose und die Aponeurose des M. transversus abdominis hinzu.

Die arterielle Versorgung des M. rectus abdominis erfolgt aus den lateral liegenden Aa. epigastrica superior und inferior. Die nervale Versorgung erfolgt segmental aus den lateral eintretenden und an der Hinterfläche des M. rectus verlaufenden Rr. ventrales von Th7 bis Th12. Diese Nerven sind insbesondere bei der Präparation auf dem hinteren Blatt der Rektusscheide durch Abpräparation nach ventral zu schonen.

Bei der im Rahmen der medianen Laparotomie durchtrennten Linea alba handelt es sich um einen bindegewebigen Streifen, der durch die mediane Vereinigung der beidseitigen Bauchmuskelaponeurosen entsteht. Die ca. 35–40 cm lange bandartige Linea alba beginnt auf der Ventralfläche des Processus xiphoideus mit der Durchflechtung der kranialen Sehnenbündel des M. transversus abdominis und ortsständigen Faszienfasern. Kaudal inseriert die Linea alba an den Tubercula pubica und strahlt mit zahlreichen Fasern in die Adduktorenfaszien ein. Die über dem M. obliquus externus abdominis gelegene derbfilzige Fascia abdominalis superficialis ist im Vergleich zu den Faszienstrukturen der Rektusscheide deutlich dünner und weniger belastbar.

Lediglich bei Längsschnitten im Bereich der Linea alba ist eine Reparation ausschließlich unter Verwendung der angrenzenden Faszienstrukturen möglich, wobei die Stabilität unterhalb der Linea arcuata vornehmlich durch die Durchflechtung der beiden vorderen Blätter der Rektusscheide gewährleistet wird. Im übrigen Bereich der Bauchwand ist grundsätzlich in Hinblick auf die verschiedenen Muskel- und Faszienblätter ein schichtgerechter Verschluss anzustreben unter Schonung der epigastrischen Gefäße und der von lateral einstrahlenden segmentalen Nervenversorgung. Lateral der Rektusscheide sind hierbei jeweils der M. transversus, der M. obliquus internus und der M. obliquus externus mit den entsprechenden sie umhüllenden Faszien variabler Stärke zu adaptieren.

8.3 Nahtlager

Hernienreparation ist vor allem Faszienreparation. Nahtlager bei der Reparation einer Hernie sind alle Strukturen der Nachbarschaft, die aufgrund ausreichender Gewebefestigkeit eine dauerhafte Haltbarkeit der Nähte erwarten lassen. Voraussetzung ist die Möglichkeit der spannungsfreien bzw. spannungsarmen Adaptation dieser Strukturen. Stets ist zu beachten, dass es sich um die Adaption von vitalem Gewebe handelt mit entsprechenden Gewebsreaktionen, so kommt es initial als Folge einer Naht zur Ischämie im Bereich der Wundränder. Als Folge des resultierenden Ödems steigt die Nahtspannung zunächst an, um jedoch relativ rasch durch Auseinanderweichen des Gewebes oder Durchschneiden erneut abzufallen. Bereits nach 48 Stunden ist ein Abfall der Nahtspannung um 47 % zu verzeichnen (121). In der Folge ist mit der Entstehung einer Nekrosezone von 1–5 mm zu rechnen. Erst nach ca. 1 Woche mit dem Wechsel von der proliferativen Phase zur reparativen Phase der Wundheilung kommt es zum Beginn der Narbenausbildung mit Anhäufung von Kollagen als Ausdruck der zunehmenden Fibrose.

8.3.1 Leistenregion

Traditionell gelten das Leistenband, das Lig. Cooperi, die Bauchdeckenmuskulatur und die Externus-Aponeurose als belastungsstabile Nahtlager. Demgegenüber wird der

Fascia transversalis häufig eine geringere Stabilität nachgesagt. Als Faszie besitzt sie in der Tat eine geringere Reißfestigkeit als z.B. derbe Aponeurosen. Tera und Aberg (158) konnten in klinischen Versuchen zeigen, dass die Strukturen der Bauchwand in ihren 3 Schichten (Externus-Aponeurose, Internus-Muskulatur und Fascia transversalis) relativ uniform eine Nahtfestigkeit von 49–63,8 N aufweisen. Lediglich die Haltbarkeit am Lig. Cooperi mit 89,3 N und am Arcus transversus m. abdomini mit 107,9 N war deutlich höher (Tabelle 8.1). Diese Angaben beziehen sich auf Akutversuche zur Ausrissfestigkeit des Nahtlagers, d.h. sie beziehen den chronischen Zug nicht ein.

Es ist eine bekannte Tatsache, dass die Ausreißfestigkeit der Muskulatur bei chronischem Zug nachlässt, d.h. Muskulatur als Nahtlager ungeeignet ist (12, 98). Auch ist die Nahtfestigkeit am Lig. Cooperi nur im Akutversuch hoch. Bei chronischer Belastung der elastischen Muskulatur am knöchern fixierten Cooper-Band kommt es durch diese dynamische Beanspruchung zu einem allmählichen Ausreißen der Nähte. Vor diesem Hintergrund erscheint die schichtgerechte Rekonstruktion der vorgegebenen Strukturen als das sinnvollste Prinzip.

Insgesamt ist die Nahtspannung geringer als vielfach vermutet. Lipton bestimmte 1994 in der Leiste die Nahtspannung von 3 Nähten nach Bassini-Reparation mit 633 ± 230 g, die von Nähten der Transversalis-Faszie mit 3,9 ± 2,9 g. Die Ausreißfestigkeit der Externus-Aponeurose betrug 2–4 kg. Als Gesamthaltekraft im Leistenkanal bestimmte er 1,3 kg entsprechend einer Haltekraft von 130 g/cm oder 1,3 N/cm. Read bestimmte als zur Faszien-Approximation erforderliche Kräfte für die Bassini- und McVay-Reparation Werte von 0,5–2 N (124), Calgagno und Wantz für die Shouldice-Reparation von 0,1–0,3 N. Eigene Messungen am Leistenkanal bestätigten dies mit Haltekräften von < 500 g über die gesamte Wundlänge (117). Eine komplette Adaption der Nahtlager erfordert eine Kraft von 5,2 N. Ein Nahtlagerabstand von 0,5 cm mit überbrückender gedoppelter Fascia transversalis erzeugt eine Nahtspannung von 2,7 N.

Auf der Grundlage dieser experimentellen Daten und in Übereinstimmung mit der für maximale Bauchinnendrücke berechneten maximalen Haltekraft von 16 N/cm (Kap. 4) sind daher Nahtspannungen von wenigen hundert Gramm anzunehmen, ein Bereich, der weit unter der Haltekraft der umliegenden Gewebe liegt.

Tabelle 8.1 Reißfestigkeit (in kg) der Nahtlager verschiedener anatomischer Strukturen der Leistenregion (nach Tera u. Aberg 1976).

Struktur	Medial	Mitte	Lateral
Externus-Aponeurose	5,7	3,6	5,8
M. obliquus int.	11,0	3,9	4,6
Lig. inguinale	9,2	5,0	6,4
Fascia transversalis	5,8	4,2	5,6
Tractus iliopubicus	9,5	5,4	5,5

8.3.2 Bauchwand

Die Haltekraft der Faszien im Bereich der Rektusscheide beträgt nach Untersuchungen von Seidel et al. (1974) quer zur Faserrichtung ca. 70–80 N/cm, im Verlauf der Faserrichtung in vertikaler Richtung mit 15–30 N/cm ca. nur $1/4$ der Werte in horizontaler Richtung. Da die Fadenausreißkraft lediglich $1/3–1/4$ der normalen Belastbarkeit beträgt, resultiert eine durch das Nahtlager bedingte Haltekraft von maximal ca. 5–10 N/cm.

Klein maß die Haltekräfte beim Verschluss von Narbenhernien. Sie betrugen ca. zwischen 15 N und 35 N über die gesamte Wundlänge. In postmortalen Studien bestimmte Greenall die Fadenausreißkraft in Abhängigkeit vom Abstand zum Wundrand (5 oder 10 mm) mit 1,78 bzw. 5,75 kg bei transversalen Inzisionen und 0,9 bzw. 2,6 kg bei vertikaler Schnittführung (49). Rath (122) berichtete 1997, dass das vordere Blatt der Rektusscheide oberhalb der Linea arcuata mit einer Reißfestigkeit von 5,9 kg/cm^2 schwächer sei als unterhalb mit einer Reißfestigkeit von 3,6 kg/cm^2. Die Dehnbarkeit bei diesen Belastungen betrug kranial 26% und kaudal 36%. Wie für die Leistenregion gilt auch im Bereich der Bauchwand, dass die Nähte Reißkräften von einigen hundert Gramm pro Zentimeter ausgesetzt sind. Haltekräfte von > 16 N/cm sind theoretisch nicht zu erwarten und übersteigen darüber hinaus auch die Fadenhaltekraft des umgebenden Gewebes.

Lateral der Rektusscheide sind keine festen Strukturen vorhanden, die auch nur annähernd so haltbar sind, wie die den M. rectus umhüllende Rektusscheide. Insbesondere in der Nähe der Rippenbögen kann es daher schwierig sein, die Naht fest zu verankern. Ähnliche Probleme können am Xyphoid und am Os pubis auftreten, wenn der Defekt bis an den Knochen heranreicht. Stets ist ein breites Fassen der Muskulatur in der Naht zu vermeiden, da dies nur zu deren Nekrose führt mit nachfolgender Störung der Wundheilung. Generell sollte stets bewusst sein, dass sich die physiologischen Belastungen in einem Bereich von maximal 5–16 N/cm abspielen und eine extreme Verankerung somit nicht erforderlich ist, sondern im Gegenteil nur Gewebsschäden herbeiführen.

8.4 Nahtmaterial

Mit dem Nahtmaterial wird die Zeit bis zur Entwicklung einer stabilen, haltbaren Narbe überbrückt. Kriterien für geeignetes Nahtmaterial sind die ausreichend lange Festigkeit und die Beeinflussung der Infektionsrate bzw. des Auftretens von Fadenfisteln. Die vielen klinischen Studien zur Beurteilung der zahlreichen, verschiedenen Nahtmaterialien ergeben kein sehr einheitliches Bild, wenn auch die resorbierbaren Einzelknopfnähte tendenziell in Bezug auf Wundrupturen und Narbenhernien schlechter abschneiden (130).

Bei jedem Bauchdeckenverschluss muss das eingesetzte Fadenmaterial die oben beschriebene Haltekraft von 16 N/cm zumindest für 14 Tage garantieren (Tabelle 8.2). Da die Reißfestigkeit von geknoteten Fäden um ca. 50 % vermindert ist, ist dieser Grenzwert bei monofilen, nichtresorbierbaren Fäden (Polypropylen, Polyester) ab der Stärke 2/0 gewährleistet, bei Multifilamenten sogar ab Stärke 3/0.

Obwohl bei den resorbierbaren Fäden (Polyglycolsäure PGS, Polyglactin) eine nennenswerte Resorption erst nach über 40 Tagen nachweisbar ist, sinkt die Reißfestigkeit bereits nach 14 Tagen deutlich auf ca. 50–60 % ab. Bei einem Stichabstand von 1 cm werden damit die zu garantierenden 16 N/cm ab der Stärke 0 gewährleistet, allerdings nur für die ersten 2 Wochen. Dickere Fäden bewahren ihre Festigkeit einige Tage länger als dünnere, wobei auch bei diesen nach 3 Wochen keine wirksame Haltefunktion mehr nachweisbar ist.

Bezüglich der Wahl des Nahtmaterials für die Hernienchirurgie ist die Diskussion aufgrund der unzureichenden klinischen Studien noch nicht abgeschlossen. Immerhin scheint ein maßgeblicher Effekt des Nahtmaterials auf die Rezidivrate wenig wahrscheinlich. Kleinere Unterschiede würden aber bei der ohnehin relativ niedrigen Rezidivquote Studiengruppen von mehreren Tausend erfordern, sodass dies kaum zu realisieren wäre. Bekannt ist, dass die Wundheilung nach 1 Monat erst 30 %, nach 2 Monaten erst 40 % Festigkeit erwarten lässt (33) (Abb. 8.3).

Zu einem Zeitpunkt, wo die resorbierbaren Materialien ihre mechanische Stabilität bereits vollständig eingebüßt haben, besitzt die Narbe erst eine Festigkeit von unter 50 %. Demgegenüber geben nichtresorbierbare Fäden der frisch vernähten Wunde sofort ca. 70 % der Gewebefestigkeit (80) (Abb. 8.4). Nachteil der Verwendung nicht resorbierbaren Nahtmaterials ist allerdings die größere Neigung zu Fadenfisteln bei Wundinfektionen. Der theoretische Vorteil der dauerhaften Festigkeit während der gesamten Wundheilung scheint klinisch allerdings nicht die Bedeutung zu besitzen, wie es anzunehmen wäre. Alternativ könnten die verzögert resorbierbaren Materialien wie PDS eingesetzt werden. Diese verlieren erst nach 3–4 Wochen die Hälfte ihrer Reißfestigkeit. Wenngleich die Rate von Wundinfekten und Fadenfisteln niedriger zu sein scheinen, lässt sich der Gesichtspunkt der Rezidiverwartung unter PDS (Polydioxanon) oder PGS (Polyglycolsäure) noch nicht abschließend beurteilen.

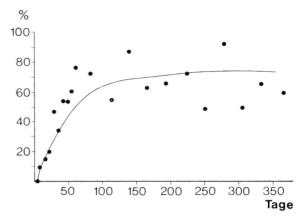

Abb. 8.3 Zeitcharakteristik der Wundheilung und Nahtfestigkeit im 1. Jahr post operationem (nach Douglas 1952).

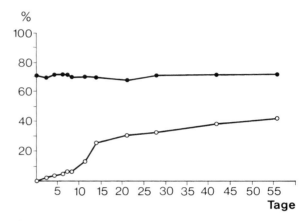

Abb. 8.4 Zeitcharakteristik der Nahtfestigkeit von Faszien bei belassenen (●) und vorzeitig entfernten (○) Nähten (nach Lichtenstein 1970).

In einer kontrollierten Studie zur Leistenhernienreparation von Balthazar et al. (14) hatten immerhin 6 von 41 (14,6 %) Patienten, die mit PGS versorgt worden waren, ein Rezidiv gegenüber 3 von 39 (7,7 %) der mit Seide operierten Patienten. In einer weiteren kontrollierten Studie von Bucharth et al. (25) fand sich in der Methode nach McVay zwischen der Verwendung von Seide und PGS kein Unterschied. Gleiches gilt für 6-Monats-Ergebnisse zwischen PDS- und Dexon-Nähten in der Studie von Dorflinger et al. (32). In einer prospektiven Studie von Solhaug (149) konnte bei 520 Patienten mit Hernioplastik kein Unterschied in der Rezidivquote (bis zu 5 Jahre postoperativ) bei Verwendung von PGS oder Mersilene festgestellt werden (Tabelle 8.3). Erste 1-Jahres-Ergebnisse einer eigenen prospektiven kontrollierten Studie zur Leistenbruchreparation nach Shouldice an 376 Patienten ließen zwischen der Verwendung von PDS oder Polypropylen (2/0) keinen Unterschied im Hinblick auf Rezidivquote und Fadenfisteln erkennen (141).

Gemäß einer Umfrage von Rötzscher (126) an 250 deutschen Kliniken überwog bis 1983 mit 70 % die Ver-

Tabelle 8.2 Halbwertszeit der Fadenreißkraft ex vivo.

Nahtmaterial	$t^1/_2$ (Wochen)
Polyglecaprone 25 (Monocryl)	1
Polyglactin 910 (Vicryl)	2
Polyglycolic acid (Dexon)	2
Polyglyconate (Maxon)	3
Polydioxanone (PDS)	6

Tabelle 8.3 Rezidivquoten bei Leistenhernienoperation in Abhängigkeit von der Verwendung resorbierbaren und nichtresorbierbaren Nahtmaterials.

Quelle	n	Resorbierbares Nahtmaterial	Nichtresorbierbares Nahtmaterial
Balthazar 1976	87	14,6	7,7
Andersen 1980	285	0,0	2,0
Burcharth 1983	321	9,3	9,3
Witte 1983	115	39,3	16,9*
Solhaug 1984	520	4,9	5,1
Emmanaujildis 1985	471	1,3	6,7
Fuchsjäger 1989	300	12,0	7,0

* Rezidivhernien

wendung von PGS in der Behandlung des Leistenbruchs ohne Unterschied zwischen Erwachsenen, Kindern oder Rezidivhernien. Noch 1972 operierten gemäß einer Umfrage von Koslowski (73) 79% der deutschen Chirurgen die Leistenhernie mit nichtresorbierbarem Nahtmaterial. Wieweit die überwiegende Verwendung von PGS die Rezidivrate beeinflusst, muss zurzeit dahingestellt bleiben. Unverkennbar ist allerdings, dass Kliniken mit überwiegender Spezialisierung auf Leistenbrüche nichtresorbierbares Nahtmaterial wie Stahldraht oder Kunststofffäden bevorzugen (43). Es ist möglich, dass das langzeitresorbierbare PDS (Polydioxanon) zunehmend die Verwendung von PGS verdrängen wird. Die längeren Resorptionszeiten lassen eine höhere Festigkeit der Nähte in den kritischen ersten 6 Wochen erwarten.

Unter den nichtresorbierbaren Nahtmaterialien hat sich der Stahldraht am meisten bewährt, gefolgt von den monofilen Polyesterfäden. Eine Haltbarkeit von bis zu 6 kp wird von Stahldraht der Stärke 3/0 sowie von resorbierbaren und nichtresorbierbaren Fäden der Stärke 2/0 erreicht. Die Verwendung von Seide erfolgte nicht zuletzt auch unter dem Gesichtspunkt einer Anregung des fibroblastischen Wundheilungsprozesses im Bereich der Nahtlager (112). Manche Chirurgen gingen sogar so weit, zur Steigerung der Narbenbildung noch zusätzlich sklerosierende Substanzen zu injizieren (168). Bei schichtgerechter Reparation sollte allerdings die natürliche regenerative Potenz der reparierten Strukturen ausreichen, die Narbenheilung zu gewährleisten. Hier ist derjenige nichtresorbierbare Faden der beste, der die geringste Gewebereaktion provoziert und damit das geringste Risiko zu Wundinfekten und Fadenfisteln in sich birgt.

Im Bereich der vorderen Bauchwand zumeist nach einer Laparotomie konnte häufig ebenfalls kein signifikanter Einfluss des verwandten Nahtmaterials, sei es kurzzeitresorbierbar, verzögert resorbierbar oder nichtresorbierbar, sei es als Einzelknopfnaht oder fortlaufend, auf die Rate von Wundrupturen oder von Narbenhernien nachgewiesen werden (Tabelle 8.4 u. 8.5). Tendenziell scheinen die nichtresorbierbaren Materialien allerdings günstiger zu sein.

8.5 Nahttechnik

Die direkte Stoß-auf-Stoß-Naht ist die häufigste Form der Nahttechnik bei der Hernienoperation. Entsprechend den einzelnen Schichten werden mehrschichtige (mehrere Schichten in einer Naht) oder mehrreihige (schichtgerechte einzelne Nahtreihen) angewandt. Überwiegend finden Einzelknopfnähte Verwendung, wenngleich gerade unter dem Eindruck der guten Ergebnisse der Shouldice-Reparation die fortlaufende Naht zunehmend propagiert wird. Durch die gleichmäßige Spannungsverteilung und elastische Compliance einer fortlaufenden mehrreihigen Nahttechnik lassen

Tabelle 8.4 Inzidenz von Wundrupturen und Narbenhernien nach einer Laparotomie in Abhängigkeit von Nahttechnik und Nahtmaterial (nach Schumpelick u. Kingsnorth 1999).

Quelle	Resorbierbare Nähte	Patienten (n)	Inzidenz von Wundrupturen (%)	p	Inzidenz von Narbenhernien (%)	p
Wissing et al. 1987	Polygalactin, EKN	365	2,2		16,7	
	Polygalactin, fortlaufend	379	1,6		20,6	
	PDS, fortlaufend	370	3,5	n.s.	13,2	n.s.
Savolainen et al. 1988	PGS, EKN	71	1,4			
	PDS, fortlaufend	62	4,8	n.s.		
Sahlin et al. 1993	Polygalactin, EKN	339	1		6	
	PDS, fortlaufend	345	1	n.s.	8	n.s.
Deitel et al. 1990	PGS, fortlaufend	42	0		0	
	PDS, fortlaufend	42	0	n.s.	9,5	<0,05
Osther et al. 1995	PGS, EKN	100	7		16	
	PDS, EKN	104	6	n.s.	10	n.s.

EKN = Einzelknopfnaht, n.s. = nicht signifikant

Tabelle 8.5 Inzidenz von Narbenhernien bei Verwendung von resorbierbaren oder nichtresorbierbaren Nahtmaterialien beim Bauchdeckenverschluss; Auswertung prospektiver, randomisierter Studien.

Quelle	Patienten (n)	Nahtmaterial	Inzidenz von Wundrupturen (%)	Inzidenz von Narbenhernien (%)
Wissing 1987	1156	Vicryl	1,9	18,8*
		PDS	3,5	13,2
		Nylon	2,1	10,4*
Lewis 1989	200	Dexon	0	4,2
		Prolene	1,0	10,5
Krukowsky 1987	757	PDS	0,3	3,5
		Prolene	0,3	4,7
Cameron 1980	347	Dexon	0,6	6,1
		Prolene	0,6	5,2
Bucknall 1981	210	Dexon	1,0	11,5*
		Nylon	1,0	3,8
Corman 1981	161	Vicryl	0	0
		Nurolon	0	8,9
		Prolene	1,9	4,4
Brolin 1996	229	PDS	0	10*
		Ethibond	1,8	18*
Carlson 1995	225	Maxon	0	8,7
		Nylon	2,7	4,4

* $p < 0,05$

sich die Spitzen in der Belastung eher abfangen. Dies wird unterstützt durch die flaschenzugartige Adaptation der Nahtränder unter gleichmäßiger Anspannung bei der Herstellung der fortlaufenden Naht. So ist zumindest im Tiermodell die fortlaufende Naht der Einzelnaht hinsichtlich der Heilungsquote nach Hernienoperation überlegen (152, 107). Auch klinische Untersuchungen sprechen dafür, dass die fortlaufende Naht bei der Hernienreparation die Zugspannung auf die Nahtränder gleichmäßiger zu verteilen vermag (166).

Bei mehrreihiger fortlaufender Nahttechnik wie z. B. beim Verfahren nach Shouldice ergibt sich durch die einzelnen Nahtreihen ein elastisches netzartiges Gefüge mit der Möglichkeit einer dreidimensionalen Kräfteverteilung. Parallelen bestehen zu dem von Sampson (1918) propagierten Verfahren der „Stopftechnik" des Hesselbach-Dreiecks durch ein verwobenes Netz von Fäden. In dieser Technik fanden auch Faszienstreifen (39), Seide (111) sowie Nylon (59) Verwendung. Derartige Netz- oder Stopftechniken sind die Vorläufer alloplastischer Materialien zum Bruchlückenverschluss. Hierzu stehen heute verschiedene Formen der Kunststoff- (s. u.) oder Metall-(Tantalum-)Netze zur Verfügung. Ihre routinemäßige Verwendung in der Chirurgie der Hernien ist abzulehnen, da sie von Fremdkörperreaktionen, Wundinfektionen und anderen Mesh-bedingten Komplikationen (s. u.) belastet sind. Bei den Hernien mit einem hohen Rezidivrisiko wie bei großen direkten Leistenhernien (M III) oder bei Rezdivhernien (Kap. 16) sowie großen traumatischen Defekten sind sie dagegen unverzichtbar.

Ist die Nahttechnik für die verschiedenen Reparationsmethoden zumeist standardisiert, so fehlen entsprechende Festlegungen für den Bauchdeckenverschluss, obwohl der Operateur und seine Verschlusstechnik ohne Zweifel zu einem der wenigen, statistisch gesicherten Risikofaktoren für die Entstehung von Narbenhernien gehören.

Auch wenn klinische Studien bislang keinen eindeutigen Nachweis des Vorteils von resorbierbarer oder nichtresorbierbarer Naht erbringen konnten, spricht die sehr kurze mechanische Haltbarkeit der resorbierbaren Materialien gegen eine Vewendung bei Patienten mit einer anzunehmenden verzögerten Wundheilung (z. B. Dialyse, Steroidtherapie). Hier sollten nichtresorbierbare Fäden zum Einsatz kommen, trotz der Entstehung von Fadenfisteln bei 1–4%. Die fortlaufende Naht ist nicht nur zeitsparend, sondern reduziert auch erheblich über die Reduktion der Knoten die Menge des eingebrachten Fremdmaterials. Im Vergleich zu den Einzelknopfnähten lässt sich mit der fortlaufenden Naht durch den Verzicht auf die Knoten bis ca. 25% Material einsparen. Zusätzlich ist die Reißfestigkeit einer Wunde mit fortlaufender Naht um bis zu 80% höher als mit EKN (69).

Experimentell ließ sich nachweisen, dass das Verhältnis Fadenlänge zur Wundlänge die Rate an Narbenhernien beeinflusst. Ein Verhältnis von 4:1 bedeutet hierbei, dass der verwendete Faden 4-mal so lang ist wie die vernähte Wunde, wobei gerade das Verhältnis von 4:1 in Bezug auf die Entstehung von Narbenhernien optimal zu sein scheint (67). Sowohl ein größeres als auch ein kleineres Verhältnis geht mit einer erhöhten Rate an

Narbenhernien einher (Tabelle 8.6) (65, 66). Ein derartiges optimales Verhältnis von Faden- zu Wundlänge lässt sich erreichen, wenn in 1-cm-Abständen jeweils 1 cm der Wundränder mit der Naht erfasst wird (Abb. 8.5).

Die jeweilige Stichlänge sollte jedoch 5 cm nicht übersteigen, da größere Stiche regelhaft zusätzliches Gewebe mit einschließen und damit das Ausmaß der Nekrose und das Risiko für eine Wundinfektion erhöhen. Von besonderer Bedeutung sind die Knoten, da diese die mechanische Belastbarkeit der Fäden um mindestens 30 % reduzieren. Um einen weiteren Knoten zu vermeiden, bietet sich hier die Verwendung einer Schlingennaht an, allerdings mit entsprechend mehr Fadenmaterial. Die Eckpunkte der Naht sollten mindestens 10 mm entfernt von der Wunde angebracht werden, da sie andernfalls bei Position über der Wunde wie eine Einzelknopfnaht fungieren würden.

Ein extremes Anziehen der Naht ist zu vermeiden, wobei dies bislang nicht intraoperativ objektiviert werden kann. Tierexperimentell zeigt sich allerdings, dass ein zu festes Anziehen der Naht zu einer Reduktion der Wundfestigkeit um bis zu 40 % führt (63, 153), indem es die Nekrosenbildung, das Durchschneiden durch die Muskulatur und damit eine Lockerung des Fadens fördert (1). Andererseits bewirkt das postoperative Ödem automatisch eine Steigerung der Nahtspannung. Auch hier erweist sich die fortlaufende Naht als vorteilhaft, da sich etwaige Spannungsspitzen selbständig ausgleichen.

Zusammenfassend sollte wowohl im Bereich der Leiste als auch in der übrigen Bauchwand bevorzugt eine fortlaufende Naht zum Einsatz kommen. Resorbierbares Material zu verwenden ist möglich, bei Risikopatienten ist allerdings nichtresorbierbares Fadenmaterial zu bevorzugen. Eine Augmentation der Fasziennaht mit alloplastischem resorbierbaren Material konnte in einer klinischen Studien zu keiner Reduktion der Rate an Narbenhernien führen (115). Ebenfalls enttäuschend sind Verstärkungsplastiken mit autologer Kutis oder Faszie in ihren Langzeitergebnissen, was wiederum die Bedeutung eines systemischen Defekts in der Pathogenese der Hernien unterstreicht.

Entsteht nach sorgfältigem Nahtverschluss eine Narbenhernie, so ist eine erneute Naht als Wiederholung des primär versagenden Verfahrens durchweg von Rezidivraten um 50 % gefolgt. Wenn technische Fehler bei der ursprünglich durchgeführten Nahttechnik weitestgehend ausgeschlossen werden können, so ist ein

Tabelle 8.6 Einfluss des Verhältnisses Fadenlänge zu Wundlänge auf die Narbenhernieninzidenz bei insgesamt 802 Patienten (1 Jahr Follow-up) (nach Israelsson et al. 1999).

Verhältnis Fadenlänge zu Wundlänge	Anzahl Betroffene (Patienten insgesamt)	Narbenhernieninzidenz (%)
< 3,5	55 (242)	23
3,5–3,9	18 (98)	18
4,0–4,4	9 (137)	7
4,5–4,9	6 (84)	7
5,0	28 (241)	12

Statistisch signifikant: Chi-Quadrat $p < 0,01$

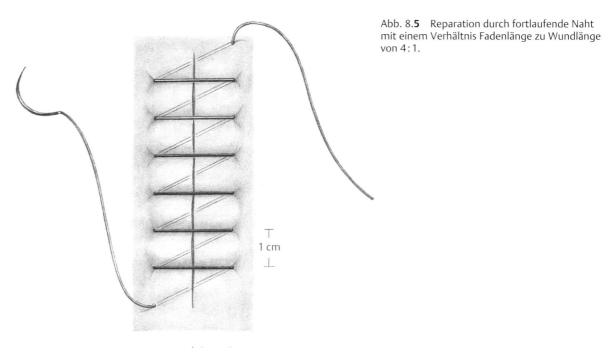

Abb. 8.5 Reparation durch fortlaufende Naht mit einem Verhältnis Fadenlänge zu Wundlänge von 4 : 1.

Verfahrenswechsel daher unumgänglich. Bei Verwendung von resorbierbarem Nahtmaterial während des Ersteingriffs ist nunmehr die Verwendung von nichtresorbierbaren Fäden zu erwägen oder, falls diese bereits eingesetzt wurden, bleibt nur die Verstärkung des Defekts mit einem Mesh. Grundsätzlich gilt dies sowohl für die Narbenhernie nach Laparotomie als auch für die Rezidivleistenhernie, die ebenfalls als Narbenhernie angesehen werden kann.

8.6 Alloplastische Netze

In der Behandlung großer Bauchwandhernien werden Netze seit vielen Jahren klinisch verwendet. Hauptbestreben ist die mechanische Verstärkung der ausgedünnten Bauchwand durch künstliche Materialien. Zu unterscheiden ist grundsätzlich die relativ seltene ($<5\%$) Verwendung als Bauchwandersatz bei ausgedehnten Defekten im Rahmen von Traumen, radikaler Tumorchirurgie, angeborenen Defekten oder gigantischen Narbenhernien vom ungleich häufigeren ($>95\%$) Einsatz zur Bauchwandverstärkung bei Narbenhernien oder Leistenhernien, insbesondere wenn einfache Nahtverschlüsse versagt haben. Aus bewährtem Nahtmaterial (Polyester, Polypropylen) wurden somit netzartige Gewebe entwickelt, die nach Implantation in die Leiste oder in die vordere Bauchwand rasch in Narbengewebe eingehüllt wurden (7, 46).

8.6.1 Biomaterialien

Kriterien für die Eignungsfähigkeit von Bauchwandimplantaten wurden von Cumberland und Scales (46) aufgestellt. Implantate sollten folgende Eigenschaften aufweisen:
- nicht von Körpersubstanzen angreifbar,
- chemisch inert,
- keine Entzündungsreaktion hervorrufen (Abb. 8.**6**),
- nicht kanzerogen wirken,
- keine allergische Reaktion auslösen,
- mechanisch ausreichende Stabilität aufweisen,
- gut herstellbar,
- sterilisierbar.

Grundsätzlich zu unterscheiden ist zwischen monofilen und multifilen, zwischen resorbierbaren und nichtresorbierbaren Materialien bzw. zwischen Netzen und Kissen. Die einzelnen Produkte unterscheiden sich in Bezug auf das zugrundeliegende Fadenmaterial, die Maschengröße und die Art der Bindungen. Zur Erzielung einer besseren Randfestigkeit werden die Netze nicht gestrickt, sondern „gewirkt". Bei Gewirken werden viele parallel verlaufende Fäden mit den Nachbarfäden so verschlungen, dass eine feste netzartige Struktur entsteht. Im Vergleich zu Gestricktem oder Gewebtem haben Gewirke eine wesentlich höhere Randfestigkeit und

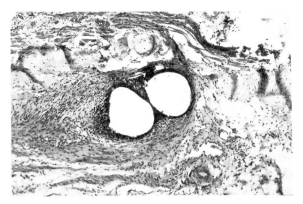

Abb. 8.**6** Entzündungsreaktion 34 Wochen nach Implantation eines Prolene-Netzes in der Ratte (HE, Vergr. 100fach).

können nicht so schnell „aufribbeln". Die Anordnung dieser Bindungen hat einen wesentlichen Einfluss auf die Eigenschaften des Gewirkes.

Multifilamente sind stabiler und weniger rigide als Monofilamente. Kleine Maschengrößen unter 100 μm^2 behindern die Einsprossung von Bindegewebe und fördern die Infektionsgefahr. Große Maschen verbessern die Elastizität der Implantate, da sie ein vollständiges Einbauen der Implantate in einer Narbenplatte verhindern. Bei Porengrößen von >2 mm ist die Fibrose lediglich auf die perifilamentäre Region beschränkt, die Poren selber sind mit Fettgewebe ausgefüllt.

Resorbierbare Materialien kompensieren nur in den ersten 2–3 Wochen die mechanische Belastung. Nach ihrer Resorption verbleibt kollagenreiches, mechanisch nicht belastungsfähiges Narbengewebe. Sie sind somit nicht zur dauerhaften Verstärkung der Bauchwand geeignet. Zum klinischen Einsatz kommen daher vorwiegend die als nichtresorbierbar geltenden Substanzen Polytetrafluorethylen (PTFE), Polyester und Polypropylen (PP) (Tabelle 8.**7**).

Für die klinische Tauglichkeit der textilen Konstruktionen wichtige physikalische Kriterien sind (Tabelle 8.**8**):
- Reißfestigkeit (Streifenzug, Stempeldruck, Berstdruck) in Relation zur mechanischen Beanspruchung,
- Porenanteil mit der Möglichkeit zum Einwachsen von Narbengewebe, bei laparoskopischen Techniken darüber hinaus notwendig zur Gewährleistung einer gewissen Transparenz, um die Netze genau positionieren zu können,
- Biegesteifigkeit und Knittererholungswinkel als Ausdruck eines so genannten „Memory"-Verhaltens, welches insbesondere für laparoskopische Techniken hilfreich ist,
- Randfestigkeit (Aus-, Weiterreißen), falls das Netz im umgebenden Gewebe verankert werden muss,
- Dehnung und Elastizität, die wesentlich durch die Art der Bindungen bestimmt werden, weniger durch das verwandte Material,

Tabelle 8.7 Auswahl zurzeit verfügbarer Mesh-Produkte.

Material	Handelsname
Polypropylen	Marlex (Monofilament) Prolene (Doppelfilament) Surgipro (Multifilament) Vypro (Multifilament, mit Polyglactin kombiniert) Atrium (Monofilament)
Polytetrafluorethylen (PTFE)	Teflon (Multifilament) Gore-Tex (Soft tissue patch) Dual Mesh (30–60 μm Perforationen auf einer Seite) Mycro-Mesh (2 mm Perforation)
Polyvinyl	Ivalon Sponge
Polyamid	Nylon
Polyester (Polyethylenterephthalat)	Mersilene (Multifilament) Dacron
Polyglactin 910	Vicryl (resorbierbar)
Polyglykolsäure	Dexon (resorbierbar)

- identische Eigenschaften in horizontaler und vertikaler Richtung,
- Biokompatibilität, d.h. das Ausmaß der Entzündungsreaktion bzw. der Bindegewebsinduktion.

Polytetrafluorethylen (PTFE = Gore-Tex)

Die Meshes aus PTFE (Abb. 8.7) zeichnen sich durch im Vergleich zu anderen Meshes winzige Poren aus mit einer Porengröße von 1–6 μm. Nach Implantation wird die „Folie" nicht von Bindegewebe durchdrungen und daher auch nicht fest im Gewebe verankert (101, 104, 116, 146, 147, 163). Die geringe Porengröße, die hohe Hydrophobie und die negative elektrische Ladung verhindern die zelluläre Durchwachsung (147, 171). Im Tierversuch in Ratten mussten Pierard 1992 und Simmermacher 1994 aufgrund der fehlenden Durchbauung dementsprechend eine hohe Rate von Eventrationen feststellen. Zur Vermeidung dieses Nachteils wurden zahlreiche Kombinationen mit großporigen Komponenten auf der antiperitonealen Seite entwickelt (17–19). Beim PTFE sind die Fixationsnähte, gelegentlich auch zweireihig durchgeführt, von besonderer Bedeutung. Solange diese das Mesh in Position halten, sind durchaus akzeptable Rezidivquoten zu erreichen (17, 58, 72, 104, 163), wenn auch die entsprechenden Berichte meist relativ kurze Nachbeobachtungsintervalle aufweisen.

Die geringe Porengröße fördert die Persistenz von Bakterien, da diese in den Maschen vor der Vernichtung durch Makrophagen geschützt sind. Ein infiziertes PTFE-Mesh muss folglich, im Gegensatz zu den anderen Materialien, stets entfernt werden (7). Vorteilhaft ist beim PTFE dagegen die geringere Induktion von Adhäsionen, sodass es bei fehlender peritonealer Abdeckung und direktem Kontakt zum Intestinum in Einzelfällen durchaus indiziert sein kann (84). Zwar erreicht die mechanische Festigkeitsprüfung des Textils zufriedenstellende Ergebnisse, allerdings zeigt PTFE gelegentlich nach Jahren Zeichen der Aufsplitterung, sodass die langfristige Stabilität angezweifelt werden muss (134).

Polypropylen (Marlex, Prolene, Atrium, Vypro, SurgiPro)

Polypropylen [(-CH$_2$-CHCH$_3$-)$_n$] ist ein Thermoplast mit einem Erweichungspunkt von 160 °C bei einem Molekulargewicht von 100 000. Ausgangsprodukt ist das Propen. Die Faserstoffe erreichen die Festigkeit von Stahl bei einer geringen Dichte von lediglich $^1/_8$ im Vergleich zur Dichte von Eisen. Eine langfristige Degradation wie beim Polyester ist für Polypropylen bislang nicht bekannt (Abb. 8.8–8.10).

Zur Konstruktion von Meshes (Abb. 8.8 u. 8.9) werden in der Regel Monofilamente verwendet. Die Struktur der

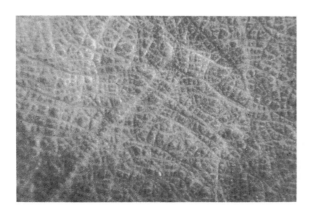

Abb. 8.7 Mikroskopische Aufnahme des folienartigen Polytetrafluorethylen-(PTFE-)Meshes.

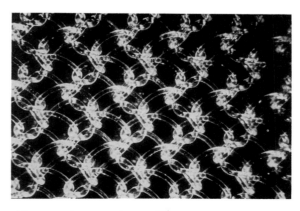

Abb. 8.8 Schwergewichtiges, kleinporiges Polypropylennetz (Marlex).

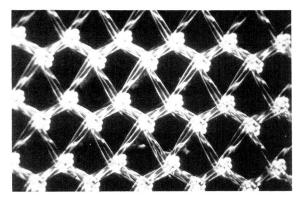

Abb. 8.**9** Schwergewichtiges, kleinporiges Polypropylennetz (Prolene).

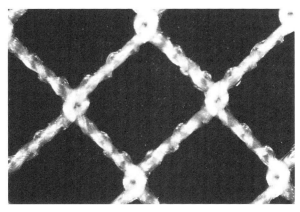

Abb. 8.**10** Leichtgewichtiges, großporiges Polypropylen-Mesh (Vypro), verstärkt mit resorbierbarem Polyglactin 910.

verschiedenen Meshes zeigt große Übereinstimmung, durchweg konstruiert als schwergewichtiges, kleinporiges Mesh. Nach Implantation resultiert konventionell histologisch eine „geringe" Begleitentzündung mit sehr guter mechanischer Stabilität (17). Bei direktem Kontakt zum Intestinum ist mit der Ausbildung fester Adhäsionen und nachfolgenden Fisteln zu rechnen (s.o.) (23, 77, 101, 106, 142). Als Folge der physiologischen Wundkontraktion ist häufig eine Wellung und Faltenbildung der Implantate zu beobachten (6).

Die Netze sind zumeist relativ steif und weisen am Rand scharfe Kanten auf. Sekundär kann dies bei kantiger Aufwölbung am Netzrand zur Darmarrosion führen, wie wir es bei einem Patienten mit einem Marlex-Mesh beobachten mussten. Auch bei diesem Material werden regelhaft (14,5–45%) postoperative Flüssigkeitsansammlungen im Implantatlager im Sinne von Seromen beobachtet, sodass eine Drainage für 3–7 Tage zu empfehlen ist.

Die Rezidivquoten liegen in einer Übersicht von Sitzmann über 800 Netzimplantationen bei bis zu 11% (Durchschnitt 2,5%, Nachbeobachtungszeitraum aller-dings nur 21 Monate). Im Vergleich zu PTFE scheint Polypropylen gegen Infektionen unempfindlicher zu sein (76), sodass es im Falle eines Infekts bis zur Ausheilung in situ belassen werden kann. Als erste leichtgewichtige und großporige Polypropylen-Variante scheint das neuentwickelte Vypro-Mesh gegenüber den herkömmlichen schwergewichtigen und kleinporigen Polypropylen-Meshes in Bezug auf die funktionellen Auswirkungen der Fremdkörperreaktion Vorteile aufzuweisen (71, 135). Hierbei ist das resorbierbare Material nur zur besseren Handhabung eingewirkt worden, nach 6 Wochen resultiert ein weitmaschiges (5 mm) Polypropylen-Netz mit einem im Vergleich zu den schwergewichtigen PP-Meshes um > 70% reduzierten Fremdmaterialgehalt.

8.6.2 Polyethylenterephthalat (Dacron = Mersilene, Parietex)

Beim Polyester (Abb 8.**11**) handelt es sich im Allgemeinen um makromolekulare Verbindungen, die durch Polykondensation von mehrbasischen Carbonsäuren entstehen. Das Material besteht aus Polyester-Polymerisaten von Ethylenglycol und Terephthalsäure mit guter mechanischer Stabilität und geringer Ausbildung von Adhäsionen (1). Durch die Konstruktion aus Multifilamenten ist das leichtgewichtige Mersilene-Mesh in seiner textilen Form sehr flexibel, während das gleichfalls multifile, aber schwergewichtige Parietex-Mesh durch seine Struktur eine außergewöhnliche Steifigkeit aufweist.

Die vornehmlich in Frankreich bevorzugten Meshes zeigen aufgrund des Herstellungsverfahrens eine asymmetrische Festigkeit mit beträchtlichen Unterschieden bei der vertikalen und horizontalen Belastung. Das Netz sollte so eingesetzt werden, dass die Hauptelastizität transversal ausgerichtet ist. Wie beim Polypropylen ist subtil darauf zu achten, dass das Peritoneum geschlossen ist und das Netz keinen direkten Kontakt zu Darmstrukturen hat. Vergleichsweise häufig werden

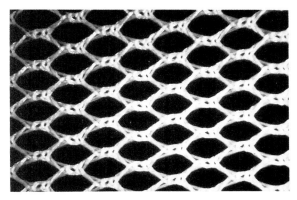

Abb. 8.**11** Polyesternetz (Mersilene).

Serome beobachtet, Ausdruck der inflammatorischen Potenz, die wiederum maßgeblich durch Fibrin und dessen Interaktion mit dem Integrin MAC-1 reguliert wird (155).

Problematisch ist die unausweichliche Degradation von Polyester. Die Polyester-Meshes zerfallen obligat im Laufe der Zeit und verlieren nach mehr als 10 Jahren ihre mechanische Stabilität (160, 164). So musste Riepe 1997 feststellen, dass z.B. die Reißfestigkeit von Polyester-Gefäßprothesen nach 10 Jahren um 30% abnimmt, um nach > 20 Jahren keine nennnenswerte Stabilität mehr aufzuweisen (76). Diese hydrolytische Materialauflösung kann durch einen persistierenden Infekt drastisch beschleunigt werden (91). Da vereinzelt bereits Rupturen von Polyester-Meshes festgestellt wurden (134), erscheint die Verwendung von Polyester als Material für eine dauerhafte Bauchwandverstärkung bedenklich. Darüber hinaus berichtete Leber 1998 (77) über signifikant mehr Rezidive, Infekte und Fistelbildungen bei Verwendung eines multifilen Polyester-Meshes, sodass er von dessen Einsatz gänzlich abrät.

Polyglactin 910 (Vicryl)

Ein Mesh aus Polyglactin 910 (Filamentstärke 145 µm, Porengröße 400 µm) (Abb 8.**12**) führt wie alle resorbierbaren Materialien zu einer ausgeprägten entzündlichen Begleitreakrion, nicht jedoch zu einer adäquaten Bindegewebsausbildung. Die Verträglichkeit ist ausgezeichnet, die mechanischen Eigenschaften allerdings dauerhaft unzureichend. Es resultiert stets ein Narbenbruch, wenn es als Bauchwandersatz benutzt wird. Wegen der ausgezeichneten Verträglichkeit vornehmlich zum temporären Bauchdeckenverschluss geeignet.

Polyglycolsäure (Dexon)

Polyglycolsäure weist ein annähernd gleiches Verhalten auf wie Polyglactin 910 (s.o.) (Abb. 8.**13**).

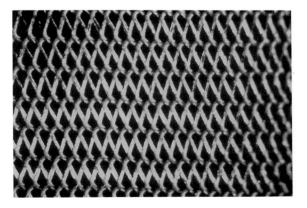

Abb. 8.**12** Polyglactin-910-Netz.

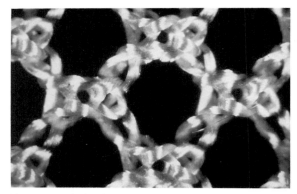

Abb. 8.**13** Polyglycolsäure-Netz.

8.6.3 Nebenwirkungen von Mesh-Implantationen

So unbestreitbar die Senkung der Rezidivrate durch einen regelrechten Einsatz eines Meshes auch ist, so kontrovers werden die Mesh-bedingten Nebenwirkungen beurteilt. Dies ist einerseits bedingt durch die Tatsache, dass das Vermeiden eines Rezidivs für den Patienten und damit auch den Chirurgen eindeutig im Vordergrund steht (84). Andererseits können sich nach Implantation dieser nichtresorbierbaren, permanenten Meshes eine Reihe von Komplikationen entwickeln. Dies kann mit einer erheblichen Latenz geschehen, was die Beurteilung ihre absoluten Inzidenz erschwert. Bei den meist relativ kurzen Nachbeobachtungszeiten der Mesh-Studien von maximal wenigen Jahren ist es daher verständlich, dass zahlreiche Mesh-bedingte Komplikationen bislang vielfach als Kasuistiken publiziert wurden.

Insgesamt ist festzustellen, dass trotz Einsatzes von Meshes über nunmehr 40 Jahre keine kontrollierten Langzeitstudien vorliegen, geschweige denn über Beobachtungszeiträume von mehreren Jahrzehnten, wie sie heute für viele Patienten angenommen werden müssen. Während in den Anfangsjahren der Meshes in der Regel eine Altersgrenze gesetzt wurde, so ist vielfach erst Mitte der 90er-Jahre im Zuge der laparoskopischen Techniken eine völlige Freigabe der Meshes erfolgt bis hin zur teilweise uneingeschränkt propagierten Implantation bei unter 20-Jährigen.

In einer Zusammenstellung der Literatur über intraabdominelle Meshes konnte Morris-Stiff (106) keine Unterschiede der klinischen Ergebnisse zwischen den einzelnen Materialien statistisch sichern. Allerdings vermuten die Autoren eine geschöntes Bild durch Selektion guter Ergebnisse und schränken ein: „Although the overall literature is reassuring regarding serious long-term complications, there are elements in the literature, and in our own experience, that make ongoing, long-term assessment of juxtaperitoneal implants imperative."

Andere Autoren dagegen wie Leber (77) oder Amid (7) fanden durchaus materialabhängige Unterschiede

Alloplastische Netze **101**

Tabelle 8.8 Textile Prüfung einiger Mesh-Materialien.

Parameter/Test	Einheit	Marlex (Bard)	Mersilene (Ethicon)	Prolene (Ethicon)	Parietex (Cogent)	Vypro (Ethicon)	Vypro (Ethicon)
Polymer		Polypropylen	Polyester	Polypropylen (PP)	Polyester	PP und Polyglactin (PG)	verbleibender PP-Anteil
Filament		monofilament	multifilament	monofilament	multifilament	multifilament	multifilament
Anzahl Maschenstäbchen	(per 10 cm)	98	91	46	49	52	52
Garnfeinheit (g/1000 m)	(tex)	18,9	6,1	20,6	98,0	PP 6,7 PG 4* 8,9	6,7
Flächengewicht	(g/m²)	95,1	39,5	108,5	129,6	54,6	26,8
Porenanteil	(%)	85	90	84	79	91	93
Porengröße	(mm)	0,1–0,8	0,6–1,0	1,0–1,6	1,0–1,7	2–5	2–5
Biegesteifigkeit	(cN/cm²)						
Vertikal		34,7	0,4	6,7	10,0	6,6	1,8
Horizontal		134,4	0,1	12,9	24,2	2,0	0,6
Knittererholungswinkel 5 min	(°)						
Vertikal		110	82	105	71	116	110
Horizontal		120	123	111	148	89	117
*Nahtausreißtest**	(N)						
Vertikal		57,2	15,2	57,0	68,5	29,6	17,5
Horizontal		55,8	15,5	74,6	55,4	29,0	22,7
Streifenzugversuch (5 cm)							
Maximale Reißkraft	(N)						
Vertikal		432	205	597	391	387	132
Horizontal		567	100	767	636	63	55
Bruchdehnung	(%)						
Vertikal		145,1	31,3	80,4	51,7	49,1	37,9
Horizontal		100,3	69,1	95,8	35,0	31,4	42,0
Weiterreißkraft	(N)						
Vertikal		6,6	6,4	<0,1	33,6	10,6	8,7
Horizontal		40,3	6,8	44,1	27,8	11,6	12,1
Stempeldurchdrückversuch							
Maximale Kraft F_max	(N)	1656	443	2369	2026	718	408
Deformation bei F_max	(mm)	51,3	36,6	44,2	36,1	39,1	42,3
Kraft bezogen auf die Kontaktzone	(N/cm)	58,8	19,5	90,9	90,4	31,9	16,1
Deformation bei 16 N	(%)	14	16	7	4	16	31,2

* Naht = 2/0 Prolenem, Reißkraft: Knoten 36,5 N und Fadenschlaufe 61,9 N

der klinischen Ergebnisse. Dies deckt sich mit den zahlreichen tierexperimentellen Studien (71, 106) und erscheint verständlich, da die sehr großen Mengen eingesetzten Materials eine erhebliche Gewebsreaktion initiieren, welche wiederum maßgeblich durch das Material beeinflusst wird (71, 135).

Fremdkörperreaktion

Das Ausmaß der entzündlichen Komponente der Fremdkörperreaktion wird erheblich durch die Art, die Menge, die Struktur und die Oberfläche des eingebrachten Polymers bestimmt (Kon 1984, van Rijssel 1989, 71 b). Schwergewichtige Meshes induzieren vornehmlich eine initial akut inflammatorische Reaktion, während leichtgewichtige Meshes eher das Bild einer chronischen Entzündung zeigen.

Bei den schwergewichtigen Meshes ist die Initialphase mit einer akuten, granulozytär dominierten Entzündungsreaktion verbunden mit einer moderaten, rein serösen Ödembildung in den ersten 3 Wochen. Das Maximum wird nach 14–21 Tagen erreicht, um anschließend mehr und mehr eine chronische Verlaufsform mit der Abriegelung des Implantats durch epitheloidzellige Granulome zu zeigen. In der 2. Woche beginnt der Aufbau eines kollagenreichen Narbengewebes mit reichlich Quervernetzungen durch das Implantat hindurch, wobei eine flächenhafte Mesh-Struktur mit kleinen Poren die Einbettung des gesamten Meshes in eine Narbenplatte begünstigt (Abb. 8.14).

Bei großen Poren und geringer inflammatorischer Aktivität ist die induzierte Narbe dagegen auf die perifilamentäre Region beschränkt (Abb. 8.15).

Leichtgewichtige Meshes zeigen dagegen eher das Bild einer blanden chronischen, monozytär dominierten, lymphozytenreichen Entzündungsform mit Ausbildung klassischer Granulome aus zahlreichen Riesenzellen. Die Kollagenfasern sind mehr kapselartig um das Netz mit seinen zahlreichen Granulomen herum orientiert. Es resultieren perifilamentäre elastische Narben-

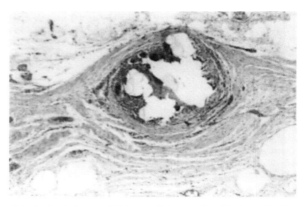

Abb. 8.**15** Leichtgewichtiges Polypropylen-Mesh mit Beschränkung der Narbe auf die perifilamentäre Region.

„Netze" und nicht Narbenplatten wie bei den schwergewichtigen Netzen.

Klinisch zeigt sich die entzündliche Aktivität in erhöhten Spiegeln des Akutphasenproteins CRP (50a) und in einer reaktiven Hyperämie über dem gesamten Implantatgebiet. Im Bereich der Leistenregion deutet die bereits in den ersten 3 Tagen im CT und im Sonogramm nachweisbare Verdickung des Samenstrangs nach transabdomineller präperitonealer Mesh-Prothese (TAPP) auf die erhebliche inflammatorische Reaktion des Implantats hin, was Stoppa (134) und Hourlay (63b) dazu bewegte, keine Mesh-Implantation bei jungen Männern mit noch nicht abgeschlossener Familienplanung durchzuführen.

Uzzo konnte 1999 erstmals experimentell nachweisen, dass die Implantation von Marlex-Meshes im Hund im Vergleich zu einer Kontrollgruppe zu einer Verkleinerung der Hoden, zu einer Abnahme des Durchmessers des Ductus deferens und zu einer erheblichen inflammatorischen Reaktion in der Wand des Samenstrangs führt (162). LeBlanc beschrieb 1998 eine venöse Stauung nach Mesh-Implantation in Schweinen (78), insbesondere bei Verwendung von schwergewichtigen Polypropylen-Netzen. Auch bei streng extraperitonealer Position der Implantate sind durch die Fremdkörperreaktion induzierte intraabdominelle Adhäsionen nicht sicher auszuschließen und können Ursache eines späteren Ileus sein (25, 32, 77, 106).

Infektion

Trotz der Implantation großer Mengen alloplastischen Materials konnte im Vergleich zu Mesh-freien Techniken bislang keine Zunahme der Infektionsrate festgestellt werden. Allerdings ist nach Implantation von Meshes mit einer prolongierten Persistenz von Bakterien im Implantatlager zu rechnen, ohne zwingend zum Infekt führen zu müssen. Bucknall berichtete 1981, dass bei multifilen Fäden noch nach 70 Tagen Bakterien nach-

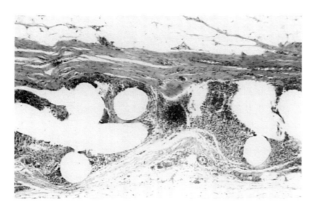

Abb. 8.**14** Schwergewichtiges Polypropylen-Mesh, 24 Monate nach Implantation, eingebettet in eine fibröse Narbenplatte.

weisbar waren (24a). Dies wird noch verstärkt durch das Vorhandensein von Poren oder Knoten (Osterberg 1983, Soler 1985, 27a). Klinisches Korrelat findet dieser Tatbestand in dem verzögerten Auftreten von Infektionen, wie sie Leber (77) beobachtet hat, mit einer Latenzzeit von durchschnittlich $^1/_2$ Jahr. Teilweise treten Mesh-Infekte auch erst nach über 1 Jahr in Erscheinung (28, 62).

Mesh-Schrumpfung

Die Mesh-Schrumpfung ist Folge der obligat auftretenden physiologischen Wundkontraktion (121). Das Ausmaß dieser vermutlich durch die Entwicklung von Myofibrozyten gesteuerten Verkleinerung der Wundfläche korreliert mit der Entzündungsaktivität. Als Folge sind insbesondere beim Marlex Faltungen des Meshes zu beobachten (32, 106). Tierexperimentell ist nach 6 Wochen eine Verkleinerung der Mesh-Fläche um ca. 40% festzustellen (Meddings 1993, 71a). Dies korreliert mit der im Menschen beobachteten Schrumpfung (5a). Bei den Plugs beobachtete Amid sogar eine Schrumpfung um 90% (7). Dies entspricht auch dem intraoperativen Bild von Mesh-Explantaten, die eher einem zusammengeschnurrten Klotz denn einem Netz ähneln (Abb. 8.16).

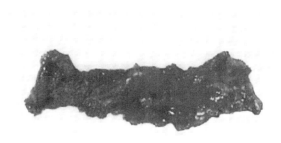

Abb. 8.16 Makroskopisches Erscheinungsbild eines Polypropylen-Meshes 6 Jahre nach Implantation, Schrumpfung auf 5,4% der Ausgangsfläche.

Die Verkleinerung der Mesh-Fläche aufgrund der Wundkontraktion ist vom technisch bedingten Einrollen an den Seiten aufgrund fehlender Fixation abzugrenzen. Die obligate Schrumpfung macht verständlich, dass die Unterfütterung der Meshes mindestens 5–8 cm betragen sollte. Andernfalls ist die Entstehung eines Rezidivs an den Mesh-Rändern vorprogrammiert. Die resultierende Ausdehnung der Präparation ist mit einer höheren Rate an Blutungskomplikationen verbunden (167).

Fisteln, Migration

Die Wanderung des Implantats mit Fistelbildung gehört sicher zu den ernstesten Komplikationen nach Mesh-Implantation. Bei den mittlerweile über 100 zumeist in den 90er-Jahren publizierten Mesh-Wanderungen entwickelte sich dies bei ca. $^1/_3$ mehr als 5 Jahre nach der Implantation, teilweise 15 Jahre nach der Erstoperation. Die Mesh-Wanderungen sind regelhaft verbunden mit Fistelbildungen zumeist zur Blase (48a, 63a), aber auch zu Dünn- und Dickdarm (29a, 148a). Silich berichtete 1996 erstmals über die Entstehung einer Spermatozele durch Arrosion des Ductus spermaticus. Angesichts der Erfahrungen mit der Angelchick-Prothese oder der stets zu beobachtenden Materiallockerung in der Traumatologie, Orthopädie und Gynäkologie (145a) erscheint ein sicherer Mechanismus zur Protektion einer Mesh-Wanderung nicht vorstellbar.

Möglicherweise begünstigt ein intensives Remodelling mit hoher proliferativer Aktivität im Implantatlager die Wanderungstendenz, allerdings fehlen hierzu grundsätzliche experimentelle Untersuchungen. Es ist jedoch anzunehmen, dass bei Verwendung nichtresorbierbarer Implantate zu keinem Zeitpunkt eine Wanderung oder Fistelbildung sicher ausgeschlossen werden kann. Bei der Verwendung von Kunststoffbändern im Rahmen eines Gastric Banding muss immerhin in 3% mit einer Erosion der Magenschleimhaut gerechnet werden (32, 106).

Eine spezielle Situation ist beim provisorischen Bauchdeckenverschluss gegeben, hier sollte auf die Verwendung nichtresorbierbaren Materials wegen der hohen Gefahr einer Fistelbildung vollständig verzichtet werden. Die publizierten Fistelraten reichen bis zu 50–100%, sodass 60–90% der Meshes explantiert werden müssen (29, 30a, 36a, 107a, 164b).

Zumindest tierexperimentell lässt sich die Adhäsionsbildung durch Unterlegen eines Vicryl-Netzes unter ein Marlex-Netz vermindern. Bei jeweils 9 Ratten wurden 14 Tage nach Implantation eines Marlex-Netzes bzw. eines Marlex-Netzes mit untergelegtem Vicryl-Netz die resultierenden Adhäsionsflächen in der von Treutner et al. dargestellten Technik vermessen (158a). Hierbei zeigte sich übereinstimmend mit den Angaben in der Literatur durch Verwendung des Vicryl-Netzes eine statistisch hochsignifikante Verminderung der Adhäsionen von 225 ± 68 auf 95 ± 39 mm^2 ($p < 0,001$).

Zur Vermeidung von Adhäsionen und Fistelbildung ist ein unmittelbarer Kontakt zwischen Polypropylen bzw. Polyester und Intestinum auf jeden Fall zu vermeiden, sei es durch Interposition von Bruchsack zwischen Mesh und Darm, von Omentum oder alternativ durch das Unterlegen von resorbierbaren Meshes bzw. die Verwendung von PTFE-Materialien.

8.6.4 Klinischer Einsatz von Meshes

Generell lässt sich mit der Verstärkung der Bauchwand durch nichtresorbierbare Meshes die Rezidivquote auf unter 10% für die Narbenhernie und auf <2% für die ausgedehnte Rezidiv-Leistenhernie (M III R) senken. Insbesondere hier ist mit den Meshes im Gegensatz zu den überwiegend schlechten Ergebnissen Mesh-freier Techniken in den meisten Fällen eine Restitution der Bauchwandfunktion möglich mit entsprechender Wiederherstellung der körperlichen Belastbarkeit. Die Rezidivrate nach Mesh-Implantation wird vornehmlich durch technische Aspekte bestimmt, weniger durch das Material selbst. Entsprechend sind Rezidive durch das Mesh hindurch bislang nicht bekannt. Sie wühlen sich dagegen am Rand der Prothese durch, in der Regel bei nicht ausreichend großem Mesh, bei Einschlagen der Netzränder, nach Mesh-Migration oder dort, wo eine ausreichende Unterfütterung oft nicht möglich ist, wie in der Nachbarschaft zu Knochen subxiphoidal oder am Rippenbogen.

Die Indikation zum Einsatz eines alloplastischen Materials ergibt sich aus dem individuellen Risiko zur Entwicklung eines Hernienrezidivs und dem entsprechenden kumulativen Risiko für die Entstehung von Komplikationen durch den implantierten Fremdkörper. Ist das Risiko zur Entwicklung einer Narbenhernie nach Laparotomie oder der Entstehung eines Hernienrezidivs nach Shouldice-Reparation als Mesh-freies Verfahren langfristig im ungünstigsten Fall mit 15% anzusetzen, so ist das Langzeitrisiko der Meshes für einen Zeitraum von mehreren Jahrzehnten dagegen bislang unbekannt. Sicher ist allerdings, dass das kumulative Risiko mit den Jahren ansteigt und dass z.B. eine Mesh-Wanderung in den Darm unter Umständen lebensbedrohliche Komplikationen nach sich ziehen kann, sodass die Indikationsstellung zur Mesh-Implantation grundsätzlich unter Berücksichtigung des Alters des Patienten zu erfolgen hat.

Unbestreitbare Indikationen für den Einsatz von alloplastischen Meshes sind dagegen die Hernien, wo therapeutische Alternativen fehlen. Dies sind in erster Linie die Narben- oder Rezidivhernien, bei denen Mesh-freie Verfahren durchweg in über 50% versagen oder die große direkte Hernie (M III) des älteren Patienten. Große Zurückhaltung ist dagegen geboten bei den primären Hernien junger Männer, nicht zuletzt wegen der noch weitgehend unbekannten Auswirkungen auf die Funktion des Ductus deferens bei direkter Nachbarschaft zu einem alloplastischen Mesh (78, 162).

8.7 Reparationsverfahren bei Leistenhernien

Die Reparation der Leistenhernie zielt traditionell darauf, belastbare Strukturen zum Bruchlückenverschluss heranzuziehen. Unter der Vielzahl der verwendeten Verfahren lassen sich generel folgende Prinzipien erkennen:

Nahttechniken:
- Verstärkung der Vorderwand,
- Verstärkung der Hinterwand durch:
  - Einengung des inneren Leistenrings,
  - Anheftung der Bauchmuskulatur am Leistenband,
  - Anheftung der Bauchmuskulatur am Lig. Cooperi,
  - Doppelung der Fascia transversalis und Anheftung der Muskulatur am Leistenband.

Mesh-Techniken:
- Anteriorer Zugang:
  - Lichtenstein,
  - TIPP/Rives,
  - Rutkow-Plug;
- posteriorer Zugang:
  - Wantz,
  - Ugahary,
  - Stoppa,
  - TEP,
  - TAPP (IPOM).

8.7.1 Nahttechniken

Verstärkung der Vorderwand

Zahlreiche Verfahren wurden beschrieben, durch Verstärkung der Vorderwand des Leistenkanals einen dauerhaften Verschluss der Bruchlücke zu erreichen. Am bekanntesten ist das Verfahren nach Girard, das auf einen dreischichtigen Bruchlückenverschluss vor dem Samenstrang zielt. Durch Doppelung der Externus-Aponeurose und Fixation des M. obliquus internus und M. transversus abdominis an das Leistenband wird eine feste Vorderwand erzielt (Abb. 8.**17**). Das Verfahren nach Girard wie auch andere Methoden zur Verstärkung der Vorderwand des Leistenkanals finden heute kaum noch Anwendung, da sie von einer prinzipiell falschen Auffassung zur Pathogenese und Reparation der Leistenhernie ausgehen.

Das Verfahren nach Halsted-Ferguson besteht aus der Anheftung des M. obliquus internus an das Leistenband vor dem Samenstrang (Abb. 8.**18**). Es hat sich bei kindlichen Leistenhernien bewährt, da es bei kleinen Hernien am wenigsten mit der vorgegebenen Anatomie interferiert. Beim Erwachsenen konnte sich die Methode wegen hoher Rezidivquoten nicht durchsetzen.

Verstärkung der Hinterwand

Einengung des inneren Leistenrings

Die Einengung des inneren Leistenrings wurde zuerst von Marcy (96) und später von Zimmerman (172) beschrieben. Lytle (89) propagierte das Verfahren unter dem Gesichtspunkt der Anatomie des inneren Leistenrings (Abb. 8.**19**). Durch mediale exzentrische Nahtein-

Reparationsverfahren bei Leistenhernien 105

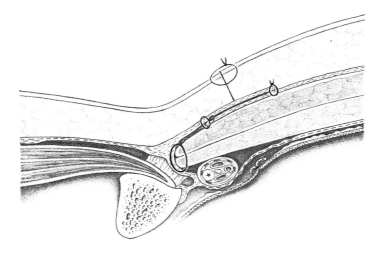

Abb. 8.**17** Leistenhernienreparation nach Girard im Querschnitt.

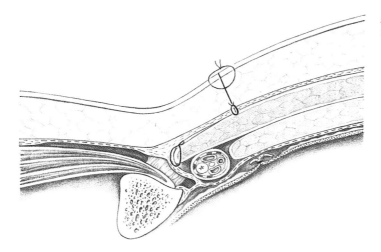

Abb. 8.**18** Leistenhernienreparation nach Halsted-Ferguson im Querschnitt.

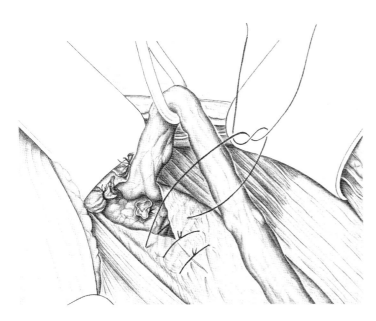

Abb. 8.**19** Leistenhernienreparation durch Einengung des inneren Leistenrings nach Zimmerman.

engung des Leistenrings von innen unten nach außen oben lässt sich die innere Bruchlücke gut verschließen. Nach zuvoriger Präparation und Resektion des M. cremaster kann der Bruchring bis auf 5–8 mm Durchmesser eingeengt werden, ohne die Gefäßversorgung des Hodens zu gefährden. Dies sollte Bestandteil jeder Leistenhernienreparation sein, da ein innerer Bruchring mit einem Durchmesser, der z.B. nicht nur die Spitze der Kleinfingerkuppe, sondern den gesamten Zeigefinger des Operateurs noch einlässt, durch laterale Rezidive gefährdet ist. – Eine Nahteinengung von lateral nach medial, wie sie von Edwards (34) vorgeschlagen wurde, birgt die Gefahr einer Interaktion der Nähte mit dem Muskelspiel, d.h. der Interferenz mit dem Verschlussmechanismus.

Ergänzt wurde die einfache Einengung des inneren Leistenrings von Zimmerman (173) und Doran (31) durch zusätzliche Deckung mit einem Flicken aus der Externus-Aponeurose sowie von Ogilvie (112) durch Bildung einer medialseitigen Schlinge aus der Externus-Aponeurose zur Verstärkung der Reparation. Wie von Doran (31) gezeigt, bietet keines dieser Verfahren gesicherte Vorzüge gegenüber den anderen Methoden zum Verschluss des inneren Leistenrings. Insgesamt ist die alleinige Einengung des inneren Leistenrings nur bei LI-Befunden ausreichend, das Rezidiv erfolgreich zu verhüten. Nach Halverson und McVay (55) findet sich ansonsten eine hohe Rezidivquote.

Anheftung der Bauchdecke am Lig. inguinale

Bassini war der erste, der dieses Konzept realisierte. Das Originalverfahren bestand in der Fixation der dreifachen Schicht aus Fascia transversalis, M. transversus und M. obliquus internus abdominis am Leistenband (Abb. 8.20). Hierauf wurde von Catterina, einem Schüler Bassinis, in den 30er-Jahren noch einmal ausdrücklich hingewiesen (27). Wird auf die Spaltung der Fascia transversalis verzichtet (172), so fassen die Bassini-Nähte nicht immer auch die Fascia transversalis, d.h. drohen, nur die Muskulatur anzuheften.

Bei Bassini-Nähten an der Leiche konnten wir uns in anatomischen Querschnitten davon überzeugen, dass diese Nähte selbst bei sicherem Fassen der Fascia transversalis diese nicht geordnet straffen, sondern ungerichtet aufwerfen und ggf. sogar Darm mitfassen (140). In der üblichen Technik der Reparation nach Bassini wird also die Reparation nur in der vorderen Kulisse der Hinterwand des Leistenkanals durchgeführt; d.h. die Bruchpforte in der Fascia transversalis bleibt erhalten. Hierbei wird der Samenstrang vor die Muskulatur gelegt. Der Anulus inguinalis internus soll den Vorstellungen Bassinis entsprechend bewusst lateralisiert werden. – Auf einem häufigen Missverständnis der Originalmethode beruht die alleinige Anheftung des M. internus am Leistenband.

Aus zahlreichen Untersuchungen ist bekannt, dass die Muskulatur des M. internus abdominis kein dauerhaftes Nahtlager ist. Nur durch Wiederherstellung der aponeurotischen Kontinuität der vorderen Bauchdecke mit Fixation auch der Fascia transversalis und der aponeurotischen Strukturen des M. transversus am Leistenband lässt sich ein Rezidiv vermeiden. Zahlreiche Varianten der Methode Bassinis wurden seither entwickelt. Eine Modifikation des Bassini-Verfahrens ist das von Brenner propagierte Vorgehen (Abb. 8.21). Der Unterschied besteht im Fassen des freipräparierten M. cremaster in die Bassini-Nähte, häufig allerdings unter Verzicht auf die Einbeziehung der Fascia transversalis (Kap. 7).

Eine weitere Verstärkung der Hinterwand intendierte Kirschner (70) mit dem Vorschlag, den Samenstrang subkutan zu verlagern. Durch Verschluss der Externus-Aponeurose hinter dem Samenstrang (Abb. 8.22) wird die Hinterwand zumindest theoretisch weiter verstärkt. Die Anheftung der Bauchdeckenmuskulatur an das Leistenband geschieht in ähnlicher Weise wie in der Originalmethode Bassinis.

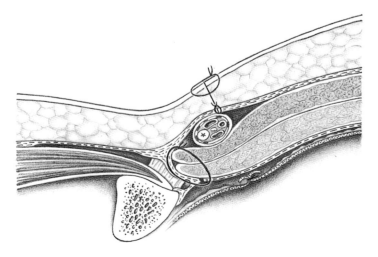

Abb. 8.**20** Leistenhernienreparation nach Bassini im Querschnitt.

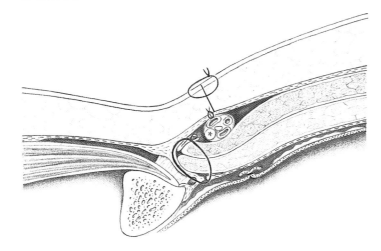

Abb. 8.**21** Leistenhernienreparation nach Brenner im Querschnitt.

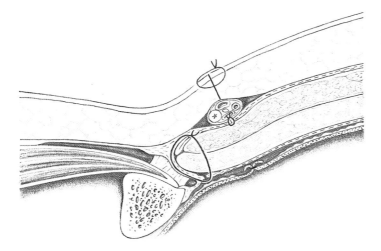

Abb. 8.**22** Leistenhernienreparation nach Bassini-Kirschner mit Subkutanverlagerung des Samenstrangs im Querschnitt.

Die Einbeziehung der Externus-Aponeurose in die Verstärkung der Hinterwand empfahl auch Hackenbruch (51). In der Originalmethode wird die Doppelung der Externus-Aponeurose unter Ausbildung eines neuen Leistenkanals propagiert (Abb. 8.**23**). Hierbei werden der M. obliquus internus, der M. transversus und die Fascia transversalis nicht fixiert. Häufig wird das Verfahren nach Hackenbruch in Kombination mit dem Bruchverschluss nach Bassini verwendet. Hierbei wird die Hinterwand zusätzlich verstärkt durch die dreifache Schicht der Bauchmuskulatur. Weitere Verfahren unter Einbeziehung der Externus-Aponeurose zur Stärkung der Hinterwand gehen auf Andrews (9) und Perras (118) zurück.

Anheftung am Lig. Cooperi

Die Fixation der Bauchdecke am Lig. pubicum superius (Cooperi) wurde aus einer Notsituation geboren. Lotheissen sah sich 1898 veranlasst, bei einer Rezidivhernie mit vollständig zerstörtem Leistenband ein alternatives festes Nahtlager zu suchen. Hier bot sich das Lig. Cooperi an. In der Folgezeit fand das Verfahren bei der Schenkelhernie, später auch bei Leistenhernien Verwendung. Die Originalmethode Lotheissens bestand in der Fixation der dreifachen Schicht aus Fascia transversalis, M. transversus abdominis und M. obliquus internus am Lig. Cooperi (Abb. 8.**24**).

Eine Renaissance erlebte das Verfahren durch die anatomischen Untersuchungen von Anson und McVay (101). Sie sahen in der zu lockeren anatomischen Verankerung des Leistenbands den Grund, prinzipiell das fest fixierte Lig. Cooperi als Nahtlager der Bauchdeckenanheftung vorzuziehen. Da die Fascia transversalis keine Verbindung zum Leistenband, wohl aber zum Lig. pubicum superius (Cooper) habe, solle die Fixation der Bauchdecken hieran erfolgen. In Abwandlung der Originalmethode Lotheissens werden allerdings nur der M. transversus abdominis und die Fascia transversalis am Lig. Cooperi angeheftet (Abb. 8.**25**).

Der M. obliquus internus wird in diese Naht nur einbezogen, wenn er einen freien sehnigen Rand aufweist

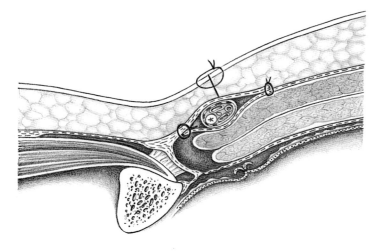

Abb. 8.**23** Leistenhernienreparation nach Hackenbruch durch Doppelung der Externus-Aponeurose und Bildung eines neuen Leistenkanals. Hier Darstellung ohne Muskelanheftung nach Bassini (Querschnitt).

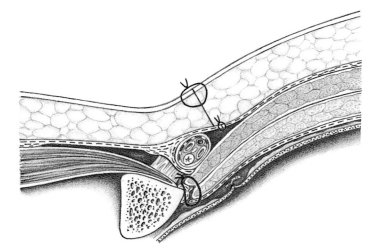

Abb. 8.**24** Leistenhernienreparation nach Lotheissen im Querschnitt.

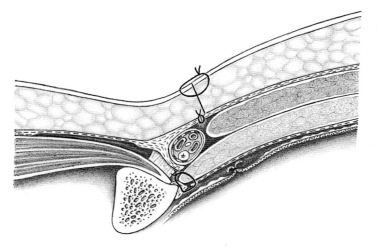

Abb. 8.**25** Leistenhernienreparation nach McVay im Querschnitt.

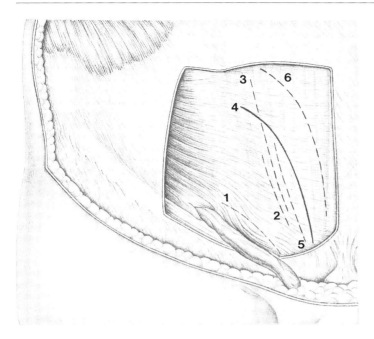

Abb. 8.26 Entlastungsinzisionen der Rektusscheide.

1 Bloodgood 1890
2 Wölfler 1892
3 Berger 1902
4 Halstedt 1903
5 Tanner 1942
6 McVay 1962

(„conjoined tendon"). Während McVay sein Verfahren vor allem für direkte Hernien angewandt wissen wollte, wurde es später auch häufig zur Operation des indirekten Leistenbruchs benutzt. Wichtiger Kritikpunkt am McVay-Verfahren ist die große Nahtspannung am knöchern fixierten, d. h. unelastischen Lig. Cooperi mit der Gefahr des Ausrisses im Nahtlager. Weitere Gegenargumente sind die unübersichtliche Anatomie und die Gefahr der Einengung der Femoralgefäße.

Eine obligate Begleitmaßnahme der Anheftung der Muskulatur am Lig. Cooperi ist die Entlastungsinzision der Rektusscheide (53, 156, 170). Diese in zahlreichen Schnittrichtungen durchgeführte Hilfsmaßnahme (Abb. 8.26) ist wegen der Nahtspannung vor allem bei der Reparation nach McVay zwingend erforderlich. Durch die Inzision gelingt es, die laterale Rektusscheide und die Muskulatur des M. transversus abdominis kaudalwärts treten zu lassen, die Nahtspannung zu verringern und dies ohne Schwächung der Bauchdeckenmuskulatur der Nachbarschaft.

Read et al. (124) konnten zeigen, dass sich durch die Entlastungsinzision die Nahtspannung bei der Methode nach McVay halbiert. Doch liegen die Werte der Nahtspannung auch dann noch über denen der Methode nach Bassini ohne Entlastungsinzision. Keine Verwendung sollte die Entlastungsinzision bei Kindern, bei Infekten, bei fehlender Festigkeit der Bauchdecken z. B. im Rahmen postoperativer Narbenhernien oder allgemeiner Schwäche der Bauchwand finden. Mit Ausnahme der Methode nach McVay ist die Inzision der Rektusscheide bei den meisten Primäreingriffen wegen Leistenhernien entbehrlich, wir wenden sie selbst nur äußerst selten an.

Reparation der Fascia transversalis

Das Prinzip ist die Reparation des Defekts der Hinterwand in eben der Ebene, in der die Hernie entsteht. Nahtlager sind die tragfähigen Schichten der Fascia transversalis und ihrer Nachbarschaft. Neben der einfachen Raffung des inneren Bruchrings (s. o.) sowie Faltung der zipfelförmig ausgedünnten Fascia transversalis im Bereich der Bruchpforte besteht die Möglichkeit der plastischen Rekonstruktion nach Shouldice. Während die alleinige Einengung des inneren Leistenrings (s. o.) und die einfache Raffung oder Faltung der Fascia transversalis (113) langfristig höhere Rezidivraten ausweisen (110, 149), ist die plastische Rekonstruktion nach Shouldice in ihren Ergebnissen nahezu konkurrenzlos.

Hierzu wird die Fascia transversalis entsprechend des Verlaufs des Leistenkanals längsgespalten und durch Unterschlagen des kaudalen Anteils unter den kranialen mit zweifacher Nahtreihe gedoppelt. Darüber erfolgt die Fixation der Muskulatur des M. transversus abdominis und des M. obliquus internus in zweifacher Nahtreihe am Leistenband (Abb. 8.27). Auf diese Weise wird die Hinterwand vierschichtig rekonstruiert, ohne die Anatomie des Leistenkanals zu verändern. Größte Bedeutung bei dieser Technik kommt der Faszienreparation zu. So konnte Berliner (22) in einer prospektiven Studie zeigen, dass die alleinige Faszendoppelung mit Verzicht auf eine zusätzliche Muskelnaht bereits die bekanntermaßen niedrigen Rezidivquoten (1,2%) der Shouldice-Technik garantiert (Tabelle 8.9).

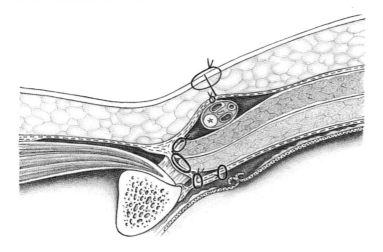

Abb. 8.**27** Leistenhernienreparation nach Shouldice im Querschnitt.

Tabelle 8.**9** Rezidive in Abhängigkeit von der Operationstechnik. Vergleich von Faszienraffung und Doppelung in kontrollierten Studien.

Quelle	n	Technik	Rezidivquote
Sparso 1983	365	Raffnaht der Fascia transversalis (Knopfnähte)	22,5 %
Berliner 1984	508	Shouldice-Technik (fortlaufende zweireihige Fasziennaht)	1,2 %
Berliner 1984	509	Shouldice-Technik (fortlaufende zweireihige Fasziennaht + fortlaufende Muskelnaht)	1,0 %

8.7.2 Mesh-Techniken

Generell ist bei allen Mesh-Techniken auf eine ausreichende Unterfütterung zu achten. Zwar ist bereits nach wenigen Tagen nicht mehr mit einer Dislokation zu rechnen, doch ist ein frühes Verrutschen durch Fixation der Meshes zu verhindern. Lediglich bei Verwendung von PTFE müssen die Materialien dauerhaft fixiert werden, da sie nicht von Narbengewebe durchdrungen werden. Bei Verwendung sehr flexibler Meshes ist ein, wenn auch temporärer, Verschluss der Bruchpforte als Widerlager notwendig, da andernfalls das Mesh, bis es in die Narbe integriert ist, durch die Bruchpforte hindurch dislozieren kann.

Alle Mesh-Techniken erlauben nach den bisher vorliegenden Berichten gleichermaßen Rezidivquoten von < 5 %. Allein aus statistischen Größen lässt sich bei diesen exzellenten Ergebnissen kein Verfahren als den anderen überlegen herausstellen. Es würde klinische Studien mit Gruppengrößen von mehreren tausend Probanden verlangen. Die verschiedenen Mesh-Techniken unterscheiden sich allerdings erheblich in Bezug auf ihre Lernkurve und ihre Kosten, weniger in Bezug auf ihre verfahrensspezifische Morbidität.

Nach dem Zugangsweg lassen sich generell unterscheiden Verfahren, die die Prothese transinguinal (anteriorer Zugang) oder außerhalb der Leistenregion auf der präperitonealen Ebenen (posteriorer Zugang) positionieren.

Anteriorer Zugang

Der anteriore Zugang bietet die Möglichkeit der exakten Präparation der gesamten Leistenregion. Dies ist zwar einerseits technisch anspruchsvoll und beinhaltet das Risiko einer Verletzung der Samenstrangstrukturen, andererseits erlaubt es aber auch eine exakte Beurteilung der anatomischen Verhältnisse. Diese ist gerade bei Patienten nach multiplen Rezidivoperationen oft eine unerlässliche Voraussetzung, um sie nicht nur rezidivfrei, sondern auch beschwerdefrei zu machen.

Lichtenstein

Der Vorteil dieses von Lichtenstein (83) entwickelten und 1986 vorgestellten Verfahrens ist die einfache Technik und die mögliche Durchführung in Lokalanästhesie. In Zusammenhang mit publizierten Rezidivquoten von < 1 % wird dieses Verfahren vielerorts bereits als Standardverfahren zur Hernienreparation favorisiert (109).

Basierend auf der Forderung nach einer spannungsfreien Reparation, implantierte Lichtenstein eine geschlitzte Mesh-Prothese auf die defekte Fascia transversalis, unter den Funiculus spermaticus (Kap. 11). In Bezug auf die Externus-Faszie handelt es sich hierbei um ein Sublay, in Bezug auf die Transversalisfaszie dagegen um ein Onlay. Bei zu kleinen Meshes kann es an den Netzrändern zum Rezidiv kommen.

TIPP/Rives

Sollte sich im Rahmen einer vorgesehenen Mesh-freien Reparation nach Shouldice die Notwendigkeit zur Implantation eines Meshes ergeben, so wird dieses transinguinal in den präperitonealen Raum eingebracht. Das dort positionierte Mesh (15 cm · 12 cm) wird mit einzelnen resorbierbaren Nähten am Lig. Cooperi und am Leistenband bzw. transmuskulär gegen eine frühe Dislokation geschützt. Zum Durchtreten des Samenstrangs wird es lateral geschlitzt (Kap. 11).

Rutkow-Plug

Bei der von Gilbert 1992 (40) und Rutkow 1998 (127) vorangetriebenen Technik wird lediglich die Bruchpforte mit einem doppelschirmartigen Mesh im Sinne eines Stopfens verschlossen. Dieses Verfahren verzichtet auf eine ausgedehnte Präparation der Leistenregion, ist allerdings mit dem Risiko eines Rezidivs neben dem Mesh behaftet. Die große Menge an Fremdmaterial auf kleinem Raum führt zu einer erheblichen Fremdkörperreaktion mit Schrumpfung um bis zu 90% (7), auch Dislokationen und Mesh-Wanderungen sind nicht selten, sodass der Wert dieses Verfahrens sehr kontrovers diskutiert wird.

Posteriorer Zugang

Der posteriore Zugang umgeht die Präparation in der Leiste, d.h. im voroperierten vernarbten Bereich mit oft verzogenen anatomischen Strukturen, und ist daher besonders geeignet bei Rezidivhernien. Die Größe und Position der Mesh-Prothese im präperitonealen Raum ist weitgehend einheitlich, lediglich der Zugangsweg variiert erheblich.

Wantz

Wantz (165) kombinierte 1989 den präperitonealen Zugang oberhalb des Leistenbands mit der Implantation eines großen Netzes unter der Fascia transversalis im präperitonealen Raum. Die Inzision geht über ca. 8 cm mit Durchtrennung des Rektus und des medialen Anteils der schrägen Bauchmuskulatur. Publizierte Rezidivhernien sind eine Rarität (Kap. 14 u. 20). Besonders geeignet ist dieses Verfahren bei mehrfachen transinguinal voroperierten Leistenhernienrezidiven.

Ugahary

Die 1998 erstmals von Ugahary ausgeführte Reparation (161) nutzt einen Wechselschnitt als präperitonealen Zugang und positioniert das Mesh (15 cm · 10 cm) nach stumpfer Dissektion des präperitonealen Raums und ist als minimalinvasive Variante der Wantz-Technik aufzufassen. Bedarfsweise kann die Sicht durch offene Verwendung eines Laparoskops weiter verbessert werden.

Stoppa

Bei beidseitigen Rezidivhernien erlaubt dieses von Stoppa (154) seit 1968 durchgeführte Verfahren (GPRVS = grande procedure de reinforcement du visceral sac) die simultane Versorgung beider Bruchpforten (Kap. 14). Das Netz wird über eine mediane Unterbauchinzision eingebracht, das Peritoneum stumpf abpräpariert und mit einem großen präperitoneal gelegenen Netz alle Bruchpforten verschlossen. Bei korrekter Position braucht das Netz nicht fixiert zu werden.

TEP

Mit der weiten Verbreitung laparoskopischen Equipments lag es nahe, die präperitonealen Mesh-Techniken auch laparoskopisch durchzuführen. Am idealsten gelingt dies mit dem von Dulucq 1991, Begin 1993 und McKernon 1993 entwickelten TEP-Verfahren, der total extraperitonealen Prothese. Zwar ohne die Nachteile des transabdominellen Vorgehens, ist diese Technik allerdings technisch schwierig und damit mit einer langen Lernkurve verbunden. Darüber hinaus ist jede der laparoskopischen Techniken in den unmittelbaren operationsbedingten Kosten im Vergleich zu den anderen Verfahren deutlich teurer. Als relativer Vorteil ist die Möglichkeit der simultanen Versorgung beidseitiger Hernien anzusehen.

TAPP

Das TAPP-Verfahren (transabdominelle präperitoneale Prothese) ist im Gegensatz zur TEP deutlich leichter, macht aber aus einer extraabdominellen Erkrankung eine intraabdominelle, d.h. beinhaltet alle Komplikationsmöglichkeiten der Laparoskopie. Diese mögen zwar selten sein, sind aber unter Umständen mit lebensbedrohlichen Folgen verbunden, wie z.B. Peritonitis oder Ileus, Folgen, wie man sie sich bei den übrigen Verfahren nur schwer vorstellen kann. Das Mesh wird transabdominell nach Inzision des Peritoneums präperitoneal platziert. Anschließend wird das Peritoneum sorgfältig verschlossen, um das Ausmaß der Adhäsionen zu minimieren. Immerhin ist trotzdem mit nachfolgenden Adhäsionen bei bis zu 30% der Patienten zu rechnen (37, 74).

IPOM

Beim intraperitonealen Onlay-Mesh (IPOM) wird die Mesh-Prothese transabdominell auf die Bruchpforte gesetzt, ohne sie mit Peritoneum zu bedecken. Wegen der unmittelbaren Nachbarschaft zum Intestinum wird bei diesem Verfahren vornehmlich PTEE eingesetzt. Die anfänglich niedrigen Rezidivquoten konnten im Langzeitverlauf nicht bestätigt werden (64a, 68a), sodass dieses Verfahren zunehmend verlassen wurde. Die zukünftige Entwicklung von verträglicheren Materialien, die ohne gesteigerte Adhäsionsgefahr trotzdem in das Gewebe integriert werden, könnte dieser Methode zur Renaissance verhelfen.

8.7.3 Verfahrenswahl bei Leistenhernien

Aufgrund der statistischen Probleme ist die Überlegenheit eines speziellen Verfahrens durch klinische Studien kaum zu erbringen. Bei Rezidivraten von < 1% für nahezu alle Verfahren ist aufgrund dieses Kriteriums alleine ein rationales Therapiekonzept nicht zu erstellen. Kriterien für die Verfahrenswahl müssen daher beinhalten mögliche verfahrensspezifische intraoperative und postoperative Komplikationen, insbesondere im Langzeitverlauf, und die lokalen Gegebenheiten unter Berücksichtigung der eigenen Erfahrung.

Eine rationale Verfahrenswahl erfordert zunächst die Entscheidung über die Notwendigkeit einer Mesh-Implantation, über das geeignete Material und über den besten Zugangsweg.

Entscheidung: mit Mesh oder Mesh-frei

Generell weisen alle Mesh-Techniken niedrige Rezidivraten, aber auch ein kumulatives und damit altersabhängiges Risiko Mesh-bedingter Komplikationen auf.

Bei der primären Hernie der jungen Patienten ist das Shouldice-Verfahren als das bestuntersuchte Mesh-freie Verfahren in über 95% erfolgreich, d.h. rezidivfrei, und angesichts eines hohen kumulativen Risikos für Mesh-Komplikationen (sekundäre Ductus-deferens-Läsion, Fremdkörperreaktion, Mesh-Wanderung) die Methode der Wahl. Bei den großen direkten Hernien (M III) des älteren Patienten oder bei Rezidivhernien (s. u.) ist dagegen die Indikation zum Mesh großzügiger zu stellen, da bei diesen eine relativ hohe Rezidivgefahr besteht (150) bei gleichzeitig relativ niedrigerem kumulativen Risiko von Mesh-Komplikationen. Bei fraglicher Indikation zur Mesh-Implantation erlaubt der transinguinale Zugang die intraoperative Klärung und sowohl die Mesh-freie Reparation (Shouldice) als auch die Mesh-Verstärkung (TIPP/Rives).

Wahl des Mesh-Materials

Generell sollte aufgrund der materialabhängigen, persistierenden Fremdkörperreaktion möglichst wenig Kunststoff und dann mit großen Poren implantiert werden. Die Menge des Materials ist an die physiologisch erforderliche Haltekraft anzupassen. Als z.Z. einziges verfügbares langzeitstabiles Polymer ist Polypropylen zu bevorzugen. Nur bei zumindest temporärem Verschluss der Bruchpforte ist der Einsatz eines flexiblen, leichtgewichtigen Meshes möglich, da es andernfalls zu einem initialen Herauspressen des Meshes durch die Bruchpforte kommen kann. Ist der Bruchpfortenverschluss mit dem angewandten Verfahren (TAPP, TEP) nicht möglich, ist die Implantation eines starren Materials mit ausreichender Fixation zwingend erforderlich.

Wahl des Zugangs

Generell ist insbesondere bei Rezidivhernien eine Präparation im voroperierten Gebiet schwierig. Insbesondere bei Rezidiven nach Implantation von Meshes, die zumeist in eine Narbenplatte eingebettet sind, kann die Identifikation anatomischer Strukturen u.U. äußerst mühsam oder unmöglich sein.

Bei der primären Hernie erlaubt einzig der transinguinale Zugang die intraoperative Beurteilung der Notwendigkeit zur Mesh-Implantation. Dagegen muss bei der Rezidivleistenhernie der operative Zugang individuell unter Berücksichtigung der Voroperation gewählt werden (Tabelle 8.10 u. 8.11). Insbesondere bei begleitenden Schmerzsyndromen kann allerdings eine exakte transinguinale Präparation, u.U. mit Neurolyse, erforderlich sein.

Das in Lokalanästhesie durchführbare Shouldice-Verfahren ist das Mesh-freie Verfahren mit der niedrigsten Rezidivquote, kann allerdings auch darüber hinaus fakultativ problemlos mit Mesh kombiniert wer-

Tabelle 8.10   Verfahrenswahl bei Rezidivleistenhernien.

Voroperation	Mögliche Alternativverfahren
Nach anteriorem Zugang:	
Bassini Shouldice	anteriorer Zugang: Shouldice – anteriorer Zugang: Re-Shouldice, wenn technischer Fehler ursächlich, ggf. mit Mesh (TIPP/Rives) – posteriorer Zugang: extraperitoneale Mesh-Prothese nach Wantz (erlaubt den Einsatz eines flexiblen Meshes, da mit Verschluss der Bruchpforte)
TIPP/Rives	posteriorer Zugang nach Wantz (flexibles Mesh) oder TEP (starres Mesh), wenn ausreichend Erfahrung vorhanden
Lichtenstein	– anteriorer Zugang: Shouldice oder TIPP/Rives – posteriorer Zugang: preperitoneales Mesh nach Wantz oder TEP
Nach posteriorem Zugang:	
Wantz	posteriorer Zugang: Re-Wantz anteriorer Zugang: TIPP/Rives oder Lichtenstein
Stoppa	posteriorer Zugang: Re-Stoppa anteriorer Zugang: Shouldice oder TIPP/Rives
TAPP	anteriorer Zugang: Shouldice oder TIPP/Rives
TEP	anteriorer Zugang: Shouldice oder TIPP/Rives

Tabelle 8.11 In der Chirurgischen Universitätsklinik der RWTH Aachen zwischen 1992 und 1998 durchgeführte Reoperationen wegen eines Hernienrezidivs nach vorhergegangener Mesh-Implantation.

Voroperation	Revisionsoperation
Lichtenstein	Shouldice, TIPP/Rives, Wantz, Stoppa
Stoppa	Shouldice, TIPP/Rives, Lichtenstein
TIPP/Rives	Wantz, Stoppa
Wantz	Lichtenstein, TAPP, TEP
TEP	Shouldice, TIPP/Rives
TAPP	Shouldice, TIPP, Wantz

den (TIPP/Rives). Es ist das Verfahren der Wahl bei allen primären Hernien und bei allen jüngeren Patienten.

Das Verfahren nach Wantz mit seinem präperitonealen Zugang ist ideal beim Rezidiv nach Shouldice, da es das voroperierte Gebiet umgeht. Da es einen direkten, wenn auch häufig nur temporären Verschluss der Bruchpforte erlaubt, kann ein flexibles Mesh mit wenig Fremdmaterial implantiert werden.

Das Verfahren nach Lichtenstein verzichtet auf eine vollständige Exploration aller Bruchpforten. Nachteilig ist die Nähe des Meshes zum Ductus deferens mit der Möglichkeit einer sekundären Schädigung. Als Onlay-Verfahren sind Rezidive durch Abheben des Meshes nicht selten. Vorteile dieses wenig belastenden Operationsverfahrens sind die kurze Lernphase und der mögliche Einsatz in Lokalanästhesie. Zu befürworten ist sein Einsatz vorzugsweise bei den großen, direkten Hernien des älteren Patienten.

Alle laparoskopischen Verfahren haben den Nachteil, dass obligaterweise ein Mesh implantiert werden muss, sie benötigen eine Vollnarkose und sind aufgrund des technischen Aufwandes, zumindest was die Operationskosten angeht, relativ teuer. Das TAPP-Verfahren kann darüber hinaus zu zwar seltenen aber möglichen sehr ernsten intraabdominellen Komplikationen führen, Das TEP-Verfahren kann diese zwar vermeiden, verlangt aber aufgrund seiner technischen Schwierigkeit eine umfangreiche Erfahrung mit langer Lernphase.

8.8 Reparationsverfahren bei Schenkelhernien

12% der Frauen, aber 53% der Männer mit einer Schenkelhernie haben eine gleichseitige indirekte Leistenhernie (43). Fast alle Begleithernien der Frauen sind indirekt, klein, überwiegend fettreich und damit kaum reparationspflichtig. Aus diesem Grunde kann bei der Reparation der Schenkelhernie der Frau routinemäßig der krurale Zugang gewählt werden, da die Eröffnung des Leistenkanals nur selten nottut, noch seltener sich aber die Indikation zur Reparation der Hinterwand des Leistenkanals stellt. So ist die direkte Begleithernie beim Schenkelbruch der Frau eine extreme Rarität.

Beim Mann ist angesichts der großen Häufigkeit (53%) gleichzeitiger indirekter Leistenhernien der inguinale Zugang beim Schenkelbruch vorzuziehen. Neben der Inspektion der tiefen Schenkelfaszie ermöglicht er die Kontrolle und ggf. Reparation der Hinterwand des Leistenkanals.

Insgesamt lassen sich 4 taktische Wege zur Reparation der Schenkelhernie unterscheiden:
- Ohne Eröffnung des Leistenkanals wird die Schenkelbruchpforte auf kruralem Wege verschlossen. Hierzu eignen sich unterschiedliche Naht- und Patchverfahren (Kap. 14).
- Die Schenkelbruchpforte wird von krural dargestellt, aber der Leistenkanal wird zur Inspektion eröffnet. Liegt keine zusätzliche Leistenhernie vor, erfolgt die Reparation von krural unter direkter Sicht. Hierbei bleibt die Hinterwand des Leistenkanals geschlossen. Dies ist nach unserer Erfahrung die seltenste Form des Vorgehens.
- Der Leistenkanal wird geöffnet, die Fascia transversalis, d. h. die Hinterwand wird durchtrennt und die Schenkelpforte von inguinal und von krural dargestellt. Der Bruchlückenverschluss kann von krural unter direkter Sicht und Überprüfung der Nahtlager durch den von oben tastenden Finger erfolgen. Danach wird die Hinterwand des Leistenkanals in der üblichen Technik rekonstruiert (z. B. nach Shouldice). Häufiger ist der gleichzeitige Verschluss der Schenkelbruchpforte und der Hinterwand des Leistenkanals durch Fixation der Fascia transversalis und des M. transversus an das Lig. pubicum (Cooper) nach Lotheissen/McVay. Diese inguinale Technik ist nach unserer Erfahrung das am häufigsten praktizierte Vorgehen.
- Gleiches Vorgehen wie beim vorhergehenden Punkt, allerdings mit kombiniertem Verschluss der Schenkelbruchpforte von oben und unten. Zu den einzelnen Reparationsprinzipien der Schenkelbruchpforte siehe Kapitel 13.

8.9 Reparationsverfahren bei primären Bauchwandhernien

Analog den Prinzipien zur Leistenhernienreparation erfolgt nach Präparation der Faszienränder die Reparation einer primären Bauchwandhernie Stoß-auf-Stoß mit einer nichtresorbierbaren fortlaufenden Naht. Eine Fasziendoppelung nach Mayo-Dick führt weder experimentell noch in der klinischen Erfahrung zu einer Senkung der Rezidivrate.

8.10 Reparationsverfahren bei Narbenhernien

Lediglich bei kleinen Narbenhernien < 4 cm oder bei vermuteten technischen Komplikationen bei dem vorausgegangenen Laparotomieverschluss ist der Verzicht auf die Verstärkung der Bauchwand durch ein alloplastisches Mesh statthaft. Insbesondere falls initial resorbierbares Nahtmaterial verwendet wurde, ist im Sinne eines Verfahrenswechsels die Reparation Stoß-auf-Stoß mit einer nichtresorbierbaren fortlaufenden Naht zu erwägen. In allen anderen Fällen ist aufgrund der hohen Rezidivquoten von über 50 % bei den Mesh-freien Verfahren die Implantation einer alloplastischen Prothese obligat. In Anbetracht der festgestellten Defekte in der Kollagensynthese ist die hohe Versagensrate bei Wiederholung des primär versagenden Verfahrens nicht verwunderlich.

Die als Alternative oder Ergänzung zum Stoß-auf-Stoß-Verschluss fortlaufend oder mit Einzelknopfnähten (kein statistisch nachweisbarer Unterschied) implantierten nichtresorbierbaren Netze sollen die mechanische Belastung kompensieren und eine Matrix für die Ausbildung einer kräftigen Narbe bilden. Gelegentlich erfolgt präoperativ die Anlage eines Pneumoperitoneums, insbesondere bei Riesenhernien mit einem Durchmesser über 20 cm. Aufgrund der Festigkeit der Mesh-Materialien können Rezidive nur im Randbereich auftreten.

Unter den unterschiedlichen Implantationstechniken ist das *Underlay* oder *Sublay* zu bevorzugen (Kap. 17). Es sollte mindestens 6 cm nach allen Seiten überlappen, sodass kleinere Fasziendefekte über dem Netz keine Rolle spielen. Durch den Bauchinnendruck und die frühe Integration in Narbengewebe sind die Implantate bereits nach wenigen Tagen vor Dislokation geschützt, für die ersten Tage sollte jedoch durch einzelne Fixationsnähte ein Einrollen der Netze verhindert werden. Lediglich bei großen Defekten der Muskulatur und Faszie muss das Netz sofort der mechanischen Belastung standhalten und entsprechend im umgebenden Gewebe verankert sein. Im Vergleich zu den anderen Mesh-Positionen stellt die Sublay-Lage die geringsten Anforderungen an die mechanische Festigkeit der induzierten Narbe.

Vorbedingung für die Sublay-Implantation ist ein intaktes Peritoneum, da ein direkter Kontakt zwischen Polypropylen- oder Polyester-Netz zu starken Adhäsionen und Fistelbildung führen kann. Alternativ bei fehlendem Gewebe ist der Darm mit Omentum zu bedecken oder ist ein resorbierbares Netz zwischen nichtresorbierbarem Netz und Darm einzulegen. Die resorbierbaren Materialien führen selten zur Darmarrosion und überbrücken die Zeit, bis nach ca. 1 Woche die Peritonealisation abgeschlossen ist.

Bei der *Onlay*-Technik wird das Netz großflächig auf der Fasziennaht positioniert. Tierexperimentell lässt sich im Vergleich zur alleinigen Naht beim primären Bauchdeckenverschluss durchaus eine Verstärkung der Fasziennaht produzieren, selbst mit resorbierbarem Material. Diese Lokalisation verlangt allerdings eine stabile Naht der Muskelaponeurose. Wenn diese hält, so bewirkt das Netz eine weitere Verstärkung, wenn sie jedoch versagt, wird sich in der Muskulatur eine Hernie ausbilden und früher oder später am Rand des Biomaterials in Erscheinung treten. So wird in der Literatur häufig über Hernienrezidive zwischen Netz und Faszie berichtet, wenn die oft in 2 Reihen angelegten Fixierungsnähte ausreißen (buttonhole hernia). Daher muss das Netz fortlaufend mit nichtresorbierbarem Material der Stärke 0 oder 1 dauerhaft fixiert werden und sollte die Wundränder weitreichend überlappen.

Die Implantation einer Mesh-Prothese als Inlay ist abzulehnen. Die Stoß-auf-Stoß-Verbindung entspricht experimentell in ihrer Stabilität einer normalen Fasziennaht. Es ist daher nicht verwunderlich, dass auch die klinischen Ergebnisse genauso schlecht sind wie die der Mesh-freien Techniken.

Bei Relaparotomien nach Mesh-Implantation ist erneut sorgfältig darauf zu achten, dass es keinen direkten Kontakt zwischen der Prothese und dem Intestinum gibt. Die Inzision im Mesh ist mit einer nichtresorbierbaren Naht zu verschließen.

8.11 Temporärer Bauchdeckenverschluss

Bei der Behandlung der Peritonitis konnte sich in den letzten Jahren das Konzept der programmierten wiederholten Relaparotomie mehr und mehr durchsetzen. Hierbei wird in der Regel ein resorbierbares Netz in die Bauchdecken eingenäht, um den intraabdominellen Druck zu senken (abdominelles Kompartiment-Syndrom) und die Faszienränder zu schonen, da bei der Revision lediglich das Netz eröffnet werden muss. Flüssigkeit kann durch die grobporigen Netze frei abfließen. Mit großen Opsite-Folien lässt sich ein weitgehend

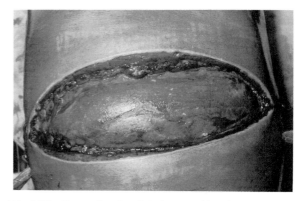

Abb. 8.28 Temporärer Bauchdeckenverschluss bei Peritonitis.

dichter Verband erreichen. Nach ca. 2–4 Wochen beginnt die Auflösung des Netzes mit Ausbildung eines sauberen Granulationsgewebes. Dieses kann u. U. mit Spalthaut gedeckt werden, sofern nicht ein definitiver Bauchdeckenverschluss erfolgt. Unterbleibt dieser, so resultiert in der Regel ein großer Narbenbruch, der sekundär mit nichtresorbierbaren Netzen versorgt werden muss. Vom primären Einsatz nichtresorbierbaren Materials beim temporären Bauchdeckenverschluss ist aufgrund der dann häufig auftretenden Darmarrosion und Infektion abzuraten (Abb. 8.**28**).

Literatur

1 Aberg, C.: Change in strength of aponeurotic tissue in the suture during the initial healing period. An experimental investigation in rabbits. Acta Chir Scand 142,6 (1976) 429–32.
2 van Ackeren, H.: Chirurgie der Brüche des Erwachsenen. In: Kremer, K., Schreiber, H.W. (Hrsg.), Spezielle Chirurgie für die Praxis, Bd. II, Teil 3. Thieme, Stuttgart 1972.
3 Adamsons, R.J., Enquist, I.F.: The relative importance of sutures to the strength of healing wounds under normal and abnormal conditions. Surg Gynecol Obstet 117 (1963) 396.
4 Adamsons, R.J., Musco, F., Enquist, I.F.: The relationsship of collagen content in wound strength in normal and scorbutic animals. Surg Gynecol Obstet 119 (1964) 323.
5 Amid, P.K., Shulman, A.G., Lichtenstein, I.L.: Die Herniotomie nach Lichtenstein. Chirurg 65 (1994) 554–8.
5a Amid, P.K., Lichtenstein, I.L., Shulman, A.G., Hakakha, M.: Biomaterials for "tension-free" hernioplasties and principles of their applications. Minerva Chir 50 (1995) 821–6.
6 Amid, P.K., Shulman, A.G., Lichtenstein, IL, Hakakha, M.: Biomaterials for abdominal wall hernia surgery and principles of their applications. Langenbecks Arch Chir 379 (1993) 168–71.
7 Amid, P.K.: Classification of biomaterials and their related complications in abdominal wall hernia surgery. Hernia 1 (1997) 5–8.
8 Andersen, J.R., Burcharth, F., Larsen, H. W. et al.: Polyglycolic acid, silk and topical ampicillin. Arch Surg 115 (1980) 293.
9 Andrews, E., Bissel, A.D.: Direct hernia: A record of surgical failures. Surg Gynecol Obstet 58 (1934) 168.
10 Anson, B.J., Morgan, E.H., Mc Vay, C.B.: The anatomy of the hernial regions. I. Inguinal hernia. Surg Gynecol Obstet 89 (1949) 417.
11 Anson, B.J., Morgan, E.H., Mc Vay, C. B.: Surgical anatomy of the inguinal region. Surg Gynecol Obstet 131 (1960) 707.
12 Arnaud, J.P., Eloy, R., Adloff, M., Grenier, J.F.: Critical evaluation of prostetic materials in repair of abdominal wall hernias. Am J Surg 133 (1977) 338–45.
13 Asmussen, T., Jensen, F.U.: A follow-up study on recurrence after inguinal hernia repair. Surg Gynecol Obstet 156 (1983) 198.
14 Balthazar, N., Johnston, D.W.B.: Dexon versus conventional sutures in hernia repair. Can J Surg 19 (1976) 341.
15 Barnes, J.P.: Inguinal hernia repair with routine use of Marlex mesh. Surg Gynecol Obstet 165 (1987) 33–7.
16 Bassini, E.: Über die Behandlung des Leistenbruches. Arch Klin Chir 40 (1890) 429.
17 Bellon, J.M., Bujan, J., Contreras, L.A., Carreras San Martin, A., Hernando, A., Jurado, F.: Improvement of the tissue integration of a new modified polytetrafluoroethylene prosthesis: Mycro Mesh. Biomaterials 17 (1996) 1265–71.
18 Bellon, J.M., Bujan, J., Contreras, L.A., Hernando, A., Jurado, F.: Similarity in behavior of polytetrafluoroethylene (ePTFE) prostheses implanted into different interfaces. J Biomed Mater Res 31 (1996) 1–9.
19 Bellon, J.M., Contreras, L.A., Bujan, J., Carrea San Martin, A.: Experimental assay of a Dual Mesh polytetrafluoroethylene prosthesis (non-porous on one side) in the repair of abdominal wall defects. Biomaterials 17 (1996) 2367–72.
20 Benninghoff, A., Goerrtler, A.: Lehrbuch der Anatomie des Menschen. Urban & Schwarzenberg, München 1977.
21 Berliner, S., Burson, L., Katz, P., Wise, L.: An anterior transversalis fascia repair for adult inguinal hernias. Am J Surg 135 (1978) 633.
22 Berliner, S.: An approach to groin hernia. Surg Clin N Am 64 (1984) 197.
23 Bleichrodt, R.P., Simmermacher, R.K., van der Lei, B., Schakenraad, JM.: Expanded polytetrafluoroethylene patch versus polypropylene mesh for the repair of contaminated defects of the abdominal wall. Surg Gynecol Obstet 176 (1993) 18–24.
24 Brenner, A.: Zur Radikaloperation der Leistenhernie. Cbl Chir 25 (1898) 1017.
24a Bucknall, T.E.: Abdominal wound closure: choice of suture. J R Soc Med 74 (1981) 580–5.
25 Burcharth, F., Hahn-Pedersen, J., Andersen, B., Andersen, J.: Inguinal hernia repair with silk of polyglycolic acid sutures: A controlled trial with 5-years follow-up. World J Surg 7 (1983) 416.
26 Cahlin, E., Weisse, L.: Results of postoperative clinical examination of inguinal hernia after three years. Acta Chir Scand 146 (1980) 421.
27 Catterina, A.: Die Bruchoperation nach Bassini. Urban & Schwarzenberg, Berlin 1933: 1.
27a Chu, C.C., Williams, D.F.: Effects of physical configuration and chemical structure of suture materials on bacterial adhesion. A possible link to wound infection. Am J Surg 147 (1984) 197–204.
28 Coda, A., Micca, F., Bossott,i M., Manfredi, S., Mattio, M., Ramelli, G., Canavesio, N., Bona, A.: Reoperations for chronic infections following prosthetic hernia repair. Hernia 2 (1998) 163–7.
29 Dayton, M.T., Buchele, B.A., Shirazi, S.S., Hunt, L.B.: Use of an absorbable mesh to repair contaminated abdominal wall defects. Arch Surg 121 (1986) 954–60.
29a DeGuzman LJ, Nyhus LM, Yared G, Schlesinger PK. Colocutaneous fistula formation following polypropylene mesh placement for repair of a ventral hernia: diagnosis by colonoscopy. Endoscopy 27 (1995) 459–61.
30 Devlin, H.B., Russel, L.T., Müller, D. et al.: Short stay surgery for inguinal hernia: Clinical outcome of the Shouldice operation. Lancet I (1977) 847.
30a Dion, Y.M., Charara J., Guidoin, R.: Bursting strength evaluation. Comparison of 0-Polene sutures and endoscopic staples in an experimental prosthetic patch repair of abdominal wall defect. Surg Endosc 8 (1994) 812–6.
31 Doran, F.S.A.: Three methods of repairing the deep abdominal ring in men primary indirect inguinal hernia. Br J Surg 49 (1962) 643.
32 Dorflinger, T., Kill, J.: Absorbable sutures in hernia repair. Acta Chir Scand 150 (1984) 41.
33 Douglas, D.M.: The healing of aponeurotic incissions. Br Med J 40 (1952/53) 79.
34 Edwards, H.: Br J Surg 31 (1943) 172.
35 Eigler, F.W., Gross, E., Klaes, W.: Resorbierbare Kunststoffnetze in der Abdominalchirurgie. Chirurg 56 (1985) 376–81.
36 Ellis, H., Heddle, R.: Does the peritoneum need to be closed at laparotomy? Br J Surg 64 (1977) 733.
36a Fansler, R.F., Taheri, P., Cullinane, C., Sabates, B., Flint, L.M.: Polypropylene mesh closure of the complicated abdominal wound. Am J Surg 170 (1995) 15–8.
37 Farmer, L., Ayoub, M., Warejcka, D., Southerland, S., Freeman, A., Solis, M.: Adhesion formation after intraperitoneal and extraperitoneal implantation of polypropylene mesh. Am Surg 64 (1998) 144–6.
38 Ferguson, D.J.: Closure of the hernial sac. – Pro and con. In: Nyhus, L.M., Condon, R.E. (eds.), Hernia, 2nd ed. Lippincott, Philadelphia 1978: 152–3.

39 Gallie, W.E., LeMesurier, A.B.: The use of living sutures in operative surgery. Can Med Assoc J 11 (1921) 504.
40 Gilbert, A.I.: Sutureless repair of inguinal hernia. Am J Surg 163 (1992) 331–5.
41 Gilsdorf, R.B., Shea, M.M.: Repair of massive septic abdominal wall defects with Marlex mesh. Am J Surg 130 (1975) 634–8.
42 Girard, M.: De la Kelotomie sans Reduction; Nouvelle Méthode Opératoire de la Hernie Etranglée. There, Paris 1968.
43 Glassow, F.: The surgical repair of inguinal and femoral hernias. Can Med Assoc J 108 (1973) 308.
44 Glassow, F.: Inguinal hernia repair. Am J Surg 131 (1976) 306.
45 Glassow, F.: Short-stay surgery for repair of inguinal hernia. Ann R Coll Surg 58 (1976) 133.
46 Goldstein, H.: Selecting the right mesh. Hernia 3 (1999) 23–36.
47 Goris, R.J.A.: Ogilvie's method applied to infect wound disruption. Arch Surg 115 (1980) 1103–5.
48 Gray, F.J., Herbert, C.: An experimental study of the influence of selected suture materials in healing in aponeurotic tissue. Aus New Zeal J Surg 37 (1967) 41.
48a Gray, M.R., Curtis, J.M., Elkington, J.S.: Colovesical fistula after laparoscopic inguinal hernia repair. Br J Surg 81 (1994) 1213–4.
49 Greenall, M., Evans, M., Pollck, A.: Midline or transverse laparotomy? A random controlled clinical trial. Br J Surg 64 (1980) 733–6.
50 Gross, E., Erhard, J., Eigler, F.W.: Kunststoffnetze als Hilfsmittel zum Bauchdeckenverschluss bei postoperativer Peritonitis, postoperativer Bauchdeckendehiszenz und zur Rekonstruktion der Bauchwand. Zbl Chir 109 (1984) 1238–50.
50a Gürleyik E, Gürleyik G, Cetinkaya F, Ünalmiser S. The inflammatory response to open tension free inguinal hernioplasty versus conventional repairs. Am J Surg 175 (1998) 179–82.
51 Hackenbruch, R.: Zur Radikaloperation der Leistenhernie. Faszien Knopfnähte, Münch Med Wochenschr 32 (1908) 1693.
52 Hagan, W.H., Rhoads, J.E.: Inguinal and femoral hernias. Surg Gynecol Obstet 96 (1953) 226.
53 Halsted, W.S.: The radical cure of hernia. Bull Johns Hopk Hosp 1 (1889) 12.
54 Halsted, W.S.: The cure of the more difficult as well as the simpler inguinal ruptures. Bull Johns Hopk Hosp 14 (1903) 208.
55 Halverson, K., McVay, C.B.: Inguinal and femoral hernioplasty. Arch Surg 101 (1970) 127.
56 Hamer-Hodges, D.W., Scott, N.B.: Replacement of an abdominal wall defect using expanded PTFE sheet (Gore-Tex). J R Coll Surg Edinb 30 (1985) 65–7.
57 Harcourt, K.F.: Henry's „heinous" herniorrhapy. Am J Surg 44 (1978) 465.
58 Hashizume, M., Migo, S., Tsugawa, Y., Tanoue, K., Ohta, M., Kumashiro, R., Sugimachi, K.: Laparoscopic repair of paraumbilical ventral hernia with increasing size in an obese patient. Surg Endosc 10 (1996) 933–5.
59 Haxton, H.A.: Congenital absence of continuity between small and large intestine, with abnormal blood supply of the proximal colon. Br J Surg 32 (1945) 540.
60 Haxton, H.A.: Absorption of catgut in man. Br J Surg 50 (1963) 534.
61 Herndon, D.N., Hyward, P.G., Rutan, R.L., Barrow, R.E.: Growth hormones and factors in surgical patients. Adv Surg 25 (1992) 65–97.
62 Hofbauer, C., Andersen, P.V., Juul, P., Qvist, N.: Late mesh rejection as a complication to transabdominal preperitoneal laparoscopic hernia repair. Surg Endosc 12 (1998) 1164–5.
63 Högstrom, H., Haglund, U., Zederfeldt, Z.: Tension leads to increased neutrophil accumulation and decreased laparotomy wound strength. Surgery 107 (1990) 215–9.
63a Hume, R.H., Bour, J.: Mesh migration following laparoscopic inguinal hernia repair. J Laparoendosc Surg 6 (1996) 333–5.
63b Hourlay. Persönliche Mitteilung. 1997.
64 Iles, J.D.H.: Specialisation in elective herniorrhaphy. Lancet I (1965) 751.
65 Israelsson, L.:. Bias in clinical trials: the importance of suture technique. Eur J Surg 165 (1999) 3–7.
66 Israelsson, L., Jonsson,T.: Incisional hernia after midline laparotomy: a prospective study. Eur J Surg 162 (1996) 125–9.
67 Jenkins, T.: The burst abdominal wound: a mechanical approach. Br J Surg 63 (1976) 873–6.
68 Kendrick, J.H., Casali, R.E., Lang, N.P., Read, R.C.: The complicated septic abdominal wound. Arch Surg 117 (1982) 646–8.
68a Kingsley, D., Vogt, D.M., Nelson, M.T., Curet, M.J., Pitcher, D.E.: Laparoscopic intraperitoneal onlay inguinal herniorrhaphy. Am J Surg 176 (1998) 548–53.
69 Kirsch, U.: Zu Naht und Knoten. Melsungen, Braun-Melsungen 1973: 104ff.
70 Kirschner, M.: Die operative Beseitigung der Bauchbrüche. Allgemeine und spezielle chirurgische Operationslehre. Bd. VII, Teil 2. Springer, Berlin 1931.
71 Klinge, U., Klosterhalfen, B., Conze, J., Limberg, W., Obolenski, B., Öttinger, A.P., Schumpelick, V.: A modified mesh for hernia repair adapted to abdominal wall physiology. Eur J Surg 164 (1998) 951–60.
71a Klinge, U., Klosterhalfen, B., Müller, M., Öttinger, A., Schumpelick, V.: Shrinking of polypropylene-meshes in-vivo (an animal study). Eur J Surg 164 (1998) 965–9.
71b Klosterhalfen, B., Kling, U., Schumpelick, V.: Functional and morphological evaluation of different polypropylene-mesh modifications for abdominal wall repair. Biomaterials 19 (1998) 2235–46.
72 Koller, R., Miholic,J., Jakl, R.J., Happak, W.: Ergebnisse nach Verschluss großer und rezidivierender Narbenhernien durch Polytetrafluorethylen. Chirurg 67 (1996) 179–82.
73 Koslowski, L., Geisbe, H., Weber, V., Domres, B.: Zur Behandlung und Beurteilung von Leistenbrüchen im Erwachsenenalter. Chirurg 43 (1972) 54.
74 Krahenbuhl, L., Schafer, M., Buchler, M.W.: Laparoscopic transperitoneal inguinal hernia operation (TAPP). Chirurg 68 (1997) 977–85.
75 Kremer, K.: Chirurgie des Leistenbruchs, Rundtischgespräch. 100. Kongreß Dtsch. Ges. f. Chir., Berlin (6.4.1983).
76 Law, N.W., Ellis, H. A.: Comparison of polypropylene mesh and expanded polytetrafluoroethylene patch for the repair of contaminated abdominal wall defects – an experimental study (see comments). Surgery 109 (1991) 652–5.
77 Leber, G.E., Garb, J.L., Alexander, A.I., Reed, W.P.: Long-term complications associated with prosthetic repair of incisional hernias. Arch Surg 133 (1998) 378–82.
78 LeBlanc, K.A., Booth, W.V., Whitaker, J.M., Baker, D.: In vivo study of meshes implanted over the inguinal ring and external iliac vessels in uncastrated pigs. Surg Endosc 12 (1998) 247–51.
79 Lichtenstein, I.L.: Herniorrhapy. A personal experience with 6.321 cases. Am J Surg 153 (1987) 553–9.
80 Lichtenstein, I.L., Herzikoff, S., Shore, J.M., Jiron, M.W., Stuart, S.: The dynamics of wound healing. Surg Gynecol Obstet 130 (1970) 685.
81 Lichtenstein, I.L., Shore, J.M.: Exploding the myths of hernia repair. Am J Surg 132 (1976) 307.
82 Lichtenstein, I.L., Shulman, A.G., Amid, P.K., Montllor, M.M.: The Tension Free Hernioplasty. Am J Surg 157 (1989) 188–93.
83 Lichtenstein, I.L., Shulman, A.G.: Ambulatory outpatient hernia surgery. Including a new concept, introducing tension-free repair. Int Surg 71 (1986) 1–4.
84 Liem, M.S., van Vroonhoven, T.J.: Laparoscopic inguinal hernia repair. Br J Surg 83 (1996) 1197–204.
85 Lindholm, A., Nilsson, O., Tholin, B.: Inguinal and femoral hernias. Arch Surg 98 (1969) 19.
86 Lotheissen, G.: Zur Radikaloperation der Schenkelhernien. Cbl Chir 25 (1898) 548.
87 Lund, J., Lindenberg, J.: Inguinal and femoral hernioplasty. Acta Chir Scand 115 (1958) 362.

88 Lund, J., Hvidt, V., Kjeldsen-Andersen, J.: Inguinal and femoral hernioplasty. Acta Chir Scand 131 (1966) 72.
89 Lytle, W.J.: The internal inguinal ring. Br J Surg 32 (1945) 441.
90 Lytle, W.J.: A history of hernia. Med Press 232 (1959) 6034.
91 Maarek, J., Guidon, R., Aubin, M., Prud'homme, R.: Molecular weight characterization of virgin and explanted polyester arterial prosthesis. J Biomed Mat Res 18 (1984) 881–94.
92 MacEwen, W.: In the radical cure of oblique inguinal hernia by internal abdominal peritoneal pad, and the restoration of the valved form of the inguinal canal. Ann Surg 4 (1886) 89.
93 Madden, J.W., Peacock, E.E.: Studies on the biology of collagen during wound healing: III. Dynamic metabolism of scar collagen and remodeling of dermal wounds. Ann Surg 174 (1971) 511.
94 Magazin für ausländische Literatur der gesamten Heilkunde und Arbeiten des aerztlichen Vereins in Hamburg 1820–1832. Hrsg. v. Gerson u. Julius. Perthes & Besser.
95 Maingot, R.: The choice of operation for inguinal hernia with special reference to the „slide" and „lattice" or „darn" procedures. Br J Clin Pract 27 (1973) 237.
96 Marcy, H.O.: (quoted by Lytle, W.J.). In: Robb, Smith (eds.), Operative Surgery, vol. 2, part 3, p. 178. Butterworth, London 1871.
97 Marcy, H.O.: The cure of hernia. JAMA 8 (1887) 589.
98 Marsden, A.J.: Inguinal hernia. A three-year review of one thousand cases. Br J Surg 46 (1958) 234.
99 Martin, R., Shureih, S.: The Use Of Marlex Mesh in Primary Hernia Repair. Surgical rounds 1983.
100 Martin, R.E., Shureih, S., Classen, J.N.: Polyproylene Mesh. In 450 Hernia Repairs. Evaluation of Wound Infection. Contemp Surgery 20. Union Memorial Hospital and Greater Baltimore Medical Center, Baltimore, Md. 1982.
101 Matloub, H.S., Jensen, P., Grunert, B.K., Sanger, J.R., Yousif, N.J.: Characteristics of prosthetic mesh and autogenous fascia in abdominal wall reconstruction after prolonged implantation. Ann Plast Surg 29 (1992) 508–11.
102 McVay, C.B., Anson, B.J.: A fundamental error in current methods of inguinal herniorraphy. Surg Gynecol Obstet 74 (1942) 746.
103 Michelsen, M., Walter, F.: Gegenüberstellung von 632 ambulant und 1948 stationär operierten Leistenbrüchen. Zbl Chir 107 (1982) 94.
104 Moazam, F., Rodgers, B.M., Talbert, J.L.: Use of Teflon mesh for repair of abdominal wall defects in neonates. J Pediatr Surg 14 (1979) 347–51.
105 Moran, R.B., Blick, M., Collura, M.: Double layer of transversalis fascia for repair of inguinal hernia. Surgery 63 (1968) 423.
106 Morris Stiff, G.J., Hughes, L.E.: The outcomes of nonabsorbable mesh placed within the abdominal cavity: literature review and clinical experience. J Am Coll Surg 186 (1998) 352–67.
107 Myers, B., Rightor, M., Donovan, W.: Inguinal hernia repair. Arch Surg 116 (1981) 463.
107a Nagy, K.K., Fildes, J.J., Mahr, C., Roberts, R.R., Krosner, S.M., Joseph, K.T., Barrett, J.: Experience with tree prosthetic materials in temporary abdominal wall closure. Am Surg 62 (1996) 331–5.
108 Naim, J.O., Pulley, D., Scanlan, K., Hinshaw, J.R., Lanzafame, R.J.: Reduction of postoperative adhesions to Marlex mesh using experimental adhesions barriers in rats. J Laparoendosc Surg 3 (1993) 187–90.
109 Nicholson, S.: Inguinal hernia repair. Br J Surg 86 (1999) 577–8.
110 Nielsen, O.V., Jorgensen, S.P., Ottsen, M.: Inguinal herniorraphy by anatomical transversalis fascia repair. Acta Chir Scand 138 (1972) 701.
111 Ogilvie, W.H.: In: Maingot, R. (ed.). Postgraduate Surgery, vol. III. Appelton-Century, New York 1938: 3637.
112 Ogilvie, W.H.: Hernia. E. Arnold, London 1959: 33, 62, 73.
113 Ottsen, M., Hahn-Petersen, A., Vejlesby, J.: Inguinal herniorrhapy by anatomical transversalis repair. Acta Chir Scand 131 (1966) 441.
114 Palumbo, L.T., Sharpe, W.S., Gerndt, H.L. et al: Primary inguinal hernioplasty. Arch Surg 87 (1963) 87.
115 Pans, A., Desaive, C.: Use of an absorbable polyglactin mesh for the prevention of incisional hernias. Acta Chir Belg 95 (1995) 265–8.
116 Pans, A., Pierard, G.E.: A comparison of intraperitoneal prostheses for the repair of abdominal muscular wall defects in rats. Eur Surg Res 24 (1992) 54–60.
117 Peiper, C., Junge, K., Füting, A., Conze, J., Bassalyý, P., Schumpelick, V.: Intraoperative Messung der Nahtkräfte bei der Shouldice-Reparation primärer Leistenhernien. Chirurg 69 (1998) 1077–81.
118 Perras, T.: Eine neue Operationsmethode zur Behandlung des Leistenbruchs. Chirurg 22 (1951) 122.
119 Poole, G.V.: Mechanical factors in abdominal wound closure: The prevention of fascial dehiscence. Surgery 97 (1985) 631–9.
120 Postlethwait, R.W.: Polyglycolic acid surgical suture. Arch Surg 101 (1970) 489.
121 Rath, A., Chevrel, J.: The healing of laparotomies: review of the literature. Part I: Physiologic and pathologic aspects. Hernia 2 (1998) 145–9.
122 Rath, A., Zhang, J., Chevrel, J.: The sheath of the rectus abdominis muscle: an anatomical and biomechanical study. Hernia 1 (1997) 139–42.
123 Raynor, R. W., Del Guerrco, L.R..M.: The place of pneumoperitoneum in the repair of massive Hernia. World J Surg 13 (1989) 581–5.
124 Read, R.,C., McLeod, P.C.: Influence of a relaxing incision on suture tension in Bassini's and McVay's repairs. Arch Surg 116 (1981) 440.
125 Rehn, E.: Die Operation bei den Unterleibsbrüchen. In: Bier-Braun-Kümmel: Chirurgische Operationslehre. Hrsg.: Fischer, Gohbandt, Sauerbruch. J. A. Barth, Leipzig 1957.
126 Rötzscher, V.M.: Zum Stand der Hernienchirurgie in Deutschland. – Ergebnisse einer Umfrage an 250 deutschen chirurgischen Abteilungen (Kongreßbericht). Langenbecks Arch Chir 361 (1983) 291.
127 Rutkow, I.M., Robbins, A.W.: The Marlex mesh PerFix plug groin hernioplasty. Eur J Surg 164 (1998) 549–52.
128 Rutkow, I.M.: Rates of surgery in the United States. Surg Clin N Am 62 (1982) 559.
129 Rutledge, R.H.: Cooper's ligament repair for adult groin hernias. Surgery 87 (1980) 601.
130 Santora, T.A., Roslyn, J.J:. Incisional hernia. Surg Clin N Am 73(3) (1993) 557–70.
131 Schiebler, T.: Anatomie des Menschen. Springer, Berlin 1977.
132 Schmitt, H.J., Grinnan, G.L.B.: Use of Marlex mesh in infected abdominal war wound. Am J Surg 113 (1967) 825–8.
133 Schriefers, K.H.: Technik der Leisten- und Schenkelbruchoperationen beim Erwachsenen. Chirurg 55 (1984) 546.
134 Schumpelick, V., Kingsnorth, G.: Incisional Hernia of the Abdominal Wall. Springer, Berlin 1999.
135 Schumpelick, V., Klosterhalfen, B., Müller, M., Klinge, U.: Minimierte Polypropylen Netze zur präperitonealen Netzplastik (PNP) – eine prospektive randomisierte klinische Studie. Chirurg 70 (1999) 422–30.
136 Schumpelick, V., Tönsm C., Kupczyk-Joeris, D.: Operation der Leistenhernie. Klassifikation, Verfahrenswahl, Technik und Ergebnisse. Chirurg 62 (1991) 641–8.
137 Schumpelick, V., Susemiehl, H.: Chirurgie des Leistenbruchs. Dtsch Med Wochenschr 108 (1983) 1246.
138 Schumpelick, V.: Leistenbruch-Reparation nach Shouldice. Chirurg 55 (1984) 25.
139 Schumpelick, V., Susemiehl, H.: Reparationsprinzipien des Leistenbruchs. Akt Chir 19 (1984) 5.
140 Schumpelick, V., Arlt, G.: Unveröffentlichte Ergebnisse (1986).

141 Schumpelick, V., Schillack, N., Hempel, K., Imig, H., Day, V.: Erste Ergebnisse einer kontrollierten Studie zur Hernienreparatur nach Shouldice (Kongreßbericht). Langenbecks Arch Chir 369 (1986) 801.
142 Seelig, M.H., Kasperk, R., Tietze, L., Schumpelick, V.: Enterocutaneous fistula after Marlex net implantation. A rare complication after incisional hernia repair. Chirurg 66 (1995) 739–41.
143 Shearburn, E.W., Myers, R.N.: Shouldice repair for inguinal hernia. Surgery 66 (1969) 450.
144 Shouldice, E.E.: Surgical treatment of hernia. Ont Med Rev 4 (1945) 43.
145 Shulman, A.G., Amid, P.K., Lichtenstein, I.L.: The safety of mesh repair for primary inguinal hernias: results of 3.019 operations from five diverse surgical sources. Am Surgeon 58 (1989) 255–7.
145a Silich, R.C., McSherry, C.K.: Spermatic granuloma. An uncommon complication of the tension-free hernia repair. Surg Endosc 10 (1996) 537–9.
146 Simmermacher, R., van der Lei, B., Schakenraad, J.M., Bleichrodt, J.P.: Improved tissue ingrowth and anchorage of expanded polytetrafluoroethylene by perforation: an experimental study in the rat. Biomaterials 12 (1991) 22–4.
147 Simmermacher, R., Schakenraad, J.M., Bleichrodt, R.P.: Reherniation after repair of the abdominal wall with expanded polytetrafluoroethylene. J Am Coll Surg 178 (1994) 613–6.
148 Smedberg, S.G.G., Broome, A.E.A., Gullmo, A.: Ligation of the hernial sac? Surg Clin N Am 64 (1984) 299.
148a Soler, M., Verhaeghe, P., Essomba, A., Sevestre, H., Stoppa, R.: Treatment of postoperative incisional hernias by a composite prosthesis (polyester-polyglactin 910). Clinical and experimental study. Ann Chir 47 (1993) 598–608.
149 Solhaug, J.H.: Polyglycolic acid (dexon) versus mersilene in repair of inguinal hernia. Acta Chir Scand 150 (1984) 385.
150 Solorzano, C., Minter, R., Childers, T., Kilkenny, J., Vauthey, J.: Prospective Evaluation of the giant prosthetic reinforcement of the visceral sac for recurrent and complex bilateral inguinal hernias. Am J Surg 117 (1999) 19–22.
151 Stegemann, B., Langhand, P., Richter, K.D.: Auflösbare und nichtauflösbare Nahtmaterialien an Nichtschleimhäuten. Zbl Chir (1982) 959.
152 Stelzner, F.: Theorie und Praxis der fortlaufenden Laparotomienaht (Platzbauch und Narbenhernie). Chirurg 59 (1988) 654–60.
153 Stone, I., von Fraunhofer, J.A., Masterson, B.J.: The biomechanical effects of tight suture closure upon fascia. Surg Gyn Obstet 163 (1986) 448–52.
154 Stoppa, R.: The treatment of complicated groin and incisional hernias. World J Surg 13 (1989) 545–54.
155 Tang, L., Ugarova, T.P., Plow, E.F., Eaton, J.W.: Molecular determinants of acute inflammatory responses to biomaterials. J Clin Invest 97 (1996) 1329–34.
156 Tanner, N.C.: A slide operation for inguinal and femoral hernia. Br J Surg 29 (1942) 285.
157 Teasdale, C., McCrum, A., Williams, N.G., Horton, R.E.: A randomised controlled trial to compare local with general anesthesia for short stay inguinal hernia repair. Ann R Coll Surg Engl 64 (1982) 238.
158 Tera, H., Aberg, C.: The strength of tissue against individual sutures in structures involved in the repair of inguinal hernia. Acta Chir Scand 142 (1976) 309.
158a Treutner, K.H., Bertram, P., Lerch, M.M., Klimaszewski, M., Petrovic-Kallholm, S., Sobesky, J., Winkeltau, G., Schumpelick V.: Prevention of postoperative adhesions by single intraperitoneal medication. J Surg Res (1995) 764–71.
159 Tillmanns, H.: Lehrbuch der speciellen Chirurgie. von Veit, Leipzig 1897.
160 Trabucchi, E., Corsi, F., Meinardi, C., Cellerino, P., Allevi, R., Foschi, D.: Tissue response to polyester mesh for ehrnia repair: an ultramicroscopic study in man. Hernia 2 (1998) 107–12.
161 Ugahary, F., Simmermacher, R.: Groin hernia repair via a grid-iron incision: an alternative technique for preperitoneal mesh insertion. Hernia 2 (1998) 123–5.
162 Uzzo, R., Lemack, G., Morissey, K., Goldstein, M.: The effects of mesh bioprosthesis on the spermatic cord structures: a preliminary report in a canine model. J Urol 161 (1999) 1344–9.
163 van der Lei, B., Bleichrodt, R.P., Simmermacher, R.K.J., van Schilfgaarde, R.: Expanded polytetrafluoroethylene patch for the repair of large abdominal wall defects. Br J Surg 76 (1989) 803–5.
164 Vinard, E., Eloy, R., Descotes, J., Brudon, J., Guidicelli, H., Magne, J., Patra, P., Berruet, R., Huc, A., Chauchard, J.: Stability of performances of vascular prostheses retrospective study of 22 cases of human implanted prostheses. J Biomed Mat Res 22 (1988) 633–48.
164a Vogt, D.M., Curet, M.J., Pitcher, D.E., Martin, D.T., Zucker, K.A.: Preliminary results of a prospective randomized trial of laparoscopic onlay versus conventional inguinal herniorrhaphy. Am J Surg 169 (1995) 84–9, discussion 89–90.
164b Voyles, C.R., Richardson, J.D., Bland, K.I., Tobin, G.R., Flint, L.M., Polk, H.C. Jr.: Emergency abdominal wall reconstruction with polypropylene mesh: short-term benefits versus long-term complications. Ann Surg 194 (1981) 219–23.
165 Wantz, G.E.: Giant prosthetic reinforcement of the visceral sac. Surg Gynecol Obstet 169 (1989) 408–17.
166 Wantz, G.E.: Suture tension in Shouldice's hernioplastic. Arch Surg 116 (1981) 1239.
167 White, T.J., Santos, M.C., Thompson, J.S.: Factors affecting wound complications in repair of ventral hernias. Am Surg 64 (1998) 276–80.
168 Wilmoth, C.L.: The current inguinal hernia. Surg Gynecol Obstet 71 (1940) 802.
169 Witzel, O.: Über den Verschluß von Bauchwunden und Bruchpforten durch versenkte Silberdrahtnetze (Einheilung von Filigranpelotten). Zbl Chirurgie 10 (1900) 257–60.
170 Wölfler, A.: Zur Radikaloperation des freien Leistenbruches (Festschr. gewidmet Th. Billroth) Beitr Chir Stuttgart 1892: 551.
171 Zacharariou, Z., Daum, Z.: Gewebereaktivität prostethischer Materialien bei der Rekonstruktion von Defekten in der Chirurgie. Ein Vergleich zwischen Gore-Tex, Vicryl-Netz und Dura im Rattenmodell. Langenbecks Arch Chir Suppl II (1995) 1337–44.
172 Zimmerman, L.M.: Inguinal hernia II. The surgical treatment of direct inguinal hernia. Surg Gynecol Obstet 66 (1938) 192.
173 Zimmerman, L.M.: Pitfalls in the management of inguinal hernias. Surg Clin N Am 38 (1958) 189.
174 Zimmerman, L.M., Anson, B.J.: Anatomy and surgery of hernia. Williams & Wilkins, Baltimore 1953.

8.12 Präoperatives progressives Pneumoperitoneum

Mit Stefan Willis

8.12.1 Physiologische Grundlagen

Bei der Hernienbildung entsteht ein positiver Druckgradient von der Bauchhöhle zum Bruchsack, der für das Austreten der intraabdominellen Organe in den Bruch verantwortlich ist. Aufgrund des Laplace-Gesetzes vollzieht sich die Zunahme der Bruchgröße zunächst nur sehr langsam, um dann ab einer gewissen Größe rapide zuzunehmen. Gleichzeitig mit der Größenzunahme

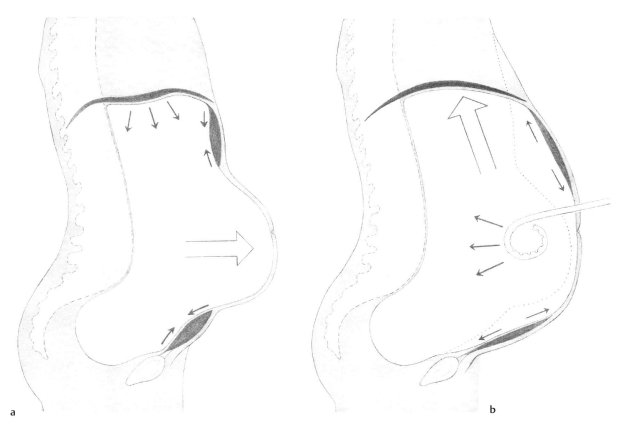

Abb. 8.29 a, b Prinzip der Bauchdeckenweitung durch progressives Pneumoperitoneum bei der Narbenhernie.
a Zwerchfellabflachung und Bauchmuskelretraktion bei wachsender Narbenhernie.
b Dehnung von Zwerchfell und Bauchmuskeln durch Pneumoperitoneum.

des Bruchs kommt es zur Abflachung des Zwerchfells und zur Retraktion der Bauchdeckenmuskulatur (Abb. 8.29 a). Der erniedrigte Zwerchfelltonus ist für die Verschlechterung der respiratorischen Funktion bei sehr großen Hernien verantwortlich.

Die gewaltsame Reposition mit direktem Faszienverschluss führt in diesen Fällen häufig zu respiratorischer Insuffizienz durch Lungenkompression und nachfolgende Pneumonie. Aufgrund des postoperativ stark erhöhten intraabdominellen Drucks kann es außerdem zu Nahtdehiszenzen und postoperativem Herz-Kreislauf-Versagen durch venöse Obstruktion kommen. Das Prinzip des präoperativen progressiven Pneumoperitoneums besteht in der langsamen Dehnung der Bauchdecke und des Zwerchfells durch intermittierende Luftinsufflation. Es führt durch schrittweise Tonisierung des Zwerchfells zu einer Optimierung der respiratorischen Funktion und ermöglicht eine Reposition des Bruchinhalts mit spannungsarmer Faszienreparation (Abb. 8.29 b). Weitere Vorteile des progressiven Pneumoperitoneums sind die Demaskierung anderer Schwachstellen der Bauchdecke und die Verringerung des mesenterialen Ödems im Bruch.

8.12.2 Indikation

Eine Indikation für das präoperative progressive Pneumoperitoneum stellen ausschließlich sehr große Leisten- und Narbenhernien mit „Verlust des Heimatrechts im Bauch" dar. Die Größe des Fasziendefekts spielt demgegenüber nur eine sekundäre Rolle. Es soll bei allen Patienten angewandt werden, bei denen eine komplette Reposition des Bruchinhalts fraglich erscheint. Eine absolute Kontraindikation stellen Patienten mit inkarzerierten Hernien oder dekompensierter kardiopulmonaler Insuffizienz dar. Das Vorliegen einer kompensierten respiratorischen oder kardialen Insuffizienz ist keine Kontraindikation, da durch das Pneumoperitoneum kontrolliert die individuelle Toleranzschwelle ermittelt werden kann und die Patienten sich so langsam an den postoperativen Zustand gewöhnen können. Ausgedehnte intraabdominelle Verwachsungen stellen unseres Erachtens relative Kontraindikationen dar, obwohl auch eine Lyse von Verwachsungen durch das Pneumoperitoneum postuliert wird.

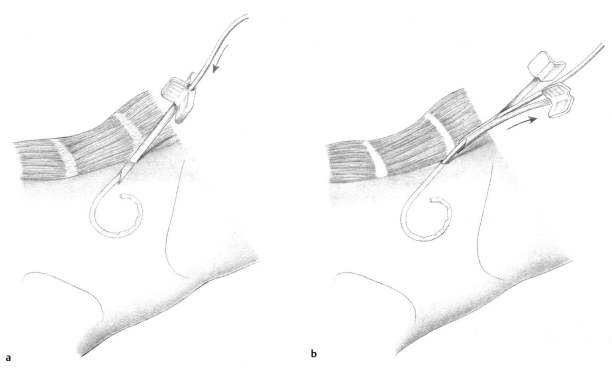

Abb. 8.**30a, b** Anlage des Pneumoperitoneums durch Cystofix-Katheter. **a** Punktionsort, **b** Katheterplatzierung.

8.12.3 Technik

In der Orginalbeschreibung Morenos von 1947 wurden intermittierende Punktionen der Bauchdecke empfohlen, was auch heute noch von einigen Autoren so durchgeführt wird. Um das Risiko der Verletzung intraabdomineller Organe zu vermindern, verwenden wir an unserer Klinik einen handelsüblichen suprapubischen Blasenkatheter (Cystofix) als permanente Luftschleuse. Am nüchternen Patienten erfolgt zunächst im Operationssaal in Lokalanästhesie die sterile Punktion der Bauchhöhle mit einer 18-French-Verres-Nadel knapp oberhalb des Nabels. Beim Vorliegen von Verwachsungen, z.B. nach medianer Laparotomie, erfolgt die Punktion an einer anderen Stelle, idealerweise an der späteren Implantationsstelle der Schleuse. Das Auffinden einer Verwachsungs- und gefäßfreien Stelle wird durch eine Sonographie der Bauchdecken erleichtert.

Anschließend erfolgt die Anlage des Pneumoperitoneums durch Luftinsufflation mit Hilfe einer Laparoskopieeinheit. Auf diese Weise können der intraabdominelle Druck und das insufflierte Volumen genau gemessen werden. Bei Erreichen eines Drucks von 15 mmHg, bei Kreislaufreaktionen des Patienten oder beim Auftreten von Schmerzen sollte die Insufflation beendet werden. Das initiale Volumen beträgt in der Regel 1.000–4.000 ml. Anschließend wird an einer verwachsungsfreien Stelle des Oberbauchs, in der Regel in der linken vorderen Axillarlinie 5 cm unterhalb des Rippenbogens, der Katheter in Lokalanästhesie implantiert (Abb. 8.**30a, b**).

Auf diese Weise ist das Risiko der Verletzung eines intraabdominellen Organs minimal. Das unter Druck ausströmende Gas zeigt die richtige Katheterlage, bei Unsicherheit kann zusätzlich eine Röntgenaufnahme nach Injektion von wasserlöslichem Kontrastmittel angefertigt werden. Um das Auftreten einer Luftembolie zu verhindern, ist unbedingt darauf zu achten, dass sich kein Blut im Katheter befindet,

Anschließend erfolgt je nach Toleranz des Patienten die ein- bis zweitägliche Insufflation von Raumluft über einen Bakterienfilter. CO_2 sollte wegen möglicher Hyperkapnie nicht verwendet werden. Zudem wird Luft langsamer resorbiert als reines CO_2 oder O_2. Das insufflierte Volumen schwankt zwischen 500 und 3.000 ml. Während und nach der Insufflation erfolgt die Überwachung von Blutdruck, Pulsfrequenz und kapillärer O_2-Sättigung. Beim Auftreten von Kreislaufreaktionen oder unangenehmen Sensationen wird die Insufflation beendet.

Um ein Überschreiten eines kritischen intraabdominellen Drucks zu vermeiden, erfolgt die Messung des intraabdominellen Drucks über ein ZVD-System (Abb. 8.**31**). Der intraabdominelle Druck sollte im Liegen 20 cm H_2O nicht überschreiten, da es sonst zu einer Einschränkung der Nierendurchblutung mit konsekutiver Erniedrigung der Kreatinin-Clearance oder zu einer

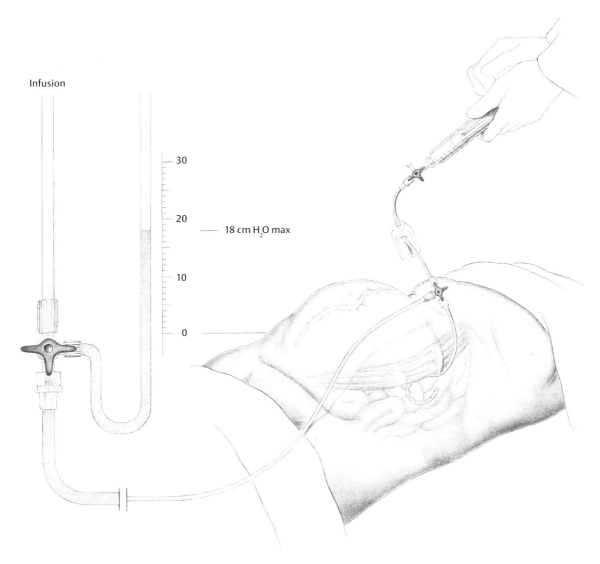

Abb. 8.**31** Druckkontrollierte Anlage des Pneumoperitoneums.

Abnahme des Blutflusses in der V. cava mit erhöhtem Thromboserisiko kommt. Die intraabdomielle Drucksteigerung führt zunächst zu einer Dehnung des Bruchsacks und der darüberliegenden Haut. Nach Erreichen einer bestimmten, kritischen Spannung kommt es jedoch nur noch zur Dehnung der Bauchwand und des Zwerchfells ohne weitere Größenzunahme des Bruchs.

Bei anhaltenden Beschwerden oder kardiopulmonalen Komplikationen kann bei liegender Schleuse jederzeit kontrolliert Luft abgelassen werden. Die in der Regel zuerst auftretenden rechtsseitigen Schulterschmerze beruhen auf der Anspannung der Aufhängebänder der Leber und bessern sich normalerweise im Liegen. Aufgrund der Magenkompression kommt es gelegentlich zu Übelkeit und Erbrechen. Es empfiehlt sich deshalb, die Patienten während und direkt nach der Luftinsufflation nüchtern zu lassen und mit einem zentralvenösen Zugang zu versorgen. Weiterhin sind eine medikamentöse Thromboseprophylaxe und abführende Maßnahmen unabdingbar. Aus diesem Grud lehnen wir die ambulante Durchführung des Pneumoperitoneums ab.

Je nach Autor wird das Pneumoperitoneum zwischen 7 und 60 Tagen aufrecht erhalten. Normalerweise sind etwa 10 Insufflationen über 2–3 Wochen mit einem Gesamtvolumen von 5.000 bis 15.000 ml ausreichend. Gleichzeitige Messungen des intraabdominellen Drucks und des Bauchumfangs an unseren Patienten zeigten, dass es bereits nach 1 Woche zu keiner weiteren signifikanten Zunahme des Umfangs kommt. Aus diesem Grund tendieren wir zunehmend zu einer Dauer des Pneumoperitoneums von 7–10 Tagen mit täglichen Luftinsufflationen.

Für die Operation der Hernien kommen die üblichen Techniken zur Anwendung. So werden nach der in der Regel problemlosen Reposition des Bruchinhalts Leistenhernien nach Shouldice versorgt. Bei sehr weiten und ausgedünnten Bruchpforten, bei denen so keine tragfähige Faszienreparation möglich ist, sowie bei den meisten Narbenhernien ist die zusätzliche Implantation von Kunststoffnetzen in Sublay-Technik erforderlich. Lachgasnarkosen nach Pneumoperitoneum sind strikt kontraindiziert, da es hierbei zu einer schnellen Diffusion des Lachgases in die Bauchhöhle mit konsekutivem Anstieg des intraabdominellen Drucks und respiratorischem Versagen kommt.

8.12.4 Komplikationen

Über die generelle Häufigkeit von Komplikationen liegen keine gesicherten Zahlen vor. An unserer Klinik kam es bei insgesamt 9 Patienten einmal zu einem Bauchdeckeninfekt, der zum Abbruch des Pneumoperitoneums führte. Kleinere Hämatome und subkutane Emphyseme traten mehrfach auf und erforderten keine spezifische Therapie. Trotz Pneumoperitoneum entwickelte einer unserer Patienten mit bekanntem Asthma bronchiale postoperativ eine fulminante Pneumonie. Es existieren bisher keine Berichte über Luftembolien und es ist nur ein Fall von Peritonitis als Folge einer Darmverletzung beschrieben. Einzelne Fälle von generalisiertem Emphysem mit Mediastinal- und Perikardbeteiligung, revisionsbedürftigem Bauchwandhämatom oder Mesenterialverletzung sind ebenfalls beschrieben. Moreno berichtet bei einer Serie von 487 Patienten über 11 Wundinfektionen, 9 Pneumonien, 4 Thrombosen mit konsekutiver Lungenembolie und 3 Herzinfarkte. Insgesamt verstarben 6 seiner Patienten (1 Peritonitis, 2 Lungenembolien, 3 Herzinfarkte). Zusammengefasst entspricht dies einer Letalität von 1,4%.

8.12.5 Ergebnisse

In der Literatur wird meist nur kasuistisch über erfolgreiche Hernienreparationen im Anschluss an das progressive Pneumoperitoneum berichtet. Aufgrund der Seltenheit dieses Patientenguts auch an großen Zentren fehlen kontrollierte Studien bezüglich der Langzeitergebnisse. Zudem ist eine Randomisierung dieser Patienten aufgrund der unterschiedlichen Hernienlokalisationen, -größe und zusätzlichen Begleiterkrankungen nicht möglich.

Trotz dieser systematischen Schwierigkeiten verglich Hamer 1972 die Ergebnisse nach zweijährigem Verlauf bei 10 Patienten mit präoperativem Pneumoperitoneum mit denen von 20 Patienten mit primärem Hernienverschluss bei sehr großen Narbenhernien. Während nach direktem Verschluss 3 Rezidive auftraten, blieben diese nach progressivem Pneumoperitoneum aus. An unserer Klinik wurden während der letzten 3 Jahre 8 Patienten nach präoperativem Pneumoperitoneum operiert, davon 3 gigantische Skrotalhernien (Shouldice) und 5 Narbenhernien (2 Stoß-auf-Stoß, 3 Sublay-Mesh), ohne dass es bis jetzt zu einem Rezidiv gekommen wäre.

Ohne Angabe des Nachbeobachtungszeitraums berichtete Koontz 1958 über das Auftreten eines Rezidivs bei insgesamt 8 Patienten (3). Raynor et al. berichteten über 3 Rezidive bei 7 Patienten innerhalb von 36 Monaten, die problemlos durch direkte Naht versorgt werden konnten (4). Caldironi beschreibt 2 Rezidive bei insgesamt 40 Patienten in einem durchschnittlichen Nachbeobachtungszeitaum von 25 Monaten (1). Moreno selbst berichtet über 14 Rezidive bei insgesamt 487 Patienten ohne Angabe über Art und Zeitraum der Nachbeobachtung (3). Unter Berücksichtigung der sehr hohen Rezidivrate bei primärer Operation sind diese Ergebnisse ein überzeugendes Argument für die großzügige Indikation zum progressiven Pneumoperitoneum in der Vorbereitung gigantischer Leistenhernien und Narbenhernien des Stadiums V.

Literatur

1 Caldironi MW, Romano M, Bozza F. Progressive pneumoperitoneum in the management of giant incisional hernias: a study of 41 patients. Br J Surg. 1990; 77 : 306.
2 Hamer DB, Duthie HL. Pneumoperitoneum in the management of abdominal incisional herna. Br J Surg. 1972; 59 : 372.
3 Moreno IG. The rational treatment of hernias and voluminous chronic eventrations: Preparation with progressive pneumoperitoneum. In: Nyhus LM, Condon RE, eds. Hernia. 2nd ed. Philadelphia: Lippincott; 1978: 536.
4 Raynor RR, Del Guerico L. The place for pneumoperitoneum in the repair of massive hernia. World J Surg. 1989; 13 : 581.
5 Willis S, Conze J, Müller S, Klosterhalfen B, Schumpelick V. Progressives Pneumoperitoneum in der Behandlung von Leisten- und Narbenhernien. Tierexperimentelle Ergebnisse und klinische Anwendug. Langenbecks Arch Chir. 1996; 381 : 132.

9 Anästhesie

9.1 Allgemeinnarkose

In der Bundesrepublik Deutschland wird die überwiegende Zahl der Hernienoperationen in Allgemeinnarkose (ITN = Intubationsnarkose) durchgeführt (24). Die Verwendung der Allgemeinnarkose ist obligat für die Durchführung laparoskopischer Operationstechniken sowie die Reparation von intraabdominellen Krankheitsbildern wie Narbenhernien, Lumbalhernien und anderen seltenen Hernienformen. Für die normale Leisten- und Schenkelhernienoperation in direkter Naht- oder Patchtechnik ist die ITN meist entbehrlich, sie sind an Zentren und vor allem im angloamerikanischen Bereich eine Domäne der Lokalanästhesie. Ausnahmen sind schwierige Rezidiveingriffe, gigantische Skrotalhernien, Inkarzerationen, Kinder und unkooperative Patienten, sie sind allgemeine Kontraindikationen für eine Lokalanästhesie.

9.2 Peridural- und Spinalanästhesie

Ein Mittelweg zwischen ITN und Lokalanästhesie sind die rückenmarknahen Anästhesieverfahren. Ohne das allgemeine Narkoserisiko zu haben, bieten sie eine zuverlässige Analgesie für die jeweilige Operationszeit (22). Ihr Kostenvorteil gegenüber der Allgemeinnarkose ist unverkennbar (20). Unter den rückenmarknahen Verfahren ist die Spinalanästhesie der periduralen Anästhesie (PDA) nicht ganz gleichwertig, da nicht selten bei ersterer postoperative Kopfschmerzen auftreten. Eine sicher und gut durchgeführte PDA ist einer Spinalanästhesie in jedem Fall vorzuziehen. Gegenüber der Allgemeinnarkose liegt der Vorteil der rückenmarknahen Anästhesie in der geringeren Belastung durch postoperative respiratorische Probleme. Im Vergleich zur Lokalanästhesie liegen die Nachteile der Spinalanästhesie allerdings in einer längeren Verweildauer, länger notwendigen Bettruhe und der Neigung zur Harnretention im kontrollierten Vergleich (27).

9.3 Lokalanästhesie

Unter dem Gesichtspunkt der Risikominderung vor allem bei hochbetagten und komplikationsbeladenen Patienten erlebt die Lokalanästhesie zurzeit eine Renaissance. Hiermit bietet sich die Möglichkeit, vor allem das Narkoserisiko älterer Patienten und die postoperativen pulmonalen Komplikationen nach Intubationsnarkose zu reduzieren.

Tatsächlich wird in Kliniken mit Spezialisierung auf Hernienchirurgie in über 90% Lokalanästhesie angewandt und dies bei z.T. exzellenten chirurgischen Ergebnissen (1, 4, 8, 9, 10, 15, 18, 24, 31, 34). Kontrollierte Studien zum Vergleich von Lokalanästhesie und Allgemeinnarkose lassen keinen Hinweis auf schlechtere Resultate unter Lokalanästhesie erkennen (34). Im Gegenteil wird von spezialisierten Hernienchirurgen die wache Kooperation des Patienten mit der Möglichkeit zum willkürlichen Hustenstoß oder zur Bauchpresse als Vorteil angesehen. Derart lassen sich die anatomischen Verhältnisse des Bruchs und die Suffizienz der Reparation schon intraoperativ zuverlässig beurteilen. Auch unter dem Gesichtspunkt einer Ausweitung der Operationsindikation auf jene Patienten, die wegen eines zu hohen Narkoserisikos zu Unrecht mit einem Bruchband versorgt werden, sollte die Operation der Leistenhernie in Lokalanästhesie zum Repertoire jedes Chirurgen gehören.

Ganz im Gegensatz dazu werden die meisten Leistenhernien in Deutschland (über 95%) immer noch in ITN durchgeführt, was durch kein rationales Argument begründet werden kann. An unserer Klinik sind Leistenhernienoperationen in ITN mittlerweile zur absoluten Ausnahme geworden. Unsere frühere Erfahrung, dass der „Durchschnitts"-Patient es vorzöge, während des Eingriffs „zu schlafen", d.h. eine ITN zu erfahren, lässt sich nicht mehr aufrechterhalten. Mittlerweile kommen viele Patienten mit dem speziellen Bedürfnis nach einer Hernienreparation in Lokalanästhesie in unsere Klinik.

Diese Renaissance der Lokalanästhesie ergibt sich auch unter dem Aspekt ambulanter Chirurgie (8, 10, 17) (Kap. 19.2). Kinder und unkooperative Patienten werden dagegen stets eine Domäne der Allgemeinnarkose bzw. der rückenmarknahen Narkose bleiben. Gerade aber unter dem Gesichtspunkt der Minimalisierung des chirurgischen Eingriffs sollte die Lokalanästhesie bei der Leistenhernienoperation zum Regelfall werden. Dieser Gesichtspunkt dürfte spätestens dann für viele der verantwortlichen Chirurgen Bedeutung erlangen, wenn durch interne Budgetierung die Kosten der ITN zukünftig den Chirurgen in Rechnung gestellt werden.

9.4 Technik der Lokalanästhesie

Anatomische Voraussetzungen

Die vordere Bauchwand distal des Nabels wird von den kutanen Ästen der Interkostalnerven Th10–12 versorgt, die Leistenregion vom N. iliohypogastricus (Th12-L1), N. ilioinguinalis (Th12-L1) und die Schenkel- und Genitalregion vom N. genitofemoralis (L1–L2). Der genitale Ast des N. genitofemoralis tritt durch den inneren Leistenring in den Leistenkanal und liegt hinter dem Samenstrang bzw. Lig. rotundum. Er versorgt die Skrotalhaut bzw. die Labia majora. Der femorale Ast des N. genitofemoralis unterkreuzt das Leistenband und versorgt die Ventralseite des Oberschenkels sensibel (Abb. 9.1).

Zur Blockade des N. ilioinguinalis und N. iliohypogastricus ist es wichtig, ihre Durchtrittsstelle durch die Bauchdeckenmuskulatur zu kennen. Nach Ponka (30, 31) durchtreten der N. iliohypogastricus in 95%, der N. ilioinguinalis in 90% der Fälle die Muskulatur des M. transversus unmittelbar oberhalb und dorsal der Spina iliaca anterior superior. Die Muskulatur des M. obliquus internus wird vom N. iliohypogastricus in 66%, vom N. ilioinguinalis in 86% in der lateralen Hälfte der Verbindungslinie von Spina iliaca anterior superior und Symphyse durchzogen. In den restlichen Fällen liegt die Durchtrittsstelle dorsal dieser Region. Das heißt, in ca. 90% der Fälle treten die beiden wichtigsten sensiblen Hautnerven der Leistenregion in einem 5-Mark-Stückgroßen Areal knapp hinter und oberhalb der Spina iliaca anterior superior in die Bauchdecken ein. Damit ist das Optimum der Nervenblockade durch tiefe intramuskuläre Injektion an dieser Stelle zu erreichen (Abb. 9.2).

Lokalanästhetikum

Gebräuchliche Lokalanästhesie (Bupivacain, Mepivacain, Lidocain) 0,5% oder 1% mit 1:20000–200000 Adrenalinzusatz, ca. 60 ml. Manche Autoren bevor-

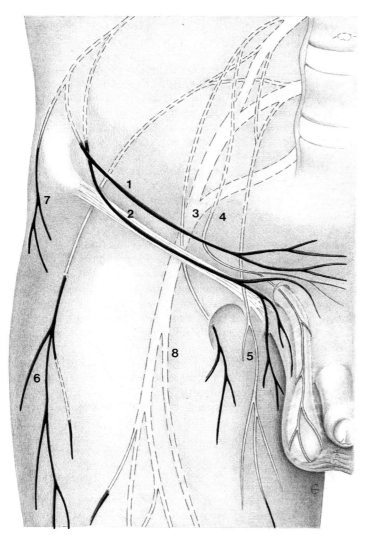

Abb. 9.1 Anatomie der nervalen Versorgung der Leisten- und Schenkelregion.

1 N. iliohypogastricus
2 N. ilioinguinalis
3 R. femoralis des N. genitofemoralis
4 R. genitalis des N. genitofemoralis
5 N. obturatorius
6 N. cutaneus femoris lateralis
7 R. cutaneus des N. iliohypogastricus
8 N. femoralis

zugen eine stärker verdünnte Lösung von 200–300 ml 0,25%iger Lösung zur Erreichung einer besseren Verteilung (17, 18). Wir ziehen die 0,5%ige Lösung vor. Sorgfältig sind die Höchstmengen zu beachten, um speziell bei älteren Patienten Nebenwirkungen zu vermeiden (Tabelle 9.1).

Wichtig ist das schrittweise, schichtgerechte Vorgehen entsprechend der einzelnen Operationsschritte. Jede Schicht sollte während des Operationsfortschritts einzeln betäubt werden. Das einmalige Aufquellen des gesamten Gewebes hat sich nicht bewährt.

Praktische Durchführung

Weiterführende Literatur bei 29, 30, 32.

1. Leichte Sedierung des Patienten präoperativ z.B. mit einer halben Ampulle (= 1 mg) oder einer Tablette (= 2 mg) Flunitrazepam (Rohypnol).
2. Medial und 2–3 cm oberhalb der Spina iliaca superior anterior Quaddelung mit ca. 2 ml Lokalanästhetikum (s. Abb. 9.2).
3. Von dieser Quaddel ausgehend wird mit einer langen Kanüle bis auf die Spina iliaca superior eingegangen und hier die gesamte Muskulatur bis zum Darmbeinkamm nach oben, unten und lateral injiziert (ca. 20 ml) (Abb. 9.3).
4. Von der Injektionsstelle ausgehend werden mit einer langen Nadel in einem nach medial offenen Fächer in Richtung auf den Nabel, in Verlauf des Leistenkanals und in Richtung auf den Oberschenkel ca. 20 ml injiziert (Abb. 9.3). Hierbei wird die Hauptmenge entlang des Leistenkanals appliziert. Bei nicht ausreichender Nadellänge oder ungünstiger Anatomie ist gegebenenfalls eine 2. Injektion über dem Leistenkanal zu wählen. Eventuell werden auch zusätzliche subkutane Injektionen kranial, kaudal und medial der Inzisionslinie erforderlich.
5. Nach Eröffnung der Haut lokale Injektion durch die Aponeurose des M. obliquus externus abdominis unter Einkreisung des Operationsfelds durch ca. 6 Injektionen von 1–2 ml (Abb. 9.4).
6. Injektionen an der Basis des Samenstrangs (ca. 5–10 ml) kreisförmig um den inneren Leistenring und Samenstrang; bei Frauen am Lig. teres uteri meist entbehrlich (Abb. 9.5).
7. Injektionen des Periosts des Schambeinhöckers (Bassini, Shouldice) und der Eminentia iliopectinea (McVay, Lotheissen) in Abhängigkeit von der geplanten Reparationsform (2 ml).
8. Injektionen des Bruchsacks am Bruchring (Abb. 9.6) unter Führung der Nadelspitze mit dem Zeigefinger (5 ml).
9. Bei großen Skrotalhernien oder Herninkarzerationen kann eine zusätzliche Anästhesie des Skrotums durch subkutane Injektion unter Umspritzung des gesamten Skrotalansatzes erforderlich werden (Abb. 9.7). Bei Schenkelhernien wird gelegentlich eine zusätzliche Injektion der Fascia pectinea erforderlich.

Alle 9 Schritte sind sukzessiv zu vollziehen. Die früher von uns geübte einmalige Injektion am Anfang der Operation sollte zugunsten eines schichtgerechten „Spritzen und Schneiden" aufgegeben werden, da dieses weniger Lokalanästhetikaverbrauch und bessere Übersicht garantiert.

Tabelle 9.1 Höchstmengen und Charakteristika gebräuchlicher Lokalanästhetika.

Lokal-anästhetikum	Grenzdosis (mg) mit Adrenalin (1:200 000)	Grenzdosis (mg) ohne Adrenalin	Konzentration (%) Lokal-anästh.	Konzentration (%) Leitungs-anästh.	Latenzzeit (min)	Wirkungsdauer (h) mit Adrenalin	Wirkungsdauer (h) ohne Adrenalin	Toxizität : Novocain
Procain (Novocain)	1000	500			5–10	>1	~3/4	1:1
Xylocain (Lidocain)	500	200	0,5	1(–2)	2	>1	≈1	1:2
Xylonest (Prilocain)	600	400	0,5	1	2	>1	≈1	1:4
Meaverin (Mepivacain)	500	300	0,5	1(–2)	2	>1	≈1	1:4
Ultracain (Carticain)	600	400	–		~2	>1–2	≈1	1:4
Carbostesin (Bupivacain)	150	150	–	0,25–0,375	3–5	≥30	≈3	1:16
Duranest (Etidocain)	300	300	–	0,25–0,5	3–5	≥18	≈2	1:10

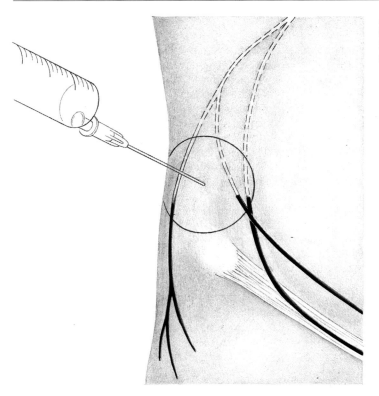

Abb. 9.2 Lokalanästhesie I.
Optimale Region zur Nervenblockade (N. ilioinguinalis, N. iliohypogastricus) knapp oberhalb und hinter der Spina iliaca anterior superior.

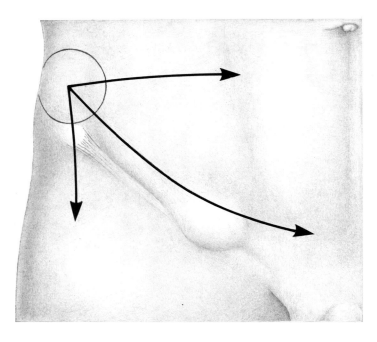

Abb. 9.3 Lokalanästhesie II.
Fächerförmige Injektionen in Richtung auf Symphyse, Oberschenkel und Nabel.

Technik der Lokalanästhesie

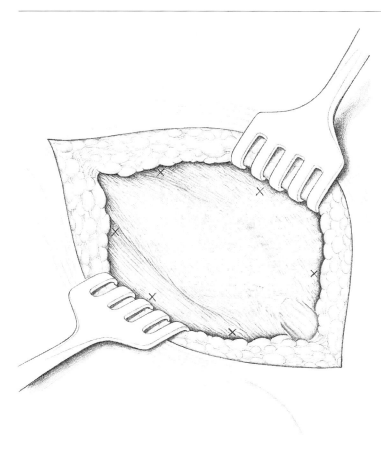

Abb. 9.4 Lokalanästhesie III.
Injektionsorte nach Durchtrennung der Subkutis im Bereich der Externus-Aponeurose.

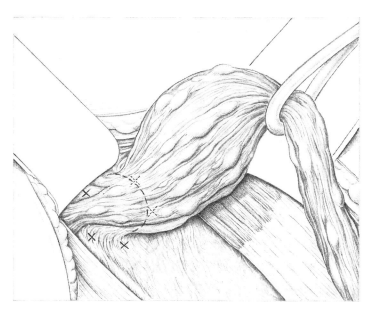

Abb. 9.5 Lokalanästhesie IV.
Injektionsorte an der Basis des Samenstrangs über dem inneren Leistenring.

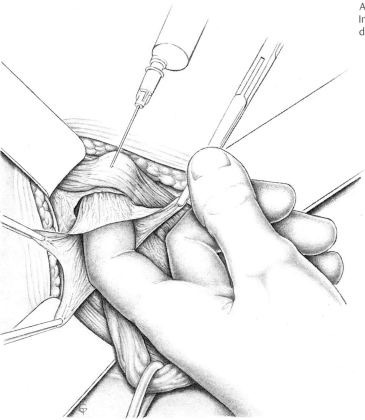

Abb. 9.**6** Lokalanästhesie V.
Injektion des Peritonealsacks an der Basis des Leistenbruchs.

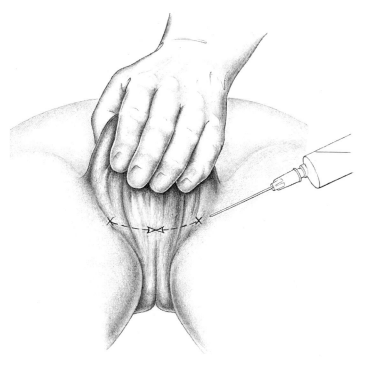

Abb. 9.**7** Lokalanästhesie VI.
Perineale Blockade als Alternative bei großer Skrotalhernie.

Literatur

1. Abdu RA. Ambulatory herniorrhaphy under local anesthesia in a community hospital. Am J Surg. 1983; 145: 353.
2. [Anonymous]. Activity and recurrent hernia. Editorial. Br Med J. 1977; 2: 3.
3. Adler, MW. Randomised controlled trial of early discharge for inguinal hernia and varicose veins. Ann R Coll Surg Engl. 1977; 59: 251.
4. Atwell JD, Burn JMB, Dewar AK, et al. Paediatric day case surgery. Lancet 1973; II: 895.
5. Barwell NJ, Recurrence and early activity after groin hernia repair. Lancet 1982; II: 985.
6. Baumber CD. Groin hernia. Br J Surg. 1971; 58: 667.
7. Bellis CJ. Inguinal herniorrhaphy: Immediate return to unrestricted work. Ind Med Surg. 1964; 33: 721.
8. Bellis CJ. 16,069 inguinal herniorrhaphies using local anesthesia with one day hospitalization and unrestricted activity. Int Surg. 1975; 60: 37.
9. Britton BJ, Morris PJ. Local anesthetic hernia repair: An analysis of recurrence. Surg Clin N Am. 1984; 64: 245.
10. Chang RC, Farha GH. Inguinal herniorrhaphy under local anesthesia. Arch Surg. 1977; 112: 1069.
11. Coe RC. Inguinal herniorrhaphy under local anesthesia. Arch Surg. 1978; 113: 905.
12. Cushing H. The employment of local anesthesia in the radical cure of certain cases of hernia, with a note upon the nervous anatomy of the inguinal region. Ann Surg. 1900; 31: 1.
13. Datta D, Zaidi A, Declin HB. Short stay for inguinal hernia. Lancet 1980; II: 99.
14. Devlin HB, Russel IT, Muller C, et al. Short stay surgery for inguinal hernia. Lancet 1977; I: 847.
15. Earle A. Local anesthesia for inguinal herniorrhaphy. Am J Surg. 1960; 100: 783.
16. Farquharson EL. Early ambulation with special reference to herniorraphy as an outpatient procedure. Lancet 1955; II: 517.
17. Flanagan L, Bascom JU: Herniorrhaphies performed upon outpatients under local anesthesia. Surg Gynecol Obstet. 1981; 153: 557.
18. Flanagan L, Bascom JU. Repair of the groin hernia: Outpatient approach with local anesthesia. Surg Clin N Am. 1984; 64: 247.
19. Freedman DL. Inguinal herniorrhaphy in a health centre. Acta Chir Scand. 1979; 145: 235.
20. Gilbert AI. Technique may save $ 1000 per hernia repair. Med Tribune Oct. 24, 1979.
21. Godfrey RJ, Greenan J, Dorph DJ, et al. Ventilatory capacity after three methods of anesthesia for inguinal hernia repair: A randomized controlled trial. Br J Surg. 1981; 68: 587.
22. Guillen J, Aldrete JA. Anesthetic factors influencing morbidity and mortality of elderly patients undergoing inguinal herniorrhapy. Am J Surg. 1970; 120: 760.
23. Hashemi K, Middleton MD. Subcutaneous bupivacaine for postoperative analgesia after herniorrhapy. Ann R Coll Surg Engl. 1983; 65: 38.
24. Hutschenreuther K, Lübke P. Anästhesieproblem bei Leisten- und Schenkelhernien. Chirurg 1972; 43: 65.
25. Job CA, Fernandez MA, Ranasinghi DD, et al. Inguinal hernia repair – Comparison of local, epidural and general anesthesia. NY State J Med. 1979; 79: 1730.
26. Kingsnorth AN, Britton BJ, Morris RJ: Recurrent inguinal hernia after local anesthetic repair. Br J Surg. 1981; 68: 273.
27. Leaverton GH, Garnjobst W. Comparison of morbidity after spinal and local anesthesia in inguinal hernia repairs. Am J Surg. 1972; 38: 591.
28. Makuria T, Alexander-Williams J, Keighley MRB. Comparison between general and local anesthesia for repair of groin hernias. Ann R Coll Surg Engl. 1979; 61: 291.
29. Peiper Ch, Schumpelick V. Local anesthesia for the Shouldice repair of the inguinal hernia. In: Schumpelick V, Wantz GE. Inguinal hernia repair. Basel: Karger; 1995. pp. 92–8.
30. Ponka JL. Seven steps to local anesthesia for repair of inguinofemoral hernia. Surg Gynecol Obstet. 1963; 117: 115.
31. Ponka JL. Hernias of the abdominal wall – seven steps to local anesthesia, p. 91. Philadelphia: Saunders, 1980.
32. Shulman, AG, Amid PK, Irving L, Lichtenstein. Local anesthesia for inguinal hernia. In: Schumpelick V, Wantz GE (eds.). Inguinal hernia repair. Basel: Karger; 1995. 88–91.
33. Stephens FO, Dudley HAF. An organisation for outpatient surgery. Lancet 1961; I: 1042.
34. Teasdale C, McCrum A, Williams MB, et al. A randomized controlled trial to compare local with general anesthesia for short-stay inguinal hernia repair. Ann R Coll Surg Engl. 1982; 64: 238.
35. Winnie AP, Bonica JJ. Anesthesia for herniorrhapy. In: Nyhus LM, Condon RE (eds.). Hernia 1978: 509.

10 Leistenhernie des Kindes

Wolfgang Lambrecht

10.1 Allgemeines

Die Leistenhernie stellt die häufigste chirurgische Erkrankung des Kindesalters dar. Sie tritt bei etwa 1–2% aller Kinder auf. Dabei handelt es sich praktisch immer um indirekte laterale Hernien. Direkte und Schenkelhernien (5, 26, 27) sind im Kindesalter Raritäten und werden wie beim Erwachsenen operiert (Kap. 11 u. 13).

Die Leistenhernie des Kindes ist angeboren. Der Bruchsack entspricht dem nicht obliterierten Processus vaginalis peritonei. Dieser ist noch bei etwa 90% aller Neugeborenen und bei 30–50% aller zweijährigen Kinder offen (54, 64). Bei 15–35% aller Menschen kommt es zu keinem Verschluss, ohne dass sich jemals eine Hernie manifestiert. Ein offener Processus vaginalis hat daher keinen Krankheitswert und muss von der klinisch manifesten Hernie unterschieden werden. Von einer Hernie spricht man, wenn sich der Processus vaginalis mit Bruchinhalt füllt. Erst jetzt kommt es zur klinisch nachweisbaren Schwellung in Leiste und/oder Hoden. Diese manifestiert sich Tage bis Jahre nach der Geburt, meist jedoch innerhalb des ersten Lebensjahres und zwar am häufigsten in den ersten 6 Monaten. So ist die kindliche Leistenhernie eine typische Erkrankung des Säuglingsalters. Besteht der Inhalt des Processus vaginalis aus Baucheingeweiden (Darm, Netz, Ovar, Tube), spricht man von einer Hernie. Besteht er aus Flüssigkeit, liegt eine Hydrozele vor. Bei der letzteren unterscheidet man die Hydrocele testis von der Hydrocele funiculi spermatici (Abb. 10.1 a–c). Eine Hydrozele kann auch mit einer Hernie kombiniert sein.

Knaben überwiegen gegenüber den Mädchen im Verhältnis 5 : 1. Besonders häufig kommen Leistenhernien bei Frühgeborenen vor, bei einem Geburtsgewicht von unter 1000 g in etwa 30% der Fälle (22). Die rechte Seite ist häufiger betroffen als die linke (Kap. 4.1). Etwa 60% aller Hernien sind rechtsseitig, 20–25% linksseitig und 10–15% doppelseitig. Das Überwiegen der rechten Seite wird mit dem verzögerten Descensus des rechten Hodens und damit dem verspäteten Verschluss des rechten Processus vaginalis erklärt.

10.2 Diagnostik

Die Diagnose der kindlichen Leistenhernie wird durch die klinische Untersuchung gestellt. Füllt sich ein offener Processus vaginalis mit Bauchorganen oder mit Flüssigkeit, kommt es zur sichtbaren intermittierenden oder dauernden Schwellung in der Leiste und/oder dem Skrotum. Meist wird diese von den Eltern bemerkt. Es liegt entweder eine Leistenhernie oder eine Hydrozele vor. Hydrozelen sind immer symptomlos. Die Leistenhernien können insbesondere beim Säugling zur Beeinträchtigung des Befindens führen. Die Kinder sind dann unruhig und schreien viel. Auch berichten die Mütter häufig über auffällige Blähungen. Die Untersuchung sollte im Stehen bzw. Hängen und im Liegen durchge-

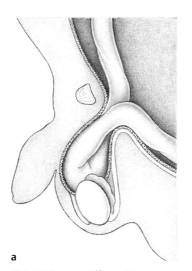
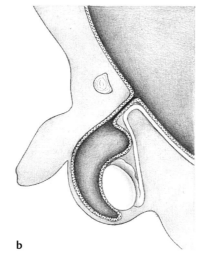
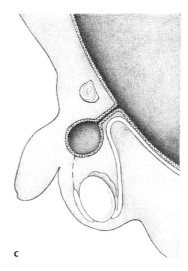

Abb. 10.1 a–c Offener Processus vaginalis mit
a Darm als Inhalt = Leistenhernie,
b Flüssigkeit (= Hydrocele testis) oder
c Flüssigkeit bei distaler Obliteration (= Hydrocele funiculi spermatici).

führt werden und muss sehr zartfühlend mit angewärmten Händen und ohne gröberen Druck erfolgen. Nur so kann eine reflektorische Bauchdeckenkontraktion verhindert werden. Die Invagination des Skrotums und die digitale Austastung (Kleinfinger!) des Leistenkanals ist nur bei größeren Jungen möglich. Bei Säuglingen und Kleinkindern sollte ausschließlich die Leistenregion von außen auf Asymmetrien und Vorwölbungen abgetastet werden. Gelegentlich ist ein weiter äußerer Leistenring nachzuweisen. In Zweifelsfällen sollte ergänzend eine Sonographie (Kap. 5) durchgeführt werden.

Leistenhernie beim Knaben: Die Hernie kann sich als kleine, manchmal nur erbsgroße Vorwölbung in der Leiste manifestieren. Große Hernien reichen bis in das Skrotum hinab. Ist auch beim schreienden Säugling oder beim stehenden, pressenden oder hustenden Kind keine Vorwölbung erkennbar, gelingt es oft, bei vergleichender Palpation der Samenstränge über dem Schambein den Bruchsack als Verdickung zu fühlen (silk glove sign). Die Weite des Inguinalkanals und des äußeren Leistenrings gibt beim Kind keinen sicheren Anhalt für das Vorhandensein einer Hernie. Zudem ist die Prüfung der Weite des Leistenrings beim Säugling schwierig. Auch bei sorgfältigster Untersuchung ist es manchmal nicht möglich, eine Hernie nachzuweisen. Bei zuverlässigen Angaben von Hausarzt und Eltern stellen wir die Operationsindikation in diesen Fällen auch ohne einen eindeutigen klinischen Nachweis einer Hernie. Immer muss die Lage der Hoden kontrolliert werden, da auch ein Leistenhoden eine Schwellung in der Leiste verursachen oder eine Leistenhernie mit einem Leistenhoden kombiniert sein kann.

Hydrocele testis: Da die Hydrozele in den ersten beiden Lebensjahren wegen der häufigen spontanen Rückbildung keine Therapie erfordert, ist zumindest in dieser Altersstufe eine Abgrenzung von der Hernie erforderlich. In den meisten Fällen gelingt dieses auch. Die Diaphanoskopie leistet dabei keine wesentliche Hilfe. Die Palpation ist unseres Erachtens wesentlich sicherer. Die Hydrocele testis bildet einen prall elastischen Tumor im Skrotum, von der sich der Hoden nur manchmal begrenzen lässt. Sie kann an ihrem Oberrand umfasst werden. Dieses Zeichen halten wir für das wichtigste differentialdiagnostische Kriterium gegenüber einer eingeklemmten Leistenhernie. Nur in seltenen Fällen reicht der Hydrozelensack bis in den Leistenkanal hinein, dann wird die Abgrenzung schwieriger. Hydrozelen lassen sich nur selten manuell entleeren, obwohl immer eine Verbindung zur Bauchhöhle besteht (42, 58). Diese ist meist jedoch sehr fein.

Hydrocele funiculi spermatici: Sie imponiert als prall elastische Schwellung in der Leiste und ist am schwierigsten von der eingeklemmten Leistenhernie abzugrenzen. Die Anamnese ist eine wesentliche differenzialdiagnostische Hilfe. Besteht die Schwellung bereits länger und ist das Kind beschwerdefrei, ist eine eingeklemmte Hernie unwahrscheinlich. Zudem ist die Hydrocele funiculi spermatici im Gegensatz zur inkarzerierten Hernie in der Leiste gut verschieblich. In seltenen Fällen sollte im Zweifelsfall exploriert werden. Auf keinen Fall darf eine vermeintliche Hydrozele punktiert werden.

Leistenhernie beim Mädchen: Beim weiblichen Säugling findet sich häufig ein erbsgroßer rundlicher, gut verschieblicher Tumor vor dem äußeren Leistenring. Dabei handelt es sich um ein im Bruchsack befindliches Ovar. Dies ist oft nicht reponibel. Zu einer Einklemmung kommt es aber nur selten. Trotzdem sollte die Operation zum frühestmöglichen Zeitpunkt vorgenommen werden.

10.3 Indikation zur Operation

Leistenhernie: Mit der Diagnose einer Leistenhernie ist die Indikation zur Operation gegeben. Ein abwartendes Verhalten ist nur in seltenen Ausnahmen bei Frühgeborenen oder bei Kindern mit schweren Begleiterkrankungen gerechtfertigt. Die manchmal als Begründung für eine abwartende Haltung angeführte Spontanheilung eines kindlichen Leistenbruchs durch Obliteration des Bruchsacks entbehrt des exakten Beweises (35, 40, 49, 70). Wenn eine Obliteration überhaupt bei einer manifesten Hernie vorkommt, so ist die Wahrscheinlichkeit einer Einklemmung wesentlich größer.

Sie stellt die Hauptgefahr der kindlichen Leistenhernie dar und kommt bei etwa 12 % aller Kinder vor, vorwiegend jedoch im Säuglingsalter. 70 % aller Inkarzerationen treten im ersten Lebensjahr auf (31, 54). Die Indikation ist daher im Neugeborenen- und Säuglingsalter besonders dringlich! Frühgeborene sollten vor der Entlassung aus der Klinik operiert werden.

Hydrozele: Anders liegen die Verhältnisse bei der Hydrozele. Hier kann es nicht zu einer Einklemmung kommen. Zudem obliteriert der schmale offene Processus vaginalis häufig innerhalb der ersten beiden Lebensjahre. Die Indikation zur Operation ist daher erst bei Persistenz im 3. Lebensjahr gegeben.

Doppelseitige Hernie: Eine klinisch manifeste doppelseitige Hernie sollte in einer Sitzung operiert werden.

Exploration der Gegenseite: Sehr umstritten dagegen ist die Frage der Exploration der Gegenseite bei einer einseitigen Hernie. In Europa beschränkt man sich meist auf die Operation der klinisch nachweisbaren Hernie, während in den Vereinigten Staaten die Exploration der Gegenseite weit verbreitet ist (34, 55). Grundsätzlich kann beim einseitigen Bruch mit unterschiedlicher Taktik vorgegangen werden:

- Es wird nur die klinisch nachweisbare Hernie operiert (6). Tritt später ein Bruch auf der Gegenseite auf (10–20% der Fälle), wird dieser in einer zweiten Sitzung operiert.
- Es wird routinemäßig die Gegenseite exploriert (55, 66). Dabei wird in Abhängigkeit vom Lebensalter in etwa 50% der Fälle ein offener Processus vaginalis gefunden, der aber nicht gleichbedeutend mit einer Hernie ist.
- Die Exploration wird nur bei einem ausgewählten Krankengut vorgenommen, bei dem besonders häufig ein offener Processus vaginalis gefunden wird. Dazu zählen Kinder im 1. Lebensjahr, Mädchen und Kinder mit linksseitigen Hernien.

Es gibt Argumente für und gegen die Exploration der Gegenseite. Wir glauben, dass die Gegenargumente überwiegen und beschränken uns auf die Operation einer klinisch nachgewiesenen Hernie (56).

Die Operation der kindlichen Leistenhernie wird heute ambulant durchgeführt. Ausnahmen bilden Säuglinge bis zum 3. Lebensmonat, solche mit einer bronchopulmonalen Dysplasie, ehemalige Frühgeborene bis zum 6. Lebensmonat und Kinder mit schweren Begleiterkrankungen. Diese Patientengruppen sollten postoperativ für 24 Stunden am Monitor überwacht werden.

10.4 Vorbereitung, Anästhesie und Lagerung

Zur Operation sollten die Kinder infekt- und fieberfrei sein.

Anästhesie: Allgemeinnarkose.

Lagerung: Rückenlage auf Wärmematte. Durch Platzierung einer Stoffrolle unter dem Gesäß wird das Becken angehoben (Abb. 10.2).

10.5 Operative Technik

Die Operation der kindlichen Leistenhernie unterscheidet sich wesentlich von der des Erwachsenen. Da es sich meist um Säuglinge handelt, ist feines Instrumentarium Voraussetzung. Bei den kindlichen Leistenhernien handelt es sich um angeborene, laterale, indirekte Brüche. Eine Schwäche von Faszie oder Muskulatur besteht nicht. Es wird daher nur eine hohe Bruchsackabtragung durchgeführt. Ob dabei der Leistenkanal eröffnet wird (Ferguson) oder nicht (Czerny), scheint von untergeordneter Bedeutung zu sein (Kap. 8). Technisch aufwendige Operationsmethoden – wie sie beim Erwachsenen durchgeführt werden – sind beim Kind bis auf ganz wenige Ausnahmen kontraindiziert. Die postoperative Komplikationsrate ist bei letzteren wesentlich höher.

Die laparoskopische Technik hat im Kindesalter gegenüber der konventionellen Operation – die in der Regel kaum länger als 10 min dauert, eine fast 100%ige Erfolgsquote aufweist und ohnehin eine kaum sichtbare Narbe hinterlässt – keine Vorteile.

10.5.1 Leistenhernie beim Knaben

Zugang: Der 2–3 cm lange Hautschnitt verläuft quer in der Unterbauchfalte. Diese ist insbesondere beim Säugling deutlich ausgebildet (Abb. 10.3a u. b). Diese Schnittführung hinterlässt eine kaum sichtbare Narbe. Subkutangewebe und Scarpa-Faszie werden durchtrennt. Durch Zug des unteren Wundrandes nach kaudal wird der äußere Leistenring erkennbar (Abb. 10.4).

Spaltung der Externus-Aponeurose: Der Leistenkanal wird durch Spaltung der Externus-Aponeurose eröffnet. Diese Spaltung braucht *nicht* bis zum äußeren Leistenring durchgeführt werden (Abb. 10.5). Die Ränder der gespaltenen Faszie werden beidseits mit einer scharfen Klemme gefasst. Mit einem feinen Stieltupfer werden beide von ihrer Unterlage abgeschoben. Dabei wird medial der M. obliquus internus abdominis erkennbar. Auf diesem verläuft der N. ilioinguinalis (Abb. 10.6). Nach lateral erfolgt die Ablösung soweit, dass das Leistenband deutlich sichtbar ist. Nun wird eine selbsthaltender Wundspreizer in die gespaltene Externus-Aponeurose eingesetzt (Abb. 10.7).

Darstellung des Bruchsacks: Die Kremasterfasern werden mit einer Schere längsgespalten. Darunter wird der weißlich glänzende Bruchsack erkennbar. Er liegt vorn

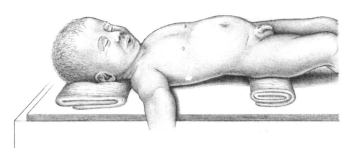

Abb. 10.2 Leistenhernie des Kindes I.
Rückenlage auf Wärmematte. Durch Platzierung einer Stoffrolle unter dem Gesäß wird das Becken angehoben.

Operative Technik **133**

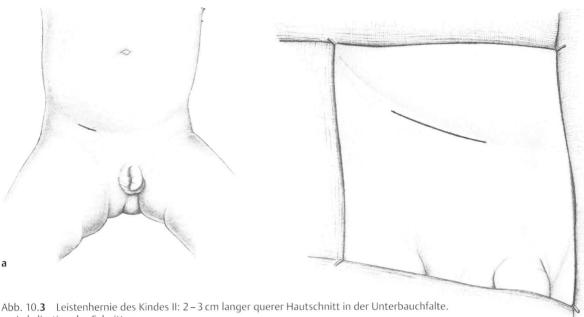

Abb. 10.**3** Leistenhernie des Kindes II: 2–3 cm langer querer Hautschnitt in der Unterbauchfalte.
a Lokalisation des Schnittes.
b Bereich der Abdeckung.

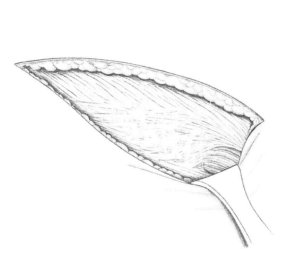

Abb. 10.**4** Leistenhernie des Kindes III.
Freilegung der Externus-Aponeurose nach Spaltung des Subkutangewebes.

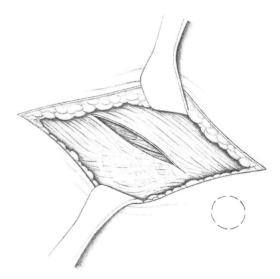

Abb. 10.**5** Leistenhernie des Kindes IV.
Spaltung der Externus-Aponeurose über dem Leistenkanal. Hierbei muss im Gegensatz zum Erwachsenen der äußere Leistenring nicht gespalten werden.

und lateral des Samenstrangs, wird mit einer Pinzette gefasst und vorgezogen (Abb. 10.**8**). Die Kremasterfasern werden beidseits mit einer stumpfen geschlossenen Scherenspitze abgeschoben. Der Bruchsack wird dann auf seiner Vorderseite 1–2 cm längs eröffnet. Die Ecken werden mit 4 stumpfen Klemmen gefaßt (Abb. 10.**8**, 10.**9**).

Durchtrennung des Bruchsacks: Es erfolgt dann die quere Durchtrennung des Bruchsacks, wie sie von Rehbein (51) beschrieben wurde. Sie sollte möglichst nahe dem inneren Leistenring erfolgen. Oft ist die Durchtrennungsebene durch eine Falte vorgezeichnet, die firstartig in den Bruchsack vorspringt. Diese wird mit einer Wittgenstein-Schere vorsichtig unterfahren (Abb. 10.**10a**). Durch leichtes Spreizen der durch den Bruchsack erkennbaren Scherenspitze wird die Ablösung des Bruch-

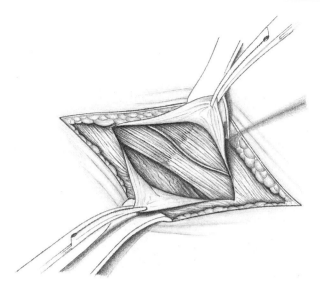

Abb. 10.**6** Leistenhernie des Kindes V.
Fassen der Faszienränder mit scharfen Klemmen und Abschieben der darunter gelegenen Muskulatur und des N. ilioinguinalis mit einem Präpariertupfer.

sacks von den Samenstranggebilden erleichtert. Ist er vollständig unterfahren, wird er durchtrennt. Besteht keine präformierte Falte, kann man sich diese künstlich schaffen, indem man das Peritoneum des Bruchsacks von innen mit feinen stumpfen Klemmen fasst und hochzieht. Die durchschimmernde Gefäße und der Ductus müssen dabei sorgfältig geschont werden. Ist der Bruchsack sehr weit, müssen eventuell mehrere Klemmen gesetzt werden. Die so geschaffene Bruchsackfalte wird dann zunächst mit der Scherenspitze bis zur ersten Klemme unterfahren und durchtrennt. An beiden Seiten des bis hier durchtrennten Bruchsacks wird je eine Klemme angesetzt. Durch zartes Anspannen dieser beiden sowie der nächsten im Bruchsack angesetzten Klemmen kann dann die Falte weiter durchtrennt werden (Abb. 10.**10 b**, **c**).

Abtragung des Bruchsacks: Nach vollständig erfolgter Durchtrennung wird der proximale Anteil des Bruchsacks mithilfe der angesetzten Klemmen gefasst. Ductus und Vasa spermatica werden mit einem feinen Stieltupfer vorsichtig abgeschoben (Abb. 10.**11**). Eventuell vor-

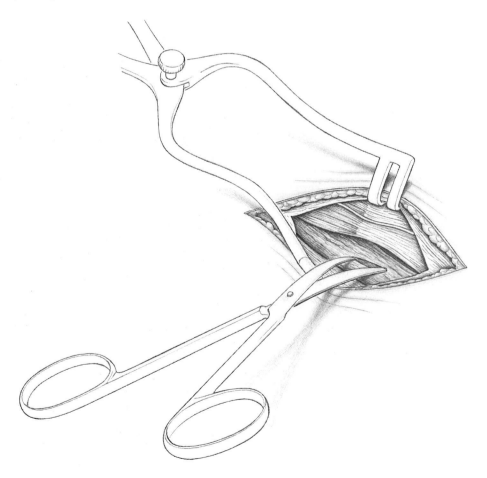

Abb. 10.**7** Leistenhernie des Kindes VI.
Einsetzen des selbsthaltenden Sperrers in die Ränder der Externus-Aponeurose. Hierbei ist der N. ilioinguinalis sorgfältig zu schonen. Danach Spaltung der Kremasterfasern in Längsrichtung mit der Schere.

Operative Technik **135**

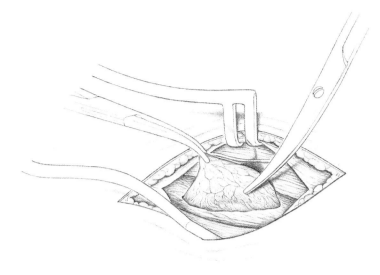

Abb. 10.**8** Leistenhernie des Kindes VII. Lokalisation des unter den Kremasterfasern gelegenen weißlich glänzenden Bruchsacks, Fassen mit Pinzette oder Klemme. Stumpfes Abschieben der Kremasterfasern von kaudal.

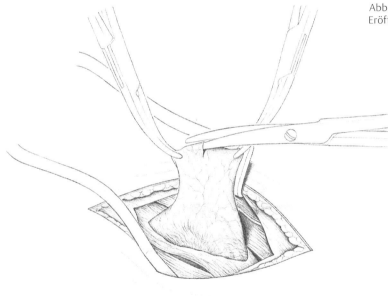

Abb. 10.**9** Leistenhernie des Kindes VIII. Eröffnung des Bruchsacks zwischen 2 Klemmen.

handene zarte Bindegewebsstränge können auch mit der Schere durchtrennt werden. Diese Ablösung erfolgt bis zum inneren Leistenring. Je höher man den Bruchsack durchtrennt hat, um so kürzer ist diese Ablösungsstrecke. Der Bruchsack muss hier ringsum frei sein. Er wird an der Basis mit einer Naht (4–0 PGS) umstochen (Abb. 10.**12**). Vor der Umstechung müssen Ductus und Vasa spermatica, die am besten mit dem Stieltupfer weggehalten werden, eindeutig identifiziert werden, um ihre Einbeziehung in die Naht zu vermeiden. Nach erfolgter Abtragung zieht sich der Bruchsackzipfel unter den M. obliquus internus zurück. Der distale Bruchsackanteil wird belassen. Ist der Bruchsackhals so weit, dass er nicht mit einer Durchstechungsnaht verschlossen werden kann, erfolgt der Verschluss mit einer fortlaufenden Naht. Die Kremasterfasern werden mit 1–2 Nähten (6–0 PGS) adaptiert (Abb. 10.**13**).

Einengung des inneren Leistenrings: Ist der innere Leistenring sehr weit, wird der M. obliquus internus mit 1–2 Nähten (PGS 4–0) an das Leistenband genäht (Abb. 10.**14**). Dabei muss unter Schonung des N. ilioinguinalis eine genügend große Muskelportion gefasst werden. Der Samenstrang wird dadurch *nicht* verlagert, sondern verläuft unterhalb der Naht.

Verschluss der Wunde: Die Externus-Aponeurose wird mit Einzelnähten (4–0 PGS) verschlossen (Abb. 10.**15**).

10 Leistenhernie des Kindes

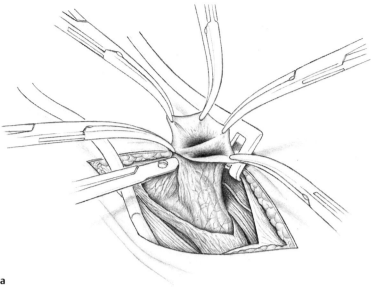

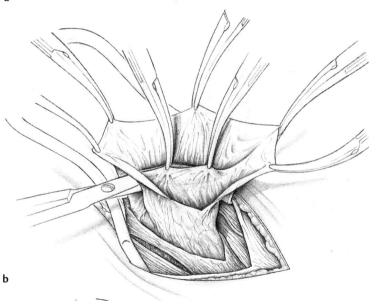

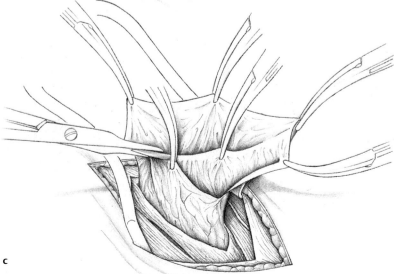

Abb. 10.**10 a–c** Leistenhernie des Kindes IX bis XI.
a Fassen der Bruchsackränder mit mindestens 4 stumpfen Klemmen. Unterfahren des Bruchsacks mit der Wittgenstein-Schere im Bereich der firstartig in den Bruchsack vorragenden Falte.

b Unterfahren des Bruchsacks mit der Wittgenstein-Schere unter Bildung einer firstartigen Faltung durch Anklemmen mit 2 Klemmen.

c Leichtes Spreizen der Scherenspitze erleichtert die Ablösung des Bruchsacks von den Samenstranggebilden. Ist der Bruchsack vollständig unterfahren, wird er durchtrennt.

Operative Technik

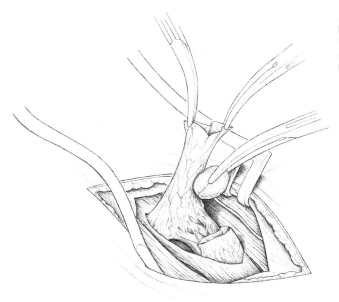

Abb. 10.**11** Leistenhernie des Kindes XII.
Nach vollständiger Durchtrennung wird der proximale Anteil des Bruchsacks durch die hier angesetzten Klemmen gefasst und nach kranial gezogen. Der Samenstrang wird mit einem feinen Stieltupfer vorsichtig abgeschoben.

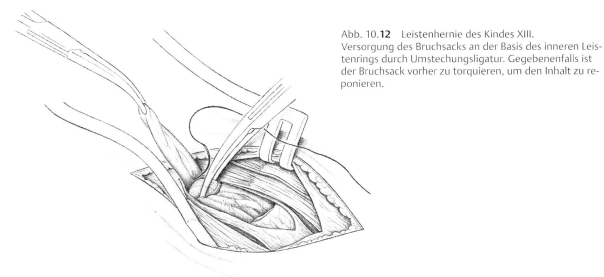

Abb. 10.**12** Leistenhernie des Kindes XIII.
Versorgung des Bruchsacks an der Basis des inneren Leistenrings durch Umstechungsligatur. Gegebenenfalls ist der Bruchsack vorher zu torquieren, um den Inhalt zu reponieren.

Abb. 10.**13** Leistenhernie des Kindes XIV.
Adaption der Kremasterfasern mit Einzelknopfnaht.

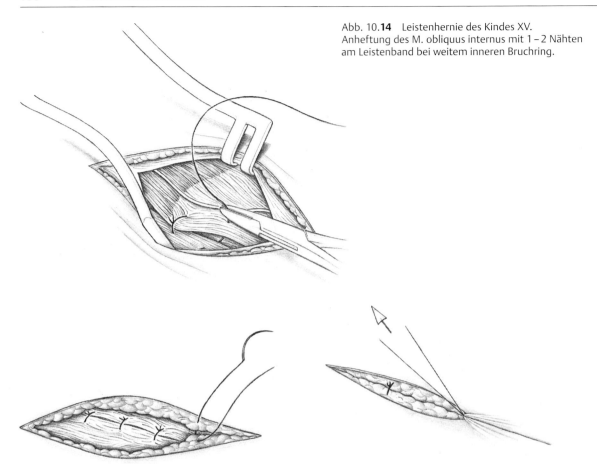

Abb. 10.**14** Leistenhernie des Kindes XV. Anheftung des M. obliquus internus mit 1–2 Nähten am Leistenband bei weitem inneren Bruchring.

Abb. 10.**15** Leistenhernie des Kindes XVI. Verschluss der Externus-Aponeurose durch Einzelknopfnähte.

Abb. 10.**17** Leistenhernie des Kindes XVIII. Hautnaht durch Intrakutannähte.

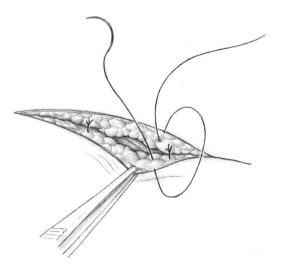

Abb. 10.**16** Leistenhernie des Kindes XVII. Verschluss des Subkutangewebes durch Einzelknopfnähte, Stichrichtung der Hautnähte.

Subkutannaht mit 4–0 PGS (Abb. 10.**16**). Der Verschluss der Haut erfolgt durch intrakutane Einzelnähte (6–0 PGS) (Abb. 10.**17**). Am Schluss der Operation wird durch Zug am Hoden der Samenstrang wieder in eine gestreckte Lage gebracht. Auf diese Weise wird ein iatrogener postoperativer Hodenhochstand mit großer Sicherheit vermieden (17).

10.5.2 Hydrozele

Die Hydrozele hat beim Kind den gleichen embryologischen Ursprung wie die Leistenhernie. Auch bei ihr liegt ein nicht obliterierter Processus vaginalis vor. Die Flüssigkeit in der Hydrozele stammt aus der Bauchhöhle. Sie gelangt durch den meist sehr feinen Verbindungsgang in die Hydrozele (42, 58). Durch Ventilmechanismen in diesem Gang lassen sich die Hydrozelen meist nicht entleeren.

Die *kausale operative Therapie* der kindlichen Hydrozele besteht in der Unterbringung des feinen Verbin-

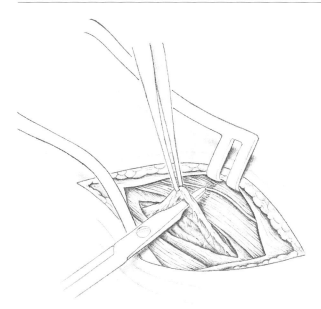

Abb. 10.**18** Hydrozele des Kindes I.
Präparation des feinen offenen Processus vaginalis von Gefäßen und Ductus deferens (Zugang wie bei der Leistenhernienoperation).

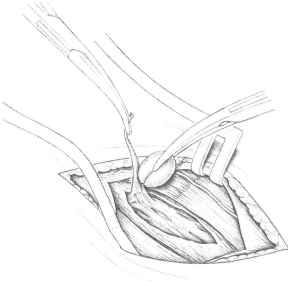

Abb. 10.**19** Hydrozele des Kindes II.
Stumpfes Abschieben der Samenstranggebilde vom proximalen Anteil des Processus vaginalis bis zum inneren Leistenring. Danach basisnahe Umstechungsligatur und Abtragung.

dungsgangs. Auf diese Weise wird der Zufluss unterbrochen. Der operative Eingriff gleicht daher der Leistenhernienoperation. Am Samenstrang wird der feine offene Processus vaginalis aufgesucht (Abb. 10.18) und von den Gefäßen und vom Ductus deferens abpräpariert und durchtrennt. Vom proximalen Anteil werden die Samenstranggebilde mit einem Stieltupfer bis zum inneren Leistenring hin abgeschoben (Abb. 10.19). Die Umstechung und die Abtragung erfolgt dann ebenfalls wie bei der Leistenhernienoperation. Manchmal bereitet das Auffinden des feinen Gangs Schwierigkeiten. Es ist dann am einfachsten und sichersten, den Peritonealzipfel am inneren Leistenring aufzusuchen und diesen wie bei der Hernie zu ligieren. Der Hydrozelensack wird durch manuellen Druck auf das Skrotum von unten in die Wunde gedrückt und mit der Schere eröffnet. Eine Resektion des Sacks oder eine Winkelmann-Operation sind unnötig. Diese Techniken sind beim Kind zu traumatisierend und haben eine hohe Komplikationsrate.

10.5.3 Leistenhernie beim Mädchen

Regelfall: Hautschnitt und Durchtrennung der Externus-Aponeurose erfolgen wie beim Knaben. Der Bruchsack wird mit dem adhärenten Lig. rotundum (= Lig. teres) isoliert und bis zum inneren Leistenring hin freipräpariert (Abb. 10.**20**). Vor der Umstechung und Abtragung wird der Sack eröffnet und inspiziert (Abb. 10.**21**). Der Bruchsackzipfel wird mit der Durchstechungsnaht unter den M. obliquus internus fixiert, um dem Lig. rotundum wieder einen festen Halt zu geben (Abb. 10.**22**).

Der M. internus wird dann mit 2–3 Nähten (4–0 Seide) an das Leistenband fixiert (Abb. 10.**23**). Verschluss von Externus-Aponeurose, Subkutangewebe und Haut erfolgen wie bei Knaben.

Gleitbruch: Relativ häufig liegt insbesondere beim Neugeborenen und beim Säugling ein Gleitbruch mit Tube und Ovar als Inhalt vor. Wird der Bruchsack vor der Abtragung nicht eröffnet und inspiziert, ist die Gefahr der Verletzung der Tube gegeben. Eine hohe Bruchsackabtragung ist in diesen Fällen nicht möglich. Um so wichtiger ist dann die Fixierung des Bruchsacks unter den M. obliquus internus und der vollständige Verschluss des inneren Leistenrings. Eine Ablösung der Tube vom Peritoneum sollte nicht durchgeführt werden, da diese zu Durchblutungsstörungen der Tube führen kann.

Testikuläre Feminisierung: Eine Inguinalhernie beim Mädchen mit einem vorgefallenen „Ovar" kann erstes Zeichen einer testikulären Feminisierung sein, insbesondere dann, wenn es sich um eine doppelseitige Hernie handelt. Diese häufigste Form des Pseudohermaphroditismus masculinus soll bei etwa 1% aller Mädchen mit Leistenhernien vorliegen (30, 50). In etwa 90% der Fälle liegt die komplette Form vor. Diese Kinder sind äußerlich weiblich. Die Vagina ist kurz, Uterus und Ovarien fehlen. Die Testes liegen häufig in einem Bruchsack. Der Karyotyp ist 46 XY. Ursache der Erkrankung ist eine Androgenresistenz (Störung der Androgenrezeptoren). Bei der Operation auffällige Gonaden sollten biopsiert werden. Nach Erreichen der Pubertät müssen die Gonaden wegen des hohen Risikos einer malignen Entartung entfernt werden. Bis dahin sollte mindestens eine als Östrogenbildner belassen werden. Nur bei der seltenen inkompletten oder partiellen Form ist die sofortige

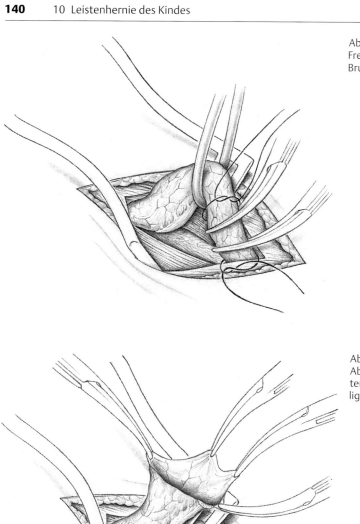

Abb. 10.**20** Leistenhernie beim Mädchen I. Freilegung des Bruchsacks. Durchtrennung des Bruchsacks zwischen Klemmen und Ligaturen.

Abb. 10.**21 a, b** Leistenhernie beim Mädchen II. Abpräparieren des Bruchsacks bis zum inneren Leistenring. Eröffnung, Inspektion und Durchstechungsligatur.

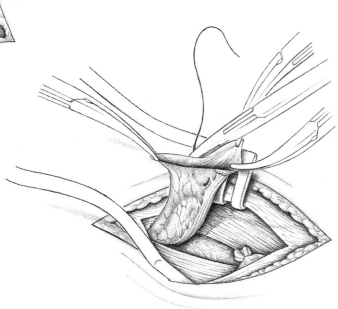

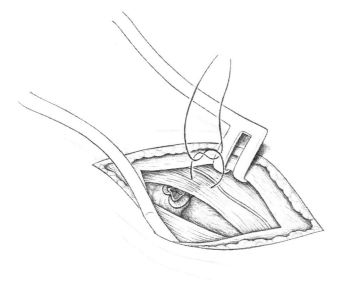

Abb. 10.**22** Leistenhernie beim Mädchen III. Abtragen des Bruchsacks und Transfixation des Lig. rotundum hinter dem M. obliquus internus nach Bastianelli.

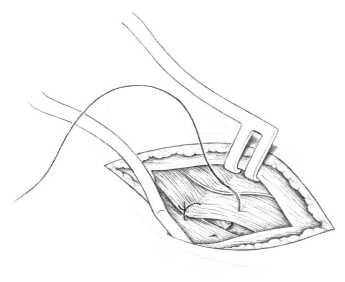

Abb. 10.**23** Leistenhernie beim Mädchen IV. Anheftung des M. obliquus internus am Leistenband mit 2 Nähten (5–0).

Entfernung angezeigt (18). Bei dieser liegt eine partielle Vereinigung der labioskrotalen Falten und eine unterschiedlich ausgebildete Klitorishypertrophie vor.

10.5.4 Leistenhoden

Bei 7–9% aller Knaben (10, 68) ist die Leistenhernie mit einem Leistenhoden kombiniert. In solchen Fällen ist die Operation beim Säugling wegen der Leistenhernie indiziert. In der gleichen Sitzung wird der Hoden in das Skrotum verlagert. Eine Hormonbehandlung ist in diesen Fällen kontraindiziert. Beim Säugling – noch mehr in der Neugeborenenperiode – stellt die Operation einen diffizilen Eingriff dar, der nur vom Erfahrenen durchgeführt werden sollte.

Zugang: Hautschnitt und Durchtrennung des Subkutangewebes erfolgen in der oben beschriebenen Weise. Die Externus-Aponeurose wird in diesen Fällen aber bis zum äußeren Leistenring durchtrennt. Nur so kann der gesamte Bruchsack mit dem in ihm befindlichen Hoden mobilisiert werden. Die Kremasterfasern werden dazu wieder längs gespalten.

Darstellung von Bruchsack und Hoden: Der Bruchsack wird mit einer Pinzette gefasst und vorgezogen (Abb. 10.**24**). Er wird völlig aus seiner Umgebung herausgelöst. Dies gelingt meist leicht mit einem Stieltupfer oder einer stumpfen Scherenspitze. Der Bruchsack wird bis zum inneren Leistenring hin freipräpariert. In ihm ist der frei flottierende Hoden tastbar. Die Bruchsackspitze wird mit einer feinen Klemme gefasst und unter sanftem Zug nach kaudal gehalten.

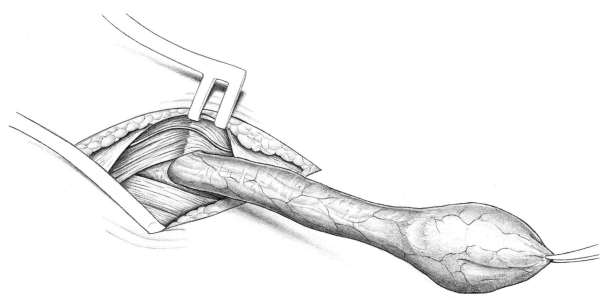

Abb. 10.**24** Leistenhoden I.
Hautschnitt und Durchtrennung des Subkutangewebes wie bei Leistenhernie (s. o.). Spaltung der Externus-Aponeurose unter Einschluss des äußeren Leistenrings. Längsspaltung der Kremastermuskulatur und Mobilisation des gesamten Bruchsacks. Fassen des kaudalen Bruchsackrands mit feinen Klemmen und unter sanftem Zug nach kaudal.

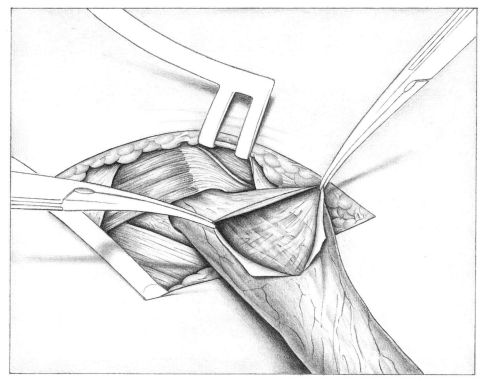

Abb. 10.**25** Leistenhoden II. Eröffnung des Bruchsacks ca. 1 cm distal des inneren Leistenrings und Fassen der Ecken mit 4 Klemmen.

Durchtrennung des Bruchsacks: Der Bruchsack wird etwa 1 cm distal des inneren Leistenrings gefasst und eröffnet (Abb. 10.**25**). Die Ecken werden wieder mit 4 Klemmen gefasst. Die Durchtrennung des Bruchsacks erfolgt wie oben beschrieben. Dabei ist die zu durchtrennende Strecke meist relativ lang. Die Durchtrennungsebene wird zunächst festgelegt, indem das Peritoneum von innen mit feinen Klemmen gefasst wird (Abb. 10.**26a, b**). So wird wieder eine künstliche Falte geschaffen, die mit einer feinen Schere schrittweise un-

Operative Technik **143**

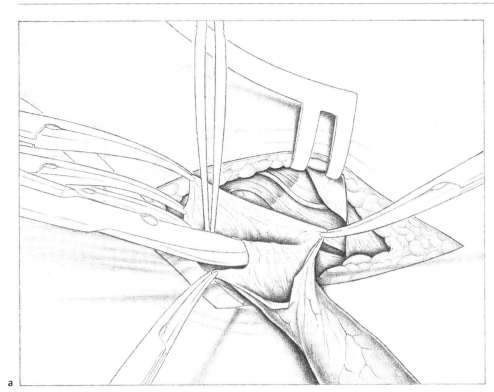

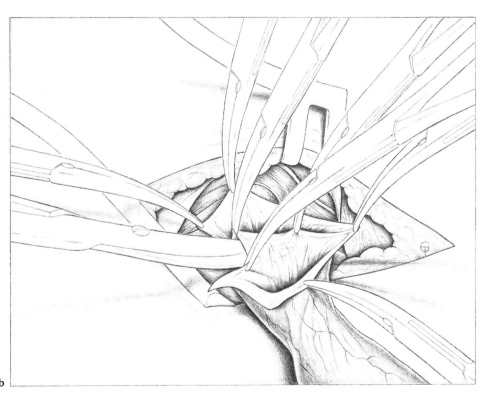

Abb. 10.**26 a, b**
Leistenhoden III.
Durch Ansetzen von Klemmen im Bruchsack lässt sich eine firstartige Kante erzeugen, unter der die Schere leicht den Bruchsack unterfahren kann (**a**). Schrittweises Durchtrennen nach Unterfahren mit der Schere (**b**) (s. Leistenhernie). Vervollständigung der Durchtrennung ohne Schädigung des Samenstrangs.

terfahren und durchtrennt wird. Der proximale Bruchsackanteil wird dabei ebenfalls schrittweise mit feinen Klemmen armiert.

Abtragung des Brucksacks: Ductus und Vasa spermatica werden an der Bruchsackhinterwand mit einem feinen Stieltupfer bis zum inneren Leistenring hin abgeschoben (Abb. 10.**27**). Der Bruchsackhals wird dann umstochen.

Mobilisierung der Gefäße: Auf der Rückseite des Peritoneums erfolgt die hohe retroperitoneale Mobilisierung der Gefäße (Abb. 10.**28**). Diese wird ebenfalls stumpf mit einem feinen Stieltupfer vorgenommen und muss sehr zart durchgeführt werden, um ein Einreißen des Peritoneums zu vermeiden. Sich lateral anspannende feine Bindegewebsstränge müssen durchtrennt werden.

Orchidopexie: Für die Orchidopexie wenden wir die Methode nach Schoemaker an (51). Dazu wird von der Leiste aus stumpf mit dem Zeigefinger in das Skrotum eingegangen. Die Skrotalhaut wird über der Fingerkuppe im kranialen Drittel oberflächlich etwa 1 cm inzidiert (Abb. 10.**29**). Die beiden Enden der Inzision werden mit feinen Klemmen gefasst. Mit Hilfe einer Schere wird zwischen Haut und Tunica Dartos nach kaudal eine Ta-

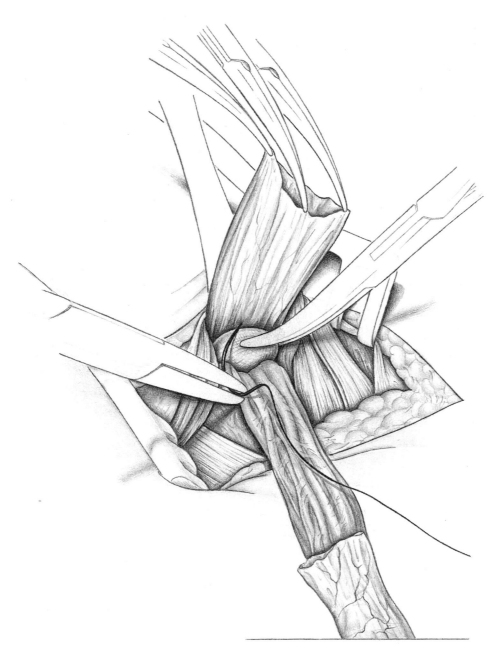

Abb. 10.**27**
Leistenhoden IV.
Nach Durchtrennung
Ablösen des Bruchsacks
vom Samenstrang und
Umstechungsligatur der
Bruchsackbasis.

Operative Technik **145**

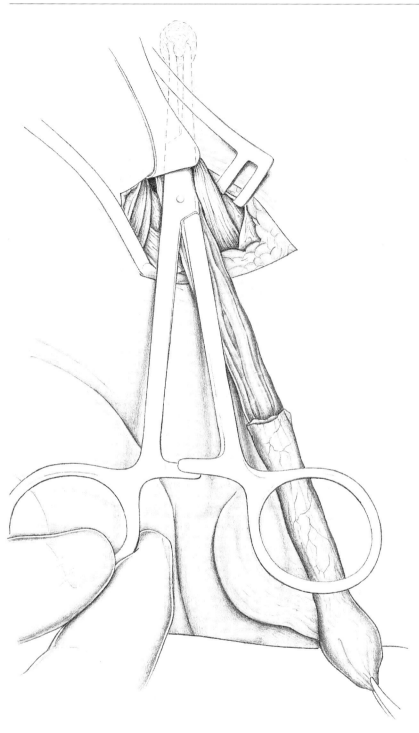

Abb. 10.**28** Leistenhoden V.
Hohe retroperitoneale Mobilisation der Gefäße und des Ductus deferens durch stumpfe Präparation mit einem feinen Stieltupfer. Lateral sich anspannende Bindegewebsstränge müssen durchtrennt werden.

sche gebildet (Abb. 10.**30**). Durch eine feine Inzision in der Tunica Dartos wird von kaudal eine Klemme auf die Fingerkuppe aufgesetzt und durch die Inzision nach kaudal geführt (Abb. 10.**31 a, b**). Mit Hilfe dieser wird der Hoden nach kaudal gezogen. Der Hoden wird dann in der Tasche platziert, wobei darauf zu achten ist, dass er nicht verdreht ist (Abb. 10.**32**).

Wundverschluss: Die Skrotalhaut wird mit Einzelnähten verschlossen (4–0 Catgut), wobei eine Naht die Tunica albuginea mitfasst (Abb. 10.**33**). Zusätzlich wird die Naht mit Histacrylkleber gesichert, da sie bei Kleinkindern von der Verschmutzung durch Urin und Stuhl bedroht ist. Der Verschluss der Leistenwunde erfolgt wie oben beschrieben.

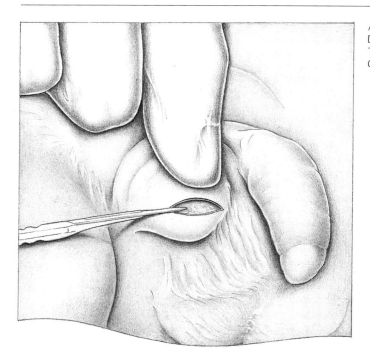

Abb. 10.**29** Leistenhoden VI.
Durch digitales Aufdehnen Bildung einer subkutanen Tasche im Bereich des homolateralen Skrotalfachs. Oberflächliche Spaltung der Skrotalhaut auf 1 cm.

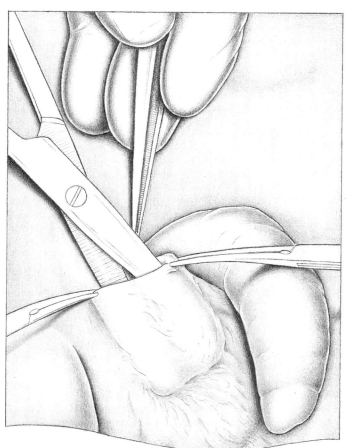

Abb. 10.**30** Leistenhoden VII.
Nach Spaltung der Skrotalhaut stumpfes Unterfahren mit einer Schere zwischen Haut und Tunica Dartos zur Bildung einer subkutanen Tasche.

Operative Technik **147**

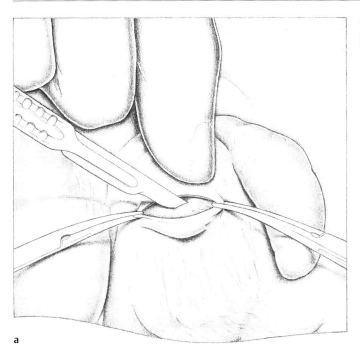

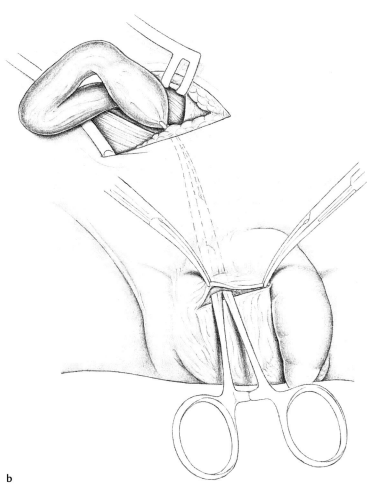

Abb. 10.**31 a, b** Leistenhoden VIII.
Inzision der Tunica Dartos (**a**). Durch sie wird von kaudal nach kranial eine Klemme geführt, die auf die ins Skrotalfach von oben eingelegte Fingerkuppe gesetzt wird. Sie wird in die Leistenwunde vorgeschoben und kann den Hoden fassen (**b**).

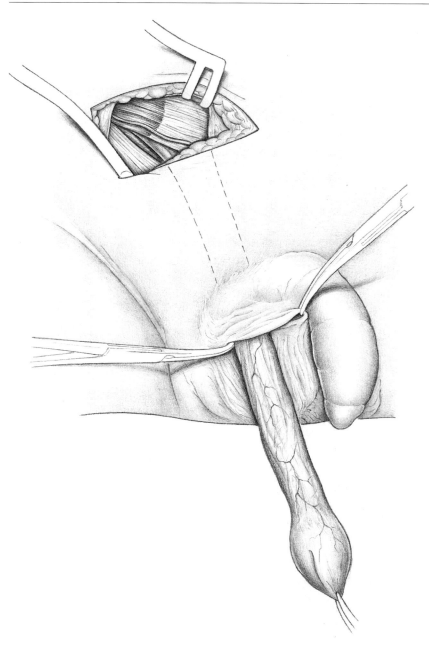

Abb. 10.**32** Leistenhoden IX. Durchziehen des Hodens an der Klemme durch die Lücke (= „Knopfloch") in der Tunica Dartos und Platzieren in der subkutanen Tasche. Hierbei ist darauf zu achten, dass der Hoden nicht torquiert wird.

10.5.5 Seltene intraoperative Befunde

Ektopisches Nebennierengewebe: In etwa 1–2 % der Fälle stößt man bei kindlichen Leistenhernien- und Leistenhodenoperationen auf akzessorisches Nebennierenrindengewebe am Samenstrang (27, 28). Dieses entsteht im 2. Embryonalmonat, wenn beim Einwandern des Nebennierenmarks in die Rinde kleine Knötchen – in der Regel handelt es sich um Rindenanteile – abgesprengt werden. Sie können dann bei der Trennung von Gonaden und Nebennieren mit den Keimdrüsen nach kaudal wandern und so in die Inguinalregion gelangen. Die zwischen 1 und 4 mm großen Knötchen am Samenstrang lassen sich durch ihre tiefgelbe Farbe leicht erkennen. Da sie in seltenen Fällen eine klinische Bedeutung erlangen können, empfiehlt sich die Entfernung (37).

Splenogonadale Fusion: Dabei handelt es sich um eine Fusion von Milz und Gonaden. In den meisten Fällen besteht eine Verbindung mit dem Hoden. Bis 1974 waren nur 74 Fälle beschrieben (45). Intraoperativ erkennt man nach Eröffnung des Bruchsacks einen braunroten Strang, der äußerlich Milzgewebe gleicht. Dieser zieht von der Gonade in die Bauchhöhle zur Milz. Ein solcher durch die Bauchhöhle verlaufender Strang kann einmal Ursache

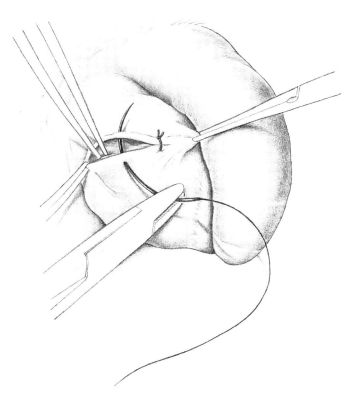

Abb. 10.**33** Leistenhoden X.
Verschluss der Skrotalhaut durch Catgut-Einzelknopfnähte, wobei mit einer Naht die Tunica albuginea mitgefasst wird. Verschluss der Leistenwunde wie beim Leistenbruch beschrieben.

eines Ileus werden (25). Die Anomalie entsteht durch eine partielle Vereinigung von Milz- und Gonadengewebe, die im 2. Embryonalmonat noch dicht beisammen liegen. Um den Bruchsack verschließen zu können, muss der Strang am Übergang zur Gonade durchtrennt und die Bauchhöhle zurückverlagert werden. Manchmal findet sich auch ektopisches Milzgewebe im Gonadenbereich ohne Verbindung zur Milz (21).

Fehlender Ductus deferens: Ein fehlender oder atrophischer Ductus deferens kann Hinweis auf eine Mukoviszidose (17), auf eine einseitige Nierenagenesie (39), oder auf eine kongenitale Rötelninfektion sein. Bei diesen Patienten sollten ein Schweißtest sowie eine Nierensonographie durchgeführt werden.

Interstitielle Leistenhernie: Sie ist unter den seltenen interparietalen Hernien im Inguinalbereich die häufigste Form (Kap. 17.7). Die Inzidenz im eigenen Krankengut betrug 0,2% (36). Bei den interparietalen Hernien verläuft der Bruchsack nicht durch den äußeren Leistenring nach kaudal, sondern liegt zwischen den verschiedenen Schichten der Bauchwand. Bei der interstitiellen Hernie verläuft er zwischen der Externus-Aponeurose und dem M. obliquus internus abdominis meist nach lateral und kranial. In seiner Spitze liegt meist der ektope Hoden. Der klinische Befund ist charakteristisch. Es besteht eine Schwellung im Bereich der unteren lateralen Bauchwand zwischen innerem Leistenring und Spina iliaca anterior superior. Der Hodensack ist leer. Die Operation bereitet keine Schwierigkeiten. Der Zugang entspricht dem der normalen Leistenhernie. Nach Spaltung der Externus-Faszie, die je nach Ausdehnung des Bruchsacks nach kranial fortgesetzt werden kann, lässt sich der Bruchsack leicht isolieren und abtragen. Der ektopische Hoden lässt sich danach spannungsfrei in das zugehörige Skrotalfach verlagern.

10.6 Inkarzerierte Leistenhernie

Häufigkeit: Etwa 10% aller kindlichen Leistenhernien kommen wegen einer Einklemmung notfallmäßig zur Aufnahme (6, 11, 13, 57, 62). Manchmal wird der Bruch auch erst durch eine Einklemmung erstmals manifest. Die Häufigkeit der Einklemmung ist umgekehrt proportional zum Lebensalter; die Komplikation tritt daher vorwiegend bei Säuglingen auf. Nach dem 2. Lebensjahr wird sie selten. Es können Dünndarm, Zökum, Appendix oder Tube und Ovar eingeklemmt sein.

Symptome: Erstsymptome sind Schmerzen und Unruhe. Die Säuglinge beginnen plötzlich bzw. unmotiviert zu schreien und lassen sich nicht beruhigen. Dazu kommt die Nahrungsverweigerung. Wird die pralle, druckschmerzhafte Schwellung in der Leiste nicht bemerkt, kommt es nach einigen Stunden zur Auftreibung des

Abdomens und als Folge des mechanischen Ileus zum rezidivierenden Erbrechen, das bald gallig wird.

Reposition: Viele Einklemmungen lösen sich im Kindesalter spontan, nicht selten auf dem Weg ins Krankenhaus. Bei den übrigen gelingt meist die manuelle Reposition. Dazu werden die Kinder am besten sediert. Wie lange nach einer Einklemmung noch eine Reposition versucht werden darf, lässt sich nicht exakt sagen. Im Säuglingsalter ist der genaue Zeitpunkt der Einklemmung oft nicht bekannt, sodass sich die Entscheidung nach dem klinischen Bild richten muss. Bei der Reposition wird mit der rechten Hand vorsichtig auf der Kuppe der Bruchgeschwulst von oben eine Kompression auf den äußeren Leistenring ausgeübt. Ist sie erfolgreich, wird das Kind aufgenommen und die Operation am folgenden Tag durchgeführt. Das lokale Ödem ist dann weitgehend abgeklungen.

Operation der irreponiblen Hernie: Gelingt die Reposition nicht oder besteht bereits ein fortgeschrittenes Stadium der Einklemmung mit einem ausgeprägten Ileus und ödematös-entzündlichen Hautveränderungen über der Bruchgeschwulst, sollte nach kurzer intensiver Vorbereitung des Kindes (Magensonde, intravenöse Infusion mit Ausgleich bestehender Wasser- und Elektrolytverluste) operiert werden.

Der Hautschnitt erfolgt in der oben beschriebenen Weise. Nach Durchtrennung des Subkutangewebes wird der Bruchsack eröffnet, damit der eingeklemmte Inhalt inspiziert werden kann. Danach wird die Externus-Aponeurose bis zum äußeren Leistenring hin gespalten. Der gesamte eingeklemmte Inhalt wird jetzt in die Wunde gezogen, um die Erholungsfähigkeit zu beurteilen. Muss Darm reseziert werden, erfolgt dies am besten über eine gesonderte Laparotomie (Kap. 15). Der Bruchsackinhalt wird in die Bauchhöhle reponiert. Der Bruchsackverschluss erfolgt dann in der oben beschriebenen Weise. Wegen des bestehenden Begleitödems kann dieser Teil der Operation erheblich erschwert sein. Ist eine Darmresektion erforderlich, wird die Bauchhöhle nach dem Verschluss der Leistenwunde durch eine kurze quer verlaufende Laparotomie im rechten oder linken Unterbauch eröffnet. Bereits intraoperativ wird dann mit einer Antibiotikatherapie begonnen, die postoperativ einige Tage fortgesetzt wird. Die Rezidivrate nach solchen Eingriffen ist höher als nach elektiven Operationen.

10.7 Komplikationen

Komplikationen im Rahmen der kindlichen Leistenhernienoperation sind selten (69). Werden Fehler gemacht, sind die Folgen aber schwerwiegend (Kap. 18).

Verletzung des Ductus deferens: Die Durchtrennung des Ductus deferens stellt bei vorsichtiger Präparation eine Rarität dar. Eine Verletzung kann aber auch durch Quetschung mit der Pinzette oder einer Klemme erfolgen. Eine solche Quetschung führt meist zum Verschluss (57). Die Vasovasostomie mithilfe mikrochirurgischer Technik hat beim Erwachsenen eine Erfolgsquote von 20–30% (68). Die Erfahrungen mit dem Eingriff im Kindesalter sind gering (59). Manchmal wird empfohlen, die Rekonstruktion erst in der beginnenden Pubertät durchzuführen, da die Erfolgsquote dann höher ist (60). Wegen der schlechten Ergebnisse der Rekonstruktion des Ductus deferens muss seine Durchtrennung oder Quetschung unter allen Umständen vermieden werden.

10.8 Ergebnisse

Postoperative Hodenatrophie: Sie tritt in 0,2–0,6% der Fälle auf (1, 10, 23, 47). Die Rate ist allerdings höher, wenn die Leistenhernie mit einem Hodenhochstand kombiniert ist (47). Meist ist die Atrophie Folge einer präoperativen Einklemmung und nicht Folge des operativen Eingriffs. Die Rate an Hodenatrophien nach Inkarzeration wird mit bis zu 7% angegeben (8). Findet man bei der Operation einer eingeklemmten Leistenhernie einen durchblutungsgestörten Hoden, sollte dieser nach einer Kapsulotomie belassen werden (24). Verletzungen der Hodengefäße bei der elektiven Herniotomie sollten Raritäten darstellen.

Postoperativer Hodenhochstand: Diese Komplikation tritt in 0,8–2% der Fälle auf (29, 56). Dazu kann es kommen, wenn am Ende einer Leistenhernienoperation der Hoden, welcher intraoperativ bei der Präparation möglicherweise in die Leiste hochgezogen wird, manuell nicht wieder in das Skrotum hinuntergezogen wird. Er wird dann in dieser Position narbig fixiert. Eine operative Orchidolyse und Orchidopexie sind dann notwendig. Eine Hormonbehandlung ist bei diesem so genannten sekundären Hodenhochstand kontraindiziert.

Rezidive: Sie kommen in 0,5–2,5% der Fälle vor (1, 10, 23, 67) und treten gehäuft nach notfallmäßigen Operationen wegen inkarzerierter Leistenhernie auf. Die Rezidivrate kann dann auf 6% ansteigen (8). Schon aus diesem Grunde sollte die manuelle Reposition einer eingeklemmten Leistenhernie angestrebt werden. Die Ursache der übrigen Rezidive liegt meist in intraoperativen technischen Schwierigkeiten wie ungenügend hoher Bruchsackabtragung oder Einreißen des zarten Bruchsacks mit nachfolgendem unsicheren Bruchsackverschluss. Eine erneute hohe Bruchsackabtragung ist beim Rezidiv in solchen Fällen ausreichend.

Zu einer postoperativen direkten Hernie kann es kommen, wenn bei der 1. Operation die Fascia transversalis beschädigt wurde. Es gibt aber auch einige Grunderkrankungen, bei denen Leistenhernien gehäuft vorkommen und es nach einfacher Bruchsackabtragung häufig zum Rezidiv kommt. Dazu gehört das Hurler-Hunter-Syndrom, eine Mukopolysaccharidose (9). Bei großen doppelseitigen Leistenhernien und beim Rezidiv muss an diese Erkrankung gedacht werden (2). Andere Erkrankungen sind das Ehlers-Danlos-Syndrom (41), die kongenitale Zytomegalieinfektion und die Blasenekstrophie (64). Bei Patienten mit diesen Grunderkrankungen sollte – insbesondere beim Rezidiv – eine Radikaloperation nach Bassini durchgeführt werden. Beim Mehrfachrezidiv kann der präperitoneale Zugang (4, 14) der ungefährlichere sein.

Literatur

1 Bay V. Leistenbruch im Säuglingsalter. Z. Kinderchir. 1966; 3: 34.
2 Berry HK, Spinanger J. A paper spot test useful in the study of Hurler's syndrome. J. Lab. Clin. Med. 1960; 55: 136.
3 Bettex M, Genton N, Stockmann M, Hrsg. Kinderchirurgie. Diagnostik, Indikation, Therapie, Prognose. 2. Aufl. Stuttgart, New York: Thieme; 1982.
4 Boley SJ, Kleinhaus S. A place for the Cheatle-Henry approach in pediatric surgery. J. Pediatr. Surg. 1966; 1: 394.
5 Büchin P, Steinau G, Opho K, Dreuw B, Truong SN, Schumpelick, V. Femoral hernia in childhood: evaluation of sonography as a dignostic aid. Hernia 1999; 3: 19.
6 Cartledge JP. Strangulated inguinal hernia in th neonatal period. Aust. Paediatr. J. 1968; 4: 196.
7 Clausen EG, Jake RJ, Brinkley FM. Contralateral inguinal exploration of unilateral hernia in infants and children. Surgery 1958; 44: 735.
8 Clatworthy HW, Thompson AG. Incarcerated and strangulated inguinal hernia in infants: A preventable risk. J. A. M. A. 1954; 154: 123.
9 Coran AG, Eraklis AJ. Inguinal hernia in the Hurler Hunter Syndrome. Surgery 1967; 61: 302.
10 Daum R, Meinel A: Die operative Behandlung der kindlichen Leistenhernie. Analyse von 3111 Fällen. Chirurg 1972; 43: 49.
11 Deboer A. Inguinal hernia in infants and children. Arch. Surg. 1957; 75: 920.
12 Ducharme JC, Guttman FM, Poljicak M. Hematoma of bowel and cellulitis of the abdominal wall complicating herniography. J. Pediatr. Surg. 1980; 15: 318.
13 Farrow GA, Thomson S. Incarcerated inguinal hernia in infants and children: A five year review at the Hospital for Sick Children, Toronto, 1955–1959. Can. J. Surg. 1963; 6: 63.
14 Ferguson AH. Oblique inguinal hernia. Typical operation for its radical cure. J. A. M. A. 1899; 33: 6.
15 Fowler R. Special comment: Preperitoneal approach in childhood. In: Nyhus LM, Condon RE eds. Hernia. Philadelphia: JB Lippincott Co. 1978.
16 Gilbert, M., Clatworthy HW. Bilateral operations for inguinal hernia and hydrocele in infancy and childhood. Am. J. Surg. 1959; 97: 255.
17 Gracey M, Campbell P, Noblett H. Atretic vas deferens in cystic fibrosis. N. Engl. J. Med. 1969; 280: 276.
18 Griffin JE, Wilson JD: The syndromes of androgen resistence. N. Engl. J. Med. 1980; 302: 198.
19 Grob M. Lehrbuch der Kinderchirurgie. Stuttgart: Thieme 1957.
20 Gross RE. The Surgery of Infancy and Childhood. Philadelphia: WR Saunders Co. 1955.
21 Grossman SL. Goldberg MM, Herold H. A case of ectopic splenic tissue in the scrotum. J. Urol. 1959; 81: 294.
22 Harper, R. G., Garcia. Sia C. Inguinal hernia: A common problem of premature infants weighing less than 1000 g. Pediatrics 1975; 56: 112.
23 Herfarth CH, Kohl J. Streicher HJ. Der kindliche Leistenbruch: Erfahrungen mit der Operation nach Gross-Ferguson. Bruns Beitr. Klin. Chir. 1968; 211: 231.
24 Hill MR, Pollock WF, Spron DR. Testicular infarction and incarcerated inguinal hernia. Arch. Surg. 1962; 85: 351.
25 Hines JR, Eggum PR. Splenic-gonadal fusion causing bowel obstruction. Arch. Surg. 1961; 83: 109.
26 Ingall JRF. Femoral hernia in childhood. Br. J. Surg. 1964; 51: 438.
27 Immordino EA. Femoral hernia in childhood. Br. J. Surg. 1964; 51: 438.
28 Isa SS, Nassar VH, Slim MS. Accessory adrenal tissue in the inguinal region. Z. Kinderchir. 1973; 13: 436.
29 Kaplan GW. Iatrogenic cryptorchidism resulting from hernia repair. Surg. Gynecol. Obstet. 1976; 142: 671.
30 Kaplan SA, Snyder WH, Little S. Inguinal hernias in females and testicular feminisation syndrome. Am. J. Dis. Childh. 1969; 117: 243.
31 Kupur P, Caty MG, Glick PL. Pediatric hernias and hydroceles. Pediat. Clin. North Am. 1998; 45: 773.
32 Keeley JL. Hernias and related problems in infants and children. Postgrad. Med. 1973; 53: 169.
33 Kiesewetter WB, Parzenzau L. When should hernia in the infant be treated bilaterally? J. A. M. A. 1959; 171: 287.
34 Kiesewetter WB, Oh KS. Unilateral inguinal hernia in children: What about the opposite side? Arch. Surg. 1980; 115: 1443.
35 Koop CE. Inguinal herniorraphy in infants and children. Surg. Clin. North Am. 1957; 37: 1675.
36 Lambrecht W. Die interstitielle Leistenhernie des Säuglings. Chirurg 1983; 54: 541.
37 Lambrecht W, Kortmann B. Akzessorisches Nebennierenrindengewebe in der kindlichen Inguinalregion. Chirurg 1983; 54: 39.
38 Leape LL. Herniograms – A commentary. Surgery 1978; 83: 361.
39 Lukash F. Zwiren GT, Andrew HG. Significance of absent vas deferens at hernia repair in infants and children. J. Pediatr. Surg. 1975; 10: 765.
40 Maier WA. Leistenhernien bei Kindern. Chirurg 1984; 55: 552.
41 McEntyre RL, Raffensperger JG. Surgical complications of Ehlers Danlos Syndrome in children. J. Pediatr. Surg. 1977; 12: 531.
42 McKay DG, Fowler R, Barnett JS. The pathogenesis and treatment of primary hydroceles in infants and childhood. Aust. N. Z. J. Surg. 1958; 28: 1.
43 McLaughlin CW, Klaeger C. The management of inguinal hernia in infancy and childhood. Am. J. Dis. Child. 1956; 92: 266.
44 McVay CB. Inguinal hernia in children. Arch. Surg. 1956; 73: 595.
45 Mizutani S. Kiyohara H, Sonoda T. Splenicgonadal fusion causing bowel obstruction. Arch. Surg. 1961; 83: 109.
46 Morgan EH, Anson BJ. The anatomy of the region of inguinal hernia. IV. The internal surfaces of the parietal layers. Q. Bull. Northwest. Univ. Med. School 1942; 16: 20.
47 Müller E, Rupert D. Testikuläre Komplikationen nach Leistenbruchoperation im Säuglings- und Kindesalter. Med. Welt 1980; 31: 1348.
48 Oberniedermayer A. Lehrbuch der Chirurgie und Orthopädie des Kindesalters. Berlin, Göttingen, Heidelberg: Springer; 1959.
49 Ponka JL, ed. Hernias of the abdominal wall, pp. 118–154; Congenital inguinal hernia and related disorders. Philadelphia, London: Saunders; 1980.
50 Punett HH, Kistenmacher ML, Toro-Sola M. Testicular feminisation and inguinal hernia. Lancet 1973; II: 852.
51 Rehbein F. Kinderchirurgische Operationen. Stuttgart: Hippokrates 1976.
52 Rothenberg RE, Barnett T. Bilateral herniotomy in infants and children. Surgery 1955; 27: 947.
53 Rowe MI, Clatworthy HW, Copelson LW. The patent processus vaginalis and the inguinal hernia. J. Ped. Surg. 1969; 4: 102.

54 Rowe MI, Clatworthy HW: Incarcerated and strangulated hernias in children: A statistical study of high risk factors. Arch. Surg. 1970; 101: 136.
55 Rowe MI, Clatworthy HW. The other side of the pediatric inguinal hernia. Surg. Clin. North Am. 1971; 61: 1371.
56 Schumpelick V, Arlt G, Steinauf G. Leistenhernien bei Erwachsenen und Kindern. Dt. Ärztebl. 1997; 94: 3268.
57 Shandling B, Janik JS. The vulnerability of the vas deferens. J. Pediatr. Surg. 1981; 16: 461.
58 Russell RH. The aetiology and treatment of inguinal hernia in the young. Lancet 1899; II: 1353.
59 Silber SJ. Microsurgery of the male genitalia. Non vascular. In: Silber SH (ed.), Microsurgery. Baltimore: Williams & Wilkins Co., 1979.
60 Silber SJ. Perfect anatomic reconstruction of vas deferens with microscopic surgical techniques. Fert. Stent. 1977; 28: 72.
61 Silber SJ, Kelly J. Successful autotransplantation of an intraabdominell testis to the scrotum by microvascular technique. J. Urol. 1975; 115: 452.
62 Simpson TE, Lynn HB, Dawson B. Incarcerated inguinal hernia in infants and children. N. C. Med. J. 1968; 29: 340.
63 Smith CD. The abdominal parieties. In: Welch KJ, ed. Complications in Pediatric Surgery. Philadelphia: WB Saunders, 1982.
64 Snyder WH, Chaffin L. Inguinal hernia complicated by undescended testis. Am. J. Surg. 1955; 90: 325.
65 Snyder WH, Greaney EM. Inguinal hernia. In: Benson CD, Mustard WT, Ravitch MM, Snyder WH, Welch KJ, eds. Pediatric Surgery. Chicago: Year Book Medical Publishers, 1962.
66 Sparkman RS. Bilateral exploration in inguinal hernia in juvenile patients. Surgery 1962; 51: 393.
67a Steinau G, Treutner KH, Feeken G, Schumpelick V. Recurrent inguinal hernia in infants and children. World J. Surg. 1995; 19: 303.
67b Steinau G, Schleef J, Lambertz M, Schumpelick V. Inzidenz von kontralateralen Leistenhernien im Säuglings- und Kindesalter. Langenbecks Arch Chir. 1997; 382: 252–6.
68 Stewart BH. Surgery of the scrotum and its contends. In: Harrison, JH, Gittes RF, Permutter AD, et al. eds. Campbell's Urology. Philadelphia: WB Saunders, 1979: 3481–510.
69 Tiryaki T, Baskin P, Bulit M. Operative complications of hernia repair in childhood. Pediatr. Surg Int. 1998; 13: 160.
70 White JJ, Haller JA. Groin hernia in infants and children. In Nyhus LM, Condon RE, eds. Hernia. New York: Lippincott; 1978: 101–34.
71 Willital GH, Steinau G. Inguinal hernias in children: Technique, Indication, Cause of Recurrences. In: Schumpelick V, Wantz GE, eds. Inguinal hernia repair. Basel: Karger; 1995: 358–76.

11 Leistenhernie des Erwachsenen

„Less is more"   Motto des Aachener Bauhaus-Architekten Mies van der Rohe (1928)

11.1 Indikation und Verfahrenswahl

Indikation und Verfahrenswahl der Leistenhernie stehen heute im Zentrum der Diskussion. Dies gilt weniger für die Indikation, die von den meisten Chirurgen als unzweifelhaft bei der Diagnose einer Leistenhernie angesehen wird, als für die Verfahrenswahl. Dennoch ist auch die generelle Indikation zur Operation beim Nachweis einer Leistenhernie nicht unumstritten.

Indikation: Die generelle Indikation zur Operation beim Nachweis einer Leistenhernie stützt sich auf die Beobachtung des natürlichen Verlaufs mit einer Inkarzerationsgefahr von 10%, auf die Risikoarmut des Eingriffs und auf die Erfolglosigkeit konservativer Maßnahmen (Kap. 6). Bezüglich der Inkarzerationsgefährdung im natürlichen Verlauf differieren die Angaben zwischen 2 und 15% (4). Versucht man, diese pauschalen Zahlen nach Bruchtyp zu differenzieren, so ergibt sich für die direkte große Hernie des älteren Menschen eine Sonderrolle mit deutlich niedrigerer Inkarzerationsgefahr (3). Auch hat die Inkarzeration unter den heutigen Möglichkeiten der Notfallchirurgie viel von ihrem Schrecken eingebüßt, Mortalität und Morbidität haben sich drastisch reduziert (1). Vor diesem Hintergrund wird vor allem von angloamerikanischen Autoren für die große direkte Hernie des älteren Menschen ein eher expektatives Vorgehen empfohlen, während für die anderen Hernientypen weiterhin eine großzügige Indikation gilt. Diese akademisch überzeugend vorgetragene Differenzierung wird relativiert durch immer wieder sich ereignende Todesfälle wegen Inkarzeration großer direkter Leistenhernien bei älteren Patienten. Ein weiteres Problem ist die unsichere präoperative Diagnostik hinsichtlich des Bruchtyps (Kap. 5), die eine zuverlässige Unterscheidung zwischen indirekter und direkter Hernie trotz Sonographie und Duplexsonographie in maximal 70% ermöglicht (Kap. 5). Darüber hinaus sind die direkten Hernien nicht absolut sicher vor Inkarzeration (s. o.). Ein Argument aus der täglichen Praxis für die großzügige Indikation ist die Tatsache, dass der ältere Mensch heute zunehmend körperbewusst und sportlich ist, d. h. dass der Leistenbruch ihn bei seinen täglichen Verrichtungen, seinen Leibesübungen und in seinem Selbstwertgefühl beeinträchtigt, zumal ein Bruchband als unangenehm empfunden wird. Aus diesem Grund sollte man eine großzügige Indikation bei allen Bruchtypen, auch bei den großen direkten Hernien des älteren Menschen, stellen. Dies wird unterstützt durch die Tatsache wenig belastender ambulanter Eingriffe in Lokalanästhesie.

Elektive Indikation: Jede diagnostizierte Leistenhernie sollte bei Vorliegen lokaler und allgemeiner Operabilität operiert werden. Dies gilt auch für den Verdacht, den zweifelhaften Befund (z. B. inkomplette Hernie) und Weichteilschwellungen in der Leiste mit Größenzunahme. Bei bilateralen Leistenbrüchen haben wir früher das getrennte unilaterale Vorgehen im Abstand von 48 h in Übereinstimmung mit anderen Autoren propagiert (5, 9). Mittlerweile sind wir wie auch andere Autoren (2a) dazu übergegangen, bei entsprechendem Wunsch beidseitige Hernien auch gleichzeitig zu operieren. Bedingung hierfür ist allerdings die Verwendung geringer Mengen an Lokalanästhetika (Cave: Höchstgrenze) sowie die sichere Schonung der Samenstranggebilde bei der Reparation. Im Zweifelsfall, so auch bei Rezidivoperationen, sollte man aus Sicherheitsgründen die Operation im zeitlichen Abstand von 24–48 h durchführen, um nicht das Horrorszenario einer beidseitigen ischämischen Orchitis mit Hodenatrophie zu erleben. Wir haben dies bei über 6000 bislang operierten Leistenhernien noch keinmal erlebt, mussten aber in mehreren Prozessen als Gutachter hierzu bereits Stellung nehmen. Aus diesem Grunde befürworten wir für die Routine das zeitgestaffelte Vorgehen, um auf der sicheren Seite zu sein. Gleichzeitig bestehende Hydrozelen können bei Einseitigkeit in gleicher Sitzung operiert werden. Varikozelenoperationen mit hoher Venenligatur gleichzeitig mit einer Leistenbruchoperation durchzuführen ist kontraindiziert wegen der Gefahr der Durchblutungsstörung des Hodens.

Absolute Indikation:
- inkarzerierte, nichtreponible Hernie,
- inkarzerierte Hernie mit Peritonitis oder Verdacht auf Darmnekrose,
- rezidivierende Inkarzerationen.

Relative Indikation: eingeschränkte allgemeine Operabilität bei älteren oder schwerkranken Patienten.

Kontraindikation: inkurable intraabdominelle Leiden (z. B. Peritonealkarzinose), allgemeine und lokale Inoperabilität (maximal 1% aller Leistenhernien).

Vorbereitung:
- Darmreinigung durch Einlauf oder Laxanzien am Vorabend der Operation;
- Rasur oder chemische Enthaarung des Operationsbereichs am Operationstag;
- lokale Desinfektion des Operationsgebiets mit üblichen Hautdesinfektionsmitteln;
- eventuell transurethraler Blasenkatheter (z. B. bei Prostatahyperplasie);
- Medikamente können unbedenklich während der Leistenhernienoperation verabreicht werden, mit Ausnahme von blutgerinnungshemmenden Substanzen. Patienten unter Marcumar sind auf Heparin umzustellen, Patienten mit ASS-Medikation werden bei einer Dosis von 100 mg pro Tag unbedenklich, bei höheren Dosen erst nach Absetzen von mindestens 1 Woche operiert, gegebenenfalls sind auch diese Patienten auf Heparin einzustellen.

Lagerung: Rückenlage mit gestreckten Hüftgelenken, bei Bedarf Ergänzung durch Kopftieflage.

Anästhesie:
- Lokalanästhesie: wahlweise je nach Gepflogenheiten der Klinik, Vorteil vor allem bei den anterioren Naht-, Patch-and-Plug-Verfahren sowie bei älteren Patienten mit kardiopulmonalen Störungen bei ambulanter Chirurgie.
- Regionalanästhesie: wahlweise je nach Gepflogenheit der Klinik, Vorteile vor allem bei den posterioren Mesh-Verfahren ohne Eröffnung des Bauchraums.
- Allgemeinnarkose: wahlweise je nach Gepflogenheit der Klinik, obligat vor allem bei laparoskopischen Techniken und bei komplizierten Rezidivhernien.

Verfahrenswahl

Sie ist zur Zeit der strittigste Punkt in der Diskussion und teilt die Operateure in verschiedene Lager. Systematisch lassen sich die Reparationsverfahren des Leistenbruchs einteilen in die anterioren und posterioren Zugänge sowie die Naht- und Mesh-Verfahren. Zu den anterioren Nahtverfahren rechnen die Methoden nach Bassini, Zimmerman, Lotheissen/McVay und Shouldice, zu den anterioren Mesh-Verfahren die Mesh- und Plug-Techniken nach Lichtenstein, Kugel, Rutkow und andere, wie die transinguinale präperitoneale Netzplastik (TIPP). Bei den posterioren Zugängen unterscheiden wir die Vorgehensweise nach Nyhus mit und ohne Netz, Wantz, Stoppa und Ugahary sowie die laparoskopischen Verfahrensweisen TEP (total extraperitoneale Prothese), TAPP (transabdominelle präperitoneale Prothese) und IPOM (intraperitoneal onlay mesh). Die jeweilige Entscheidung ist häufig schulmäßig und eher eine Glaubensfrage als sachlich begründet. Hieraus ergeben sich regionale, nationale und auch internationale Unterschiede.

Häufigst geübter Standard in Deutschland ist zurzeit die Shouldice-Reparation mit etwa 40% der Operationsverfahren (Tabelle 11.1). Die Methode hat den Vorteil der Lokalanästhesie und der minimalen Invasivität, sie implantiert kaum Fremdmaterial und hat gesicherte Langzeitergebnisse. Alternativen sind die offene Reparation in Lokalanästhesie mit einem Mesh-Implantat nach Lichtenstein, die Kunststoffpatche oder Plugs nach Rutkow, Kugel oder die Vorgehensweise nach Ugahary, die wegen ihrer Einfachheit zunehmend Verbreitung verdient. Bei diesen Methoden entfällt das aufwendige dreidimensionale anatomische Präparieren der Shouldice-Methode, was die Verfahren technisch einfacher und auch in weniger geübten Händen mit wenig Assistenz erfolgreich macht. Nachteil dieses Verfahrens ist die systemimmanente Notwendigkeit zur Implantation von alloplastischen Netzen, deren Langzeitwirkung zur Zeit nicht abschätzbar ist. Alle diese Verfahren können für sich den Begriff der minimalen Invasivität beanspruchen, da sie mit wenig Gewebeeröffnung auskommen und nur eine geringe Wundfläche erzeugen.

Unter den posterioren Zugängen haben die Methoden nach Stoppa, Wantz und Nyhus ihre Indikationen vor allem bei Rezidivhernien. Häufiger werden die laparoskopischen posterioren Techniken angewandt, die in Deutschland ca. 18% der operativen Eingriffe wegen Leistenhernien ausmachen. Sie teilen sich in die transperitonealen Techniken TAPP und IPOM sowie die rein

Tabelle 11.1 Häufigkeit der Operationsverfahrenswahl in der Leistenhernienchirurgie im Bezirk Nordrhein 1998 (n = 21 162).

Verfahren	Links		Rechts		Gesamt	
Bassini	585	6,3%	731	6,3%	1316	6,2%
McVay/Lotheissen	38	0,4%	49	0,4%	87	0,4%
Shouldice	3593	38,5%	4504	38,6%	8097	38,6%
Kirschner	74	0,8%	97	0,8%	171	0,8%
Lichtenstein	1624	17,4%	1962	16,8%	3586	16,9%
TAPP	935	10,0%	1148	9,8%	2083	9,8%
TEP	946	10,1%	1059	9,1%	2005	9,5%
Sonstige	1532	16,4%	2113	18,1%	3645	17,2%
Davon nichtlaparoskopisch	1016	66,3%	1526	72,2%	2542	69,7%

extraperitoneale Technik der TEP, die auf laparoskopischem Wege eine Reparation analog zum Verfahren nach Stoppa oder Wantz anstrebt. Ein neues Verfahren ist der posteriore Zugang nach Ugahary, der über eine kleine Inzision in Regionalanästhesie die Platzierung eines alloplastischen Netzes in den Präperitonealraum auf einfache Weise ermöglicht. Gleiches erzielt die anteriore transinguinale präperitoneale Plastik (TIPP), die in Lokalanästhesie transinguinal den Präperitonealraum freilegt und hier ein präperitoneales Netz platziert.

Bei der Vielzahl der Verfahren nimmt es nicht Wunder, dass trotz aller prospektiv randomisierten Studien persönliche Bevorzugung und Erfahrung häufig rationale Argument ersetzen. Selbst beste randomisierte prospektive Studien haben den Nachteil, dass sie mit der Bias unterschiedlicher Verfahrensbevorzugung und Erfahrung letztlich ein Verfahren als das bessere herausstreichen wollen. Sondiert man diese Studien im Sinne einer um Objektivität bemühten Metaanalyse, kommt man nicht umhin festzustellen, dass sich für die verschiedenen Operationsverfahren folgende Unterschiede ergeben:

- Die Reparation nach Shouldice ist technisch anspruchsvoll, in den ersten Tagen etwas schmerzhafter, aber im 5-Jahres-Ergebnis gut kalkulierbar mit 1–2% Rezidivquote. Bei kleinen indirekten Hernien (L I), jungen Patienten und ansonsten straffer Fascia transversalis würden wir selbst die Fasziendopplung minimalisieren und eine Reparation nach Zimmerman durchführen, um möglichst wenig mit dem gesunden Gewebe und dem Sphinktermechanismus des Leistenkanals zu interferieren.
- Die Lichtenstein-Reparation ist technisch einfach, kostengünstig, hinsichtlich der 5-Jahres-Rezidivrate gleichwertig, aber im Langzeitverlauf durch das alloplastische Kunststoffimplantat nicht abschließend kalkulierbar. – Technisch anspruchsvoller ist die transinguinale präperitoneale Netzplastik (TIPP), die über den inguinalen Raum in den präperitonealen Raum ein Netz platziert. Vorteil ist die Sublay-Position des Netzes, d.h. die Bedeckung mit Muskelgewebe, Nachteil ist die gegenüber der Lichtenstein-Reparation größere technische Schwierigkeit. Ein neuer Weg ist die posteriore Netzplastik nach Ugahary.
- Reine Patch-Techniken (Kugel, Rutkow, Umbrella etc.) haben eher enttäuscht. Durch Netzschrumpfung ist ihre Rezidivgefährdung hoch, ihre Ergebnisse stehen im umgekehrt proportionalen Verhältnis zu der Einfachheit des Verfahrens.
- Unter den laparoskopischen Techniken ist die TEP, d.h. das rein extraperitoneale Vorgehen, das zu favorisierende Prinzip, da es die geringste Gefährdung des Bauchraums und die großzügige extraperitoneale Ausbreitung des Netzes ohne Einrollen der Kanten und Enden ermöglicht. Es ist allerdings ein anspruchsvolles Verfahren, das eine Einübung mit mindestens 100 selbst operierten Fällen erfordert, bis die Lernkurve abgeschlossen ist. Das früher propagierte Verfahren der IPOM ist aufgegeben worden, da es zu erheblichen Netzadhäsionen der Intestina führte. Selbst im Falle adhäsionsfreier alloplastischer Implantate würde es kaum eine Renaissance erleben, da in diesem Fall die Dislokation oder Netzwanderung der gravierendste Nachteil wäre. Das zur Zeit noch am häufigsten angewandte laparoskopische Verfahren ist das transabdominell präperitoneal platzierte Netz – die TAPP. Sie ist einfacher als die TEP und kann in guten Händen überzeugende Kurzzeitergebnisse haben. Nachteil der TAPP ist allerdings neben den allgemeinen Hypotheken laparoskopischer Reparationsverfahren der transabdominelle Zugang für einen extraperitonealen Eingriff mit der systemimmanenten Verletzungsgefahr intraperitonealer Strukturen und der Notwendigkeit zur Herstellung einer adhäsionsgefährdeten peritonealen Naht.

Allen laparoskopischen Verfahren gemeinsam sind die Nachteile der Allgemeinnarkose, des großen alloplastischen Netzimplantats und der höheren Operationskosten. Sollte sich nachhaltig zeigen, dass diese Mehrkosten durch eine frühere körperliche Belastbarkeit aufgewogen werden, relativierte sich dieses Kostenargument. Problematisch bliebe aber, und dies ist das gravierendste Argument gegen die Anwendung laparoskopischer Reparationsverfahren bei primären Hernien junger Patienten, das bislang unbekannte Langzeitverhalten der alloplastischen Netzimplantate. Netzschrumpfungen (12), Dislokationen (11), intestinale Verletzungen (6) und chronische Fremdkörperreaktionen mit Nervenirritationen (7a) und chronischen Beschwerden (13) werden jetzt schon, wenige Jahre nach Einführung der laparoskopischen Hernienchirurgie, zunehmend beschrieben. Es bleibt abzuwarten, wie diese Spätfolgen sich zukünftig entwickeln werden. Womöglich bieten neue Netzmaterialien eine Verbesserung der Ergebnisse.

Aus dem Gesagten lässt sich zur Zeit unseres Erachtens kein allgemein verbindliches Schema der Verfahrenswahl bei der Leistenhernie herstellen. Unzweifelhaft gilt, dass nicht alle Typen und Formen der Leistenhernie mit nur einem Verfahren zu behandeln sind, so dass jede Klinik mehrere Verfahren im Repertoire haben muss. Wir praktizieren an unserer Klinik die in Tabelle 11.2 angeführte Verfahrenswahl, die das Alter des Patienten, die Lokalisation und Form der Hernie und schließlich ihre jeweilige Klassifikation individuell berücksichtigt.

Ohne Zweifel wird die Verfahrenswahl subjektiv an die jeweiligen Möglichkeiten der Klinik gebunden bleiben. Unser Credo ist allerdings eine Minimalisierung des alloplastischen Einsatzes, solange die Langzeitwirkungen nicht ausreichend bekannt sind. Auch bei der Operationstechnik gilt hinsichtlich Gewebstrauma, Narkoseform und technischem Anspruch das Motto „less is more". Wir glauben, dass mindestens 85% der Leistenhernien ohne alloplastische Implantate mit sehr guten Langzeitergebnissen (<5% Rezidivrate in 10 Jahren)

Tabelle 11.2 Verfahrenswahl bei Leistenhernien des Erwachsenen an der Chirurgischen Universitätsklinik Aachen.

Lokalisation	Klassifikation		Routine	Alternative
Einseitig		L I	Zimmerman	Shouldice
Einseitig		L II–III	Shouldice	Lichtenstein
Einseitig		M I–II	Shouldice	Lichtenstein
Einseitig		M III, Mc III	TIPP/Lichtenstein	Shouldice
Doppelseitig		L I	Zimmerman	Shouldice
Doppelseitig		L II–III	Shouldice	Lichtenstein
Doppelseitig		M I–II	Shouldice	Lichtenstein
Doppelseitig		M III, Mc III	TIPP/Lichtenstein	Stoppa
Rezidivhernie				
– einseitig	1. Rezidiv	L I–II	Shouldice	TIPP
		M I–II	Shouldice	TIPP
		L III/M III, Mc III	TIPP/Lichtenstein	TEP
– einseitig	Mehrfachrezidiv	L 1–II	TIPP/Lichtenstein	TEP
		L III/M III, Mc III	Stoppa	TEP
– beidseitig	Rezidiv		Stoppa	TEP

operiert werden können, wissen aber auch, dass einige der primären Hernien, so vor allem bei großen Hinterwanddefekten (M III, Mc III), ohne alloplastische Netzimplantate unterversorgt sind. Die Tatsache der leicht erhöhten Schmerzhaftigkeit der Shouldice-Operation relativiert sich in Lokalanästhesie weitgehend und deckt sich mit unserer Philosophie, in den ersten 2 Tagen nach der Operation lieber 20 Tropfen Schmerzmittel zu verordnen als ein Kunststoffnetz mit unbekanntem Risiko für mehr als 20 Jahre einzusetzen. Wir halten die in der Literatur mitgeteilte Rezidivquote von unter 2% nach 5 Jahren beim Shouldice-Verfahren für ein geringeres Restrisiko als die ungewisse Zukunft der Implantate. Damit propagieren wir eine biologische, weitgehend Mesh-freie Hernienchirurgie für die Leistenhernie – ganz im Gegensatz zur Narbenhernie. Der vorübergehende Effekt der angeblichen Spannungsfreiheit, so denn dies überhaupt ein gravierendes Argument bei der Reparation der Leistenhernie ist (10a), überzeugt uns weniger als das biologische Prinzip eines Verzichts auf alloplastische Kunststoffnetze. Die Kulissenhaftigkeit des mehrschichtigen Aufbaus des Leistenkanals bedingt es (beim Pressversuch unter Lokalanästhetika kann sich jeder davon überzeugen), dass nur sehr geringe Zugspannungen auf die Wundränder im Leistenbereich einwirken, die in keiner Weise mit denen der Wundränder von Narbenhernien zu vergleichen sind. Dies erklärt, weshalb die einfache Nahtreparation bei der Leistenhernie in über 95% nach 5 Jahren noch erfolgreich ist, während sie bei der Narbenhernie in mehr als 50% der Fälle versagt.

11.2 Zugang und Präparation des Bruchsacks

Grundsätzlich ist zu unterscheiden zwischen der Präparation von Bruchsack, -inhalt und -lücke sowie der Reparation der Bruchpforte. Der Zugang hierzu kann von inguinal, d. h. anterior, oder von posterior erfolgen. Wegen der größeren Häufigkeit wird der anteriore Zugang bei der Präparation dargestellt, der bei der posterioren Vorgehensweise für die Präparation analog verläuft. Unterschiede ergeben sich vor allem bei der Reparation, die für den anterioren und den posterioren Weg getrennt dargestellt werden.

Zugang

- Leistenschrägschnitt: Die klassische Schnittführung beim Erwachsenen zur Schonung des N. ilioinguinalis und des N. iliohypogastricus ist in Abb. 11.1 dargestellt. Dieser Schnitt sei der Vollständigkeit halber erwähnt, sollte aber zugunsten des Horizontalschnitts aufgegeben werden.
- Horizontalschnitt: Der Horizontalschnitt oder Unterbauchquerschnitt ist heute der Zugang der ersten Wahl beim Leistenbruch. Er ist nicht nur kosmetisch besser und bietet die gleiche Übersicht wie der schräge Hautschnitt, sondern reduziert auch signifikant die Schmerzhaftigkeit, da er in der inguinalen Beugefalte gelegen ist. Die Hautränder lassen sich hier spannungsfrei adaptieren. Der Schritt liegt um Fingerbreite oberhalb des Leistenbands und ist ca. 5 cm lang. In der Medianlinie sollte bei beidseitigem Vorgehen eine Brücke von mindestens 4 cm zur Verhinderung einer Lymphabflussstörung erhalten bleiben (Abb. 11.1).

Zugang und Präparation des Bruchsacks **157**

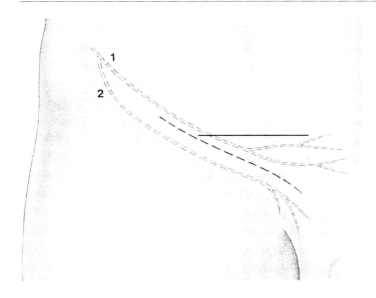

Abb. 11.**1** Zugang I.
Lokalisation des Leistenschrägschnitts parallel zwischen dem N. ilioinguinalis und dem N. iliohypogastricus. Besser: Querschnitt in der Leistenbeugefalte.

1 N. iliohypogastricus
2 N. ilioinguinalis

Präparation

Nach Inzision der Haut schrittweises Durchtrennen des Subkutangewebes unter Versorgung der hier regelhaft kreuzenden Vasa epigastrica superficialia, pudendalia externa superficialia und iliaca circumflexa superficialia, die sämtlich aus den Femoralgefäßen stammen. Hierbei müssen die Vasa epigastrica superficialia regelhaft, die anderen Gefäße nur bei entsprechender Ausdehnung des Schnitts durchtrennt werden (Abb. 11.**2**).

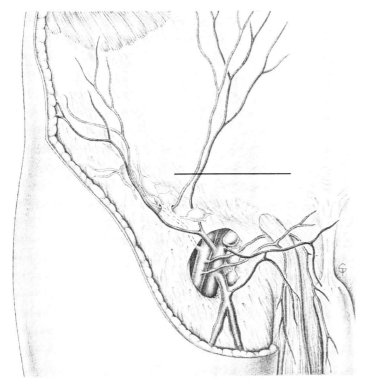

Abb. 11.**2** Zugang II.
Lokalisation des Leistenquerschnitts in Bezug auf Hautgefäße und Lymphknotenregionen der Leiste.

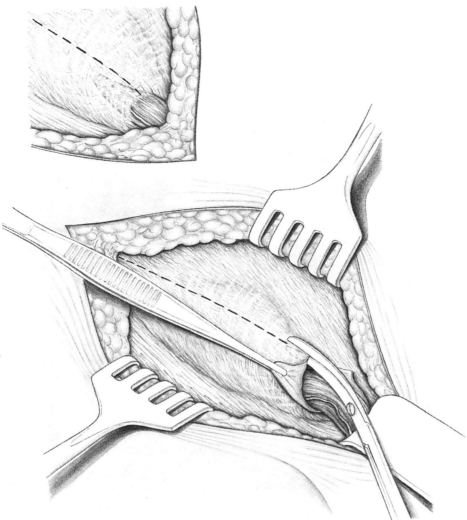

Abb. 11.3 Präparation I. Spaltung der Externus-Aponeurose mit der Schere am äußeren Leistenring beginnend (Schnitt möglichst weit kranial, um ausreichend Externus-Aponeurose und Leistenband für die Nahtanheftung zu haben).

Spaltung der Externus-Aponeurose: Nach Darstellung der Externus-Aponeurose wird diese auf 2–3 cm Breite freipräpariert. Der äußere Leistenring wird aufgesucht und digital mit dem Zeigefinger ausgetastet. Danach wird die Externus-Aponeurose am äußeren Leistenring beginnend mit der Schere entsprechend dem Faserverlauf von mediokaudal nach laterokranial gespalten (Abb. 11.3). Hierbei ist der Schnitt am oberen Rand des äußeren Leistenrings, d.h. kranial der Mittellinie des Leistenkanals zu legen, um beim späteren Verschluss ausreichend Material im kaudalen Anteil der Externus-Aponeurose zur Verfügung zu haben. Auch ist durch diese Schnittführung der am kaudalen Rand gelegene N. ilioinguinalis sicherer zu schonen. Die Distanz bis zum Leistenband sollte kruralwärts mindestens 2 cm betragen.

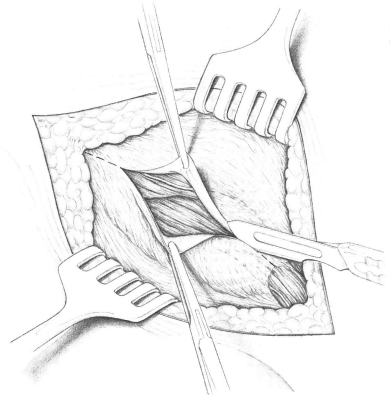

Abb. 11.**4** Präparation II. Spaltung der Externus-Aponeurose mit dem Messer, über dem Leistenkanal beginnend.

Alternativ kann die Externus-Aponeurose im Verlauf des Leistenkanals mit dem Skalpell eröffnet und von hier beginnend der Leistenkanal nach mediokaudal und laterokranial mit der Schere freigelegt werden (Abb. 11.**4**).

Nach Eröffnung der Externus-Aponeurose werden die beiden Lefzen nach kranial bzw. kaudal abpräpariert. Der dem M. obliquus internus abdominis aufliegende Ast des N. ilioinguinalis wird nach kranial oder kaudal abgeschoben und unter einem Haken fixiert.

Spaltung des M. cremaster: Nach Eröffnung des Leistenkanals liegt der Samenstrang frei. Er ist allseits von der Muskulatur des M. cremaster umgeben. Diese wird in der Mitte des Samenstrangs beginnend in Längsrichtung über dem Samenstrang gespalten. Der Ramus genitalis des Nervus genitofemoralis wird von der Muskulatur abpräpariert und sorgfältig geschont (Abb. 11.**5 a, b**). Die weitere Präparation erfolgt auf dem Niveau der spiegelnden Fascia cremasteria interna. Derart werden der Samenstrang (Gefäße, Ductus deferens), der Bruchsack und gegebenenfalls das präperitoneale Lipom freigelegt.

Nach Spaltung des M. cremaster lassen sich die Anteile des Muskelmantels stumpf nach medial bzw. nach lateral abschieben, sodass Samenstrang, Bruchsack und präperitoneales Lipom freiliegen. Sie werden mit einer Klemme umfahren und mit einem Gummizügel angeschlungen (Abb. 11.**6**). Zur Gewährleistung besserer Übersicht am inneren Leistenring empfiehlt es sich, die Muskelzügel des M. cremaster zu resezieren. Hierzu werden die kraniale und kaudale Lefze jeweils am inneren und am äußeren Leistenring zwischen Klemmen durchtrennt und mit Ligaturen versehen (Abb. 11.**7**).

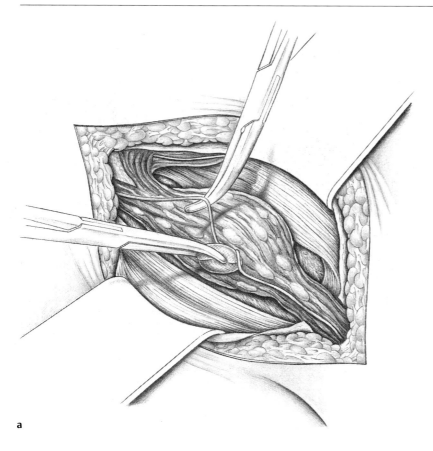

Abb. 11.**5 a, b** Präparation III.
a Abpräparation des R. genitalis des N. genitofemoralis von der kaudalen Kremastermuskulatur,
b Spaltung des M. cremaster über dem Samenstrang.

a

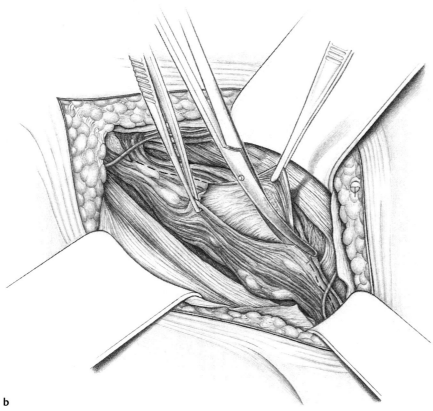

b

Zugang und Präparation des Bruchsacks

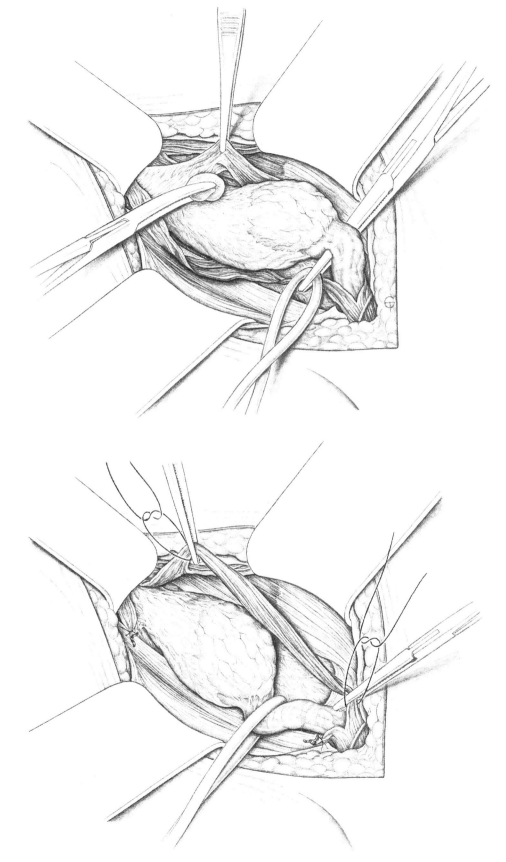

Abb. 11.6
Präparation IV.
Ablösung der kranialen und kaudalen Hälfte des M. cremaster und Anschlingen des Samenstrangs.

Abb. 11.7
Präparation V.
Resektion der kranialen und kaudalen Hälfte des M. cremaster und Umstechungsligaturen der Muskelstümpfe.

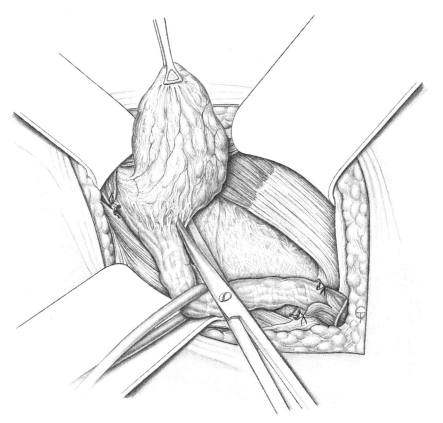

Abb. 11.**8** Präparation VI. Ablösung des Bruchsacks vom Samenstrang.

Während die Resektion des M. cremaster am inneren Leistenring möglichst vollständig sein sollte, kann sie am äußeren Leistenring sparsam erfolgen. In keinem Fall darf die Resektionslinie zu tief liegen, da ansonsten die Aufhängung des distalen Muskels im Subkutangewebe verloren geht und ein Hodentiefstand auftreten kann.

Die Resektion des M. cremaster geht zurück auf Billroth (1899), Shillons (1922) und in neuerer Zeit auf Griffith (1958). Sie ermöglicht die Übersicht auf die für die Leistenbruchreparation wichtige Ebene der Fascia transversalis und ist unerlässliche Bedingung der suffizienten Faszienreparation am inneren Leistenring. Die Resektion empfiehlt sich vor allem bei großen indirekten Hernien mit Hypertrophie des M. cremaster sowie bei allen Verfahren, die eine Rekonstruktion der Fascia transversalis anstreben (Glassow 1970).

Bei kleinen indirekten Hernien oder gut sichtbaren direkten Hernien beim jungen Menschen verzichten wir häufig auf die M.-cremaster-Resektion im Sinne eines besseren Funktionserhalts des postoperativen Kremasterreflexes.

Präparation des Bruchsacks: Nach Anschlingen des Samenstrangs erfolgt die Präparation des Bruchsacks. Ist sein weißer, spiegelnder Rand identifiziert, wird er mit einer Klemme gefasst (Abb. 11.**8**) und schrittweise vom Samenstrang abpräpariert. Die Präparation erfolgt teils scharf (Schere), teils stumpf (Tupfer). Kleine Gefäße werden elektrokoaguliert, um lästige Nachblutungen zu vermeiden. Bei unübersichtlichem Verlauf oder starker Verklebung des Bruchsacks mit der Umgebung empfiehlt sich die frühzeitige Eröffnung, um durch Einführung des Zeigefingers die Grenzen des Bruchsacks besser darstellen zu können.

Die Präparation des Bruchsacks muss bis zur peritonealen Umschlagsfalte, d.h. bis über den inneren Leistenring hinaus erfolgen (Abb. 11.**9**). Diese hohe Präparation ist eine wesentliche Voraussetzung für die sichere Versorgung der Bruchpforte und damit der späteren Rezidivfreiheit. So sind im Rahmen der Präparation sämtliche Adhäsionen zum inneren Leistenring zu lösen. Nach Abschluss der Präparation muss der innere Leistenring aus allseits freien Rändern der Fascia transversalis bestehen. Man sieht die Gabelung des Samenstrangs – Ductus deferens (nach medial) und der Vasa spermatica (nach lateral) (Abb. 11.**9**). Zur vollständigen Darstellung des inneren Leistenrings gehört die Durchtrennung der Gefäßverbindung zwischen Samenstrang und den Vasa epigastrica inferiora, die Vasa cremasterica externa. Sie sind zur Vermeidung von Nachblutungen zwischen Ligaturen zu durchtrennen (Abb. 11.**10**).

Bei unsicherer Hodendurchblutung und ausreichender Übersicht am inneren Leistenring kann man die Gefäße häufig intakt lassen.

Zugang und Präparation des Bruchsacks

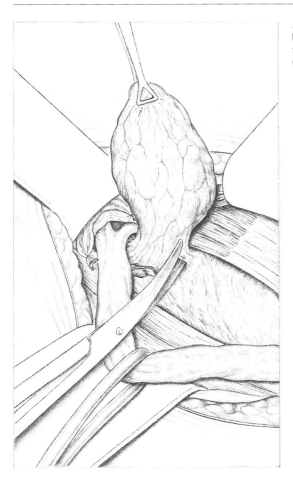

Abb. 11.**9** Präparation VII.
Freilegung des inneren Leistenrings mit hoher Ablösung des Bruchsacks und Darstellung der Aufteilung des Samenstrangs in die Gefäße (nach lateral) und den Ductus deferens (nach medial).

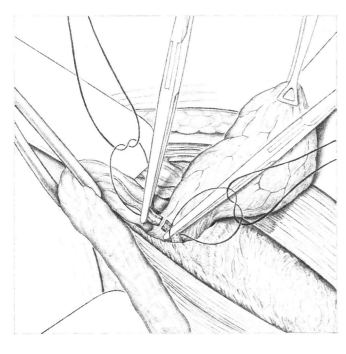

Abb. 11.**10** Präparation VIII.
Darstellung und fakultative Durchtrennung der Vasa cremasterica externa am inneren Leistenring.

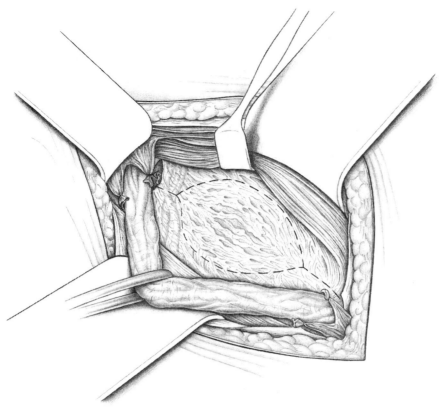

Abb. 11.**11** Präparation IX. Umschneidung der Fascia transversalis bei der direkten Leistenhernie.

Direkte Hernie: Bei der direkten Leistenhernie ist die Präparation des Bruchsacks analog durchzuführen. Hierbei geht es darum, den Bruchsack allseits von den Rändern der Fascia transversalis zu befreien, um ihn gegebenenfalls mit einer einstülpenden Tabaksbeutelnaht verschließen zu können. Dieses kann stumpf oder durch oväläre Inzision des Faszienrands erfolgen (Abb. 11.**11**). Ist eine anschließende Faszienreparation nach Shouldice geplant, sollten die Ränder der Fascia transversalis so weit reseziert werden, dass kranial und kaudal nahtfähige Faszienanteile vorliegen (Abb. 11.**12 a, b**).

Manöver nach Hoguet: Eine Variante des Vorgehens bei der direkten Leistenhernie ist das Manöver nach Hoguet. Es bietet sich vor allem bei kombinierten oder großen medialen Hernien an: Nach Befreiung des Bruchsacks von den Rändern der Fascia transversalis und Mobilisierung der Vasae epigastricae inferiores wird der Bruchsack nach lateral verzogen. So lässt sich aus einer direkten eine indirekte Hernie herstellen (Abb. 11.**13 a, b**), die nach den Gesichtspunkten der indirekten Leistenhernie versorgt werden kann.

Zugang und Präparation des Bruchsacks **165**

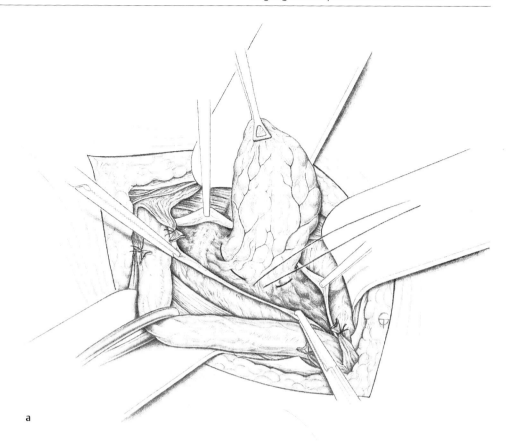

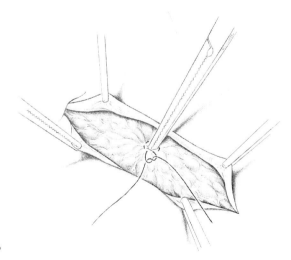

Abb. 11.**12 a, b** Präparation X.
Äußere Tabaksbeutelnaht (**a**) und Versenkung (**b**)
bei der direkten Leistenhernie.

166 11 Leistenhernie des Erwachsenen

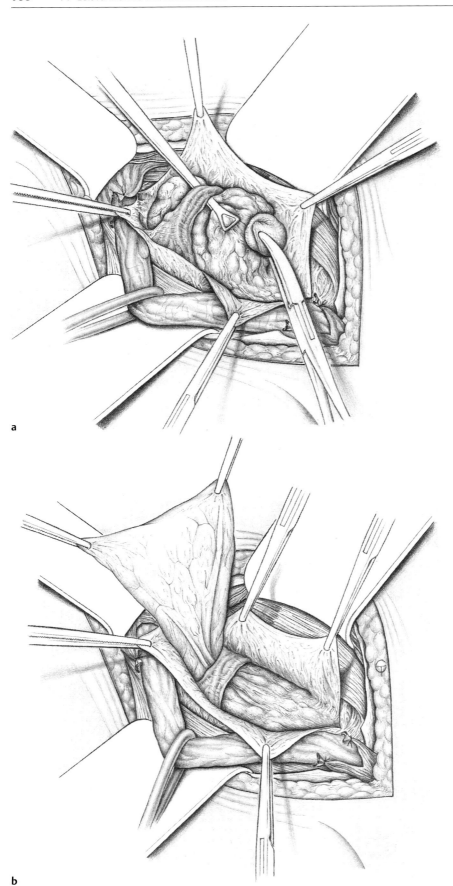

Abb. 11.**13 a, b** Präparation XI (Manöver nach Hoguet).
a Umwandlung einer medialen in eine laterale Leistenhernie durch Unterfahren der epigastrischen Gefäße und Verlagerung des medialen Bruchsacks nach lateral,
b Endzustand der nunmehr lateralen (d. h. indirekten) Hernie.

11.3 Versorgung des Bruchsacks

Nach vollständiger Präparation kann der Bruchsack eröffnet und der Bruchinhalt versorgt werden (Abb. 11.**14a–c**). In der Regel verzichten wir nicht nur beim direkten Bruch (Abb. 11.**12**), sondern auch beim indirekten Bruch auf die Eröffnung und Inspektion des Inhalts. Hier reicht es, den Bruchsack einzustülpen oder durch Torsion den Inhalt zu entleeren, um ihn dann mit einer Naht zu verschließen, das distale Ende abzutragen und den Bruchsackstumpf zu versenken. Die früher geübte routinemäßige Eröffnung des Bruchsacks halten wir für überflüssig, da sich aus ihr, es sei denn bei Inkarzeration oder akkretem Bruchinhalt, kaum je eine therapeutische Indikation ergibt.

Frei bewegliche Darm- oder Netzanteile werden reponiert. Liegt eine Hernia accreta mit allseits verklebtem Bruchinhalt vor, so ist eine Lösung nur bei geringer Verklebung sinnvoll (Abb. 11.**14c**). Ansonsten wird wie bei der Gleithernie verfahren (Kap. 12.1), d. h. der Bruchsack samt Bruchinhalt durch eine äußere Tabaksbeutelnaht versenkt.

Der Verschluss des Bruchsacks kann auf unterschiedliche Weise erfolgen. Bei frei beweglichem Bruchinhalt wird dieser reponiert und der Bruchsack möglichst weit kranial umstochen (Abb. 11.**15**). Alternativen sind die

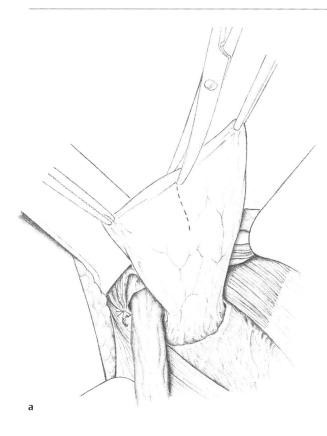

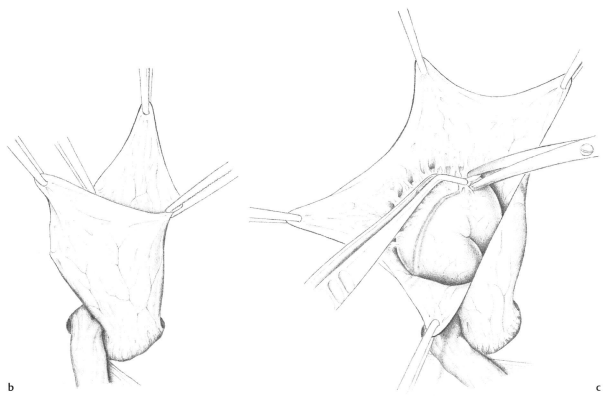

Abb. 11.**14a–c** Präparation XII.
a Eröffnung des Bruchsacks,
b Inspektion des Bruchsacks zwischen Klemmen,
c Lösung oberflächlicher Verwachsungen.

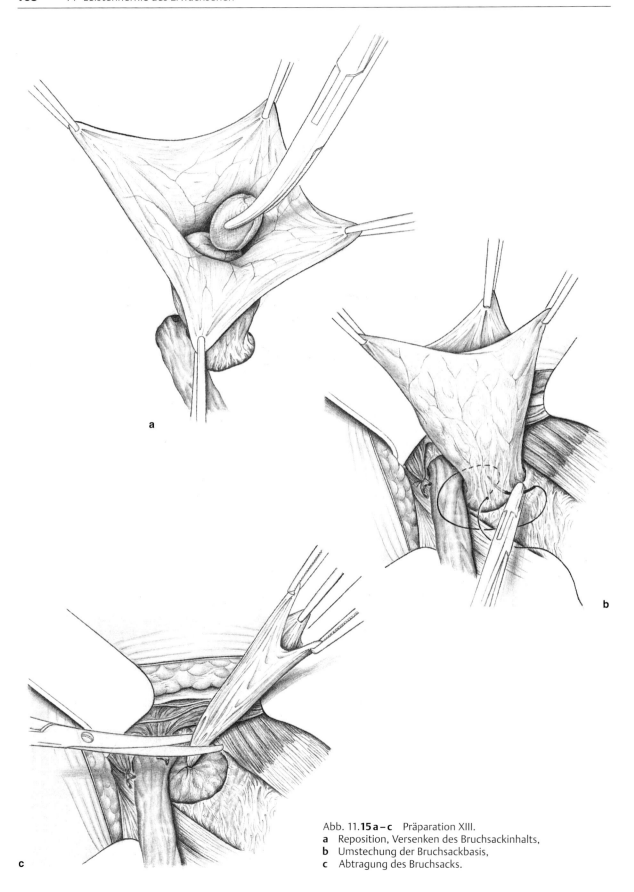

Abb. 11.**15 a–c** Präparation XIII.
a Reposition, Versenken des Bruchsackinhalts,
b Umstechung der Bruchsackbasis,
c Abtragung des Bruchsacks.

Versorgung des Bruchsacks

äußere oder innere Tabaksbeutelnaht, die Torquierung und doppelte Umstechungsligatur oder eine fortlaufende Z-Naht (PGS, Stärke 2–0) (Abb. 11.**16**).

Zur Vermeidung des Mitfassens von Bruchinhalt werden Darm- und Netzanteile durch einen eingeführten Tupfer bzw. eine Pinzette zurückgehalten. Nach sicherem Bruchsackverschluss wird der überstehende Rest reseziert. Der distale Bruchsackanteil wird nur bei kleinen Hernien entfernt. Bei größeren Skrotalhernien sollte er in situ belassen werden, da eine Mobilisation zu einer Störung der vaskulären Versorgung des Hodens und zu einem postoperativen skrotalen Hämatom führen kann (Kap. 18).

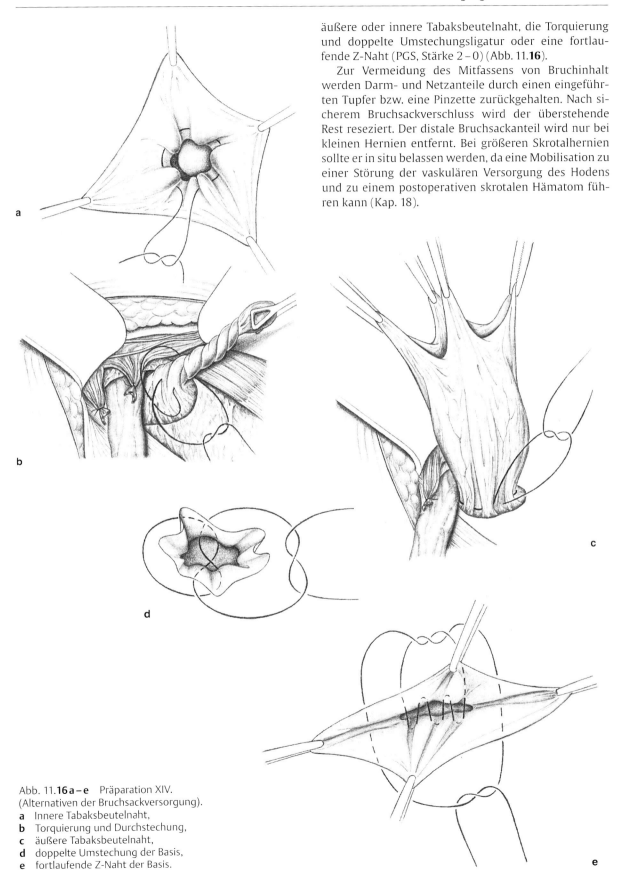

Abb. 11.**16 a–e** Präparation XIV. (Alternativen der Bruchsackversorgung).
a Innere Tabaksbeutelnaht,
b Torquierung und Durchstechung,
c äußere Tabaksbeutelnaht,
d doppelte Umstechung der Basis,
e fortlaufende Z-Naht der Basis.

11.4 Beurteilung der Bruchlücke

Nach Durchtrennung des unterbundenen Bruchsacks sinkt der Stumpf bei richtig durchgeführter Präparation hinter den inneren Leistenring zurück. Eine Versenkung durch zusätzliche Fixation an den Bauchdecken nach Bastianelli ist nicht nur überflüssig, sondern auch funktionell bedenklich, da es zu einer nahtbedingten Transfixation der ansonsten untereinander verschieblichen Bauchdeckenmuskulaturschichten kommt. Das Verfahren ist lediglich bei der Refixation des Lig. teres bei Frauen noch indiziert.

Findet sich ein präperitoneales Lipom – stets lateral des Samenstrangs –, ist dieses bis zur Basis zu präparieren, anzuklemmen und nach Ligatur abzutragen (Abb. 11.17). Erst jetzt liegt die Hinterwand des Leistenkanals vollständig frei. Größe, Form und Lokalisation der Bruchlücke sind jetzt eindeutig zu beurteilen. Auch lässt sich die Festigkeit der Fascia transversalis durch Einführung des Zeigefingers in den inneren Leistenring prüfen (Abb. 11.18). Durch Druck der Fingerspitze von dorsal gegen die Fascia transversalis kann man ihre Belastbarkeit feststellen. Hierdurch lässt sich nunmehr die Klassifikation der Hernie (Kap. 5.6.2) festlegen. Aus ihr ergibt sich die oben erwähnte Verfahrenswahl, deren Prinzip es ist, nur das zu reparieren, was tatsächlich defekt ist oder durch alloplastisches Material augmentiert werden muss. Die individuelle Methodenwahl richtet sich nach den lokalen Gegebenheiten und der jeweiligen Erfahrung. Ziel ist die belastbare Wiederherstellung der Hinterwand des Leistenkanals unter Einschluss der Fascia transversalis mit einem dauerhaften und die Integrität des Samenstrangs nicht beeinflussenden Operationsprinzip. Der einzelne Chirurg muss aufgrund seiner persönlichen Voraussetzungen und Kenntnisse aus seinem Repertoire diejenige Methode auswählen, die für seinen Patienten, für ihn und die vorgegebene Situation die geeignetste ist. Generell gilt, dass es nicht *die* Operation für die Leistenbruchoperation gibt, sondern nur ein bedarfsadaptiertes Konzept verschiedener langzeiterprobter und statistisch gesicherter Reparationsprinzipien. Das Repertoire dieser gesicherten Verfahren sei im Folgenden dargestellt.

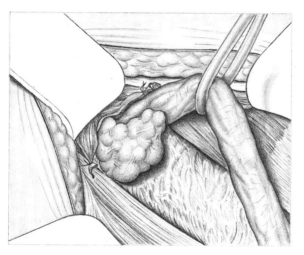

a

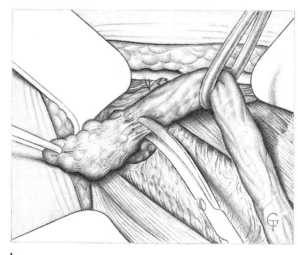

b

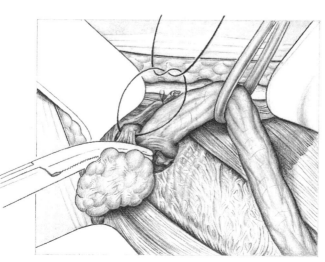

c

Abb. 11.17 a–c Präparation XV.
a Darstellung eines (meist lateral gelegenen) präperitonealen Lipoms,
b Abpräparation vom Samenstrang,
c Ligatur der Basis und Abtragung des präperitonealen Lipoms.

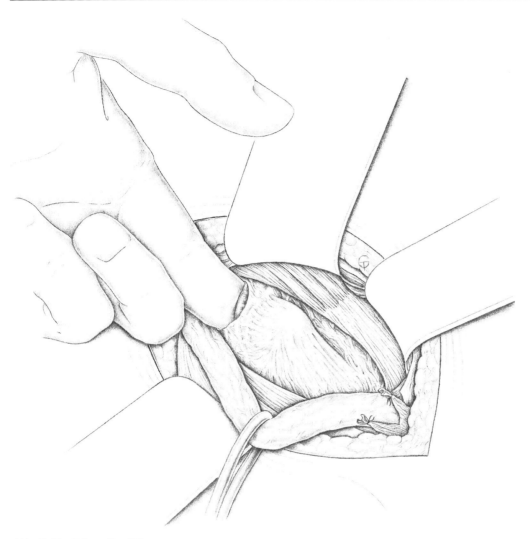

Abb. 11.18 Präparation XVI.
Prüfung der Festigkeit der Hinterwand des Leistenkanals durch digitale Austastung via inneren Leistenring.

11.5 Reparationsformen

11.5.1 Anteriorer Zugang

Naht-Techniken

Reparation nach Zimmerman

Indikation: Die Reparation nach Zimmerman als Minimalform der Reparation eignet sich hervorragend für die LI-Befunde des jungen Patienten. Hier kann durch eine kleine, kaum invasive Maßnahme mit gut kalkulierbarem Langzeiterfolg ein optimales Ergebnis erzielt werden. Die Indikation ergibt sich dann, wenn nach Darstellung einer stabilen Fascia transversalis und vollständiger Auslösung des Samenstrangs aus dem inneren Leistenring sich eine weniger als 1,5 cm große Bruchpforte, d. h. indirekte Leistenhernie im inneren Leistenring findet. Dies gilt vor allem für Patienten mit offenem Processus vaginalis in Analogie zu der kindlichen Leistenhernie (Kap. 10). Meist ist der innere Leistenring nur mäßig erweitert, entrundet und für kaum mehr als eine Fingerkuppe eingängig (Abb. 11.**19**). Die Reparation nach Zimmerman/Lytle/Marcy bietet sich als Reparationsform wohlgemerkt nur an, wenn die restliche Fascia transversalis in der Nachbarschaft bis zum Os pubis stabil und widerstandsfähig ist. In jüngster Zeit werden auch einfache Kunststoffnetzplomben zum Verschluss der Bruchpforte vereinzelt propagiert (7 a, 10 b). Ihre Sicherheit ist allerdings nicht erwiesen und eher fraglich nach den schlechten Ergebnissen der laparoskopisch applizierten Kunststoffstöpsel zum Hernienverschluss durch Schulz (Kap. 20).

Vorbereitung der Nahtlager: Um den inneren Leistenring sicher einengen zu können, ist die Abpräparation von präperitonealem Fett Bedingung. Hierzu wird der Samenstrang am Zügel angespannt und allseits das dem inneren Leistenring, d. h. der Fascia transversalis anhaftende präperitoneale Fett stumpf vom Faszienrand abgeschoben. Danach werden die Ränder des Leistenrings mit Kocher-Klemmen gefasst und nach medial gezogen (Abb. 11.**20**). Der kraniale Anteil der Bauchdeckenmuskulatur wird durch Wundhaken nach kranial gehalten, so dass der Leistenring in seiner gesamten Zirkumferenz nahtfähig wird.

Verschluss der Bruchpforte: Der Nahtverschluss erfolgt medial vom Samenstrang, wobei die kranialen Anteile der Fascia transversalis und eventuell der Aponeurose des M. transversus und die kaudalen Fasern des Tractus iliopubicus und gegebenenfalls des Leistenbands in die Naht einbezogen werden (Abb. 11.**21**). In der Originalmethode nach Zimmerman werden im kaudalen Abschnitt der Tractus iliopubicus und das Leistenband mitgefasst (Abb. 11.**21**).

Voraussetzung der Nähte am inneren Leistenring ist eine medialseitig stabile Fascia transversalis. Ist die Fas-

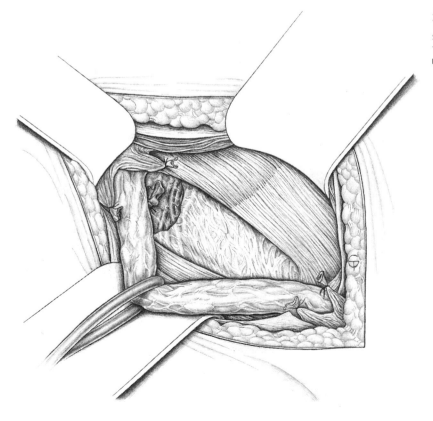

Abb. 11.**19** Zimmerman I.
Weiter innerer Leistenring bei ansonsten fester Fascia transversalis: Indikation zur Einengung des Leistenrings nach Zimmerman.

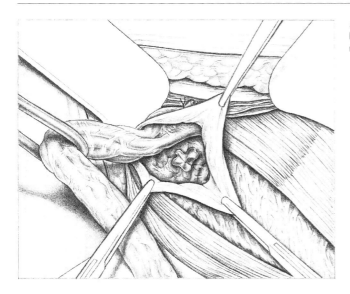

Abb. 11.**20** Zimmerman II.
Fassen der Faszienränder des inneren Leistenrings mit Kocher-Klemmen.

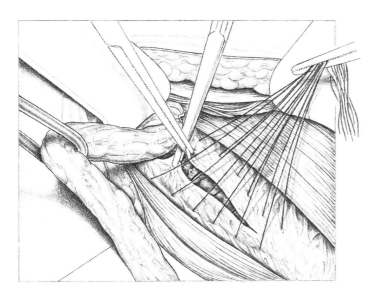

Abb. 11.**21** Zimmerman III.
Legen der Nähte durch das kraniale (Arcus aponeurosis m. transversi) und kaudale (Tractus iliopubicus) Nahtlager.

cia transversalis schwach und nur wenig belastbar, sollte eine komplette Fasziendoppelung nach Shouldice vorgenommen werden (s. u.). Bei stabilen Faszienverhältnissen ist die alleinige Reparation des inneren Leistenrings genauso sicher (14). Die Einengung des Leistenrings sollte bis auf etwa Fingerkuppenweite erfolgen. Ein zu weiter innerer Leistenring ist durch Rezidive gefährdet, eine zu starke Einengung bewirkt eine Strangulation des Samenstrangs. Am Ende der Einengung soll eine Pinzette oder Klemme neben dem Samenstrang noch leicht eingeführt werden können (Abb. 11.**22 b**). Zur Standardisierung hat sich auch bei der Shouldice-Reparation in unserer Hand ein Hegarstift der Größe 11.5 bestens bewährt. Alternativen der einreihigen Einzelknopfnaht sind die fortlaufende ein- oder zweireihige Naht (Abb. 11.**22 a, b**, 11.**23 a, b**).

Muskelanheftung: Nach erfolgter Einengung des inneren Leistenrings kann die Muskulatur des M. obliquus internus abdominis und des M. transversus abdominis in einreihiger Nahttechnik von medial beginnend hinter dem Samenstrang am Leistenband fixiert werden. Dieses Vorgehen entspricht der Rekonstruktion nach Bassini, ohne dass allerdings die Fascia transversalis gespalten und mitgefasst würde. In der Originalmethode nach Zimmerman wird auf jegliche Fixation der Muskulatur am Leistenband verzichtet, um deren Beweglichkeit zu bewahren.

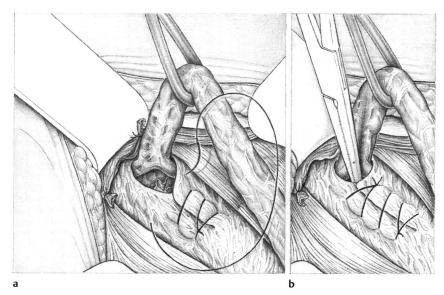

Abb. 11.**22 a, b** Zimmerman IV (Alternative I).
a Einreihige, fortlaufende Nahteinengung des inneren Leistenrings von medial nach lateral.
b Einengung, bis eine geschlossene Klemme oder Pinzette noch leicht neben dem Samenstrang Platz findet.

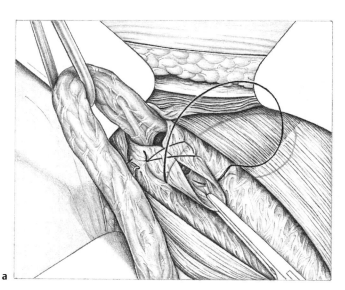
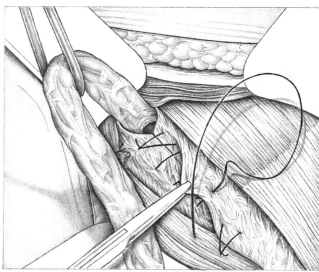

Abb. 11.**23 a, b** Zimmerman V (Alternative II).
Einengung des inneren Leistenrings mit fortlaufender zweireihiger Naht mit
a direktem Verschluß und
b Doppelung der kranialen Lefze der Fascia transversalis über der kaudalen Lefze. Die Naht beginnt lateral und wird nach medialer Umkehrung nach lateral zurückgeführt.

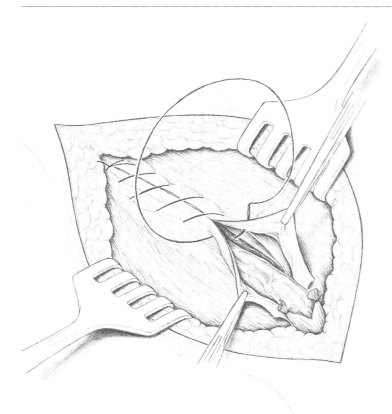

Abb. 11.24 Zimmerman VI.
Verschluss der Externus-Aponeurose durch fortlaufende Naht. Einzelknopfnähte als Alternative.

Verschluss der Externus-Aponeurose: Nach Reposition des Samenstrangs erfolgt die Naht der Externus-Aponeurose über dem Samenstrang in üblicher Technik (Abb. 11.24). Subkutane Redon-Drainage und Hautnaht beenden den Eingriff.

Reparation nach Bassini

Indikation: Die Indikation zur Reparation nach Bassini stellt sich heute kaum noch routinemäßig. Wir haben diese Operation seit Jahren nicht mehr durchgeführt, an ihre Stelle ist die Reparation nach Shouldice getreten. Dennoch sollte sie in das potenzielle Repertoire eines jeden Chirurgen gehören.

Nach Abtragung des Bruchsacks wird die Hinterwand des Leistenkanals dargestellt und der Samenstrang, der nach lateral gehalten wird, angeschlungen. Die Prüfung der Hinterwand des Leistenkanals durch den tastenden Finger ergibt eine Instabilität oder einen Defekt.

Faszienspaltung: Die Spaltung der Fascia transversalis ist, entgegen dem häufig propagierten Verzicht (Zenker), ein essenzieller Bestandteil der Reparation nach Bassini. Nur derart lässt sich eine Dreischichtigkeit der Nahtlager erreichen. Die Spaltung erfolgt vom inneren Leistenring bis zum Schambeinhöcker (Abb. 11.25). Sie bezieht bei medialen Bruchformen die jeweilige Bruchpforte mit ein. Hierbei sind in Analogie zur Faszienspaltung bei der Shouldice-Reparation die epigastrischen Gefäße sorgfältig zu schonen (s. o.).

Vorbereitung der Nahtlager: Nach Spaltung der Fascia transversalis ist die Bruchpforte eröffnet. Damit liegen die Gewebsschichten frei, die später zur Nahtvereinigung verwandt werden: die Fascia transversalis, der M. transversus abdominis, der M. obliquus internus und das Leistenband (Abb. 11.26).

Bruchlückenverschluss: Der Verschluss der Bruchlücke beginnt im medialen Winkel der Leiste. Verwendung findet nichtresorbierbares (Seide, Polypropylen 2–0) oder langzeitresorbierbares Nahtmaterial (PDS 2–0). Die erste Naht durchsticht die Vereinigung des M. obliquus internus abdominis am Rande des M. transversus abdominis (Tendo conjunctivus bzw. Falx inguinalis). Danach folgen beide Ränder der Fascia transversalis und schließlich das. Lig. reflexum sowie das Schambeinperiost. Dies ist die eigentliche Bassini-Naht (Abb. 11.27). Hierbei ist es wichtig, dass der Stich durch das Periost den Knochen nicht verletzt.

Im Abstand von 0,6 cm nach lateral folgen nun weitere Einzelnähte, die anstelle des Periosts den unteren Rand des Leistenbands tangential erfassen. Sie können auch als U-Nähte gelegt werden, dürfen aber (breite Brücken!) keine Ernährungsstörungen des Gewebes bewirken. Alle Nähte werden bis zum inneren Leisten-

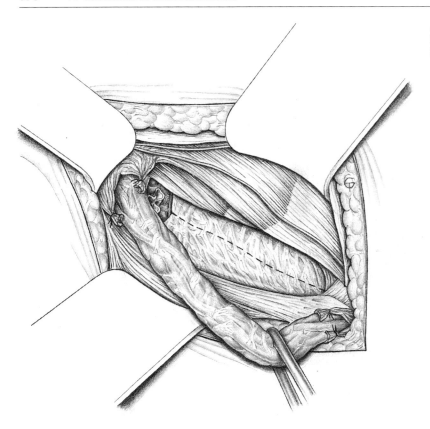

Abb. 11.**25** Bassini I.
Richtung und Ausmaß der operativen Spaltung der Fascia transversalis.

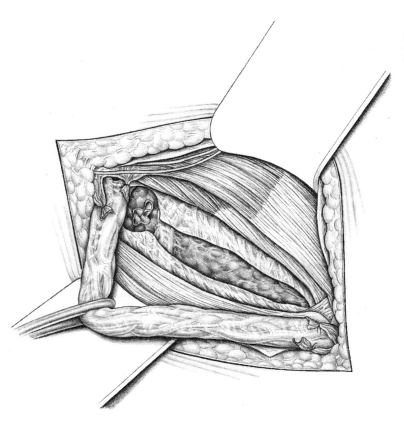

Abb. 11.**26** Bassini II.
Dreischichtigkeit der Bauchwand nach Spaltung der Fascia transversalis an der Hinterwand des Leistenkanals.

Reparationsformen

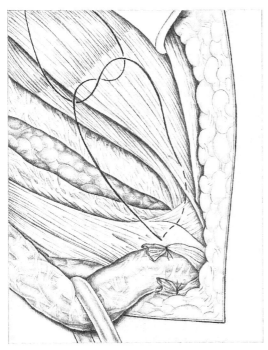

Abb. 11.**27** Bassini III.
Platzierung der 1. Naht, der eigentlichen Bassini-Naht, am medialen Wundpol unter Mitfassen des Schambeinperiosts.

ring gelegt und mit Klemmen fixiert (Abb. 11.**28**). Wurde der M. cremaster nicht reseziert, kann er zur Verstärkung der Hinterwand mitgefasst werden (2 b).

Die Nähte werden von medial her einzeln geknüpft, wobei sie nur das Gewebe adaptieren sollen. Der neu gebildete innere Leistenring muss für den Samenstrang ausreichend Durchtritt gewähren, d.h. für die Kleinfingerkuppe oder den Pinzettengriff noch passierbar sein. Sofern der innere Leistenring durch einen Hochstand des M. obliquus internus zu groß bleibt, kann eine Naht ventral des Samenstrangs den M. obliquus internus abdominis am Leistenband fixieren (Abb. 11.**29**). Bei großer Nahtspannung kann eine Entlastungsinzision der Rektusscheide (Kap. 8) zusätzlich indiziert sein.

Verschluss der Externus-Aponeurose: Die Vorderwand des Leistenkanals wird durch Nahtvereinigung der Externus-Aponeurose mit Einzelnähten des gleichen Nahtmaterials (2–0 Seide, Polypropylen oder PDS) wiederhergestellt (Abb. 11.**30**). Hierdurch lässt sich ein neuer äußerer Leistenring bilden, der möglichst weit nach medial verlagert und verkleinert wird.

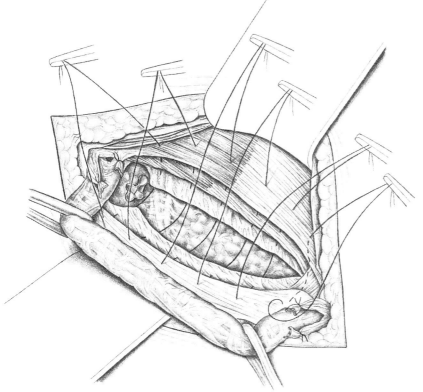

Abb. 11.**28** Bassini IV.
Vollständige Platzierung der Bassini-Nähte (4–6 Stück) und Auffädelung mit Klemmen.

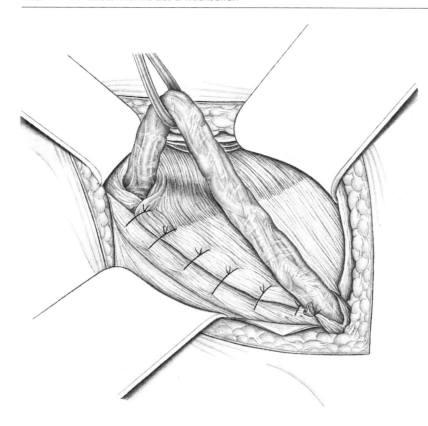

Abb. 11.**29** Bassini V.
Knoten der Bassini-Nähte von medial nach lateral. Einengung des inneren Leistenrings so weit, dass eine Pinzettenspitze noch leicht, die Spitze der Fingerkuppe gerade neben dem Samenstrang Platz finden.

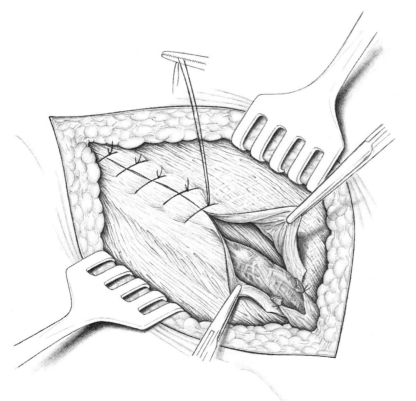

Abb. 11.**30** Bassini VI.
Verschluss der Externus-Aponeurose mit Einzelknopfnähten oder fortlaufender Naht.

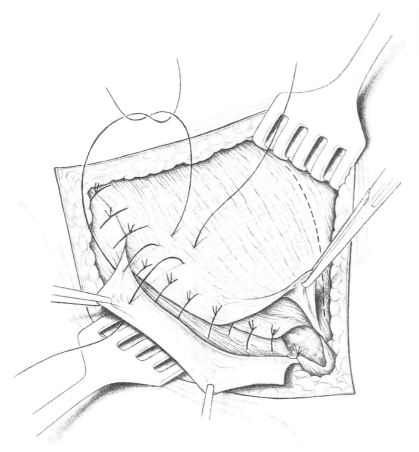

Abb. 11.**31** Bassini VII. Modifikation des Verschlusses der Externus-Aponeurose nach Girard durch Doppelung vor dem Samenstrang.

Diese Naht kann auch in Form einer Aponeurosendoppelung nach Girard oder Halsted/Ferguson (Abb. 11.**31**) durchgeführt werden.

Eine Modifikation des Bassini-Verfahrens ist die Methode nach Kirschner (15). Hierbei wird die gespaltene Aponeurose des M. obliquus externus unter dem Samenstrang vernäht, d.h. dieser subkutan verlagert (Abb. 11.**32**). Dies soll theoretisch eine zusätzliche Verstärkung der Hinterwand des Leistenkanals bewirken. Tatsächlich führt die Subkutanverlagerung des Samenstrangs aber zu einer Aufhebung des Kulissenverschlusses des Leistenkanals, der durch Superposition von innerem und äußerem Leistenring zu einem direkten „Leistenloch" degeneriert, das extrem rezidivgefährdet ist. – Manche Chirurgen ziehen die Kombination des Bruchlückenverschlusses nach Bassini mit der Doppelung der Externus-Aponeurose nach Hackenbruch (6) vor, in der Hoffnung, hierdurch eine zusätzliche Sicherung der Bruchpforte zu erreichen (Abb. 11.**33**).

Subkutane Redon-Drainage und Hautnähte beenden den Eingriff.

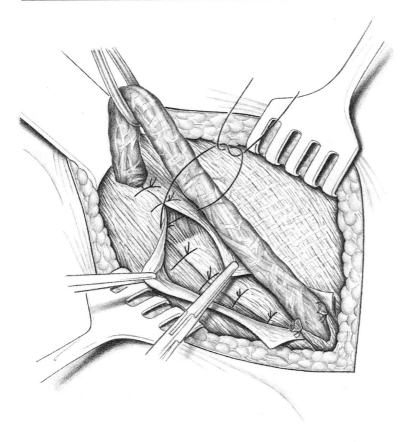

Abb. 11.**32** Bassini VIII.
Modifikation des Verschlusses der Externus-Aponeurose nach Kirschner durch Doppelung hinter dem Samenstrang.

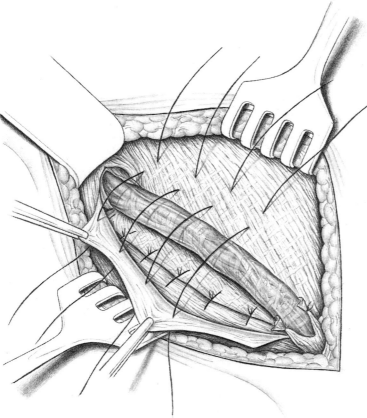

Abb. 11.**33** Bassini IX.
Modifikation des Verschlusses der Externus-Aponeurose nach Hackenbruch durch Doppelung und Neubildung eines von Faszie ausgekleideten Leistenkanals.

Reparationsformen

Reparation nach Shouldice

Indikation: Sie ist heute der Standard der offenen anterioren Hernienreparation (s. o.).

Nach Freilegung des inneren Leistenrings Eingehen mit dem Zeigefinger (der linken Hand: rechts, der rechten Hand: links) in den inneren Leistenring zur Prüfung der Festigkeit der Fascia transversalis auf Druck von dorsal (Abb. 11.**34**). Bei medialen Hernien erübrigt sich diese Untersuchung, da ohnehin reparationspflichtige Fasziendefekte bestehen, d.h. in jedem Fall eine Fasziendoppelung indiziert ist. – Bei lateralen Brüchen finden sich in fast 90% beim Festigkeitstest ausgedehnte Wandschwächen, die eine zusätzliche Fasziendoppelung indizieren. Gelegentlich, so bei kleinen Hernien, ist die Faszie nur in ihrem lateralen Anteil ausgedünnt. Hier genügt die partielle Spaltung (s. u.) und Reparation. Der Übergang zur alleinigen Einengung des inneren Leistenrings nach Zimmerman (s. o.) ist fließend.

Faszienspaltung: Der 1. Schritt ist die Spaltung der Fascia transversalis in schräger Richtung vom inneren Leistenring beginnend nach medial auf den Schambeinhöcker zu (Abb. 11.**35**). Die Länge der Inzision richtet sich nach der Ausdehnung der Faszienschwäche oder Bruchpforte, erfasst aber meist die gesamte Strecke bis zum Schambein. Nur bei kleinen indirekten Hernien und stabiler Fascia transversalis reicht gelegentlich eine partielle Spaltung und anschließende Doppelung. Bei großen direkten Brüchen sind die Faszienränder häufig nur schwer auszumachen. Sie sind schrittweise vom Bruchsack abzupräparieren und mit Kocher-Klemmen zu

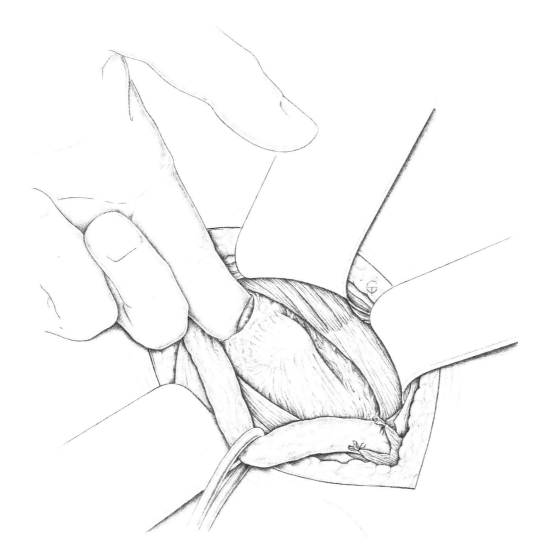

Abb. 11.**34** Shouldice I.
Prüfung der Belastbarkeit der Fascia transversalis durch digitales Austasten via den inneren Leistenring. Bei Wandschwäche ist eine Vorwölbung der Fascia transversalis nach ventral möglich.

Bei Fasziendefekten oder -schwächen ist die Fasziendoppelung nach Shouldice angezeigt.

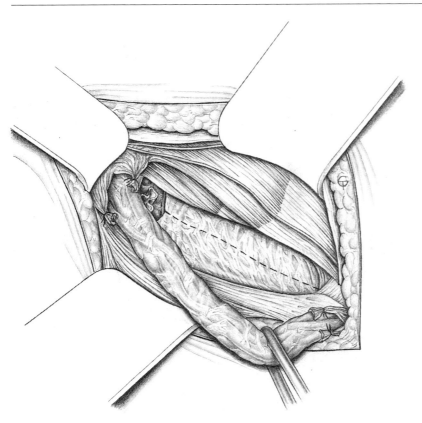

Abb. 11.**35** Shouldice II. Ausdehnung und Richtung der Spaltung der Fascia transversalis.

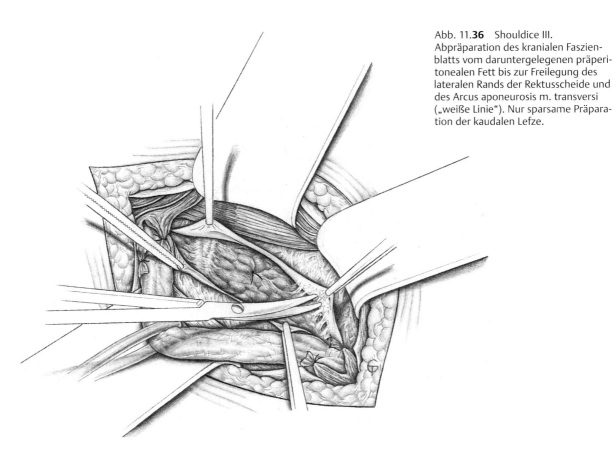

Abb. 11.**36** Shouldice III. Abpräparation des kranialen Faszienblatts vom daruntergelegenen präperitonealen Fett bis zur Freilegung des lateralen Rands der Rektusscheide und des Arcus aponeurosis m. transversi („weiße Linie"). Nur sparsame Präparation der kaudalen Lefze.

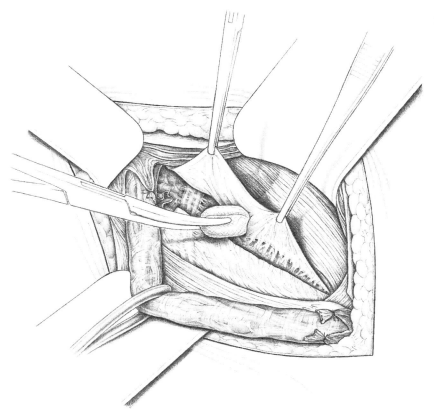

Abb. 11.**37** Shouldice IV. Teils stumpfes, teils scharfes Ablösen der Fascia transversalis vom präperitonealen Fett.

markieren (Abb. 11.**36**). Nach Versorgung des Bruchsacks kann die Doppelung der Faszie erfolgen (s. u.).

Bei der Inzision der Fascia transversalis sind die unter der Faszie gelegenen epigastrischen Gefäße sorgfältig zu schonen. Sie liegen im lockeren präperitonealen Fettgewebe und bestehen in der Regel aus zwei Venen und einer Arterie. Regelhaft bestehen Kollateralgefäße zum Samenstrang (Vasa cremasterica externa), die zwischen Klemmen ligiert und durchtrennt werden müssen. Ohne diese vorsorgliche Maßnahme können hartnäckige und lästige Nachblutungen auftreten. Kommt es intraoperativ zur Verletzung der epigastrischen Gefäße, sind diese doppelt zu ligieren und zu durchtrennen.

Vorbereitung der Nahtlager: Nach Spaltung der Fascia transversalis wird der kraniale Anteil der durchtrennten Fascia transversalis mit scharfen Klemmen gefasst und stumpf vom präperitonealen Fett abpräpariert (Abb. 11.**37**). Nach kaudal kann der Schenkelkanal dargestellt werden. Eventuelle Schenkelhernien werden zunächst erschlossen (Kap. 13). Die kaudale Lefze der Fascia transversalis sollte nur soweit mobilisiert werden, bis die Schenkelbruchpforte einsehbar wird. Auch sie wird mit scharfen Klemmen gefasst. Ist die Fascia transversalis in ihrem mittleren Anteil ausgedünnt und brüchig, wird sie bis auf belastbare d. h. nahtfähige Ränder reseziert (Abb. 11.**38 a, b**). Hierbei fällt die mediokraniale Lefze der Fascia transversalis meist schmaler aus als die laterokaudale, die möglichst eine Breite von ca. 1,5 – 2 cm aufweisen sollte.

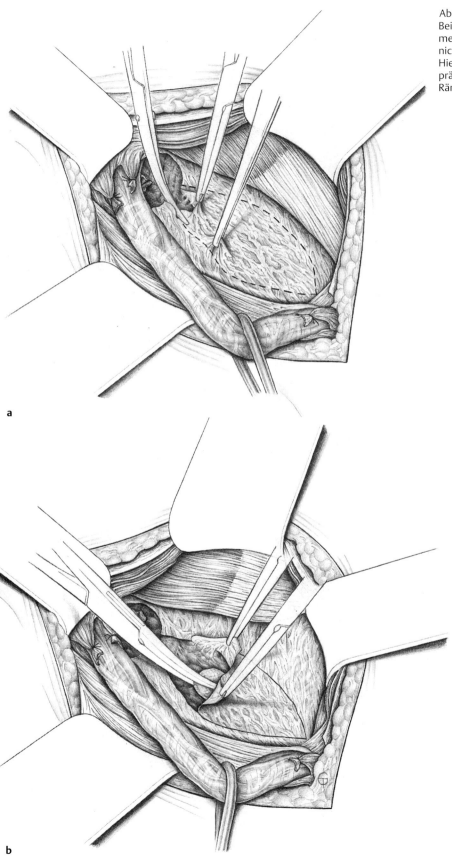

Abb. 11.**38 a, b** Shouldice V. Bei Fasziendefekten oder großen medialen Hernien Resektion des nichtbelastbaren Faszienanteils. Hierzu Umschneidung (**a**) und Abpräparation (**b**), sodass nahtfähige Ränder verbleiben.

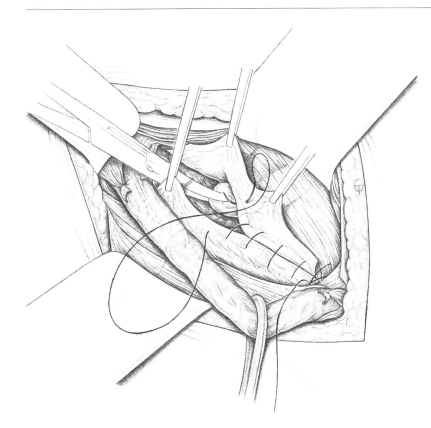

Abb. 11.**39** Shouldice VI.
Beginn der Fasziendoppelung medial am Schambeinperiost mit fortlaufender Nahttechnik. Hierbei wird die untere Lefze der Fascia transversalis unter die obere genäht, das präperitoneale Fett wird mit einem Tupfer nach dorsal gedrängt.

Doppelung der Faszie: Die Reparation der Fascia transversalis beginnt mit der Nahtfixation der kaudalen Lefze dorsal der kranialen. Die 1. Naht liegt im medialen Faszienwinkel am Schambeinhöcker und fixiert den kaudalen Rand der durchtrennten Fascia transversalis an der Unterfläche des kranialen Anteils (Abb. 11.39). Als Nahtlager dient im medialen Abschnitt die Rückseite der Rektusscheide, die durch die Fascia transversalis weiß durchschimmert („weiße Linie"). Im lateralen Anteil der Nahtreihe ist der sehnige Anteil des Arcus aponeurosis m. transversi das Nahtlager. Die Naht ist fortlaufend, die Nahtabstände betragen 0,6 cm, jeder Stich fasst 0,6 – 1 cm Gewebe.

Der Faden (monofil, Polypropylen 0 bis 2 – 0 oder PDS 0 bis 2 – 0) sollte unter gleichmäßiger Spannung nicht zu fest geführt werden, sodass eine kontinuierliche Adaption der Nahtlager erreicht wird. Nach dem ersten Stich am Schambeinhöcker wird der Faden in sich verknotet und der überstehende Fadenrest lang belassen. Von medial wird die fortlaufende Naht bis zum inneren Leistenring fortgeführt. Am inneren Leistenring kann der kraniale Anteil des M. cremaster in die Naht einbezogen werden. Auf diese Weise lässt sich eine zusätzliche Sicherung („Plombierung") der inneren Bruchpforte erreichen. Der innere Leistenring ist so eng zu rekonstruieren, dass neben dem vom M. cremaster befreiten Samenstrang noch die Spitze der Fingerkuppe des Zeigefingers oder besser ein Hegar-Stift der Größe 11,5 Einlass findet.

Vom inneren Leistenring beginnend wird unter Umkehr der Stichrichtung mit dem gleichen Faden fortlaufend die kraniale Lefze nunmehr von oben auf die kaudale genäht. Als kaudales Nahtlager dient der Tractus iliopubicus (Abb. 11.**40 a**) sowie der Ansatz des Leistenbands. Nach Erreichen des Schambeinhöckers wird die fortlaufende Naht 2 Stiche weiter nach medial geführt (Abb. 11.**40 b, c**), um ein suprapubisches Rezidiv zu verhindern. Nach erneuter Stichumkehr und Arretierung am Schambeinhöcker wird die Naht mit dem lang belassenen Faden des ersten Stichs in sich verknotet (Abb. 11.**40 c**).

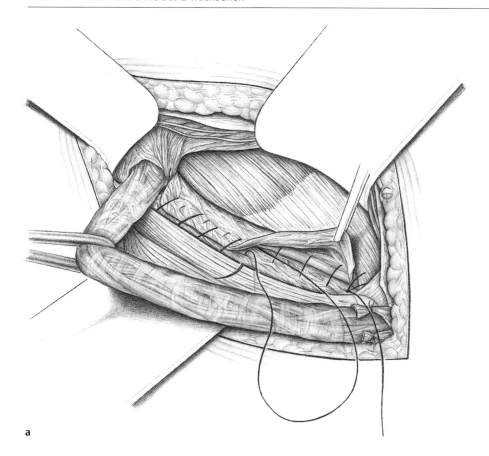

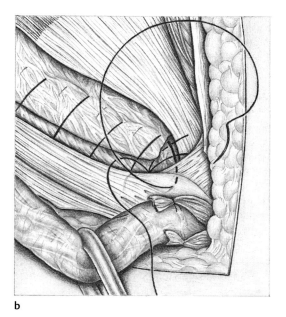
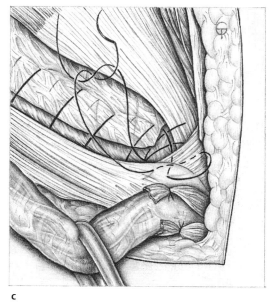

Abb. 11.**40 a–c** Shouldice VII.
2. Fasziennahtreihe von lateral nach medial unter Anheftung der kranialen Lefze auf die kaudale. Nahtlager ist der Tractus iliopubicus an der Basis des Leistenbands. Die Nahttechnik ist ebenfalls fortlaufend (**a**), medialseitig wird die Naht bis über das Lig. reflexum hinausgeführt (**b**) und unter Umkehr der Stichrichtung zum Ausgangspunkt zurückgeführt (**c**). Hier erfolgt die Verknotung mit dem lang belassenen Anfangsfaden.

Muskelanheftung. Nach Abschluss dieser doppelten Fasziennahtreihe wird vom inneren Leistenring beginnend die Muskulatur des M. transversus fortlaufend an das Leistenband fixiert. Diese Naht wird an der Basis des Leistenbands verankert, um jeden Totraum zu vermeiden (Abb. 11.**41**). Nach Fortführung dieser tiefen Muskelnaht bis zum Schambein Umkehr der Naht am Schambein und Fixation des M. obliquus internus in einer vierten Nahtreihe am Leistenband (Abb. 11.**42**).

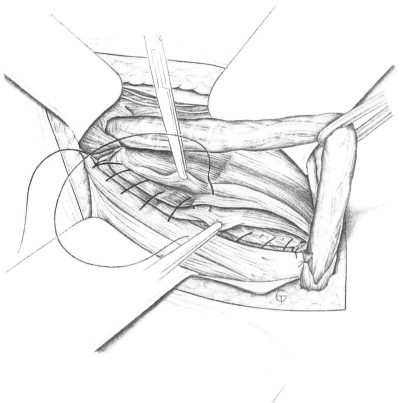

Abb. 11.**41** Shouldice VIII.
Zweireihige Anheftung der Muskulatur am Leistenband von lateral beginnend in fortlaufender Nahttechnik. In der ersten Nahtreihe wird der M. transversus und der Unterrand des M. obliquus internus gefasst.

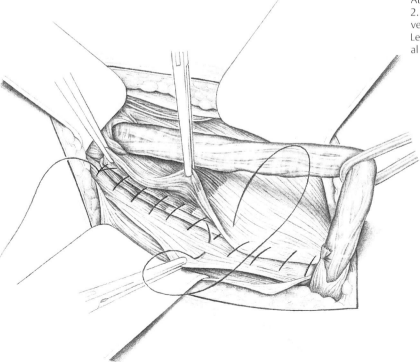

Abb. 11.**42** Shouldice IX.
2. Muskelnahtreihe mit Anheftung der ventralen Anteile des M. internus am Leistenband in fortlaufender von medial nach lateral gerichteter Nahttechnik.

Nach Erreichen des inneren Leistenrings wird der fortlaufende Faden mit dem langgelassenen Faden der ersten Muskelnaht verknotet. – Die doppelte Anheftung der Muskulatur kann nach Berliner (17) mit gleich gutem Ergebnis auch in einer Nahtreihe erfolgen, die beide Muskelanteile zusammenfasst. Wir bevorzugen weiter 2 muskuläre Nahtreihen wegen der besseren Anheftung der Muskulatur.

Verschluss der Externus-Aponeurose: Nach Reposition des Samenstrangs fortlaufende Naht der Externus-Aponeurose über dem Samenstrang unter Verwendung von PDS 2–0 (Maxon) in einreihiger fortlaufender Nahttechnik (Abb. 11.**43**). Eine fakultative subkutane Redon-Drainage (keine Routineanwendung!) und Hautnähte beenden den Eingriff.

Reparation nach Lotheissen/McVay

Indikation: Die Reparation nach Lotheissen/McVay ist ein heute selten geübtes Verfahren. Die vor allem bei Rezidiveingriff und der Schenkelhernie angewandte Methode ist technisch aufwendig, schmerzhaft und nicht sicher, da die elastische Muskulatur am knöchern festen Lig. Cooperi im Langzeitverlauf auszureißen droht. Dennoch sollte man diese Methode kennen, um sie im Ausnahmefall gegebenenfalls auch einmal anwenden zu können.

Faszienspaltung: Die Spaltung der Fascia transversalis erfolgt, soweit noch Reste vorhanden. Hierbei sind die Vasa epigastrica inferioria sorgfältig zu schonen (s. o.) (Abb. 11.**44**). Die Linie der Spaltung kann kaudaler liegen als bei der Faszienspaltung für die Shouldice-Reparation. Mediale Bruchlücken sind in die Faszienspaltung einzubeziehen.

Vorbereitung der Nahtlager: Nach Spaltung der Fascia transversalis ist der prä- bzw. infraperitoneale Raum eröffnet. Der Peritonealsack lässt sich stumpf lösen und nach kranial mit einem Tupfer vom Lig. pubicum superius abschieben. Vom Lig. lacunare (Gimbernati) im medialen Wundwinkel nach lateral werden der horizontale Schambeinast und das ihm aufliegende Lig. pubicum superius (Cooper) freigelegt (Abb. 11.**45**). Bei vorsichtiger Präparation lässt sich die in ihrem Kaliber stark variierende Anastomose zwischen der A. obturatoria und der A. epigastrica inferior („corona mortis") darstellen und schonen. Besonders bei adipösen Patienten verläuft das Lig. Cooperi in beachtlicher Tiefe und kann nur durch großzügigen Einsatz von Wundhaken dargestellt werden. Im lateralen Wundwinkel erscheint die Gefäßscheide mit der medial liegenden V. femoralis, die mit einem Venenhaken lateralwärts verzogen werden muss.

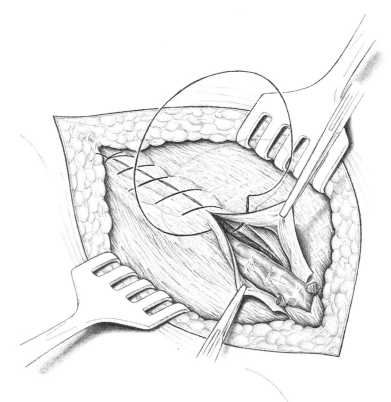

Abb. 11.**43** Shouldice X. Verschluss der Externus-Aponeurose durch fortlaufende Naht.

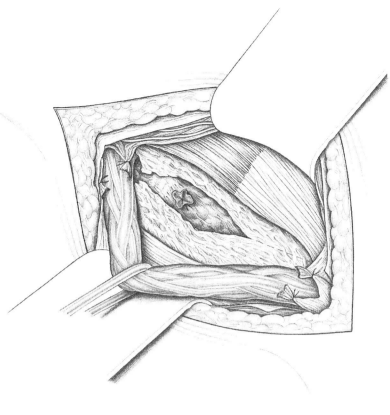

Abb. 11.**44** Lotheissen/McVay I.
Richtung und Ausmaß der Spaltung bzw. Exzision der Fascia transversalis an der Hinterwand des Leistenkanals. Hierzu Versorgung eines direkten Bruchsacks.

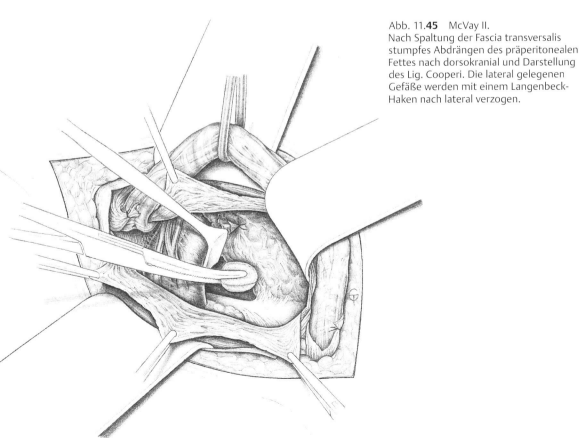

Abb. 11.**45** McVay II.
Nach Spaltung der Fascia transversalis stumpfes Abdrängen des präperitonealen Fettes nach dorsokranial und Darstellung des Lig. Cooperi. Die lateral gelegenen Gefäße werden mit einem Langenbeck-Haken nach lateral verzogen.

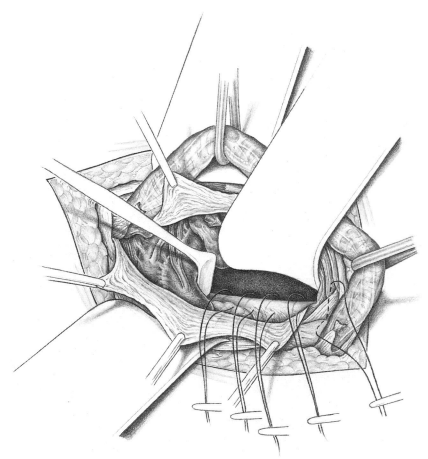

Abb. 11.**46** McVay III. Platzierung der Nähte am medialen Wundpol sowie am Lig. Cooperi (Armierung mit Klemmen).

Bruchlückenverschluss: Ziel ist die Anheftung der dreifachen Schicht aus Fascia transversalis, M. transversus abdominis und M. obliquus internus an das Lig. Cooperi. Es ist technisch einfacher, die Nähte zunächst nur durch den kaudalen Anker (Lig. Cooperi) zu führen und sie dort mit Klemmen zu fixieren. Die am weitesten medial liegende Naht fasst neben dem Periost des Tuberculum pubicum auch das Lig. lacunare (Gimbernati). Die zu überbrückende Distanz misst im Durchschnitt 4 cm. Benötigt werden 5–6 Nähte aus nichtresorbierbarem Nahtmaterial der Stärke 2/0 (Abb. 11.**46**).

Nach Anheben des M. obliquus internus abdominis stellt sich das kraniale Nahtlager dar. Es besteht aus der Fascia transversalis, Aponeurose des M. transversus abdominis und der Muskulatur des M. obliquus internus abdominis. Nur bei schlaffer Muskulatur ist es möglich, den Tractus iliopubicus einzustellen und in der Naht mitzufassen. Von dorsal nach kranial werden die drei Bauchwandschichten ca. 6 mm vom freien Rand entfernt mit den angeklemmten Fäden durchstochen. Sind alle Nähte gelegt, werden sie von medial nach lateral geknotet, sodass die Knoten zunehmend in die Tiefe treten müssen. Hierbei ist sorgsam auf die V. femoralis zu achten. Insgesamt sind mindestens 4, besser 6 Nähte zu platzieren. Das heisst, die Nahtreihe ist möglichst weit nach lateral fortzusetzen (Abb. 11.**47**).

McVay empfiehlt den so genannten „transition stitch" als lateralen Nahtabschluss, d. h. eine Naht, die außer der dreischichtigen Bauchdeckenmuskulatur das Lig. Cooperi und den medialen Anteil der Gefäßscheide fasst. Auf diese Weise wird auch einer möglichen paravaskulären Hernie vorgebeugt (Abb. 11.**47**).

Zum Abschluss der Reparation kann die Fascia transversalis im Bereich des inneren Leistenrings gelegentlich noch klaffen. Hier bietet sich an, durch einige Knopfnähte den inneren Leistenring in der Methode Zimmerman zu rekonstruieren, um einer späteren indirekten Leistenhernie vorzubeugen (Kap. 11.5.1) (Abb. 11.**48**, 11.**49**).

Reparationsformen **191**

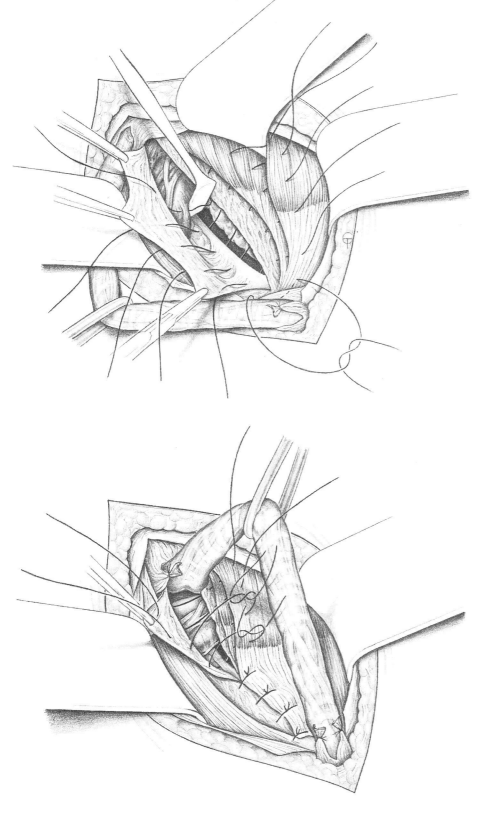

Abb. 11.**47** McVay IV. Führen des kranialen Anteils der Nähte durch die dreischichtige Bauchdecke. Im lateralen Anteil wird anstelle des Lig. Cooperi die Gefäßscheide der Femoralgefäße mitgefasst (transition stitch).

Abb. 11.**48** McVay V. Verschluss der Hinterwand des Leistenkanals nach Knoten der Nähte. Im lateralen Anteil sollte bei Klaffen der Fascia transversalis diese im Sinne der Leistenringeinengung nach Zimmerman (s. o.) durch Nähte verschlossen werden.

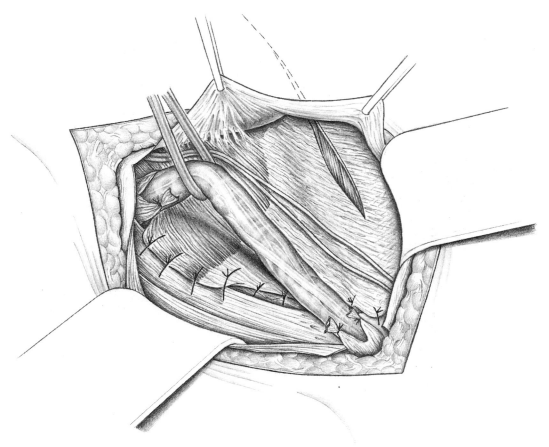

Abb. 11.**49** McVay VI.
Vollständiger Nahtverschluss an der Hinterwand des Leistenkanals und zusätzliche Entlastungsinzision der Rektusscheide.

Obligat ist die Inzision der Rektusscheide zur Entlastung der Nähte (Abb. 11.49). Diese Maßnahme vermag die Nahtspannung deutlich zu verringern (Kap. 8).

Verschluss der Externus-Aponeurose: Nach Reposition des Samenstrangs erfolgt die Naht der Externus-Aponeurose vor dem Samenstrang in üblicher Technik. Die subkutane Redon-Drainage und Hautnähte beenden den Eingriff.

Mesh-Techniken

Reparation durch transinguinale präperitoneale Netzplastik (TIPP)

Indikation: Diese von Rives zuerst propagierte transinguinale Applikation eines Netzes ist indiziert, wenn eine brüchige und wenig belastbare Fascia transversalis bei primären Hernien oder bei Rezidivhernien eine Netzverstärkung erfordern (Abb. 11.**50**).

Faszienspaltung: Die Spaltung der Fascia transversalis erfolgt, soweit noch Reste vorhanden sind. Die Vasa epigastrica können häufig nicht geschont werden, da sie meist ganz in Narben eingezogen sind. Der präperitoneale Raum muss soweit freigelegt sein, dass nur noch gut abschiebbares präperitoneales Fett allseits freiliegt.

Vorbereitung der Nahtlager: Die Faszienränder werden mit Klemmen gefasst und nach ventral verzogen (Abb. 11.**51**). Das präperitoneale Fett wird allseits mit einem Präpariertupfer von der Fascia transversalis abgelöst. Der R. genitalis des N. genitofemoralis wird zusammen mit dem Samenstrang angeschlungen oder reseziert. Dann wird die Faszienschicht soweit wie möglich unterminiert, so dass allseits eine mindestens 5 cm

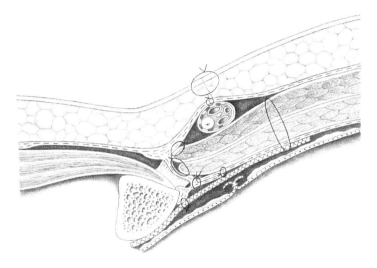

Abb. 11.**50** TIPP I.
Schematische Darstellung der Netzposition im Querschnitt.

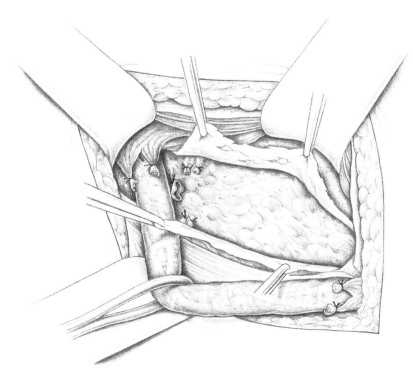

Abb. 11.**51** TIPP II.
Präparation der narbigen Ränder der Fascia transversalis und des präperitonealen Raums von inguinal. Fassen der Faszienränder mit Klemmen und stumpfe Freilegung des retrofaszialen, präperitonealen Raums. Bei starker Vernarbung: Durchtrennung und Ligatur der Vasa epigastrica inferiora. Zuschneiden des Netzes leicht rhomboid auf 12 × 15 cm.

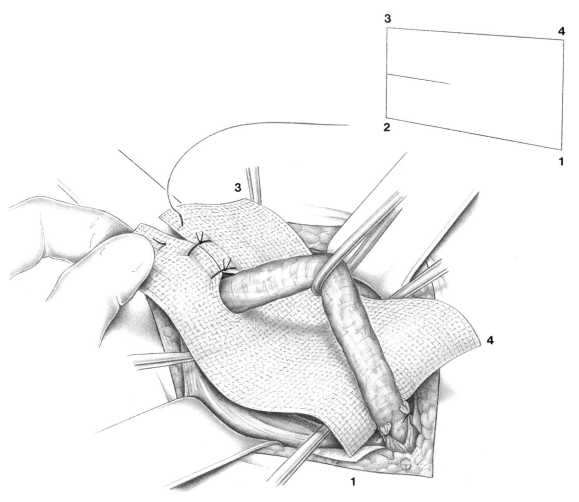

Abb. 11.**52** TIPP III.
Schlitzung des Netzes und Nahtvereinigung um den Samenstrang.
Herunterschieben des Netzes am Samenstrang und Positionierung im präperitonealen Raum.

breite Netzunterfütterung möglich wird. Ventral wird die Externus-Aponeurose aus dem subkutanen Narbengewebe herauspräpariert und auf mindestens 5–8 cm allseits freigelegt. Haut und Subkutangewebe werden hierzu weit nach kranial, lateral und medial abpräpariert.

Netzapplikation: Ein 12 mal 15 cm großes Kunststoffnetz (Atrium, Vypro II) wird waagerecht in den retrofaszialen Raum eingelegt. Zum Durchlassen des Samenstrangs wird es lateral geschlitzt (ca. 4 cm), über den Samenstrang gezogen und wieder vernäht (3–4 Polypropylen Nähte) (0-er) (Abb. 11.**52**). Am Samenstrang wird das Netz in den retrofaszialen Raum geschoben und hier mit Kocher-Klemmen an den Ecken nach mediokranial und laterokranial geschoben. In dieser Position wird das Netz ca. 2 cm vom Rand zuerst mit U-Nähten am Lig. Cooperi und lateral der Gefäße am Leistenband fixiert. Die Nähte werden nach außen (Abb. 11.**53**) oder besser nach innen dorsal des Netzes geknotet. Dann wird das Netz mit 2–3 transaponeurotischen, transmuskulären U-Nähten möglichst weit kranial mit leichter Spannung an der Bauchdecke fixiert (Abb. 11.**54**). Wichtig ist die faltenlose Lage des Netzes mit vollständiger Überdeckung aller Bruchpforten (Abb. 11.**55**).

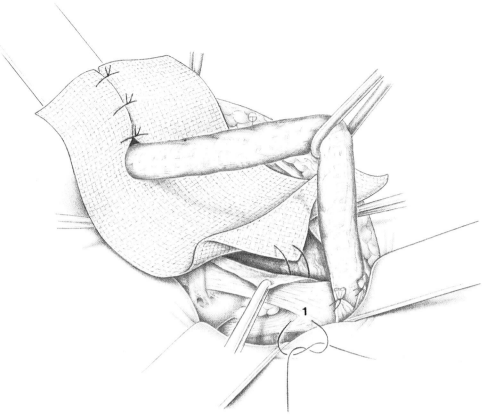

Abb. 11.53   TIPP IV.
Nahtfixation mit 3–5 U-Nähten am Lig. Cooperi (3–4 Nähte medial der Gefäße) und lateral am Leistenband. Danach kraniale Fixierung durch 2–3 transaponeurotische und transmuskuläre U-Nähte (Polypropylen, 0-er).

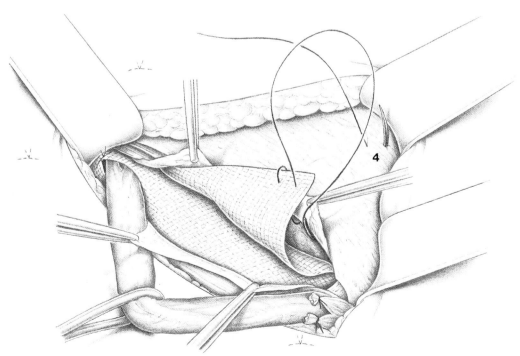

Abb. 11.54   TIPP V.
Faltenlose Netzapplikation mit Abdeckung aller Bruchpforten.

Faszienverschluss: Über dem Netz erfolgt der Faszienverschluss in gewohnter Weise, falls möglich durch Doppelung der Reste nach Shouldice, anderenfalls nach Bassini. Versorgung von Externus-Aponeurose, Subkutis und Haut erfolgt in der üblichen Weise.

Reparation nach Lichtenstein

Indikation: Zunehmend häufiger verwandtes Verfahren zur Reparation von Hinterwanddefekten und auch kleineren Leistenhernien beim älteren Menschen. Die Indikationen sind eine wenig belastbare Fascia transversalis mit großen Bruchpforten sowie der Wunsch nach schneller Rekonvaleszenz und Belastbarkeit bei älteren Patienten (>50 Jahre) mit Unbedenklichkeit für eine primäre Netzapplikation.

Prinzip: Platzierung eines Netzes zwischen Externus-Aponeurose und Internus- bzw. Transversusmuskulatur (Abb. 11.56).

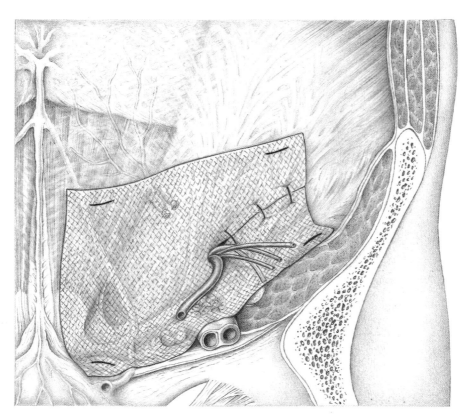

Abb. 11.55 TIPP VI. Netzplatzierung in Innenansicht. Über dem Netz Faszienreparation nach Shouldice oder Bassini.

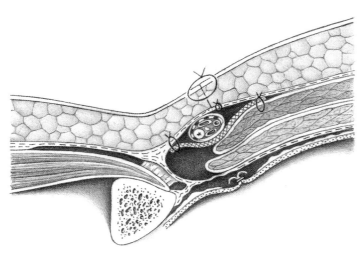

Abb. 11.56 Lichtenstein I. Schematischer Querschnitt der Netzposition.

Technik: Hernienpräparation wie üblich (s.o.) ohne Resektion des M. cremaster, Einbeziehung aller Nerven und Gefäße zusammen mit dem Kremaster und Samenstrang in den Gummizügel. Bei unübersichtlichem indirekten Bruchsack auch Resektion der Muskulatur (selten). Danach Ausschneiden eines 6 mal 14 cm großen Atrium- oder Vypro-II-Netzes mit lateralem Schlitz (Abb. 11.**57**). Fortlaufende Naht des Netzes am Leistenband, medial Fixation über dem Os pubis (Polypropylene, 0-er). Fortführung der fortlaufenden Naht am Leistenband bis in Höhe des inneren Leistenrings (Abb. 11.**58**).

Die lateralen Schenkel werden in die endgültige Position gebracht und um den Samenstrang geführt. Fixation der kranialen Begrenzung mit Einzelnähten an der Aponeurose des M. obliquus internus (3–5 Nähte) (Abb. 11.**59**).

Umfahren des Samenstrangs mit dem kranialen „Schwalbenschwanz" und Fixation am unteren „Schwanz"-Ende und Leistenband mit einer nichtresorbierbaren Naht (0-er) (Abb. 11.**60**) und dadurch Bildung eines neuen inneren Leistenrings. Darüber Verschluss von Externus-Aponeurose und Haut wie üblich.

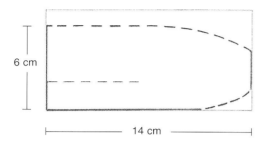

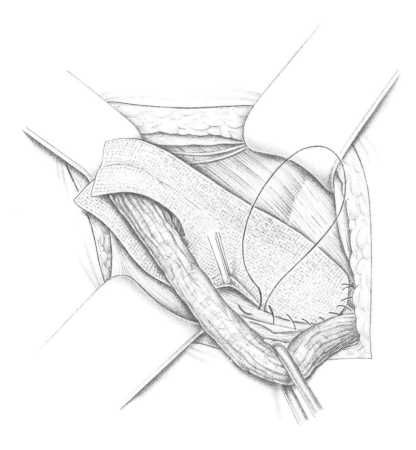

Abb. 11.**57** Lichtenstein II.
Oben: Schnittmuster des Netzes;
unten: nach Zuschneiden des Netzes fortlaufende Fixierung am Leistenband.

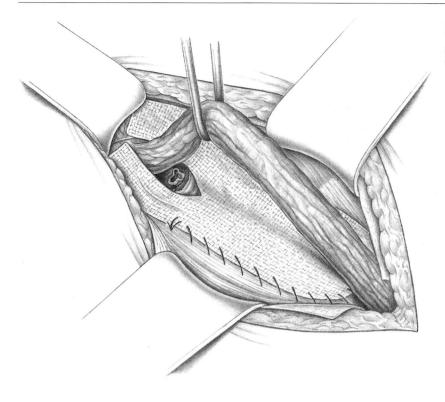

Abb. 11.**58** Lichtenstein III. Vollständige fortlaufende Fixationsnaht am Leistenband (Polypropylen, 0-er).

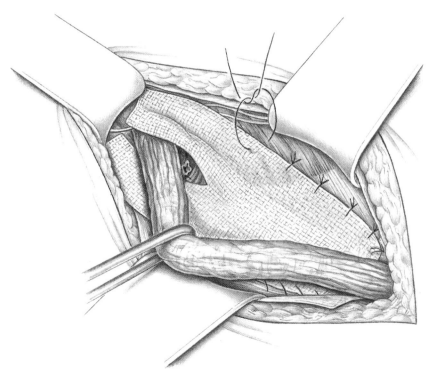

Abb. 11.**59** Lichtenstein IV. Kraniale Fixation an der Internus-Aponeurose mit Einzelnähten bis in Höhe des inneren Leistenrings.

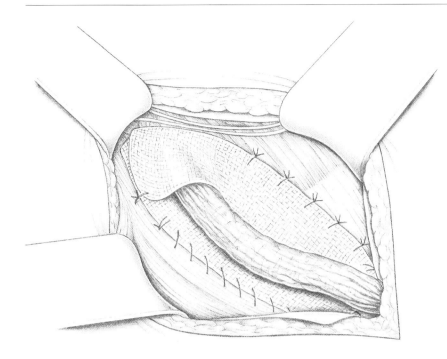

Abb. 11.**60** Lichtenstein V. Bildung des inneren Leistenrings durch Überlappung und Fixation mit einer Naht am Leistenband.

11.5.2 Posteriorer Zugang

Offene Techniken

Präperitoneale Reparation ohne Mesh nach Nyhus

Der präperitoneale Zugang ermöglicht die Darstellung des Leisten- und Schenkelkanals von kranial und ventral, ohne mit den anatomischen Strukturen dieser Region direkt zu interferieren. Deshalb bietet sich diese Methode vor allem bei Rezidivhernien sowie unübersichtlichen anatomischen Verhältnissen im Inguinalbereich an. Über den präperitonealen Zugang lassen sich alle Leisten- und Schenkelbruchpforten suffizient verschließen. Dieser offene Zugang entspricht der der laparoskopischen Vorgehensweise (s. u.).

Nahtlager für die Schenkelbruchpforte sind kaudal das Lig. Cooperi und kranial der Tractus iliopubicus (18, 19), der lateral am Beckenkamm entspringt, den M. psoas und die Femoralgefäße überbrückt und medial am Tuberculum pubicum und am horizontalen Schambeinast inseriert. Diese feste Struktur ist auch das Nahtlager bei der Reparation nach Shouldice (s.o.). Als sehnenförmiger kräftiger Strang ist er nicht mit dem Leistenband vereint, sondern verläuft zu diesem parallel als innerste Bauchdeckenschicht. Der Tractus iliopubicus bildet den kaudalen Ansatz der Fascia transversalis.

Vorteile des präperitonealen Zugangs sind die bessere Möglichkeit zur Erkennung und Versorgung einer Gleithernie, die Reposition eingeklemmter Hernien unter Sicht und die Vermeidung der Präparation in Narbengewebe bei Rezidivhernien. Nachteilig kann sein, dass der präperitoneale Zugang vor allem bei adipösen Patienten eine sehr tiefe und nicht selten schwierige instrumentelle Technik erfordert.

Präparation und Versorgung des Bruchsacks: Die Schnittführung verläuft horizontal in ca. 5 cm Abstand zum Leistenband (Abb. 11.**61a, b**). Sie beginnt über der Medianlinie des Unterbauchs und reicht 5–6 cm nach lateral. Spaltung der Aponeurose des M. obliquus externus. Nach Eröffnung der Rektusscheide wird der Muskel nach medial verzogen. Nach lateral werden die Mm. obliquus internus abdominis und transversus abdominis in Faserrichtung durchtrennt (Abb. 11.**62**). Da liegt die Fascia transversalis frei und wird im Bereich der hinteren Rektusscheide indiziert (Abb. 11.**63**). Dem stumpfen Ablösen des Peritoneums folgt die Erweiterung des Schnitts nach beiden Seiten.

Danach erfolgt die vorsichtige Präparation des Peritonealsacks, der mit Tupfern stumpf nach kranial verlagert wird. Nunmehr sieht man die sackförmige Ausziehung des Peritonealsacks in den Schenkelkanal (Abb. 11.**64**). Sperren bei dieser Präparation die Vasa epigastrica inferioria, so sollten sie doppelt ligiert und durchtrennt werden. Durch stumpfe Präparation, Zug am Bruchsackhals und eventuell Druck auf die Bruchgeschwulst von krural löst man den Bruchsack (Abb. 11.**65**). Gelingt dieses Manöver nicht, bringt ein Einkerben der Bruchpforte nach medial eine Erweiterung des inneren Bruchrings. Hierzu werden die Fasern des Tractus iliopubicus und das Lig. lacunare (Gimbernati) indiziert. Der allseits von Fett und eventuell anhängenden Teilen der Blase befreite Bruchsack wird eröffnet, kontrolliert, an der Basis umstochen und abgetragen. Bei Gleithernien

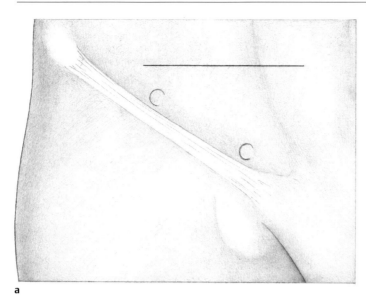

Abb. 11.**61 a, b**   Präperitoneale Reparation I.
a   Waagerechter Hautschnitt oberhalb des Leistenkanals.
b   Waagerechte Spaltung der Externus-Aponeurose.

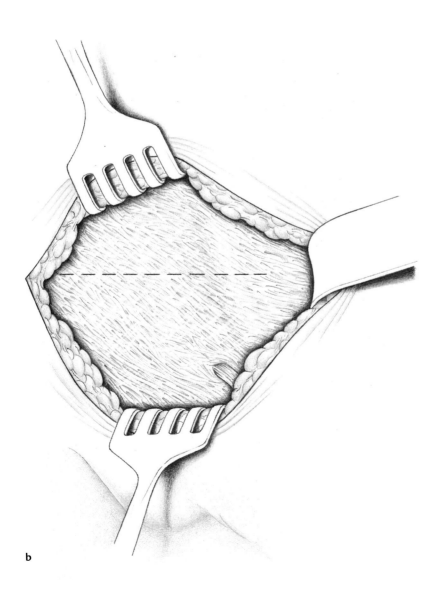

Reparationsformen **201**

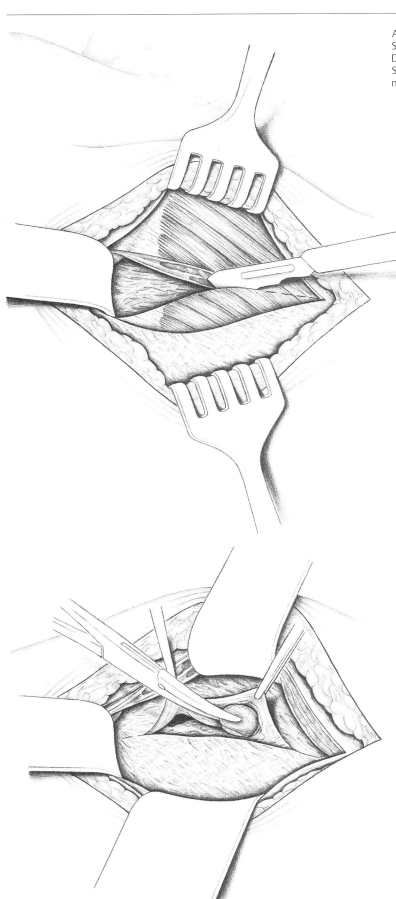

Abb. 11.**62** Präperitoneale Reparation II. Spaltung der Muskulatur im Faserverlauf. Diese und folgende Abbildungen zeigen die Sicht des Operateurs von kranial (unten) nach kaudal (oben).

Abb. 11.**63** Präperitoneale Reparation III. Spaltung der Fascia transversalis nach Durchtrennung der Muskulatur und stumpfer Abpräparation des darunter gelegenen Peritonealsacks mit einem Tupfer.

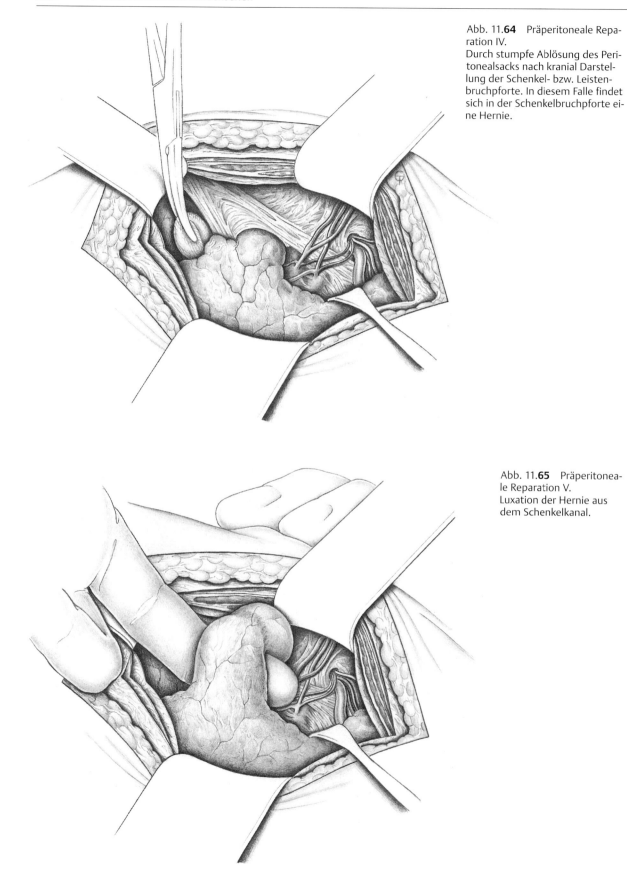

Abb. 11.**64** Präperitoneale Reparation IV.
Durch stumpfe Ablösung des Peritonealsacks nach kranial Darstellung der Schenkel- bzw. Leistenbruchpforte. In diesem Falle findet sich in der Schenkelbruchpforte eine Hernie.

Abb. 11.**65** Präperitoneale Reparation V.
Luxation der Hernie aus dem Schenkelkanal.

oder Hernieninkarzerationen wird in üblicher Technik (Kap. 15) vorgegangen. Das Lig. Cooperi über dem gut tastbaren Schambeinast wird von Fettgewebe befreit und übersichtlich dargestellt. Kleinere Gefäße werden primär ligiert oder mit dem Elektrokauter versorgt.

Legt man einen Finger in die Bruchpforte, tastet man nach ventral den Tractus iliopubicus unterhalb des Leistenbands. Er wird mit einer Allis-Klemme gefasst und nach kranial gezogen, um die Nähte besser platzieren zu können (Abb. 11.**66**).

Verschluss der Bruchpforte: Die Nahtreihe zum Verschluss der Schenkelbruchpforte beginnt von medial. Zuerst fasst die Nadel das Lig. iliopubicum und dann das Lig. Cooperi. Beim Fassen sollten die Nähte nicht zu weit nach kranial gelegt werden, um eine Verletzung des Samenstrangs zu vermeiden. Es hat sich bewährt, erst 2–3 notwendige Nähte zu legen (Abb. 11.**67**) und anzuklemmen. Zieht man sie probeweise an, ist gut zu kontrollieren, dass die V. iliaca bzw. V. femoralis nicht zu stark eingeengt wird. Als Nahtmaterial kommt nichtresorbierbares Polypropylen oder Seide 2–0 zur Verwendung. Nach Abschluss der Nahtreihe muss die Lacuna vasorum noch gut für die Zeigefingerspitze eingängig sein. – Der Verschluss der Bauchdecken in der vorgegebenen Reihenfolge, eine subkutane Redon-Drainage und Hautnähte beenden den Eingriff.

Der präperitoneale Zugang eignet sich auch für die Versorgung von direkten und indirekten Leistenbrüchen. Insbesondere beim Mehrfachrezidiv wird derart die Reoperation im voroperierten Gebiet vermieden. Der Verschluss der Bruchpforte erfolgt bei der indirekten Leistenhernie durch Naht des oberen Schenkels des inneren Leistenrings (Fascia transversalis u. M. transversus abdominis) an das Lig. iliopubicum lateral vom Durchtritt des Samenstrangs. Dieser muss bei Legen der Nähte nach medial verzogen werden (Abb. 11.**68**). Eine mediale Platzierung dieser Nähte zur Einengung des inneren Leistenrings verbietet sich bei diesem Zugang, da die Gefahr einer Verletzung des Samenstrangs im Leistenkanal zu groß ist.

Bei der direkten Hernie kann die Bruchpforte durch Nahtvereinigung des M. transversus abdominis und der Fascia transversalis mit dem Lig. iliopubicum erfolgen. Nahtmaterial ist hier wie auch an anderer Stelle 2–0 Polypropylen bzw. PDS (Abb. 11.**69**). Die Naht der Bauchdecken, subkutane Redon-Drainage, Hautnähte und steriler Verband beenden den Eingriff.

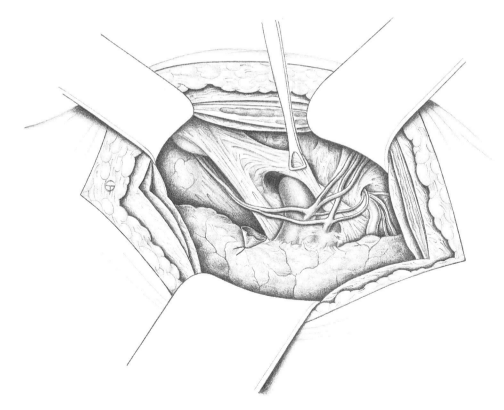

Abb. 11.**66** Präperitoneale Reparation VI. Freilegung der Schenkelbruchpforte nach Luxation der Hernie und Fassen der Bruchränder mit Klemmen. Deutliche Darstellung der „Corona mortis" über dem Lig. Cooperi links.

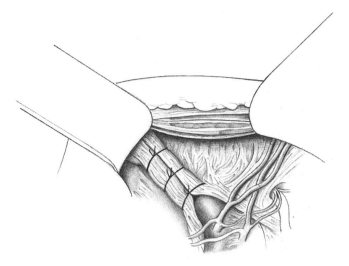

Abb. 11.**67** Präperitoneale Reparation VII. Reparation bei Schenkelhernie. Reparation der Schenkelbruchpforte durch Einzelknopfnähte, die das Leistenband an das Lig. Cooperi annähern.

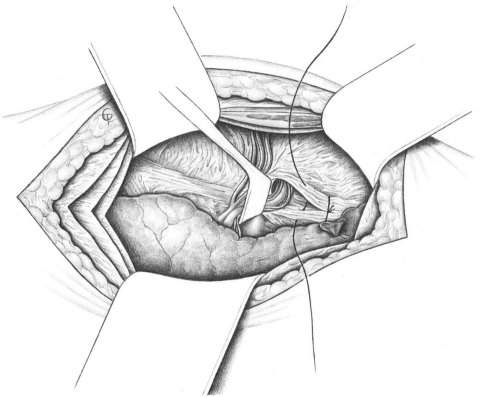

Abb. 11.**68** Präperitoneale Reparation VIII. Reparation bei indirekter Leistenhernie: Verschluss des inneren Leistenrings von innen durch laterale Pfeilernähte.

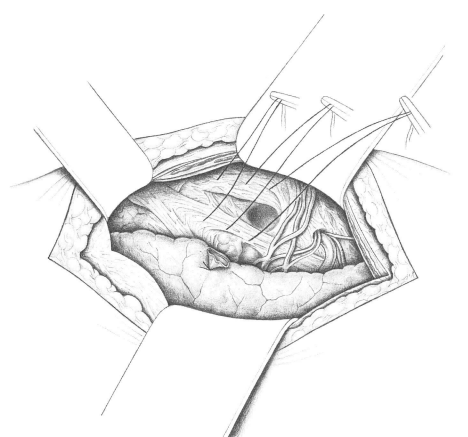

Abb. 11.**69** Präperitoneale Reparation IX.
Reparation bei direkter Leistenhernie: Verschluss der direkten Bruchpforte durch Nahtvereinigung des Tractus iliopubicus mit dem Arcus aponeurosis m. transversi (Hesselbach-Dreieck).

Präperitoneale Reparation mit Netzplastik nach Nyhus

In der Regel wird beim präperitonealen Zugang nur bei kleinen Defekten ein sicherer Nahtverschluss ohne Spannung möglich sein. Bei größerem Defekt oder bei multiplen Bruchpforten der Schenkel- und Leistenregion sowie bei wenig belastungsstabilem Gewebe empfiehlt sich die Applikation alloplastischer Materialien, d. h. von Kunststoffnetzen (Kap. 8.8).

Handelt es sich um eine kleine Bruchpforte, die ausschließlich auf die Leisten- oder Schenkelregion beschränkt ist, können kleinere Netze eingebracht werden. Sie sind in der Regel 8 mal 12 cm groß und werden mit 2–3 transmuskulären Nähten (Polypropylen, 0-er) an der ventralen Bauchwand fixiert (s. Abb. 11.**70**). Zuvor empfiehlt es sich, wie beim inguinalen Zugang mit Netzverstärkung (s. Kap. 11.**51**), das Netz mit 2–3 Nähten am Lig. Cooperi überlappend zu fixieren, um eine Dislokation im kaudalen Bereich zu vermeiden.

Liegen größere Defekt oder multiple Bruchpforten vor, so wird diese Patch-Plastik ohne dauerhaften Erfolg sein. Hier empfiehlt sich das Vorgehen von Stoppa (bilateral) oder Wantz (unilateral) (s. u.).

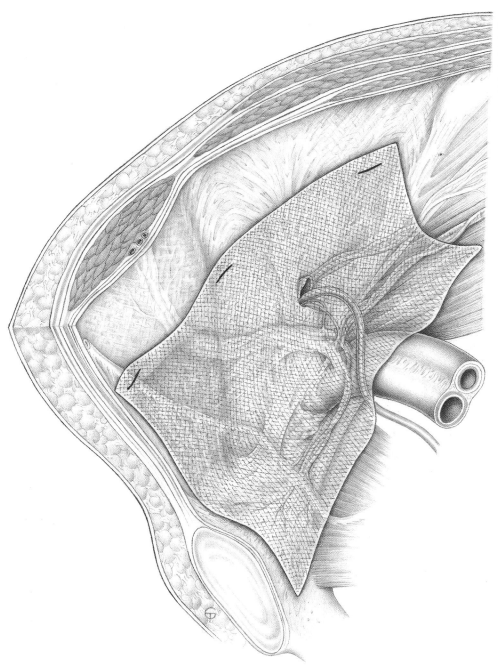

Abb. 11.**70** Präperitoneale Reparation X mit Netzplastik.
Sparsame Fixation durch Clips am Lig. Cooperi und der kranialen Bauchdecke (Abb. 11.**53**).

Bilaterale präperitoneale Netzplastik nach Stoppa

Der französische Chirurg René Stoppa führte 1969 zuerst die Verstärkung der Bauchdecke mit einer großen, nichtresorbierbaren Prothese ein. Die Operation wurde bezeichnet als „grand prosthetic reinforcement of the visceral sac (GPRVS)" und wird allgemein „Stoppa procedure" genannt. Stoppa bezieht sich bewusst auf eine Bauchwandverstärkung, nicht auf einen Bruchlückenverschluss. Bei richtig dimensionierter, korrekt platzierter und zugeschnittener Prothese sind Rezidive kaum noch möglich. Das Konzept der Stoppa-Plastik ist die Verstärkung der Fascia transversalis im präperitonealen Raum durch eine große Prothese, die weit über die Grenzen der Bruchpforten in jeder Richtung hinausragt. Die Prothese, die die endopelvine Faszie ersetzen soll, wird durch den Druck des Peritoneums gegen die innere Bauchwand fixiert, d. h. benötigt keine weitere Fixation. Später kommt es zur Integration des Netzes durch Einwachsen von Bindegewebe. Hernien können nicht mehr auftreten, da alle Bruchpforten abgedeckt sind. Ein spezieller Verschluss der Bruchpforte erübrigt sich.

Indikation: Rezidivhernien bei Patienten über 50 Jahre bei bilateraler Manifestation. Hernien bei Bindegewebserkrankungen (Ehlers-Danlos-Syndrom, Marfan-Syndrom), Hernien bei chronisch erhöhtem intraabdominellen Druck (Patienten mit Aszites, Gewichtheber etc.) Eine weitere Indikation kann die Angst vor einer Schädigung der Hodendurchblutung im Rahmen einer Rezidivoperation sein, da auf eine Präparation der Vasa spermatica im Narbengewebe verzichtet werden kann.

Kontraindikationen: Unverträglichkeit von alloplastischen Materialien, infizierter Bruchbereich, Inkarzeration, junge Patienten (< 50 Jahre), einseitiger Befund.

Material: Bislang bevorzugtes Netzmaterial ist Mersilene (Polyester), da es flexibel, nicht rigide ist und sich dem Abdominalsack gut anpasst. Andere Materialien wie Marlex, Teflon und Prolene sind weniger gut geeignet. Sie passen sich nicht in dem Maße der Konfiguration des abdominellen Sacks an. Erste positive Erfahrungen haben wir mit Vypro-Netzen. Die Dimension des Netzes sollte so gewählt sein, dass es alle potentiellen Bruchpforten verschließt (Abb. 11.**71**). Ideale Konfiguration ist die Breite zwischen Mittellinie und Spina iliaca anterior minus 1 cm und die Länge von etwa 12 cm (Abb. 11.**78**).

Vorbereitung: siehe Kapitel 11.1.

Narkose: Allgemeinnarkose, Peridural- oder Spinalanästhesie.

Lagerung: Rückenlagerung mit gestreckten Hüftgelenken bei leicht angehobenem Gesäß.

Technik: Das Prinzip des bilateralen Stoppa ist die Auskleidung der unteren Leibeshöhle durch eine beidseitige, groß dimensionierte dachförmige Prothese (Abb. 11.**71**). Die Operation beginnt mit einem Unterbauchmedianschnitt, der die Linea alba spaltet (Abb. 11.**72**). Es ist sorgsam darauf zu achten, dass das

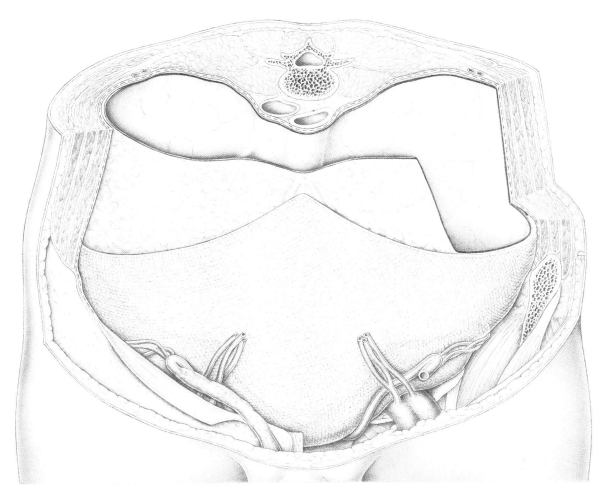

Abb. 11.**71**   Stoppa I.
Die GPRVS soll das untere Abdomen auskleiden und zwischen Peritoneum und Fascia transversalis gelegen die Bauchwand verstärken.

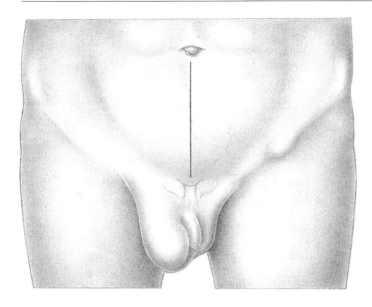

Abb. 11.**72** Stoppa II.
Medianer Unterbauchschnitt zwischen Symphyse und Nabel als Zugang.

Bauchfell nicht eröffnet wird. Nach Freilegen des Peritoneums wird der Peritonealsack mit einem Präpariertupfer stumpf von der Bauchwand abgeschoben. Nach Ablösung des Peritonealsacks werden stumpfe Haken unter die Muskulatur gesetzt (Abb. 11.**73**).

Sind starke Verwachsungen vorhanden, z. B. nach Hernioplastik oder Appendektomie, wird das Peritoneum scharf von den Narben abgelöst. Danach wird das Spatium Retzii freigelegt und die Blase bis zur Prostata freipräpariert. Lateral werden die Rektusmuskulatur freipräpariert und die unteren epigastrischen Gefäße dargestellt. Die Präparation geht dorsal bis zur Muskulatur des M. iliopsoas. In der Tiefe werden das Foramen obturatum freigelegt, die Iliakalgefäße und der Ureter.

Anschließend wird entlang der unteren epigastrischen Gefäße der Samenstrang aufgesucht und die mediale und laterale Leistenbruchpforte dargestellt. Der Bruchsack wird stumpf ausgelöst und retrahiert (Abb. 11.**74**).

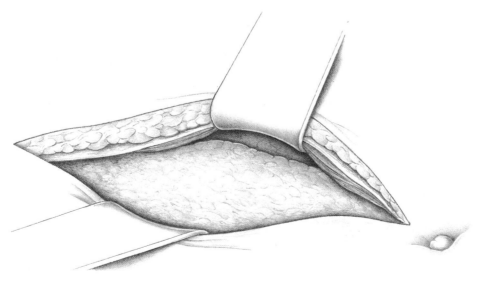

Abb. 11.**73** Stoppa III. Mobilisation der lateralen Bauchdeckenränder ohne Eröffnung des Peritoneums, Einsatz stumpfer Haken. Ansicht von links, Nabel rechts, Symphyse links.

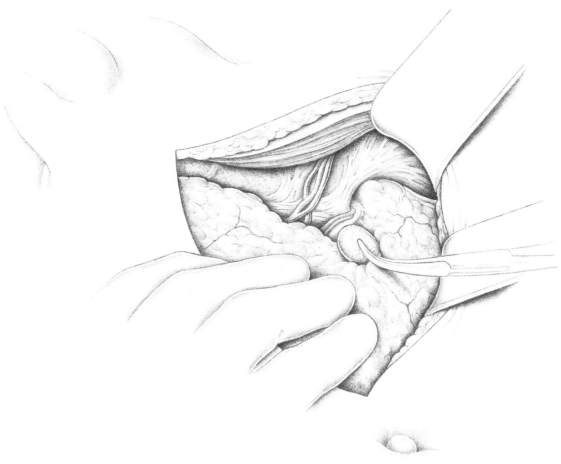

Abb. 11.**74** Stoppa IV.
Weite laterale und kaudale Mobilisation, lateral bis zum M. iliopsoas, kaudal bis ins Cavum Retzii.
Stumpfes Auslösen des rechtsseitigen Bruchsacks aus der Bruchpforte.

Ist eine Mobilisation des Bruchsacks nicht möglich, kann der distale Anteil reseziert werden. Hierzu wird der Bruchsack mit einem Zügel angeschlungen (Abb. 11.**75**) und unter Sicht durchtrennt (Abb. 11.**76**). Anschließend wird der Peritonealsack mit einer resorbierbaren (PGS 3 – 0) Naht sicher verschlossen, der Samenstrang wird mit einem Gummizügel angeschlungen (Abb. 11.**77**). Nun kann der Peritonealsack weiter nach kranial abpräpariert werden. Der Ductus deferens und die Vasa spermatica werden in ihrem Y-förmigen Verlauf verfolgt. Der Peritonealsack muss so weit wie möglich abgelöst werden.

Nach Beendigung der stumpfen Dissektion des Peritonealsacks wird die Prothese vorbereitet. Sie sollte idealerweise die Breite zwischen den beiden Spinae iliacae superiores haben und die Höhe zwischen der Symphyse und dem Nabel. Es hat sich bewährt, sie V-förmig auszuschneiden, wobei der kraniale Zipfel am Nabel 4 cm oberhalb der Spina-Verbindungslinie, die kaudale Einkerbung in Höhe der Symphyse, d. h. 6 cm oberhalb der Verbindungslinie der kaudalen Zipfel, liegt. Die Amerikaner bezeichnen dies als „Chevron"-förmig (Abb. 11.**78**).

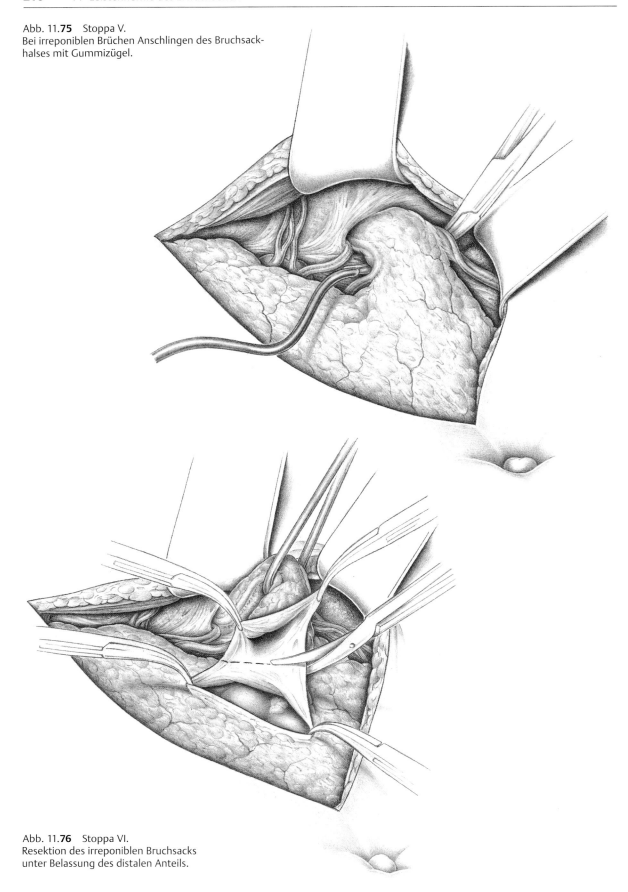

Abb. 11.**75** Stoppa V.
Bei irreponiblen Brüchen Anschlingen des Bruchsackhalses mit Gummizügel.

Abb. 11.**76** Stoppa VI.
Resektion des irreponiblen Bruchsacks unter Belassung des distalen Anteils.

Abb. 11.77 Stoppa VII.
Im Falle der Resektion oder Bruchsackeröffnung sorgfältiger vollständiger Nahtverschluss zur Vermeidung eines späteren Netzkontakts mit dem Intestinum.

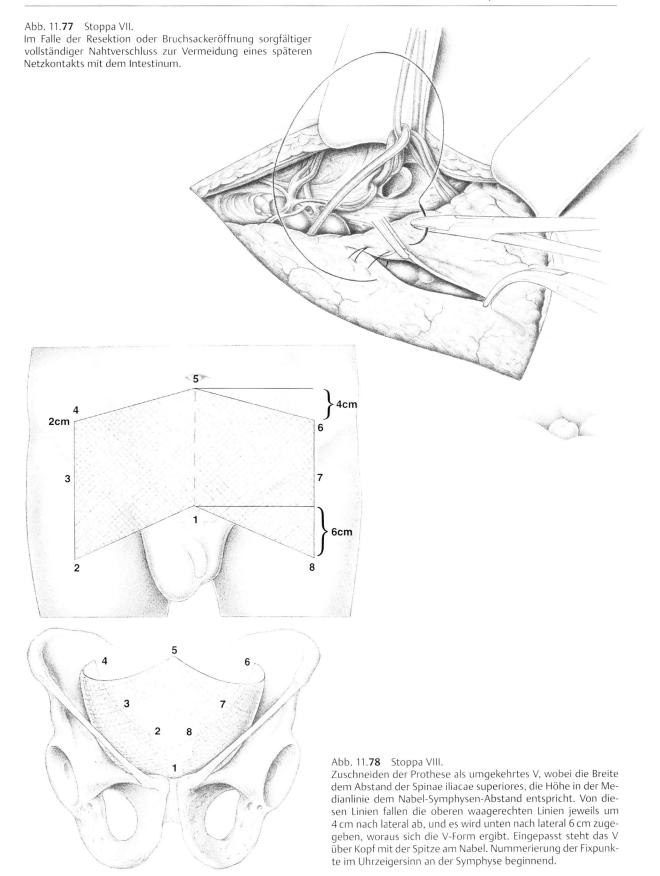

Abb. 11.78 Stoppa VIII.
Zuschneiden der Prothese als umgekehrtes V, wobei die Breite dem Abstand der Spinae iliacae superiores, die Höhe in der Medianlinie dem Nabel-Symphysen-Abstand entspricht. Von diesen Linien fallen die oberen waagerechten Linien jeweils um 4 cm nach lateral ab, und es wird unten nach lateral 6 cm zugegeben, woraus sich die V-Form ergibt. Eingepasst steht das V über Kopf mit der Spitze am Nabel. Nummerierung der Fixpunkte im Uhrzeigersinn an der Symphyse beginnend.

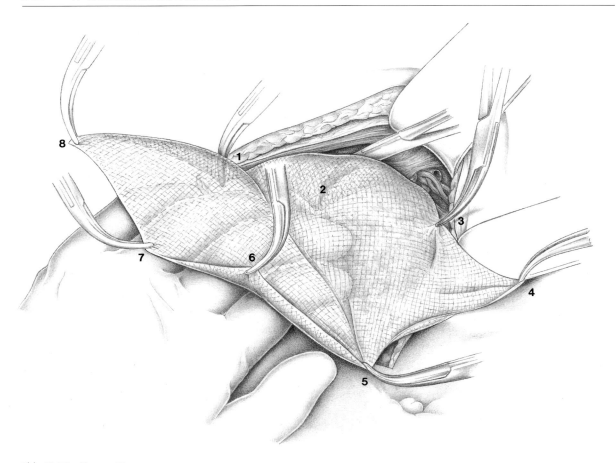

Abb. 11.**79** Stoppa IX.
Beginn der Einpassung des Netzes durch Markieren der Eckpunkte (2, 3, 4, 6, 7, 8) und der beiden Mittelpunkte in der Senkrechten (1, 5) mit jeweils einer Klemme. Zuerst Einpassung der rechtsseitigen Hälfte durch Einführen der Klemmen 1 und 5 in der Mitte und der Klemmen 2, 3, 4 bis weit nach dorsolateral. Dieser Teil des Netzes umfährt den gesamten lateralen Bauchsack rechts.

Nach Zuschneiden der Prothese wird sie an 8 Punkten mit je einer Klemme gefasst und schrittweise in den präperitonealen Raum eingeführt. Hierbei wird die mediane Klemme 1 tief in das Cavum Retzii eingeführt und das Netz dort von dem Assistenten mittels der liegenden Klemme festgehalten.

Die Klemme 5 wird vom Assistenten in Höhe des Nabels gehalten. Die Klemmen 2, 3 und 4 werden unter Streckung der Prothese so weit wie möglich nach rechts dorsal eingeführt, sodass sich die rechte Hälfte der Prothese vollständig entfaltet (Abb. 11.**79**, 11.**80**). Danach werden die medianen Klemmen 1 und 5 fixiert belassen, die Klemmen 2–4 entfernt.

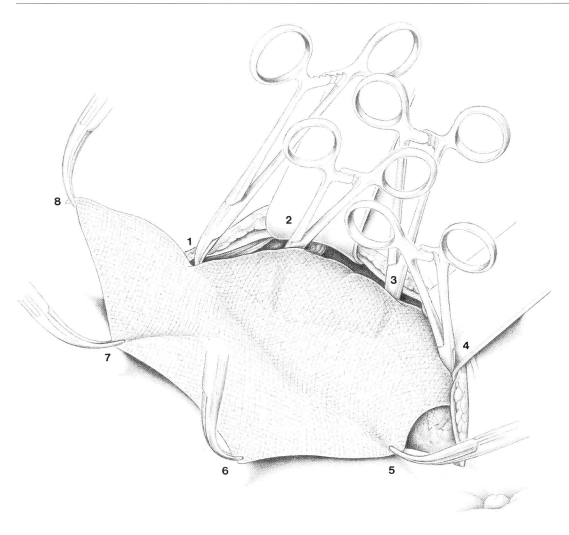

Abb. 11.**80** Stoppa X.
Tiefes Verankern der Fixpunkte des Netzes dorsal des rechten Peritonealsacks am M. iliopsoas durch die Klemmen 2–4.
Die Klemmen 1 und 5 halten die Mittellinie.

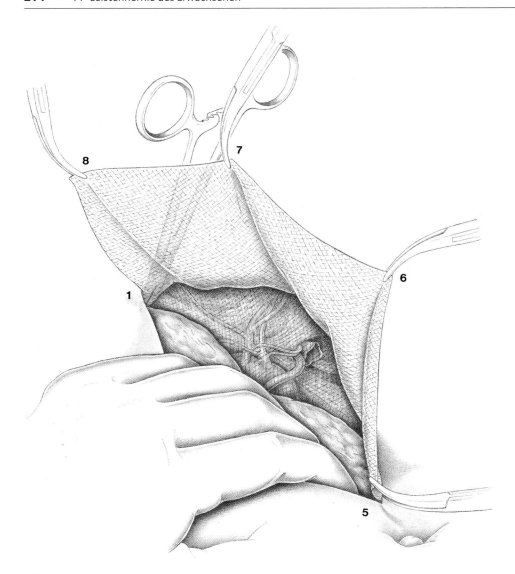

Abb. 11.**81** Stoppa XI.
Nach rechtsseitiger Einpassung Entfernung von Klemme 2, 3 und 4 und Belassung von Klemmen 1 und 5 in der Medianlinie. Jetzt gleiches Vorgehen wie rechts auf der linken Seite mit den Klemmen 6, 7 und 8.

Der nächste Schritt ist die linksseitige Versenkung der linken Klemmen 6–8 symmetrisch zur rechten Seite (Abb. 11.81, 11.82). Nach vollständiger Platzierung der linken Prothesenhälfte werden zuerst die Klemmen 6–8 entfernt. Die Stoppa-Plastik als halbsphärische Peritonealumhüllung ist vollendet. Der Operateur muss sich vergewissern, dass keine Falten vorliegen. Danach werden auch die medianen Klemmen 1 und 5 entfernt. Der Präperitonealraum wird drainiert und die Prothese mit einer Naht (Polypropylen, 0-er) (Punkt 5) an die Linea alba fixiert (Abb. 11.83). Der Verschluss der medianen Bauchwunde beendet den Eingriff. Die halbsphärische Bauchdeckenverstärkung nach Stoppa ist vollendet (s. Abb. 11.71).

Postoperativer Verlauf: Entfernung der Drainage nach 48 h. Nach Heilung der Bauchwunde kann der Patient bald vollständig belasten. Der stationäre Aufenthalt beträgt wenige Tage.

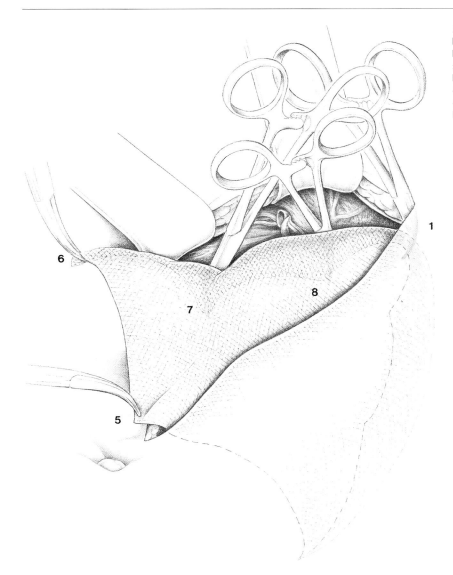

Abb. 11.**82** Stoppa XII. Dorsal weiteres Herumführen des Netzes um den linken Peritonealsack mit Klemmen 6, 7 und 8. Belassung von Klemme 1 und 5 in der Mittellinie. Bei faltenfreiem dorsalen Sitz Entfernung der Klemme.

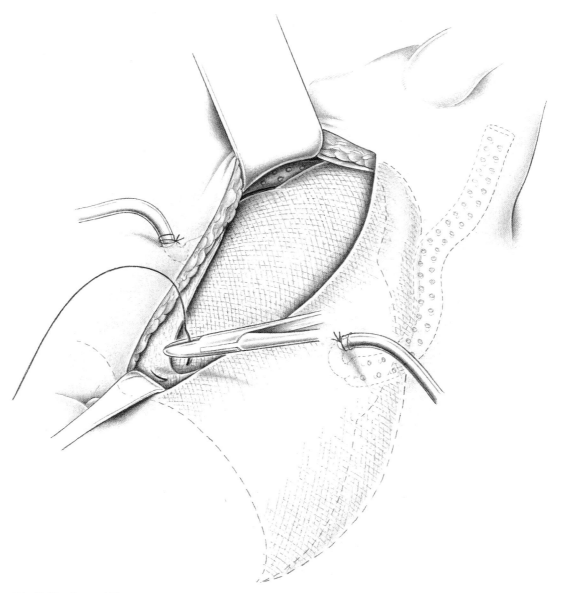

Abb. 11.**83** Stoppa XIII.
Fixation der Netzspitze an der infraumbilikalen Linea alba (0-er), eine weitere Fixation ist meist entbehrlich (ggf. 2 Nähte am Lig. Cooperi). Saugdrainage (Aachener Drains) und Bauchdeckenverschluss.

Unilaterale präperitoneale Netzplastik nach Wantz

Indikation: Siehe Kap. 14.2.1 bei unilateralem Befund.

Kontraindikationen: Siehe Kap. 14.2.1.

Zugang: Unterbauchquerschnitt (Abb. 11.**61**).

Technik: Nach Spaltung der Muskulatur stumpfe Abtrennung des Peritonealsacks. Mobilisation des Bruchsacks und Versenkung (Abb. 11.**63** – 11.**65**) liegt die Bruchpforte frei (Abb. 11.**65**). Der Defekt kann nun durch ein unilaterales großes Netz verschlossen werden. Die Dimension des Netzes sollte so gewählt sein, dass es alle potenziellen Bruchpforten verschließt (Abb. 11.**84**). Die ideale Netzkonfiguration ist die Breite zwischen Mittel-

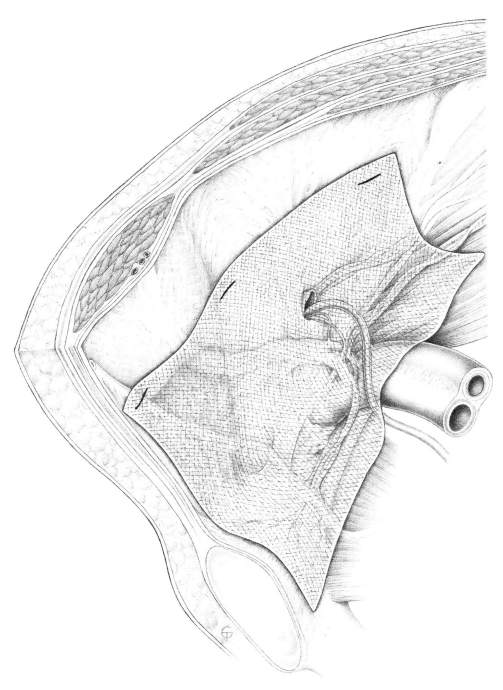

Abb. 11.**84** Wantz I.
Unilaterale Bauchdeckenverstärkung durch präperitoneales Netz, das alle Bruchpforten abdeckt.

linie und Spina iliaca anterior minus 1 cm und eine Höhe von ca. 12 cm (Abb. 11.**85**).

Das Netz wird nach kranial durch 3 U-Nähte fixiert, die medial durch die Rektusmuskulatur, intermediär durch Linea semilunaris und lateral durch die Obliquus-Muskulatur fixiert werden. Die Nähte können mit Reverdin-Nadeln oder mit großen Nadeln gelegt werden, sie sollten aus nichtresorbierbarem 0-er Polypropylene bestehen. Die mediale Naht sollte möglichst weit nach medial, die laterale möglichst weit nach lateral unter Spannung gelegt werden (Abb. 11.**86**). Die mediale und intermediäre werden subkutan, die laterale Naht transkutan geknotet. Der transkutane Knoten wird in einem Hautschlitz versenkt (Abb. 11.**87**).

Sind alle 3 Nähte fixiert, wird ähnlich wie beim Manöver nach Stoppa der kaudale Anteil mit 3 Klemmen hinter dem Peritonealsack platziert (Abb. 11.**88**). Dabei ist darauf zu achten, dass die Klemmen möglichst weit nach dorsal geschoben werden, um das Netz faltenfrei auszuspannen. Eine dorsale Fixierung ist nicht notwendig und eher gefährlich. Subkutane Drainage, Faszien- und Muskelverschluss und Hautnähte beenden den Eingriff.

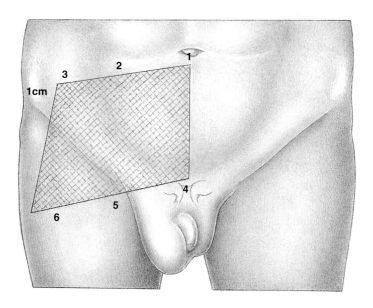

Abb. 11.**85** Wantz II.
Ausmessen und Platzierung der unilateralen Prothese zur Bauchdeckenverstärkung.

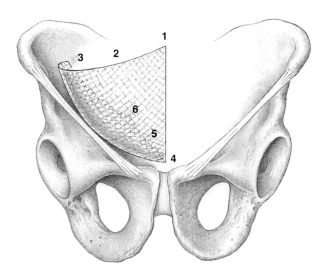

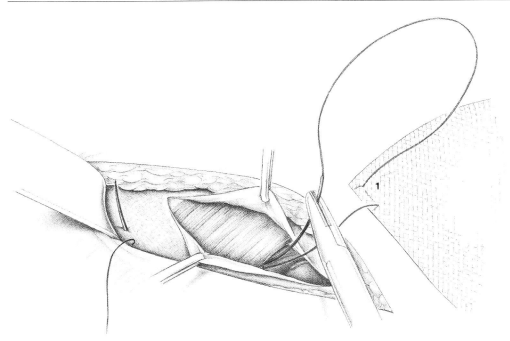

Abb. 11.**86** Wantz III.
Transmuskuläre Fixation mit monofilen, nichtresorbierbaren Nähten an der Rektusmuskulatur, schrägen Bauchdeckenmuskulatur und Externus-Aponeurose. Die Naht durch den Rektus kann mit Reverdin-Nadel oder großer Nadel erfolgen.

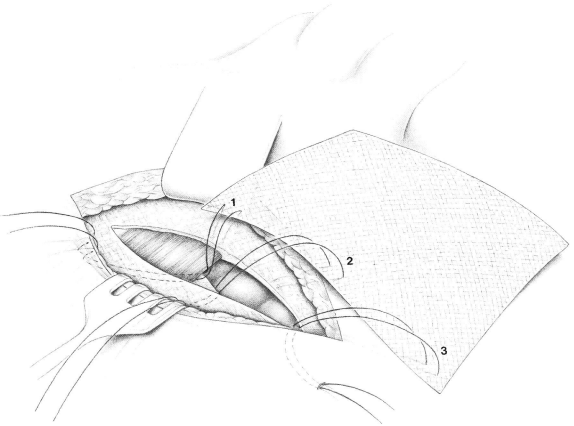

Abb. 11.**87** Wantz IV.
Knoten der Muskelfixationsnähte median und intermediär in der Subkutis, lateral durch die Haut mit im Hautschlitz versenktem Knoten.

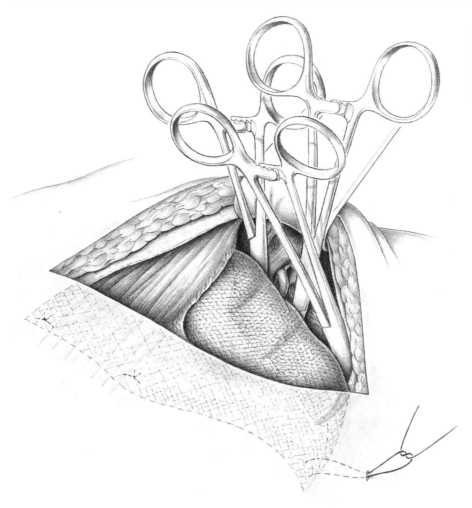

Abb. 11.**88** Wantz V. Nach kranialer Nahtfixation an der Bauchdecke Versenkung des Netzes nach dorsal und lateral hinter den Peritonealsack mit 3 Klammern analog zum Stoppa.

Unilaterale, präperitoneale Netzplastik nach Ugahary

Mit freundlicher Unterstützung von R. Simmermacher, Utrecht (NL) und F. Ugahary, Tiel (NL)

Indikation: Siehe Kap. 11.5.2 bei unilateralem Befund.

Dieses neue, von dem Niederländer Ugahary 1995 entwickelte Verfahren verbindet den Vorteil der präperitonealen Netzfixation mit der Annehmlichkeit des kleinen Wechselschnitts als Zugang. In geübten Händen ist es eine 20-minütige Operation mit ausgezeichneten Frühergebnissen. Es bleibt allerdings auch hier abzuwarten, ob die Langzeitreaktion des Organismus auf das Netz zu Dislokation, überschießender Narbenbildung oder Schrumpfung des Netzes führt.

Kontraindikationen: Siehe Kapitel 14.1.

Zugang: Schichtgerechter Unterbauch-Wechselschnitt (Abb. 11.**89 a – f**) in Rückenlagerung mit leichter Anhebung der rechtsseitigen Hüfte, Hautschnitt von 2 – 3 cm Länge.

Narkose: Spinalanästhesie, PDA oder ITN, LA wenig geeignet.

Technik: Nach Markierung der Spina iliaca anterior superior und des Tuberculum pubicum sowie des lateralen Rektusrands wird die ipsilaterale A. femoralis communis getastet, in ihrem Verlauf markiert und dann entsprechend der Anatomie eine Linie gezeichnet, die den epigastrischen Gefäßen entspricht. In diesem Kreuz liegt der Anulus inguinalis im lateralen oberen Quadranten, der Anulus inguinalis superficialis im medialen unteren Quadranten. Parallel zu den Langer-Linien wird ein Hautschnitt markiert, der 2 cm kranial und 2 cm lateral gelegt wird (Abb. 11.**89 a**). Nach dem Hautschnitt wird die Aponeurose des M. obliquus externus freipräpariert und wie beim Wechselschnitt bis in den präperitonealen Raum eingegangen. Ist die Fascia transversalis erreicht, wird sie stumpf gespalten und der präperitoneale Raum freigelegt. Das Peritoneum wird vom M. iliacus zum M. psoas major mit einem nassen Tupfer abpräpariert, um die iliakalen Gefäße zu identifizieren. Danach werden die epigastrischen Gefäße dargestellt und mit einem

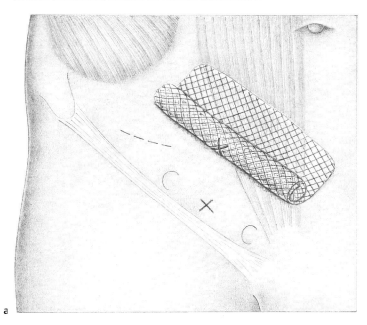

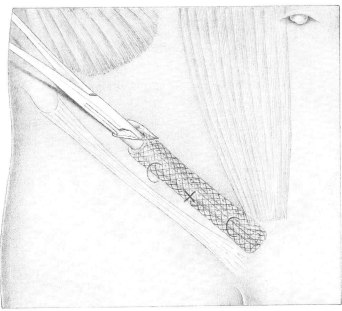

Abb. 11.**89 a–f** Präperitoneale Netzplastik nach Ugahary.
a Aufrollen des Netzes im Uhrzeigersinn rechts, gegen den Uhrzeigersinn links auf einer 25 cm langen Pinzette in etwa 1½ Umdrehungen.
b Nach Wechselschnitt als Hautinzision Einführung des Netzes in den präperitonealen Raum.

Fortsetzung siehe nächste Seiten

Retraktor nach kranial zurückgehalten. Jetzt lässt sich das Cooper-Ligament darstellen und das Gebiet des medialen Bruchs. In den meisten Fällen liegt der mediale Bruch schon nach dorsal in den Bauch zurückgefallen. In manchen Fällen ist der Bruchsack akkret und muss scharf abgelöst werden. Kommt es hierbei zur Verletzung des Peritoneums, sollte dieses wieder verschlossen werden.

Jetzt wird der Funiculus spermaticus angeschlungen und ein eventuell vorliegender lateraler Bruchsack freigelegt. In Abhängigkeit von der Größe des Bruchs kann er herauspräpariert werden oder auch nur durchtrennt werden. In jedem Fall wird man den abdominellen Teil mit resorbierbaren Fäden verschließen und den inguinalen Teil so weit wie möglich resezieren. Der Bruchsack sollte in jedem Fall über eine minimale Länge von 7 cm vom Funikulus abpräpariert werden, um später den Funikulus gut parietalisieren zu können. Zum Abschluss muss der präperitoneale Raum vollständig frei sein. Die zu identifizierenden Strukturen sind der M. psoas major mit den iliakalen Gefäßen, das Cooper-Ligament, die Lacuna vasorum, die Symphyse, die epigastrischen Gefäße und die vordere Bauchwand bis zur Nabelhöhe.

Als nächstes wird ein 15 mal 10 cm großes, nichtresorbierbares Kunststoffnetz mit gutem Memory-Verhalten (Prolene, Vypro II), mit einer Vicryl-Naht in der

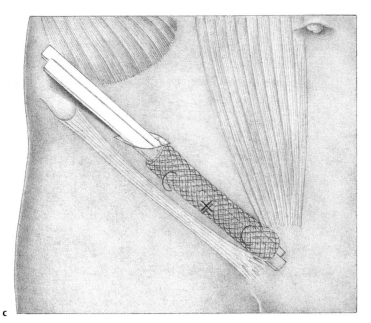

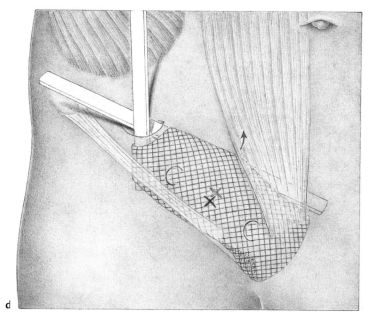

Abb. 11.89 (Fortsetzung)
c Ausbreiten des Netzes im präperitonealen Raum durch 2 eingeführte Spekula.
d Andrücken des Netzes mit dem ersten Spekulum gegen den Psoas, nach dorsal und ventral gegen die Symphyse.

Mitte markiert, die Ecken werden rund geschnitten. Man legt das Netz so wie es zu liegen kommt auf die Leiste und klappt es um 180° nach kaudal um. Das Netz wird dann mit einer 25 cm langen Pinzette von kranial, das ist die künftige Unterkante, bei der rechten Leiste im Uhrzeigersinn, bei der linken gegen den Uhrzeigersinn, aufgerollt, dass etwa 1½ Umdrehungen resultieren. Der präperitoneale Raum wird mit Hilfe von 2 Spekula offen gehalten (Abb. 10.89 a). Manchmal ist es nützlich, ein löffelartiges Instrument zu gebrauchen, um den Peritonealsack wegzuhalten. Das Netz wird dann mit einer Pinzette in den Raum eingeführt, wobei darauf zu achten ist, dass die Markierungsnaht medial der epigastrischen Gefäße platziert wird (Abb. 11.89 b). Das bedeutet, dass die Spitze der Pinzette und demnach auch die mediale Seite der Netzrolle jenseits der Symphyse liegen sollte. In die Netzrolle wird jetzt ein Spekulum eingeführt, das langsam das Netz gegen die Innenkante der Symphyse drückt (Abb. 11.89 c). Mit einem 2. Spekulum wird über das 1. Spekulum angegangen, und während das erste noch das Netz an der Symphyse fixiert hat, wird mit dem zweiten gegen den Uhrzeigersinn an der rechten Leiste und im Uhrzeigersinn an der linken Seite das Netz langsam entlang der Bauchwand entfaltet. Danach wird das erste Spekulum so eingesetzt, dass das Netz heruntergedrückt wird und sich dem Psoas anlegt (Abb. 11.89 d).

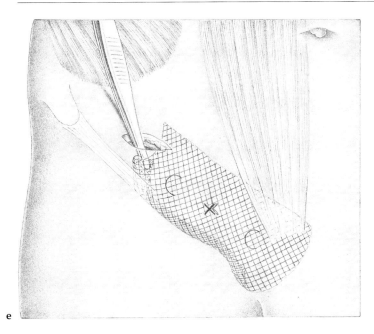

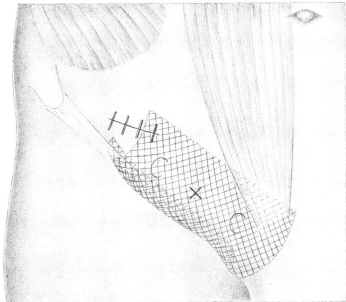

Abb. 11.89 (Fortsetzung)
e Versenkung des lateralen Randes des präperitonealen Netzes mit einer Pinzette lateral der Operationswunde.
f Endgültige Position des präperitonealen Netzes in Bezug auf Hautschnitt und Leistenregion.

Hierbei ist der Funikulus zwischen Netz und vorderer Bauchwand zu platzieren.

Durch den Zeigefinger zwischen Netz und Peritoneum kann man die Lage des Netzes kontrollieren. Hierbei ist darauf zu achten, dass vor allem das myopektineale Dreieck von Fruchaud bedeckt ist und der mediale Rand nicht aufgerollt oder umgeknickt ist. Beim Herausnehmen der Spekula muss man darauf achten, dass das Netz nicht durch den Peritonealsack aufgerollt wird, sondern sich an der Unterkante in guter Position fixiert. Zum Schluss stülpt man mit 2 Pinzetten die obere und untere laterale Ecke des Netzes ein. Dabei ist darauf zu achten, dass der laterale Rand des Netzes lateral von der Wunde liegt, wobei die Öffnung des Wechselschnitts durch das Netz abgedeckt wird (Abb. 11.89e). Jetzt bittet man den Patienten zu husten, um zu kontrollieren, dass die Bruchpforte tatsächlich geschlossen ist. Der schichtgerechte Verschluss des Wechselschnitts beendet den Eingriff (Abb. 11.89f).

Laparoskopische Techniken

Transabdominelle präperitoneale Netzplastik (TAPP)

Mit Andreas Tittel

Die Möglichkeit, durch einen transabdominellen laparoskopischen Zugang ein präperitoneales Netz zu platzieren, war der anfänglich am häufigsten gewählte Weg der laparoskopischen Hernienreparation. Die Hauptvorteile dieses Verfahrens liegen neben der kurzen Lernphase in einer exakten Diagnosestellung, da die vor der Hernienversorgung durchgeführte diagnostische Laparoskopie die Mitbeurteilung der kontralateralen Leistenregion ermöglicht. Zudem können Erkrankungen anderer intraabdomineller Organe erkannt und ggf. in gleicher Sitzung mitbehandelt werden. Entscheidender Nachteil des Verfahrens ist der transabdominelle Zugang mit der Gefahr intraperitonealer Verletzung von Hohlorganen und der Gefahr postoperativer Adhäsionen zur abdominellen Peritonealnaht. Aus diesem Grund wird das Verfahren zunehmend zugunsten des extraperitonealen Zugangs für die laparoskopische Netzplastik (TEP) aufgegeben.

Indikation: Elektive Therapie der Rezidivhernie im Erwachsenenalter sowie Bilateralhernien.

Kontraindikationen: Risikofaktoren, die gegen eine Allgemeinnarkose sprechen. Infektionen der Bauchdecken, Inkarzeration, Ileus, Darmischämie und Netzunverträglichkeit sind weitere Kontraindikationen.

Relative Kontraindikationen: Große Skrotalhernie, Zustand nach intra- und präperitonealen Eingriffen im Unterbauch, Zustand nach präperitonealer Netzimplantation.

Narkose: Intubationsnarkose.

Lagerung: Flache Rückenlagerung mit beidseits angelagerten Armen in Trendelenburg-Lagerung von 20–30°. Schulterstützen beidseits zur Verhinderung eines Abrutschens des Patienten.

Position von Operationsteam und Geräten: Der Operateur steht auf der kontralateralen, der Assistent auf der ipsilateralen Seite der zu operierenden Hernie. Nach Einführen des zweiten Arbeitstrokars (T3) übernimmt der Assistent die Kameraführung. Der Operateur präpariert dann bimanuell über die Arbeitstrokare T2 und T3. Die instrumentierende Schwester steht links vom Operateur. Monitor, Videoeinheit, Pneugenerator und Lichtquelle sind wie bei der TEP-Technik am Fußende des Patienten aufgebaut (Abb. 11.**90**).

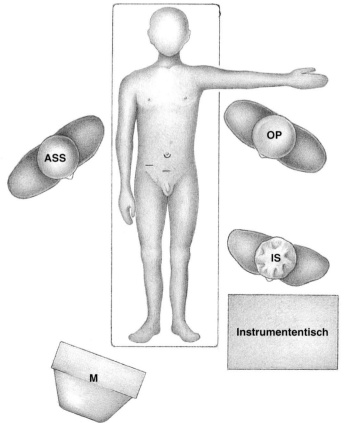

Abb. 11.**90** TAPP I.
Lagerung des Patienten und Stellung von Operateur, Assistent, Schwester und Geräten bei der laparoskopischen Hernienreparation.

Technik: Über eine ca. 1 cm lange periumbilikale Hautinzision wird eine Verres-Kanüle in die Bauchhöhle eingeführt. Nach Durchführung der üblichen Sicherheitstests erfolgt die Insufflation des CO_2-Pneumoperitoneums mit einem Druck von 12–15 mmHg. Nach Entfernung der Insufflationskanüle wird ein 10-mm-Optiktrokar eingebracht. Über den Optiktrokar wird dann eine 30°-Winkeloptik vorgeschoben und eine diagnostische Laparoskopie unter Einschluss beider Leistenregionen sowie des restlichen Abdomens durchgeführt. Zusätzlich werden beidseits pararektal auf Nabelhöhe auf Seite der Hernie ein 12-mm-Trokar sowie auf der kontralateralen Seite ein 5-mm-Trokar unter Sicht eingeführt (Abb. 11.**91**). Bei Vorliegen beidseitiger Hernien empfiehlt sich die Verwendung eines zweiten 12-mm-Arbeitstrokars anstelle des 5-mm-Trokars.

Zunächst erfolgt die Reposition des Bruchsackinhalts. Darm oder Netz werden mit Hilfe atraumatischer Fasszangen aus dem Bruchsack herausgelöst, eventuell vorhandene Adhäsionen mit der Schere scharf durchtrennt. Im nächsten Schritt wird das Peritoneum oberhalb der Bruchpforten bogenförmig quer inzidiert (Abb. 11.**92**). Die Inzision reicht von der Plica umbilicalis medialis bis einige Zentimeter lateral des inneren Leistenrings. Nach kaudal wird das Peritoneum stumpf mit einem Präpariertupfer von den epigastrischen Gefäßen, der Transversalisfaszie, dem Cooper-Ligament sowie dem Ductus deferens und den Samenstranggefäßen freipräpariert (Abb. 11.**93**).

Unabhängig von der Bruchform wird der Bruchsack vollständig freigelegt und reponiert. Bei der Präparation ist neben einer Schonung der Samenstranggefäße und der epigastrischen Gefäße auch eine Verletzung der Corona mortis (Anastomose zwischen R. pubicus der A. epigastrica inferior und der A. obturatoria im Bereich des Anulus femoralis) zu vermeiden. Die später netzabstützenden Strukturen Lig. interfoveolare, Plica semilunaris des inneren Leistenrings, Tractus iliopubicus, Falx inguinalis und Cooper-Ligament müssen identifiziert und freipräpariert werden. Eine ausgeprägt ausgedünnte Fascia transversalis sollte mit 2–3 Stapler-Klammern direkt in das Cooper-Ligament geheftet werden, um einen postoperativen Netzprolaps zu verhindern.

Zur Reparation wird dann ein nichtresorbierbares Kunststoffnetz (12 mal 15 cm) über eine Fasszange aufgerollt und durch den ipsilateralen 12-mm-Arbeitstrokar (T2) eingeführt (Abb. 11.**94**). Die Platzierung des Netzes erfolgt von medial nach lateral unter Abdeckung sämtlicher Bruchpforten. Bei bilateralen Hernien wird ein zweites Netz in gleicher Weise eingeführt und plat-

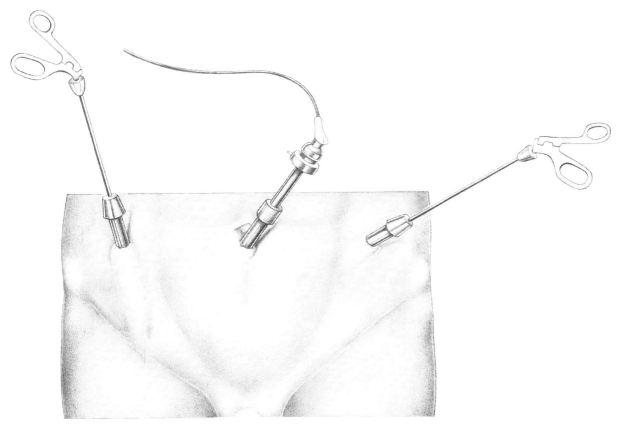

Abb. 11.**91** TAPP II.
Trokar-Einstichstellen bei rechtsseitiger Hernie mit Optik- und 2 Arbeitstrokaren.

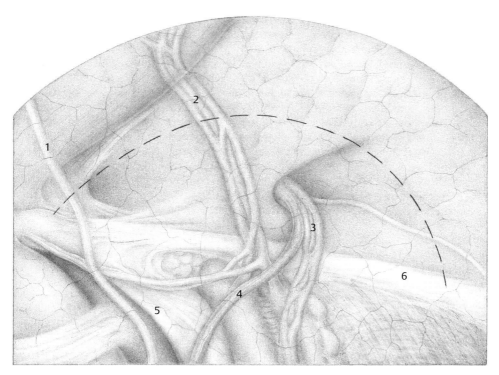

Abb. 11.**92** TAPP III.
Situs nach Reposition des Bruchinhalts; Peritonealinzision gestrichelt.

1 Plica umbilicalis medialis
2 Plica umbilicalis lateralis
3 Plica a., v. testicularis
4 Plica ductus deferentis
5 Linea terminalis
6 Tractus iliopubicus

ziert. Bei ausreichend großem Netz ist eine Netzschlitzung nicht nötig. In jedem Fall fixieren wir das Netz mit 2 Klammern medial im Cooper-Ligament sowie 1–2 Klammern hoch medial und hoch lateral an der Bauchwand (Abb. 11.**95**). Bei der Netzfixierung mit Hilfe der Klammernähte ist sorgfältig auf eine Schonung des N. cutaneus femoris lateralis, des N. ilioinguinalis und des N. iliohypogastricus sowie des R. genitalis und R. femoralis des N. genitofemoralis zu achten, die stets lateral der epigastrischen Gefäße und unterhalb des Tractus iliopubicus verlaufen. Nach teilweisem Ablassen des Pneumoperitoneums bis auf einen Druck von 6–8 mmHg erfolgt der Verschluss der Peritonealinzision mit Hilfe einer resorbierbaren Naht (Abb. 11.**96**). Die Trokare werden zum Abschluss der Operation unter Sicht bei gleichzeitigem vollständigen Ablassen des Pneumoperitoneums entfernt.

Intraoperative Komplikationen: Neben intraoperativen Blutungen durch Verletzung der epigastrischen Gefäße oder der Corona mortis sind Blasenverletzungen eine weitere intraoperative Komplikationsmöglichkeit. Um das Risiko intraoperativer Blasenverletzungen zu minimieren, ist es notwendig, die Peritonealinzision nach medial hin nicht über die Plica umbilicalis medialis hinaus zu führen. Trokarverletzungen der großen Baucharterien oder Hohlorgane zwingen zur sofortigen Konversion und offenen Versorgung.

Postoperative Komplikationen: Skrotalemphyseme lassen sich durch Druck von außen exprimieren. Kleinere und größere Hämatome bzw. Serome sollten drainiert werden.

Spätkomplikationen: Nervenirritationen treten bei 2–4% der Patienten durch die Clipfixation des Netzes auf. Durch Wahl eines ausreichend großen Netzes und daraus resultierendem minimierten Clipeinsatz unter Vermeidung der beschriebenen Gefahrenzonen lässt sich die Gefahr dieser Irritationen minimieren. Trokarhernien werden mit einer Häufigkeit von ca. 2% der Patienten berichtet. Die postoperative Ileusrate liegt unter 0,5%. Langzeitergebnisse zur Rezidivrate nach TAPP-Reparation liegen derzeit noch nicht vor. Nach 1 Jahr werden in der Literatur Rezidivraten von 0–3% angegeben (s. Kap. 20).

Reparationsformen **227**

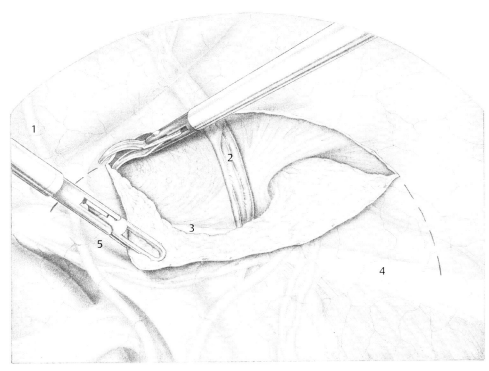

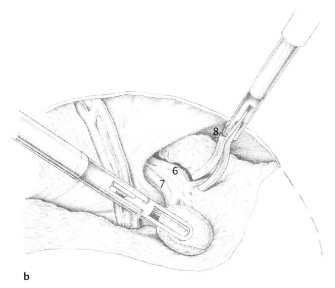

Abb. 11.**93 a, b** TAPP IV.
Situs nach Peritonealinzision und Präparation des Peritoneums.
a Ablösen des Peritoneums,
b Auslösen des Bruchsacks.

1 Plica umbilicalis medialis
2 A., Vv. epigastrica inferiores
3 Lig. inguinale
4 Tractus iliopubicus
5 Cooper Ligament
6 A. testicularis, Plexus pampiniformis
7 Ductus deferens
8 Anulus inguinalis profundus

228 11 Leistenhernie des Erwachsenen

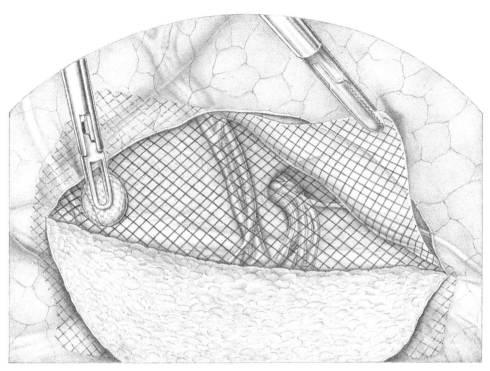

Abb. 11.**94** TAPP V.
Einbringen des aufgerollten, 12 × 15 cm großen Netzes, das von medial nach lateral entfaltet und alle Bruchpforten bedeckend platziert wird.

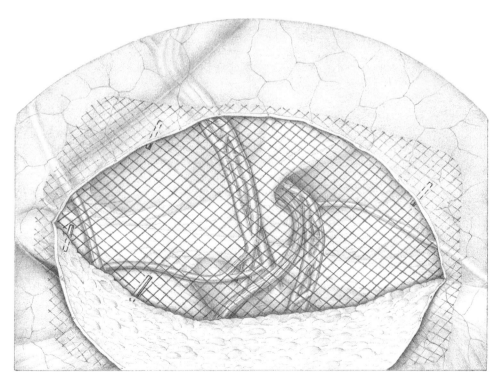

Abb. 11.**95** TAPP VI.
Netzfixierung durch 1–2 Clips am Lig. Cooperi und an der kranialen, ventralen Bauchwand, keine Klammerapplikation lateral des Ductus deferens und unterhalb des Tractus iliopubicus.

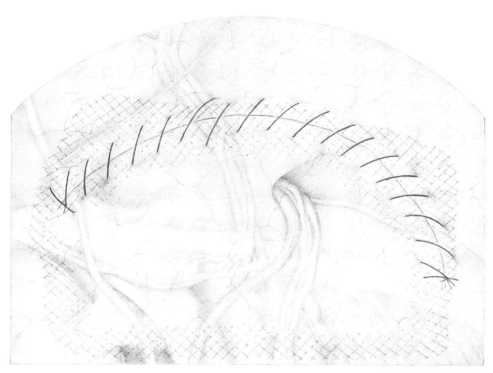

Abb. 11.**96** TAPP VII.
Peritonealverschluss durch fortlaufende Naht mit resorbierbarem Nahtmaterial.

Totale extraperitoneale präperitoneale Netzplastik (TEP)

Mit Andreas Tittel und Eckehard Schippers

Der extraperitoneale Zugang zur präperitonealen laparoskopischen Applizierung eines Netzes entspricht einem kleinen so genannten „inneren Stoppa" (s. S. 205 ff). Ein großflächiges Netz deckt wie bei der offenen Technik alle 3 potenziellen Bruchpforten. Der endoskopische Zugang im präperitonealen Raum erlaubt insbesondere bei Patienten mit konventionell voroperierten Rezidivhernien eine Präparation in unberührten Schichten mit geringem Verletzungsrisiko für den Samenstrang und für die Leistengefäße. Dieses extraperitoneale Verfahren ist im Gegensatz zur transabdominellen Technik nicht mit den Risiken der intraperitonealen Adhäsionsbildung und Verletzung intraabdomineller Organe vergesellschaftet.

Indikation: Elektive Therapie der Rezidivhernie im Erwachsenenalter sowie alle Indikationen wie beim Vorgehen nach Stoppa oder Wantz.

Kontraindikationen: Risikofaktoren, die gegen eine Allgemeinnarkose sprechen sowie ausgeprägte respiratorische Störungen. Die präperitoneale Dissektion mit simultaner CO_2-Insufflation geht mit einer hohen CO_2-Resorption einher. Infektionen der Bauchdecken, Inkarzeration, Ileus, Darmischämie und Netzunverträglichkeit sind weitere Kontraindikationen.

Relative Kontraindikationen: Große Skrotalhernie, Zustand nach intra- und präperitonealen Eingriffen im Unterbauch, Zustand nach präperitonealer Netzimplantation.

Narkose: Intubationsnarkose.

Lagerung: Flache Rückenlagerung mit beidseits am Körper angelagerten Armen in Trendelenburg-Lagerung von 20–30°. Schulterstützen beidseits zur Verhinderung eines Abrutschens des Patienten.

Position von Operationsteam und Geräten: Der Operateur steht der zu operierenden Hernienseite gegenüber. Bei beidseitiger Hernie steht der Operateur zunächst links vom Patienten, um nach Präparation der rechten Leiste auf die rechte Seite zu wechseln. Nach Einführen des 2. lateralen Arbeitstrokars (T3) übernimmt der Assistent, der dem Operateur gegenüber steht, die Kameraführung (T1). Der Operateur setzt die Präparation bimanuell über die Arbeitstrokare T2 und T3 fort. Die instrumentierende Schwester steht fußwärts links vom Operateur. Am Fußende des Patienten sind Monitor, Videoeinheit, Pneugenerator und Lichtquelle positioniert (Abb. 11.**90**).

Technik: Der Optiktrokar (T1, 11 mm, stumpfer Mandrin) wird paramedian, unmittelbar infraumbilikal zwischen dem M. rectus abdominis und dem hinteren Blatt der Rektusscheide eingebracht (Abb. 11.**97**). Hierzu wird nach Hautinzision (12 mm) das vordere Blatt der Rektusscheide eröffnet und der M. rectus abdominis unter Sicht in Längsrichtung auseinander gedrängt. Mit dem kleinen Finger lässt sich jetzt ein Raum zwischen M. rectus abdominis und dem hinteren Rektusscheidenblatt dissezieren, in den sich der stumpfe Trokar einbringen lässt (Abb. 11.**98**). Die Abdichtung der Inzision erfolgt durch eine dem Trokar aufsitzende Gummimuffe bzw. alternativ durch Anlage einer Tabaksbeutelnaht (Abb. 11.**99**).

Die stumpfe Dissektion des extraperitonealen Raums wird unter Sicht mit der 0°-Optik als stumpfes Präparationsinstrument unter gleichzeitiger Insufflation von CO_2 mit einem eingestellten Druckniveau von 12 mmHg fortgesetzt (Abb. 11.**100**). Die Präparationsebene liegt oberhalb der Linea arcuata zwischen Muskulatur und Rektusscheide, unterhalb dieser Linie zwischen M. rectus abdominis und dem Peritoneum. Die Dissektion erfolgt V-förmig, distal bis zum Schambein, lateral bis zu den epigastrischen iliakalen Gefäßen reichend. Es ist darauf zu achten, dass die epigastrischen Gefäße ventral der Präparationsebene liegen und das Peritoneum nach dorsal abgedrängt wird.

Der erste Arbeitstrokar (T2, 11 mm) wird nach Dissektion und Insufflation des präperitonealen Raums unter Sicht direkt links der Linea alba am Übergang vom mittleren zum unteren Drittel der Verbindungslinie von Nabel und Os pubis eingeführt. Er wird von der linken Hand des Operateurs bedient und ermöglicht den Einsatz von Dissektor, Fasszange und das spätere Einbringen von Netz und Klammerstapler. Nach Einbringen des stumpfen Dissektors über den Arbeitstrokar (T2) wird die Präparation nach lateral fortgesetzt. Als anatomische Landmarken sind zunächst das Lig. Cooperi, die epigastrischen und die iliakalen Gefäße darzustellen. Der 2. Arbeitstrokar (T3, 10 mm) wird nach fortgesetzter Dissektion des präperitonealen Raums ebenfalls unter Sicht in der rechten bzw. linken Flanke (bei rechts- bzw. linksseitiger Hernie) lateral in Höhe von T2 eingebracht. Er wird von der rechten Hand des Operateurs bedient und ermöglicht die Aufnahme von Schere und Präpariertupfer.

Bei beidseitiger Hernie ermöglicht nach rechtsseitiger Bruchversorgung ein Wechsel der Kamera in den lateralen Arbeitstrokar (T3) und Seitenwechsel des Operateurs die Dissektion der gegenüber liegenden Seite. Die Trokare T1 und T2 dienen dann als Arbeitstrokare.

Die Dissektion des Bruchsacks beginnt nach Identifikation der anatomischen Strukturen mit seiner Reposition in den präperitonealen Raum. Hierzu wird der Bruchsack mit einer atraumatischen Fasszange gefasst und unter Zug mit der Schere scharf aus dem Anulus inguinalis profundus ausgelöst (Abb. 11.**101**). Unter Einsatz atraumatischer Fasszangen, des Dissektors und einer Schere werden Ductus deferens und Vasa testicularia schrittweise vom Bruchsack isoliert. Dieser wird zur kompletten Parietalisierung soweit wie möglich nach proximal mobilisiert. Ein kleiner Bruchsack wird nach Dissektion belassen und später auf der peritonealen Seite des Netzes platziert. Größere Bruchsäcke werden

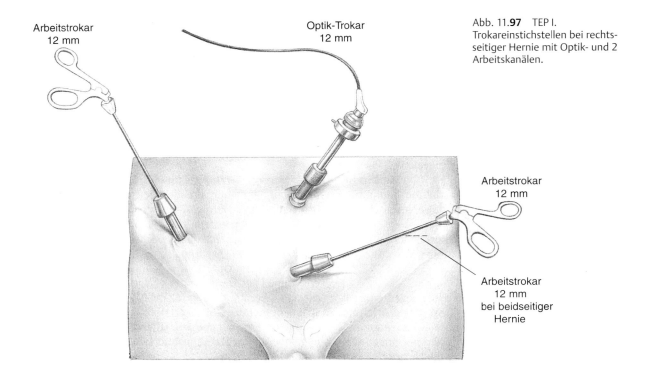

Abb. 11.**97** TEP I. Trokareinstichstellen bei rechtsseitiger Hernie mit Optik- und 2 Arbeitskanälen.

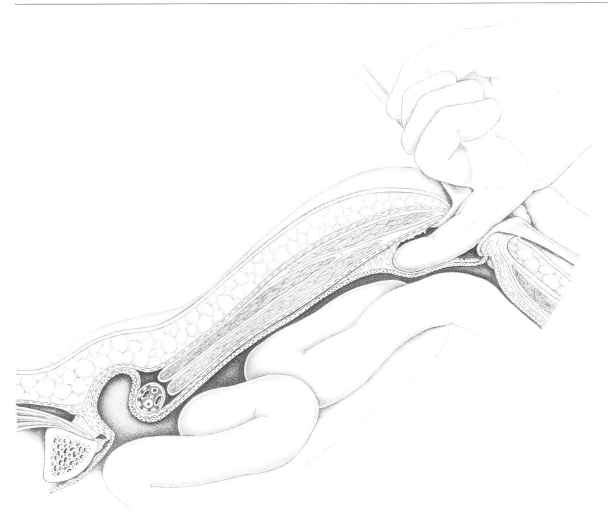

Abb. 11.**98** TEP II.
Stumpfe Dissektion der infraumbilikalen Inzision mit dem kleinen Finger nach Durchtrennung der Rektusscheide. Platzierung eines stumpfen Trokars im präperitonealen Raum vor der Fascia transversalis. Abdichten der Inzisionsstelle mit Gummimuffe oder Tabaksbeutelnaht.

ligiert und reseziert. Bei großen fixierten Skrotalhernien ist der Bruchsack zu durchtrennen und zur Vermeidung einer Hydrozele der distale Bruchsackanteil zu belassen.

Die präperitoneale Präparation mit Darstellung aller potenziellen Bruchpforten erstreckt sich medial von der Linea alba und bis lateral zur Spina iliaca anterior superior. Nach ventral werden der Anulus inguinalis profundus und superficialis, nach dorsal das Foramen obturatum dargestellt. Weitere im Rahmen der Präparation zu identifizierende anatomische Strukturen sind die epigastrischen Gefäße, die iliakalen Gefäße, der Samenstrang, die Vasa testicularia, das Lig. Cooperi und der lateral auf dem M. psoas major bzw. entlang der Bauchdecke verlaufende N. cutaneus femoris lateralis und der R. femoralis des N. genitofemoralis.

Ein nichtresorbierbares Netz (12 × 15 cm) wird über eine Fasszange aufgerollt und durch den Arbeitstrokar (T2) eingeführt (Abb. 11.**102**). Die Platzierung des Netzes erfolgt beginnend an der Linea alba von medial nach lateral unter Abdeckung aller Bruchlücken. Bei bilateralen Hernien wird ein 2. Netz auf der gegenüberliegenden Seite in analoger Weise platziert.

Das Netz wird mit 1–2 Stapler-Klammern oder alternativ mit einer Naht am Lig. Cooperi medial der Iliakalgefäße fixiert (Abb. 11.**103**). Das korrekt platzierte und fixierte Netz sollte locker und ohne Falten der Fascia transversalis anliegen und alle Bruchpforten überdecken (Abb. 11.**104**). Fakultativ kann für 24 h ein Drain über den lateralen Trokar in der Wundhöhle platziert werden. Die Trokare werden unter Sicht unter gleichzeitigem Ablassen des CO_2 aus dem präperitonealen Raum ausgeleitet.

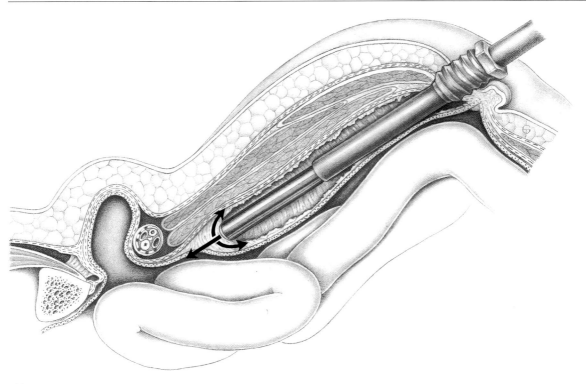

Abb. 11.**99** TEP III.
Präparation des präperitonealen Raums mit der Optik (0°) und dem CO_2-Gas (12–15 mmHg). Die Dissektion erfolgt fächerförmig distal bis zum Os pubis, lateral bis zu den Vv. epigastrica inferioria und iliaca. Die epigastrischen Gefäße müssen ventral liegenbleiben.

Abb. 11.**100** TEP IV.
Einführen eines Arbeitstrokars in der Mittellinie handbreit über der Symphyse. Von hier Fortsetzung der lateralen Präparation unter visueller Kontrolle. Einführen eines zweiten Arbeitstrokars in der rechten Flanke in Höhe der Spina iliaca und nun Abpräparation des Bruchsacks aus dem Leistenring.

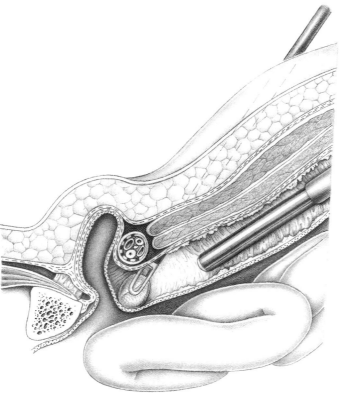

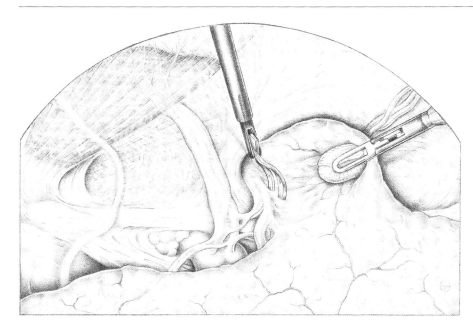

Abb. 11.**101** TEP V.
Scharfes und stumpfes Präparieren des Bruchsacks, Freilegung der Vasa spermatica und der epigastrischen Gefäße. Der Bruchsack wird weit nach kranial gezogen und stumpf aus der Umgebung gelöst. Kommt es zur Eröffnung, muss er durch Naht verschlossen werden, um spätere Netzadhäsionen von Eingeweiden zu vermeiden.

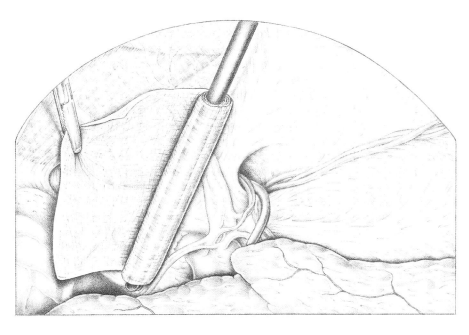

Abb. 11.**102** TEP VI.
Über den lateralen Arbeitstrokar Einführen des aufgerollten 12 × 15 cm großen Netzes. Platzierung unter Abdeckung aller Bruchpforten nach Netzentfaltung.

Intraoperative Komplikationen: Die laparoskopische extraperitoneale und präperitoneale Netzplastik ist eine anspruchsvolle Operation. Dies gilt auch für den erfahrenen Endoskopiker, sofern er noch keine offenen Reparationen nach Stoppa durchgeführt hat und deshalb nicht mit der ungewohnten Darstellung der Leistenanatomie vertraut ist. Häufige Komplikationen der TEP-Techniken sind intraoperative Blutungen und Gasverlust durch Eröffnung des Peritonealraums. Bei nichtbeherrschbarer Blutung sollte ohne Verzug der Umstieg auf das offene Stoppa-Verfahren über einen medianen Unterbauchschnitt erfolgen. Dies gilt auch für Verletzungen der iliakalen Gefäße und der Vasa testicularia. Bei Gasverlust kommt es zu einer Verkleinerung des Extraperitonealraums. Durch Einführung einer Verres-Kanüle in den Peritonealraum lässt sich das intraabdominelle CO_2 entfernen. Gelegentlich ist trotz dieser Maßnahme die Übersicht eingeschränkt, sodass auf die laparoskopische TAPP-Technik oder ein konventionelles Vorgehen umgestiegen werden muss.

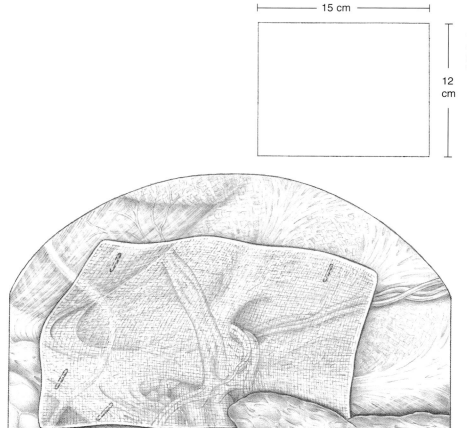

Abb. 11.**103** TEP VII. Fixation des Netzes mit 1–2 Clips am Lig. Cooperi und gegebenenfalls an der ventralen Bauchwand. Besser ist der Verzicht auf Clips.

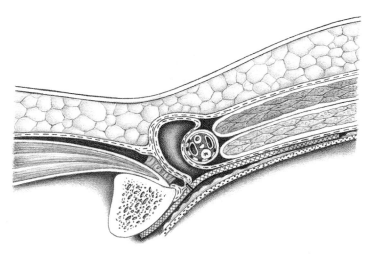

Abb. 11.**104** TEP VIII. Schematischer Querschnitt der laparoskopisch applizierten extraperitonealen Netzplastik mit Fixation am Lig. Cooperi. Die Bruchlücke ist abgedeckt, aber nicht verschlossen.

Postoperative Komplikationen: Emphyseme in Bauchdecke und Skrotum lassen sich durch Druck von außen exprimieren. Kleinere und größere Hämatome sollten drainiert werden.

Spätkomplikationen: Wesentliche Spätkomplikation ist das Rezidiv. Langzeitergebnisse nach TEP-Reparation liegen derzeit noch nicht vor. In größeren Serien werden 1-Jahres-Rezidivraten unter 1% angegeben. 2–4% der Patienten mit Clipfixation haben spätere Nervenbeschwerden, sodass auf Clips tunlichst verzichtet werden sollte bzw. eine Clipapplikation – wenn überhaupt – nur in den so genannten Sicherheitszonen erfolgen sollte (Abb. 1.**14**).

Laparoskopische intraperitoneale Onlay-Netzplastik (IPOM)

Mit Andreas Tittel

Die laparoskopische intraperitoneale Onlay-Mesh-Reparation bezeichnet ein aus der Frühzeit der laparoskopischen Hernienreparation stammendes, einfaches Reparationsverfahren, bei dem ein Polypropylennetz ohne vorherige Abtragung des Bruchsacks direkt über den Herniendefekt gelegt wird und durch Stapler-Klammern fixiert wird. Aufgrund der ausgeprägten Adhäsionsneigung sowie enterokutaner Fistelungen wurde die Verwendung von Goretex- anstelle von Polypropylennetzen propagiert. Hohe Rezidivraten führten jedoch dazu, dass sich das IPOM-Verfahren nie durchsetzen konnte und heute nur noch historischen Wert besitzt. Sollte es zur Entwicklung adhäsionsverhindernder Netzimplantate kommen, könnte es aufgrund seiner Einfachheit eine Renaissance erleben.

Literatur

1. Arlt G. Quality control in inguinal hernia surgery: In: Schumpelick V, Wantz GE (eds.): Inguinal Hernia Repair. Expert Meeting on Hernia Surgery, St. Moritz, 1994. Basel, Karger 1995 (pp. 303–5).
2a. Bendavid R. Laparoscopic alternatives for the repair of inguinal hernias. Ann. Surg. 222 (1995) 212–4.
2b. Brenner A. Zur Radikaloperation der Leistenhernien. Zbl. Chir. 25 (1898) 1017.
3. Devlin HB. Groin hernia: indications and urgency. In: Schumpelick V, Wantz GE (eds.): Inguinal Hernia Repair. Expert Meeting on Hernia Surgery, St. Moritz, 1994. asel, Karger 195 (pp. 65–7).
4. Gallegos NC, Dawson J, Jarvis M, Hobsley M. Risk of strangulation in groin hernias. Br. J. Surg. 78 (1991) 1171–3.
5. Glassow F. Recurrent inguinal and femoral hernia. BMJ 690 (1970) 215–6.
6. Hamy A, Paineau J, Savigny JL, Vasse N, Visset J. Sigmoid perforation, an exceptional late complication of peritoneal prosthesis for treatment of inguinal hernia. Int. Surg. 82 (1997) 307–8.
7a. Heise CP, Starling JR. Mesh inguinodynia: a new clinical syndrome after inguinal herniorrhaphy? Am. Coll. Surg. 187 (1998) 514–8.
7b. Kugel RD. The open preperitoneal patch. Hernia 3 (Suppl.) (1999) 15–6.
8. Liem MS, van der Graf Y, van Steensel CJ, Boelhouwer RU, Clevers GJ, Meijer WS, Stassen LP, Vente JP, Weidema WF, Schrijvers AJ, van Vroonhoven TJ. Comparison of centional anterior surgery and laparoscopic surgery for inguinal hernia repair. N. Engl. J. Med. 336 (1997) 1541–7.
9. Palumbo LT, Sharpe WS, Gerndt HL et al. Primary inguinal hernioplasty. Arch. Surg. 87 (1963) 87.
10a. Peiper Ch, Junge K, Füting A, Conze J, Bassaláy P, Schumpelick V. Intraoperative Messung der Nahtkräfte bei der Shouldice-Reparation primärer Leistenhernien. Chirurg 69 (1998) 1077–81.
10b. Rutkow IM, et al. Mesh plug hernia repair: a follow-up report. Surgery 117 (1995) 597–8.
11. Savoiz D, Ludwig C, Leissing C, Bolle JF, Bühler L, Morel P. Repeated macroscopic haematuria caused by intravesical migration of a preperitoneal prosthesis. Eur. J. Surg. 163 (1997) 631–2.
12. Schumpelick V, Arlt G, Schlachetzki A, Klosterhalfen B. Chronischer Leistenschmerz nach transperitonealer Netzimplantation (TAPP). Chirurg 68 (1997) 1297–3000.
13. Sillich RC, McSherry CK. Spermatic granuloma. An uncommon complication of the tension-free hernia repair. Surg. Endosc. 10 (1996) 537–9.
14. McVay B, Anson BJ. Inguinal and femoral hernioplasty. Surg. Gynecol. Obstet. 88 (1949) 473.
15. Kirschner M. Die praktischen Ergebnisse der freien Faszien-Transplantation. Arch. 72 (1920) 671.
16. Hackenbruch R. Zur Radikaloperation der Leistenhernie. Faszien-Knopfnähte. Münch. Med. Wochenschr. 32 (1908) 1693.
17. Berliner SC. An approach to groin hernia. Surg. Clin. N. Am. 64 (1984) 197–213.
18. Thomson A. Cause anatomique de la hernie inguinale externe. J. Connaissance Med. Pratiques Pharmacol. 4 (1836) 137.
19. Polya. Die Ursachen der Rezidive nach Radikaloperationen der Leistenbrüche. Wien. Klin. Wochenschr. XXV (1912) 1181.

12 Spezielle Formen der Leistenhernie

12.1 Gleithernie

Der Verdacht auf das Vorliegen einer Gleithernie muss geäußert werden, wenn bei Durchtrennung der Externus-Aponeurose bereits eine stark verdickte Bruchgeschwulst imponiert. Die Präparation des Bruchsacks unterscheidet sich nicht vom üblichen Vorgehen. Es hat sich bewährt, den Bruchsack vor der vollständigen Präparation nicht zu eröffnen. Die Verklebungen mit dem Samenstrang lassen sich meist gut lösen. Der Bruchsack sollte bei indirekter Hernie bis zum inneren Leistenring, bei direkter Hernie bis unter das Niveau der Fascia transversalis präpariert werden.

Besteht aufgrund der Konsistenz des Bruchsacks der Verdacht auf das Vorliegen einer Gleithernie, so wird der Bruchsack zwischen Klemmen an der Vorderwand eröffnet (Abb. 12.1). Hierbei ist sorgfältig darauf zu achten, dass nur das ventrale Peritonealblatt durchtrennt wird, sodass keine Darmanteile verletzt werden. Bei kleinen medialen Gleitbrüchen mit wandständigen Blasenanteilen kann auf die Eröffnung verzichtet werden. In diesen Fällen reicht die oberflächlich gestochene, einstülpende Tabaksbeutelnaht zur Versenkung des Bruchsacks (s. o.).

Bei größeren Gleitbrüchen muss der Bruchsack am lateralen und medialen Rand des Gleitanteils bis zum inneren Leistenring gespalten werden (Abb. 12.2). Dies ermöglicht die Reposition des Bruchinhalts. Der Versuch einer Reperitonealisierung sollte wegen der Gefahr einer Verletzung unterbleiben. Nach vollständiger Exzision der darmtragenden Bruchwand werden die freien Peritonealränder hinter der Darmschlinge mit Einzelknopfnähten (2 – 0 Seide oder PDS) unter Bildung eines neuen „inneren Leistenrings" vernäht (Abb. 12.3). Hiernach kann der Bruchinhalt reponiert werden. Nach vollständiger Reposition wird durch eine zusätzliche Tabaksbeutelnaht in dem neugeschaffenen peritonealen Trichter das Peritoneum verschlossen (Abb. 12.4).

Eine andere Technik der Versenkung des Bruchsacks ist die Resektion des freien peritonealen Überzugs bis

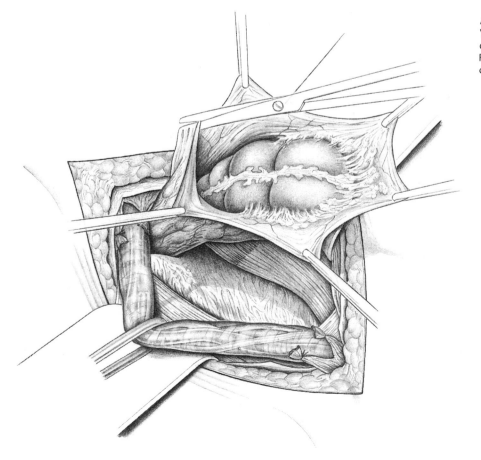

Abb. 12.1 Gleithernie I. Versorgung durch Neubildung eines peritonealen Rings. Spaltung im Bereich des freien Peritoneums.

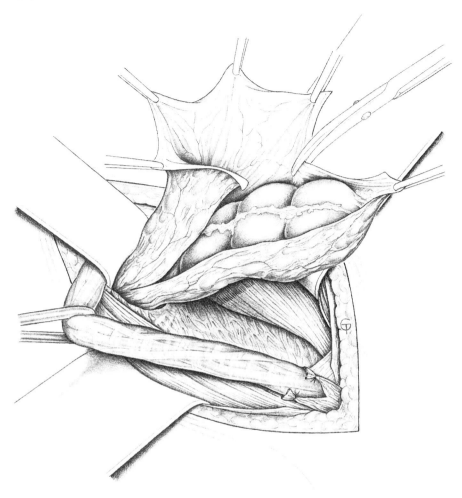

Abb. 12.2 Gleithernie II. Gegeninzision zur Bildung einer freien peritonealen Lefze.

auf einen schmalen Rand und der Verschluss durch eine innere Tabaksbeutelnaht (Abb. 12.**5**). Durch eine äußere Tabaksbeutelnaht wird die Bruchgeschwulst unter dem inneren Leistenring versenkt (Abb. 12.**6a, b**).

Insgesamt kann davon ausgegangen werden, dass die vollständige Reposition und der suffiziente Bruchlückenverschluss wesentlicher sind als die anatomiegerechte Wiederherstellung des peritonealen Überzugs. – Bei medialen Gleithernien und bei Gleithernien in der Schenkelbruchpforte hat sich die Reposition mit dem Manöver nach Hoguet bewährt. Hierdurch kann die Hernie in eine laterale Leistenhernie umgewandelt und nach obigen Prinzipien versorgt werden (s. o.).

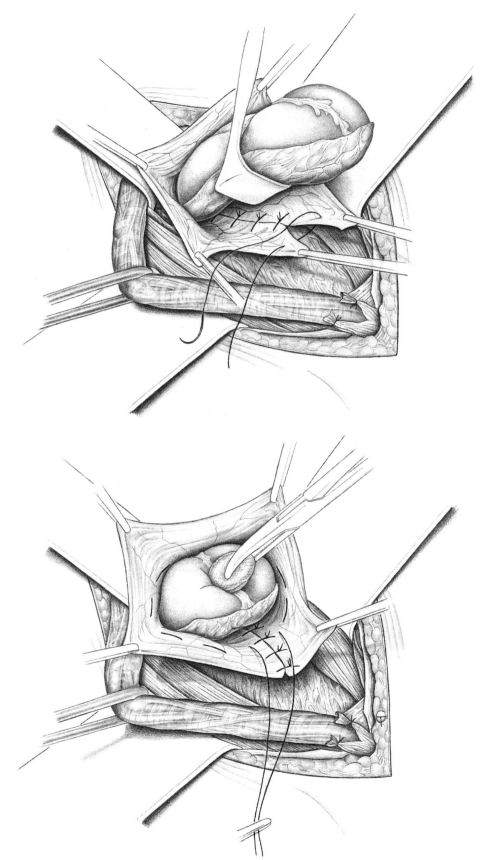

Abb. 12.**3** Gleithernie III. Faltung der peritonealen Lefze hinter dem Bruchsack und Nahtvereinigung unter Neubildung eines peritonealen Trichters.

Abb. 12.**4** Gleithernie IV. Versenken des Bruchsacks im neugebildeten Leistenring durch äußere Tabaksbeutelnaht.

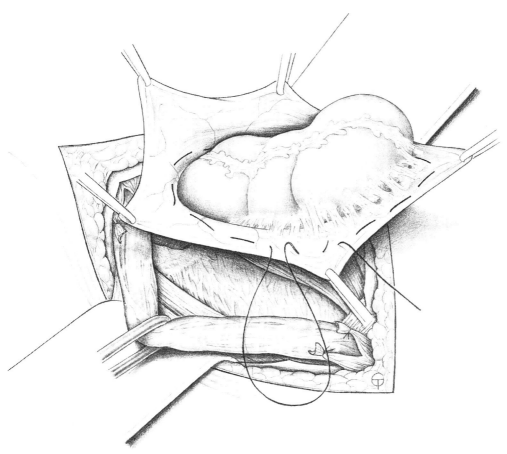

Abb. 12.**5** Gleithernie V.
Versorgung durch innere Tabaksbeutelnaht: Nach Eröffnung Platzierung einer inneren Tabaksbeutelnaht zur Versenkung des Bruchinhalts.

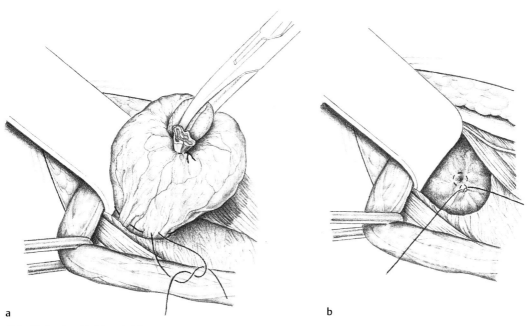

a b

Abb. 12.**6 a, b** Gleithernie VI.
Versorgung durch äußere Tabaksbeutelnaht. Nach Inspektion Verschluss des Bruchsacks und Versenkung durch äußere Tabaksbeutelnaht.

12.2 Leistenhernie der Frau

Die Operationstechnik unterscheidet sich im Vergleich zu jener beim Mann dadurch, dass anstelle des empfindlichen Samenstrangs das robuste Lig. rontundum bzw. teres uteri im Leistenkanal liegt. Dies vereinfacht die Präparation, da eine Verletzung des Lig. teres uteri ungefährlich ist. Auch kann es ohne wesentliche Folgen reseziert werden. Vor allem bei großen und chronischen Hernien ist dem sorgfältigen Verschluss der Bruchpforte vor der Erhaltung des Lig. teres uteri der Vorzug zu geben. So entfernen manche Chirurgen das Lig. rotundum routinemäßig, um den inneren Leistenring sicher und rezidivfrei verschließen zu können. Andernfalls wird das Lig. rotundum aus der Hinterwand des Bruchsacks exzidiert (Abb. 12.**7**), sodass der Bruchsack ventralseitig komplett verschlossen werden kann. Das durchtrennte Ligament kann in den Bruchsack (Abb. 12.**8**), die Bassini-Nähte (Abb. 12.**9**) oder auch die erste Nahtreihe bei der Shouldice-Reparation (Abb. 12.**10**) einbezogen werden, um eine Fixation zu erreichen. Hierzu scheint die einfache Fixation mit der ersten Naht am inneren Leistenring auszureichen.

Bei einer Reparation nach Lichtenstein sollte das Lig. teres an der Prothese fixiert werden, ohne dass eine Aussparung für den inneren Leistenring erforderlich wäre. Wir halten allerdings eine Patch-Plastik nach Lichtenstein oder anderen Methoden bei der Frau fast immer für entbehrlich, da das flache Hesselbach-Dreieck der Frau fast immer (Ausnahme-Rerezidive mit Zerstörung der Hinterwand) die direkte Nahtvereinigung ohne Spannung möglich macht.

12.3 Kombinationshernie

Die gleichzeitige Kombination einer medialen und lateralen Leistenhernie findet sich in ca. 15%. Je höher die Präparation der Bruchpforte erfolgt, desto höher ist dieser Prozentsatz. Die Präparation unterscheidet sich vom Vorgehen bei der einfachen Leistenhernie nur durch den Umstand, dass beide Bruchsäcke zu versorgen sind. Gelingt es, durch das Manöver nach Hoguet (s.o.) den medialen Bruchanteil zu lösen und ihn dem lateralen zuzuschlagen, so ergeben sich keine Besonderheiten. Ist dieses aufgrund ausgedehnter Verwachsungen nicht möglich, muss jeder Bruchsack für sich einzeln versorgt werden. Die Reparation der Bruchpforte sollte bei derart kombinierten Defekten der Hinterwand des Leistenkanals möglichst in der Methode nach Shouldice erfolgen.

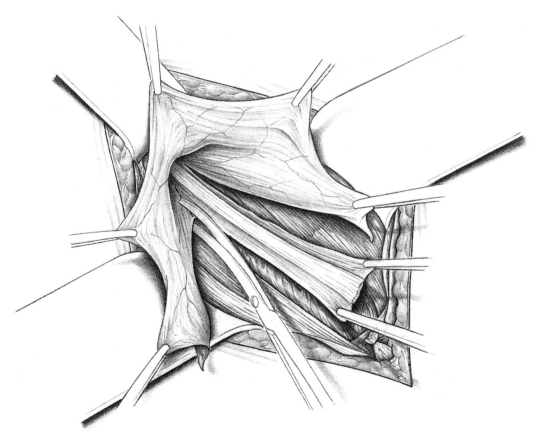

Abb. 12.**7** Leistenhernie der Frau I.
Exzision des Lig. rotundum aus der Wand des Bruchsacks.

Kombinationshernie **241**

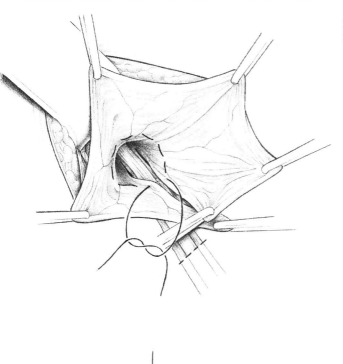

Abb. 12.**8** Leistenhernie der Frau II. Nahtfixation des Lig. rotundum bei der Bruchsackversenkung.

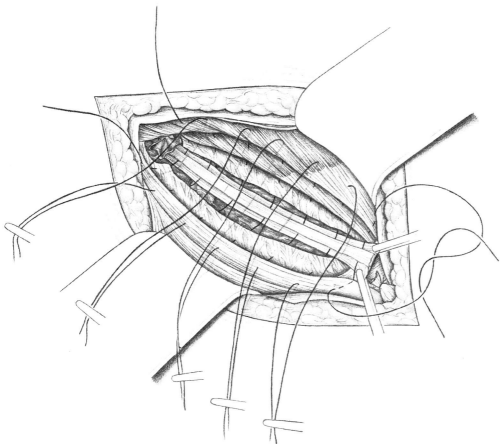

Abb. 12.**9** Leistenhernie der Frau III. Mitfassen des Lig. rotundum durch die Bassini-Nähte.

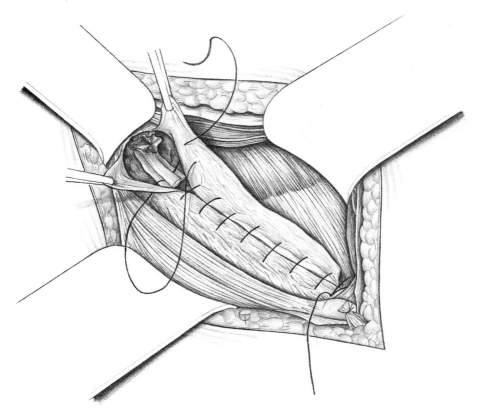

Abb. 12.**10** Leistenhernie der Frau IV. Einbeziehung des Lig. rotundum in dem lateralen Anteil der Shouldice-Naht.

Die Reparation der Bruchpforte sollte bei derart kombinierten Defekten bei kleineren Hernien (MC I und II) durch Fasziendopplung nach Shouldice, bei größeren Defekten (MC III) durch TIPP, Lichtenstein oder andere Patch-Plastiken erfolgen.

12.4 Riesenhernie

Bei extrem großen Leistenhernien gelingt es wegen des Verlusts des „Heimatrechts" der Baucheingeweide nicht immer, ohne präoperative Vorbereitungen, den gesamten Bruchinhalt intraoperativ in den Bauch zu reponieren. In diesen Fällen kann es angebracht sein, präoperativ über ca. 10 Tage ein Pneumoperitoneum anzulegen (Kap. 8.12). Nach dieser künstlichen Ausweitung der Bauchdecken ist eine intraoperative Reposition deutlich erleichtert (s. auch Kap. 17.10). Der Verschluss der Bruchpforte richtet sich nach den lokalen Gegebenheiten. – Bei extrem großen Skrotalhernien kann gelegentlich die Exzision überflüssiger Skrotalhaut und die plastische Rekonstruktion erforderlich werden. – In jedem Fall sollte bei großen Skrotalbrüchen der distale Bruchsack in situ belassen werden, um unnötige Nachblutungen sowie Zirkulationsstörungen des Hodens zu vermeiden. Eine Ligatur des distalen Bruchsacks ist nicht erforderlich, im Gegenteil scheint sie die Wundheilung eher zu behindern. Durch Einlage einer Redon-Drainage für 48 h und postoperative Hochlagerung auf einem Hodenbänkchen lässt sich die Gefahr der Nachblutung und Ödembildung vermeiden. Diese Maßnahme wird durch die postoperative Anpassung eines eng sitzenden Slips oder eines entsprechenden Suspensoriums zusätzlich unterstützt.

12.5 Supravesikale Hernie und interpartiale Hernie

Siehe Kapitel 17.

Literatur

Siehe Kapitel 7, 8 und 20.

13 Schenkelhernie

„Die Radikaloperation der Schenkelhernien ist beim Publikum noch lange nicht so beliebt wie die der Leistenhernien."
G. Lotheissen, 1898

13.1 Grundlagen

Allgemeines: Die Schenkelhernie ist eine unscheinbare und häufig übersehene Bruchmanifestation im Schenkelkanal. Etwa 40% der Schenkelhernien sind zum Zeitpunkt der Diagnosestellung bereits inkarzeriert (19). Sie wird vor allem bei adipösen Patienten leicht übersehen oder mit den Rosenmüller-Lymphknoten verwechselt (s. u.).

Bruchpforte: Bruchpforte der Schenkelhernie ist der von Lytle (20) beschriebene konusförmige Schenkelkanal. Seinem oberen Eintritt legt sich der Anulus femoralis an, der zwischen 1 bis 3 cm lichter Weite aufweist. Ventral wird der Anulus femoralis vom Tractus iliopubicus und vom Leistenband gebildet (Abb. 13.**1 a–c**, vgl. Abb. 1.**10**). Die dorsale Begrenzung ist der obere Schleimbeinast, die mediale der Übergang des Leistenkanals in das Lig. Cooperi. Die laterale Begrenzung des Schenkelkanals stellt die Femoralvene dar. Der Schenkelkanal läuft trichterförmig parallel zur Femoralvene auf die Schenkelbruchpforte zu. Etwa 2 cm kaudal des Anulus femoralis liegt an der Spitze des Schenkelkanals die Schenkelbruchpforte. Diese Öffnung ist maximal 1 cm weit. Sie wird medial begrenzt vom Lig. lacunare, nach dorsal von der Fascia pectinea, nach ventral von Ausläufern des Leistenbands und nach lateral von der Vene. Üblicherweise ist der trichterförmige Schenkelkanal von lockerem Fett- und Bindegewebe sowie von Lymphknoten (Rosenmüller-Knoten) ausgefüllt. Nach ventral liegt ihm die Fascia cribriformis, nach dorsal der M. pectineus und die Fascia lata an.

Die häufigste Form der Schenkelhernien findet sich medial der Femoralvene. In seltenen Fällen können sich Schenkelhernien auch nach lateral, ventral oder dorsal entwickeln.

Pathogenese: Pathogenetisch überwiegt die erworbene Form, angeborene Schenkelhernien sind selten. Den anatomischen Untersuchungen McVays zufolge wird durch erhöhten intraabdominellen Druck präperitoneales Fett in den Schenkelkanal verlagert. Es dient als Wegbereiter der Hernie (Abb. 13.**1 a–c**). Hierbei dürften wiederholte Schwangerschaften, Adipositas und eine mit dem Alter zunehmende Bindegewebsschwäche ursächliche Faktoren der primären Form sein. – Sekundär

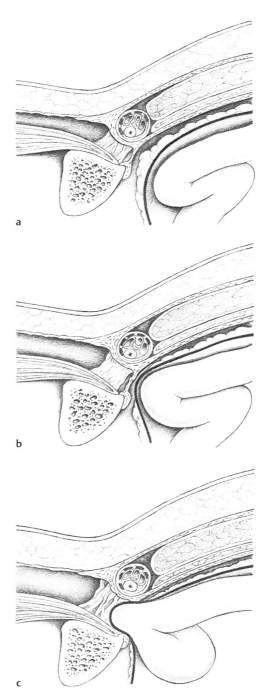

Abb. 13.**1 a–c** Entstehungsmechanismus der Schenkelhernie im Querschnitt.
a Ausgangszustand,
b Ausweitung des Schenkelkanals,
c Eintritt der Bruchgeschwulst.

entwickeln sich Schenkelhernien vor allem im Anschluss an Leistenbruchoperationen. Nach Glassow (21) ist jeder vierte Patient mit einer Schenkelhernie an einer Leistenhernie voroperiert. Ursache für die Entwicklung einer Schenkelhernie nach Leistenbruchoperation können sein: Übersehen des Befundes bei der Erstoperation oder die Entwicklung als Operationsfolge. Für die postoperative Form ist die bei der Voroperation angewandte Reparationstechnik von entscheidender Bedeutung. So sind naturgemäß jene Verfahren mehr gefährdet, die das Leistenband und die Fascia transversalis ventralwärts verziehen (z. B. Bassini, Shouldice). Bei großer Nahtspannung laufen sie Gefahr, den Schenkelkanal und damit die Bruchpforte unphysiologisch weit zu eröffnen. Selten sind Schenkelhernien nach Leistenbruchoperationen unter Verwendung des Lig. Cooperi (Lotheissen, McVay).

60 % der Schenkelhernien sind auf der rechten Seite gelegen, in 20 % liegt ein beidseitiger Befund vor (22). Frauen sind absolut und relativ häufiger betroffen. Wiederholte Schwangerschaften scheinen die Entwicklung einer Schenkelhernie zu begünstigen (s. o.).

Diagnostik: Die Schenkelhernie ist wie die Leistenhernie eine klinische Diagnose. Sonographie, CT oder Herniographie sind den Ausnahmefällen vorbehalten. Die Diagnose wird häufig zu spät gestellt, jede dritte bis vierte Schenkelhernie ist zum Zeitpunkt der Erstdiagnose bereits inkarzeriert (19, 22). Hieraus erklärt sich die hohe Letalitätsrate von ca. 8 %. Insbesondere beim Ileus der alten Frau spielt die inkarzerierte Schenkelhernie eine wichtige, häufig verkannte ursächliche Rolle. – Differenzialdiagnostisch sind andere Schwellungen der Leistenregion (Kap. 5) abzugrenzen. Am wichtigsten sind Entzündungen der Rosenmüller-Lymphknoten in der Fossa ovalis.

13.2 Indikation

Absolute Indikation: Jede eingeklemmte Schenkelhernie – jede diagnostizierte Schenkelhernie bei allgemeiner und lokaler Operabilität.

Relative Indikation: Jede Schenkelhernie mit eingeschränkter Operabilität.

Kontraindikation: Allgemeine oder lokale Inoperabilität.

13.3 Vorbereitung, Narkose, Lagerung

Vorbereitung: Siehe Kap. 11.1.

Narkose: Allgemeinnarkose oder Lokalanästhesie je nach Erfahrung (Kap. 9). Bewährt hat sich die Lokalanästhesie vor allem bei kruralem Vorgehen, gegebenenfalls auch in Form der Spinalanästhesie. Die Allgemeinnarkose ist das Verfahren der Wahl bei Inkarzeration mit eventueller Notwendigkeit zur Laparotomie.

Lagerung: Rückenlage mit gestreckten Hüftgelenken bei leicht angehobenem Gesäß.

13.4 Operationstaktik

Die Operationstaktik orientiert sich an den statischen und anatomischen Gegebenheiten (Abb. 13.2). Hiernach findet sich beim Mann mit Schenkelhernie in 53 % ein gleichseitiger, meist direkter Leistenbruch (23). Bei Frauen bestehen nur in 12 % gleichseitige Leistenbrüche, die überwiegend als indirekte Hernien auftreten. Die meisten dieser gleichseitigen Leistenbrüche der Frau sind zudem klein, fettreich und kaum operationspflichtig. Angesichts dieser Zahlen ist bei der Frau in der Regel

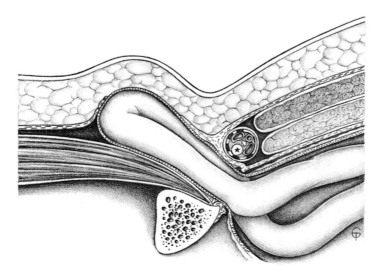

Abb. 13.2 Manifeste Schenkelhernie im Querschnitt.

die Reparation der Schenkelhernie durch einen kruralen Zugang ausreichend. Beim Mann ist wegen der großen Häufigkeit zusätzlicher Leistenbrüche in jedem Fall auch die Leistenregion zu revidieren (s.u.).

Auch zwischen primärer und sekundärer Manifestation und Notfall- (40%) oder Elektivoperation einer Schenkelhernie ist operationstaktisch zu differenzieren. Wir empfehlen für sekundäre Formen bei suffizienter Leistenbruchoperation generell den kruralen Verschluss der Schenkelbruchpforte. Für die primäre Form gilt obige Differenzierung. Im Notfall ist der einfachsten Form der Reparation (meist kombiniert inguinal und krural) der Vorzug zu geben. – Rezidivschenkelhernien sollten durch gleichzeitige Exposition von inguinal und krural versorgt werden. Beidseitige Schenkelhernien sind mit einem Abstand von mindestens 48 h zu operieren, um die regionale Nahtspannung zu verteilen.

Prinzipiell lassen sich 4 Verfahrenstaktiken zur operativen Behandlung des Schenkelbruchs angeben (23):
- Reparation von krural, keine Eröffnung der Externus-Aponeurose (häufigstes Vorgehen bei Frauen);
- Reparation von krural, Eröffnung des Leistenkanals und Inspektion der Hinterwand ohne Notwendigkeit zur Reparation (primäres Vorgehen bei Männern);
- Reparation von krural, Eröffnung der Externus-Aponeurose, gegebenenfalls bei zusätzlichem Leistenbruch Reparation der Hinterwand des Leistenkanals (Vorgehen bei kleinen Kombinationshernien);
- Reparation von krural und inguinal, Eröffnung der Externus-Aponeurose und der Hinterwand des Leistenkanals, Verschluss der Schenkelbruchpforte von oben und unten, danach Verschluss der Hinterwand des Leistenkanals (Vorgehen bei großen Kombinationshernien, Rezidiven und Inkarzerationen).

Diese Klassifizierung bezieht sich vor allem auf die Elektivoperationen. Bei der Inkarzeration ist das einfachste und sicherste Verfahren das Beste.

13.5 Reparationsformen

Kruraler (= unterer = direkter) Zugang

(Fabricius 1892; Bassini 1893; Salzer 1921)

Hautschnitt über der Bruchgeschwulst, schräg oder parallel zu den Femoralgefäßen verlaufend. Der direkte Zugang kann auch von einem tiefen inguinalen Schnitt erreicht werden (21). Vorteile des kruralen Zugangs sind die geringe postoperative Beeinträchtigung und die gute Übersicht über die Fossa ovalis. Nicht zu empfehlen ist der krurale Zugang bei Kombinationshernien oder Hernieninkarzeration, die ein zusätzliches inguinales Vorgehen erfordern. Der ausschließlich krurale Zugang findet überwiegend bei unkomplizierten Schenkelhernien der Frau Verwendung. Wir bevorzugen den kruralen Zugang über einen inguinalen Schnitt. Reparationsformen sind die Verfahren nach Fabricius (Abb. 13.**3**), Kummer (Abb. 13.**4**), Bassini (Abb. 13.**5**), Salzer (Abb. 13.**6a**), Umbrella (Abb. 13.**6b**).

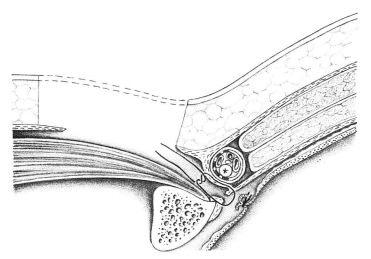

Abb. 13.**3** Krurale Schenkelhernienreparation nach Fabricius im Querschnitt.

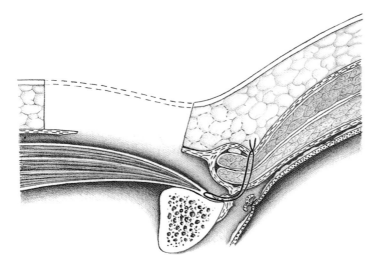

Abb. 13.**4** Krurale Schenkelhernienreparation nach Kummer im Querschnitt.

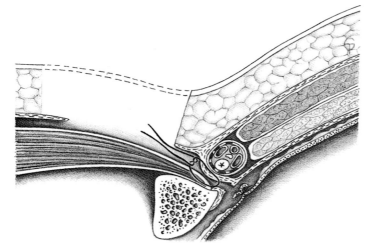

Abb. 13.**5** Krurale Schenkelhernienreparation nach Bassini im Querschnitt.

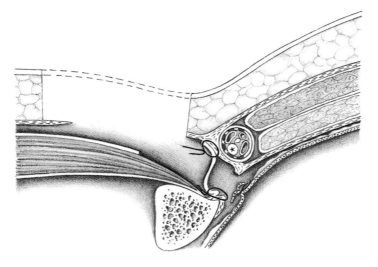

Abb. 13.**6 a** Krurale Schenkelhernienreparation nach Salzer im Querschnitt.

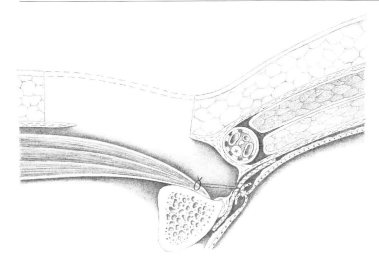

Abb. 13.**6b** Krurale Schenkelhernienreparation durch Umbrella-Prothese im Querschnitt.

Inguinaler Zugang

(Lotheissen 1898; von Moschkowitz 1908)

Zugang wie beim Leistenbruch mit Spaltung der Fascia transversalis. Vorteil ist die gute Übersicht über den Schenkelkanal mit der Möglichkeit der Reposition inkarzerierter Schenkelhernien.

Dies ist der Standardzugang beim Mann, um die wichtige gleichzeitige Inspektion der Leistenbruchpforten zu ermöglichen. Nachteil des Zugangs können sein das größere Operationstrauma und die – falls eröffnet – Notwendigkeit zur Reparation der Hinterwand des Leistenkanals. In jedem Fall sollte der inguinale Zugang bei Rezidiven, Inkarzerationen und Kombinationshernien Verwendung finden. Mögliche Reparationsformen sind die Verfahren nach Moschkowitz (Abb. 13.**8a**) in Kombination mit der Leistenhernienreparation nach Bassini, nach Lotheissen (Abb. 13.**8b**) und der zweireihige Verschluss von inguinal und krural in Verbindung mit der Leistenhernienreparation nach Shouldice (Abb. 13.**9**).

In den letzten Jahren hat sich neben den direkten Operationsverfahren die Implantation von Kunststoffnetzen zum Verschluss der Schenkelbruchpforte zunehmender Beliebtheit erfreut. Dies kann in Form einer transinguinalen präperitonealen Netzplastik (TIPP) mit Anheftung der Prothese am Lig. Cooperi erfolgen oder auch in der Methode nach Lichtenstein, wobei der Lichtenstein-Patch mit einigen Nähten am Lig. Cooperi fixiert wird. Eine andere Möglichkeit ist die Implantation eines schirmförmigen Kunststoffnetzes, das durch den Schenkelkanal nach krural fixiert wird und damit wie ein Schirm dem Schenkelkanal inguinal aufsitzt.

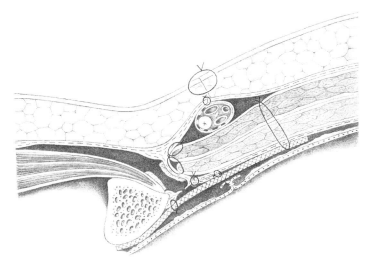

Abb. 13.**7a** Inguinale Schenkelhernienreparation durch TIPP im Querschnitt.

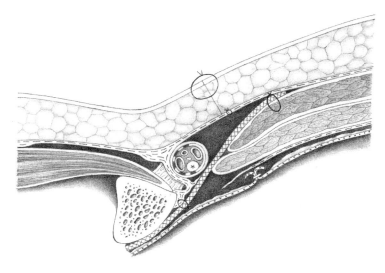

Abb. 13.**7b** Inguinale Schenkelhernienreparation nach Lichtenstein im Querschnitt.

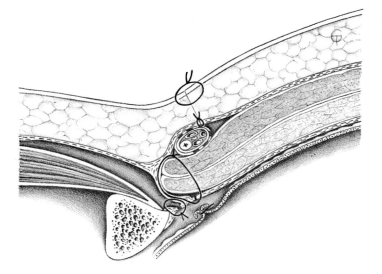

Abb. 13.**8a** Inguinale Schenkelhernienreparatur nach Moschkowicz mit Verschluss des Leistenkanals nach Bassini im Querschnitt.

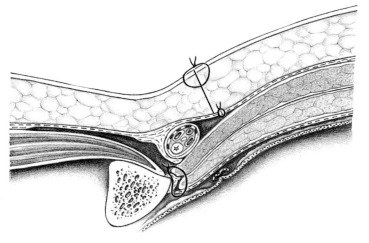

Abb. 13.**8b** Inguinale Schenkelhernienreparatur nach Lotheissen im Querschnitt.

Reparationsformen **249**

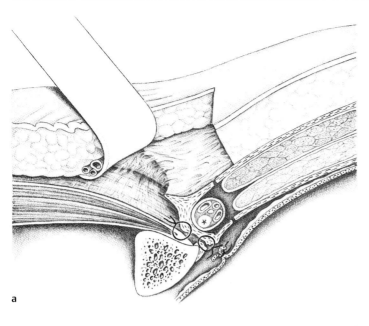

Abb. 13.**9 a, b**
a Zweireihiger Nahtverschluss des Schenkelkanals,
b Zusätzlicher Verschluss des Leistenkanals im Querschnitt.

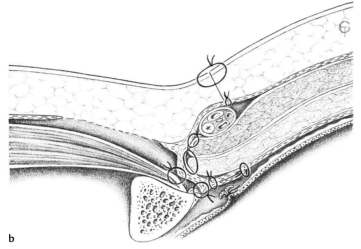

Präperitonealer Zugang

(Henry 1936; Nyhus 1959)

Extra- bzw präperitoneale Darstellung der Schenkelbruchpforte von einem Horizontalschnitt oberhalb des Leistenbands aus (s. u.). Vorteile bietet der präperitoneale Zugang vor allem bei Rezidivhernien oder ausgedehnten anderweitigen Voroperationen. Nachteilig ist das größere Operationstrauma und die für die Operation erforderliche medikamentöse Relaxation. Der präperitoneale Zugang findet daher vor allem bei Rezidivhernien Verwendung.

Der präperitoneale Zugang (s. o.) bietet sich immer dann an, wenn große Bruchpforten bestehen, die einer alloplastischen Deckung durch Polypropylennetze bedürfen.

13.6 Operationstechnik

13.6.1 Kruraler Zugang

Präparation und Versorgung des Bruchsacks

Die Hautinzision erfolgt medial der Oberschenkelgefäße senkrecht oder schräg über der Bruchgeschwulst in Projektion auf den Schenkelkanal (Abb. 13.**10**). Sie kann auch in Form eines tiefen inguinalen Hautschnitts verlaufen, wenn ein kombiniertes Vorgehen geplant ist. Nach Inzision der Fascia femoralis wird der Bruchsack isoliert und allseits vom Fettgewebe befreit (Abb. 13.**11**). Wie bei der direkten Hernie können Teile der Blase dem Bruchsack anliegen, sie werden unter exakter Blutstillung scharf abgetrennt. Bei stumpfer Präparation erhöht sich die Gefahr, die Blase zu eröffnen. Die Präparation des Bruchsackhalses muss soweit vorgetrieben werden, bis das regelrechte parietale Peritonealblatt sichtbar wird. Der Bruchsack wird eröffnet, der Bruchinhalt reponiert und der Bruchsack an der Basis umstochen und abgetragen (Abb. 13.**12**). Nunmehr lässt sich die Schenkelbruchpforte darstellen. Sie wird lateral von der V. femoralis, medial vom Lig. lacunare Gimbernati, nach kranial vom Leistenband und nach kaudal vom Lig. Cooperi begrenzt. – Es bestehen verschiedene Verfahren, die Schenkelbruchpforte zu verschließen:

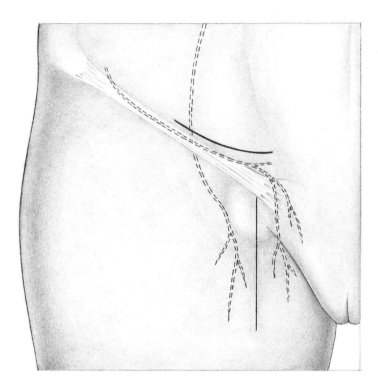

Abb. 13.**10** Kruraler Zugang I.
Krurale Inzision oder inguinaler Hautschnitt mit Verziehen nach krural (s. Abb. 13.**28**).

Operationstechnik **251**

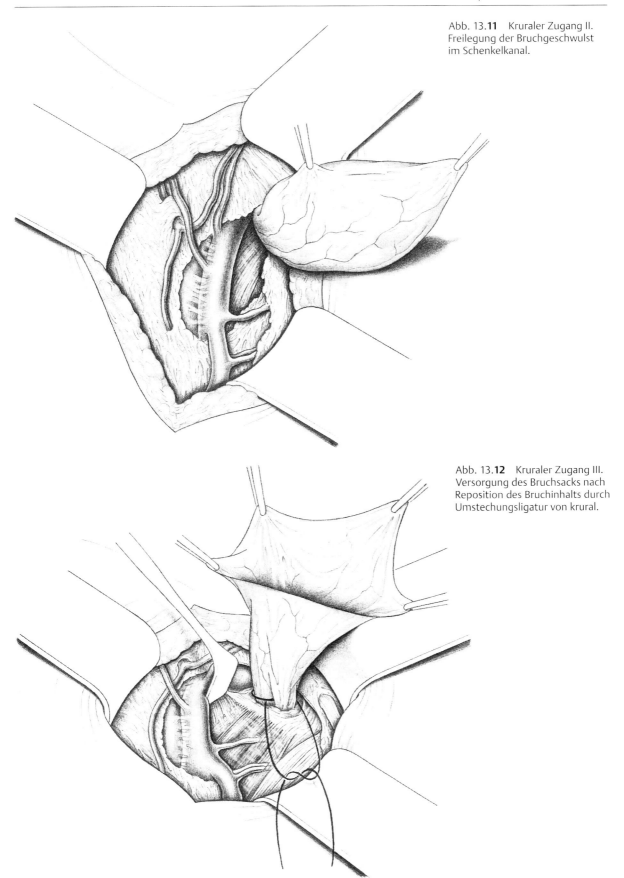

Abb. 13.**11** Kruraler Zugang II. Freilegung der Bruchgeschwulst im Schenkelkanal.

Abb. 13.**12** Kruraler Zugang III. Versorgung des Bruchsacks nach Reposition des Bruchinhalts durch Umstechungsligatur von krural.

Reparation nach Fabricius

Die V. femoralis wird durch einen Venenhaken oder einen kleinen Tupfer nach lateral beiseite gehalten. Von medial nach lateral werden Einzelnähte mit einer scharfen halbrunden Nadel zunächst unter dem hochgehaltenen Leistenband an das Lig. pubicum superius (Cooperi) gelegt und durch Klemmen fixiert (Abb. 13.**13**). Diese Nähte können bei tiefer Wunde auch mit einer Reverdin-Nadel geführt werden. Bei starker Nahtspannung kann in der Originalmethode das Leistenband am Tuberculum pubicum abgelöst oder eingekerbt werden. Als Nahtmaterial kommen nichtresorbierbare Fäden der Stärke 2/0 (Polypropylen, Seide) zur Verwendung. Die Fäden werden anschließend von medial nach lateral breit durch das Leistenband geführt, wo sie die Fascia transversalis mitfassen sollen. Eine Fingerkuppe prüft die ausreichende Weite des Gefäßdurchtritts, während die Fäden angezogen und geknüpft werden (Abb. 13.**14**).

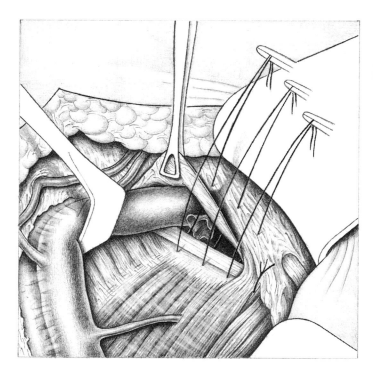

Abb. 13.**13** Kruraler Zugang IV. Reparation nach Fabricius. Einzelknopfnähte zwischen Lig. pubicum superius (Cooperi) und dem Leistenband. Schonung der V. femoralis durch Lateralverziehung mittels Langenbeck-Haken.

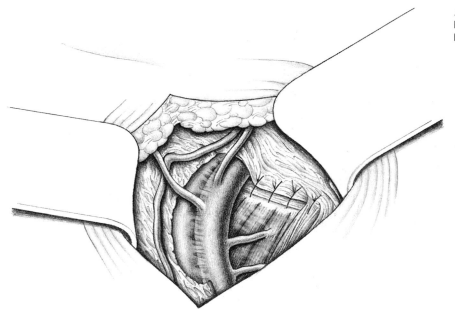

Abb. 13.**14** Kruraler Zugang V. Fertiggestellte Reparation nach Fabricius.

Reparation nach Kummer

In der Modifikation nach Kummer wird die gesamte Bauchdeckenmuskulatur trichterförmig in den Leistenkanal eingezogen (Abb. 13.**15**, 13.**16**). Es liegt die taktische Überlegung zugrunde, nicht nur die Schenkelbruchpforte, sondern auch den Schenkelkanal langstreckig zu verschließen. Diese Methode birgt die Gefahr der Verletzung des Samenstrangs in sich. Sie sollte deshalb nur bei Frauen angewandt werden.

Ist die Spannung der Nähte zwischen Lig. inguinale und Lig. Cooperi zu groß oder sogar unüberwindbar, sollte der Bruchlückenverschluss durch direkte Nahtvereinigung nicht erzwungen, sondern eher auf das Verfahren nach Bassini ausgewichen werden.

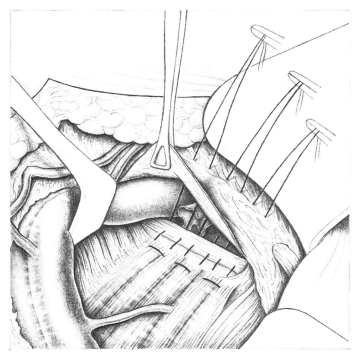

Abb. 13.**15** Kruraler Zugang VI.
Reparation nach Kummer: U-Nähte zwischen Fascia iliopectinea sowie Lig. Cooperi und der unteren Bauchdecke.

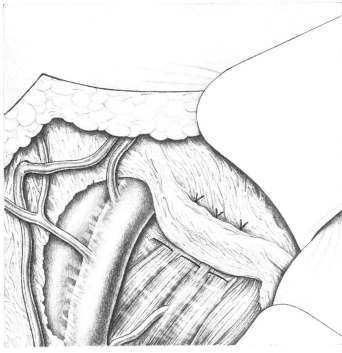

Abb. 13.**16** Kruraler Zugang VII.
Fertiggestellte Reparation nach Kummer.

Reparation nach Bassini

Die erste Naht (Seide, Polypropylen 2/0) fasst medial zunächst das Leistenband und das Lig. lacunare (Gimbernati) und anschließend breitflächig die Fascia pectinea. Mit einem Abstand von ca. 0,5 cm werden die Nähte lateral fortgesetzt (Abb. 13.**17**). Hierbei ist eine Einengung der V. femoralis sorgsam zu vermeiden, der tastende Finger überzeugt sich jederzeit über die Durchgängigkeit der Lacuna vasorum.

Reparation nach Salzer

Zunächst wird ein halbkreisförmiger Faszienlappen aus der Fascia pectinea mit dem Skalpell ausgeschnitten. Die Basis des Lappens wird zunächst an das Lig. Cooperi genäht, so dass eine feste Verankerung besteht (Abb. 13.**18**). Dann wird der Lappen hochgeschlagen und auf die Vorderfläche des Leistenbands aufgesteppt (Abb. 13.**19**). Hierbei erfolgt die Fixierung am Leistenband durch Einzelnähte am freien unteren Rand. Zusätzlich kann eine Verankerung an der überstehenden Lefze der Fascia femoralis erfolgen (Abb. 13.**19a**).

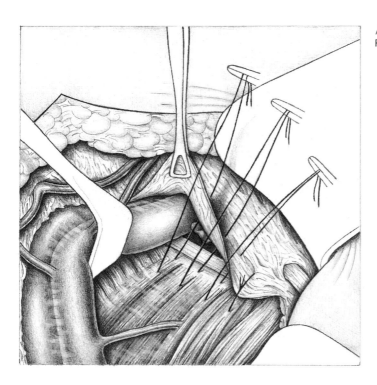

Abb. 13.**17** Kruraler Zugang VIII. Reparation nach Bassini.

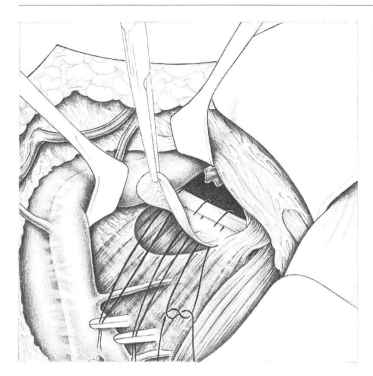

Abb. 13.**18** Kruraler Zugang IX.
Deckung der Bruchpforte durch Faszienlappen der Fascia iliopectinea nach Salzer. Hier Fixierung des Salzer-Lappens am Lig. Cooperi.

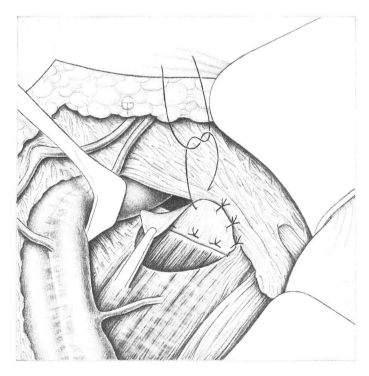

Abb. 13.**19a** Kruraler Zugang X.
Fixation des Salzer-Lappens am Leistenband.

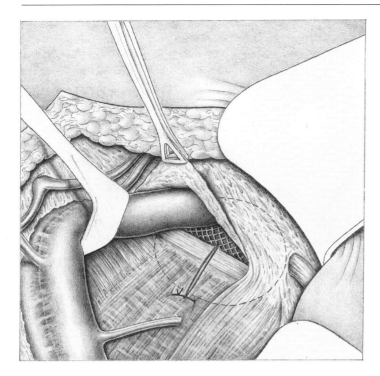

Abb. 13.**19 b** Kruraler Zugang XI. Präperitoneale Umbrella-Mesh-Plastik zum Verschluss der Schenkelbruchpforte im Operationssitus.

Krurale Mesh-Reparation

Es hat nicht an Versuchen gefehlt, den Schenkelbruch auf kruralem Wege durch Patch, Plaques oder alloplastisches Material zu verschließen. Diese Techniken haben den Vorteil, die starren Wände des Schenkelkanals nicht durch Nähte vereinigen, sondern durch ein alloplastisches Mesh spannungsfrei verschließen zu können. Während Plaques häufig dislozierten und rezidivgefährdet sind, hat sich bei uns u. a. das Prinzip der Implantation eines kreisförmigen Netzes in Form eines Schirms bewährt, der zusammengefaltet durch den Schenkelkanal nach präperitoneal geschoben wird und sich durch kruralen Zug dort entfaltet. Das Polypropylennetz kann handgefertigt sein und sollte mindestens einen Durchmesser von 5 cm aufweisen. Die Fixation erfolgt an den ligamentären Strukturen des Schenkelkanals (Abb. 13.**19 b**).

13.6.2 Inguinaler Zugang

Präparation und Versorgung des Bruchsacks

Hautschnitt und subkutanes Vorgehen wie beim Leistenbruch (Abb. 13.20). Nach Durchtrennung der Aponeurose des M. obliquus externus abdominis Freilegung des Samenstrangs bzw. des Lig. teres uteri. Teils stumpfe, teils scharfe Präparation und Anschlingen mit einem Zügel. Bei kräftigem M. cremaster Längsspaltung und Resektion der Muskelfasern. Nun liegt die Hinterwand des Leistenkanals frei. Es erfolgt die Inspektion auf eine zusätzliche indirekte oder direkte Leistenhernie. Danach schräge Spaltung der Fascia transversalis im Verlauf vom inneren Leistenring bis zum Tuberculum pubicum (Abb. 13.21). Sorgfältige Schonung der epigastrischen

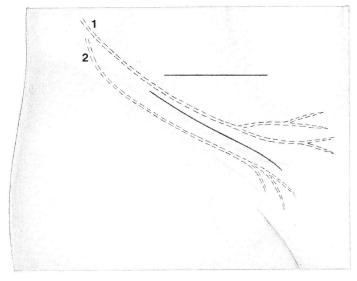

Abb. 13.20 Inguinaler Zugang I.
Hautschnitt beim inguinalen Zugang als schräge oder horizontale Version.

1 N. iliohypogastricus
2 N. ilioinguinalis

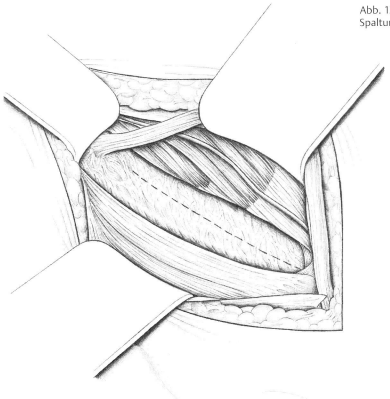

Abb. 13.21 Inguinaler Zugang II.
Spaltung der Fascia transversalis.

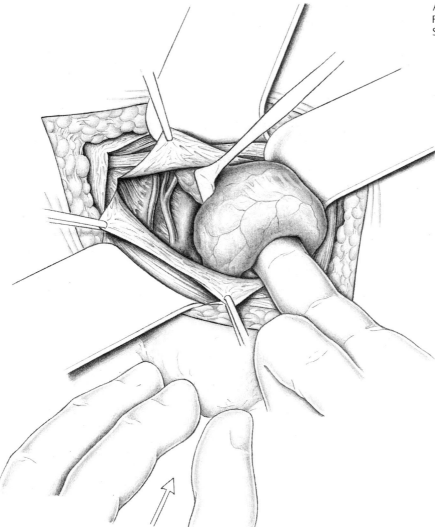

Abb. 13.**22** Inguinaler Zugang III. Freilegung des Bruchsackhalses im Schenkelkanal von inguinal.

Gefäße. Bei Verletzung doppelte Ligatur und Durchtrennung.

Nach Spaltung der Fascia transversalis wird der Hals des Schenkelbruchsacks medial der V. femoralis sichtbar (Abb. 13.**22**). Durch vorsichtigen Druck von krural auf die Bruchgeschwulst und Zug am Bruchsackhals lässt sich der Bruch in der Regel luxieren (Abb. 13.**23**). Ist der Bruchring zu eng, wird die Bruchpforte durch eine mediale Inzision (1–2 cm) des Tractus iliopubicus bzw. des Lig. lacunare erweitert. Liegt ein medialer Zipfel der Blase dem Bruchsack an, sollte dieser scharf gelöst werden. Nach erfolgter Luxation wird der Bruchsack zurückgezogen und damit in Analogie zu dem Hoguet-Manöver (Kap. 11) in einen direkten oder indirekten Bruchsack verwandelt. Die Versorgung des Bruchsacks erfolgt nach der üblichen Technik (Kap. 11). Nach Eröffnung und Reposition des Bruchinhalts wird der Bruchsack möglichst weit proximal mit einer Tabaksbeutelnaht oder einer Umstechungsligatur verschlossen, durchtrennt und der Stumpf versenkt. Misslingt die Luxation des Bruchsacks wegen starker Adhäsionen mit der Umgebung, wird er an der Basis eröffnet und der Bruchinhalt unter direkter Sicht versorgt (Abb. 13.**24**).

Ist der Bruchsack livide verfärbt und besteht der Verdacht auf eine Nekrose eingeklemmter Darmanteile, sollte zunächst der Bruchsack verschlossen bleiben. Durch breite Inzision des parietalen Peritoneums und Erweiterung des Schnitts nach Inzision des M. rectus zur Herniolaparatomie empfiehlt es sich, den Bruchsackhals transperitoneal freizulegen. Erst nach Resektion des inkarzerierten Darmanteils sollte der Bruchsack geschlossen entfernt werden. Zu den Einzelheiten des Vorgehens bei inkarzerierten Darmanteilen sei auf Kap. 15 verwiesen.

Operationstechnik

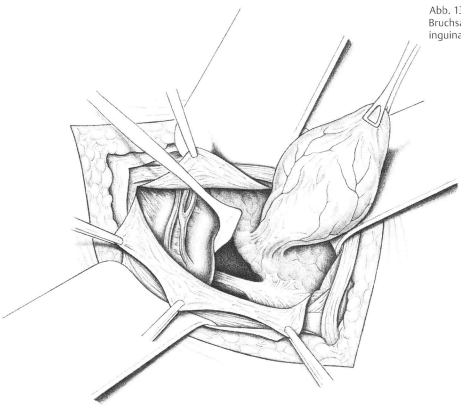

Abb. 13.**23** Inguinaler Zugang IV. Bruchsack der Schenkelhernie nach inguinaler Luxation.

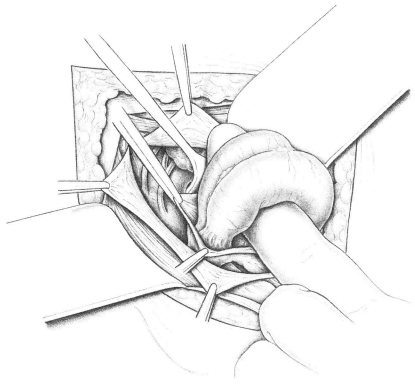

Abb. 13.**24** Inguinaler Zugang V. Luxation des Bruchinhalts nach inguinaler Eröffnung des Schenkelbruchsacks.

Reparation nach Lotheissen/McVay

Vor dem Verschluss der Bruchpforte muss das Lig. Cooperi (Lig. pubicum superius) übersichtlich dargestellt werden. Kleinere Gefäße wie die aberrierende A. oder V. obturatoria werden ligiert und durchtrennt. Beginnend am Lig. lacunare werden insgesamt 4–5 Einzelnähte aus nichtresorbierbarem Nahtmaterial (Seide 2/0, Polypropylen 2/0) gelegt (Abb. 13.25). Hierbei werden die Fascia transversalis und der M. transversus abdominis an das Lig. Cooperi fixiert. Der am meisten medial gelegene Stich fasst die Falx inguinalis. Der Nahtabstand darf maximal 0,6 cm betragen, es ist reichlich Gewebe zu fassen.

Nach lateral wird die Nahtreihe bis zur V. femoralis geführt, die mit einem Langenbeck-Haken nach lateral gehalten wird. Die Nähte werden entsprechend der zunehmenden Nahtspannung von medial nach lateral geknüpft. Im Bereich der „Übergangsnaht" nach McVay, d. h. in Projektion auf die Schenkelgefäße, läßt sich wegen zu großer Spannung das Lig. Cooperi nicht mehr als Nahtlager verwenden. Hier erfolgt eine Anheftung der Bauchdeckenmuskulatur an den Tractus iliopubicus bzw. die Gefäßscheide der Femoralgefäße. Nach Abschluss der letzten Naht sind der Schenkel- und Leistenkanal suffizient verschlossen. Durch die Fixation am Lig. Cooperi besteht im medialen Anteil eine konkave Eindellung der Bauchdecke, die zur Hämatombildung begünstigt. Deshalb sorgfältige Blutstillung und Redon-Drainage für ca. 48 h. Eine Entlastungsinzision der Rektusscheide ist obligat (Kap. 11).

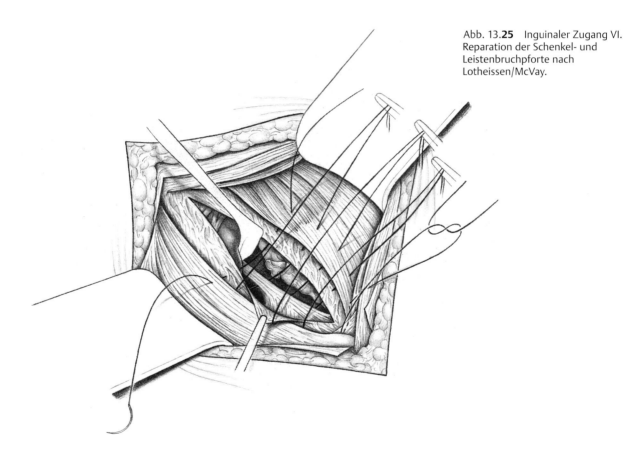

Abb. 13.**25** Inguinaler Zugang VI. Reparation der Schenkel- und Leistenbruchpforte nach Lotheissen/McVay.

Reparation nach Moschkowitz

Nach Darstellung der Schenkelbruchpforte und Versorgung des Schenkelbruchsacks Reparation von inguinal durch Annäherung des Leistenbands an das Lig. Cooperi. Mit insgesamt 5 Nähten (2/0 Seide oder Polypropylen) werden das Leistenband und der Tractus iliopubicus an das Lig. Cooperi fixiert. Die Nähte beginnen medial am Schambeinhöcker und werden bis zur V. femoralis in Abständen von ca. 0,6 cm zuerst gelegt und dann in der gleichen Reihenfolge fixiert (Abb. 13.26). Anschließend wird die Hinterwand des Leistenkanals durch Fixation der Bauchdecke am Leistenband nach Bassini oder schichtgerecht nach Shouldice (s. o.) rekonstruiert.

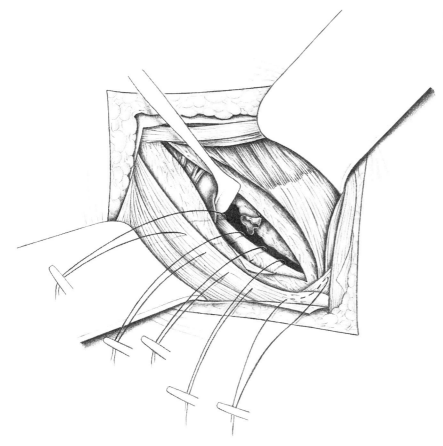

Abb. 13.**26** Inguinaler Zugang VII. Reparation der Schenkelbruchpforte nach Moschkowitz.

Zweireihige Reparation

In Analogie zur Shouldice-Technik bei der Leistenhernie erfolgt der Verschluss des Schenkelkanals durch Annäherung des Lig. Cooperi an die Fascia transversalis oder die Rückseite des Leistenbands mittels zweireihiger fortlaufender Nahttechnik: Falls genügend nahtfähige Substanz im Schenkelkanal vorhanden ist, erfolgt eine zweireihige fortlaufende Naht (2/0 Polypropylen oder PDS) zum Verschluss der Schenkelbruchpforte. Hierbei kann kann ggf. die 1. Naht von inguinal (Abb. 13.**27**), die 2. nach Kaudalverziehung des Inguinalschnitts (Abb. 13.**28**) von krural platziert (Abb. 13.**29**) werden. Nach Prüfung der Reparation der Schenkelbruchpforte (Abb. 13.**30**) wird die Hinterwand des Leistenkanals mehrschichtig nach Shouldice verschlossen (Abb. 13.**31**) (s. auch Kap. 11, Abb. 11.**34** – 11.**43**).

Alloplastische Reparation

Die nicht immer befriedigenden Rezidivquoten der Schenkelhernienreparation durch einfache Naht, vor allem bei größeren Hernien, rechtfertigen früh den Einsatz allerplastischer Netze. Diese können auf kruralem Wege (s. o.) oder ebenso gut inguinal platziert werden. In einzelnen Fällen ist auch die laparoskopische TAP oder TEPP berechtigt. In unseren Erfahrungen hat sich der inguinale Zugang mit transinguinaler Platzierung eines präperitonealen Netzes (TIPP, Kap. 11) wie auch die modifizierte Reparation nach Lichtenstein bewährt. Bei letzterer wird ähnlich wie bei der TIPP der kaudale Rand des Netzes am Lig. Cooperi fixiert, während der obere Rand üblicherweise an der Muskulatur liegt. Wir halten die transinguinale präperitoneale Reparation (TIPP) für das physiologischere Verfahren, da das implantierte Netz allseits von Faszie und Muskulatur bedeckt ist.

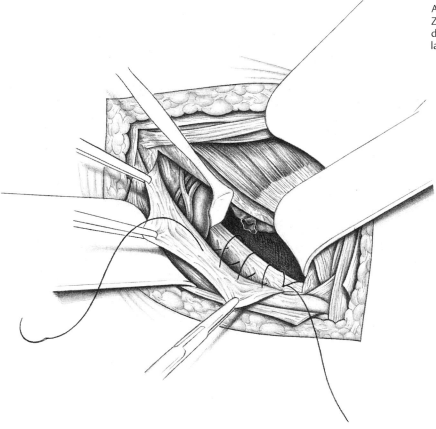

Abb. 13.**27** Inguinaler Zugang VIII. Zweireihige Reparation I: Verschluss der Schenkelbruchpforte durch fortlaufende Naht von inguinal.

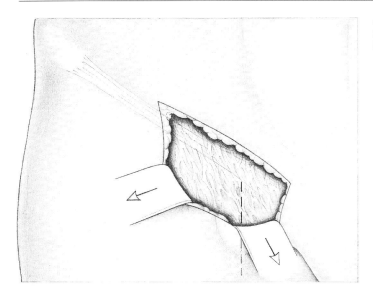

Abb. 13.**28** Inguinaler Zugang IX.
Zweireihige Reparation II: Verziehen des inguinalen Hautschnitts nach kaudal zum kruralen Zugang.

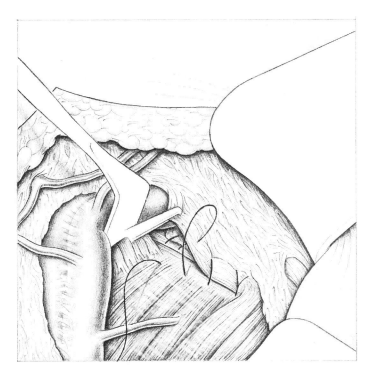

Abb. 13.**29** Inguinaler Zugang X.
Zweireihige Reparation III: Kruraler Verschluss der Bruchpforte durch fortlaufende Naht nach zuvor erfolgtem inguinalen Nahtverschluss.

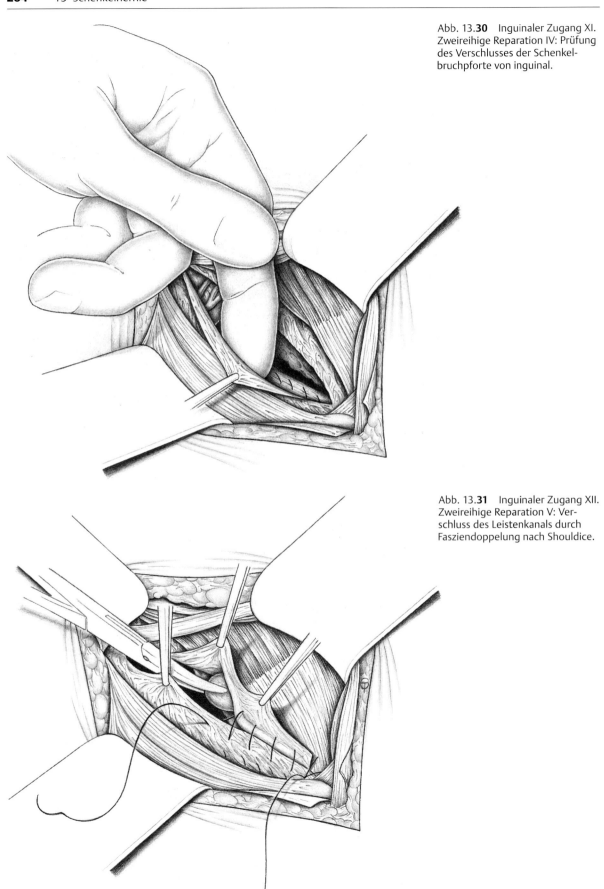

Abb. 13.30 Inguinaler Zugang XI. Zweireihige Reparation IV: Prüfung des Verschlusses der Schenkelbruchpforte von inguinal.

Abb. 13.31 Inguinaler Zugang XII. Zweireihige Reparation V: Verschluss des Leistenkanals durch Fasziendoppelung nach Shouldice.

Literatur

1. Bartofi J, Kelemen O, ViZsy L, Simon E, Balint A, Posfai G. Transabdominal preperitoneal herniorraphy: technique and results. Acta Chir. Hung. 36 (1997) 18 – 21.
2. Bruns W, Dudda W, Wenzel E. Spätergebnisse der Herniotomie nach Lotheissen-McVay 20 Jahr postoperativ. Langenbecks Arch. Chir. 381 (1996) 263 – 6.
3. Faust H, Kuthe A, Saemann T, Reichel K. Die endoskopische extraperitoneale Patch-Plastik von Leisten- und Femoralhernien ohne Naht oder Klammerfixation des Polypropylen-Patches. In: MIC in der Hernienchirurgie. Langenbecks Arch. Chir. Suppl II (Kongreßbd.) 113 (1996) 603 – 5.
4. Gianetta E, DeCian F, Cuneo S, Friedman D, Vitale B, Marinari G, Baschieri G, Camerini G. Hernia repair in elderly patients. Br. J. Surg. 84 (1997) 983 – 5.
5. Heithold DL, Ramshaw BJ, Mason EM, Duncan TD, White J, Dozier AF, Tucker JG, Wilson JP, Lucas GW. 500 total extraperitoneal approach laparoscopic herniorrhaphies: A single-institution review. Am. Surg. 63 (1977) 299 – 301.
6. Kald A, Anderberg G, Smedh K, Karlsson M. Transperitoneal or totally extraperitoneal approach in laparosopic hernia repair: results of 491 consecutive herniorrhaphies. Surg. Laparosc. Endosc. 7 (1997) 86 – 9.
7. Khoury N. A randomized prospective controlled trial of laparoscopic extraperitoneal hernia repair and mesh-plug hernioplasty: a study of 315 cases. J. Laparoendosc. Adv. Surg. Tech. A 8 (1998) 367 – 72.
8. Lukaszczyk JJ, Preletz RJ, Morrow GJ, Lange MK, Tachovsky TJ, Krall JM. Laparoscopic herniorrhaphy versus traditional open repair at community hospital. J. Laparoendosc. Surg. 6 (1996) 203 – 8.
9. Munshi IA, Wantz GE. Management of recurrent and perivascular femoral hernias by giant prosthetic reinforcement of the visceral sac. J. Am. Coll. Surg. 182 (1996) 417 – 22.
10. Munshi IA, Wanth GE. Treatment of recurrent and prevascularized femoral hernias by reinforcement of the visceral sac. Chirurgie 121 (1996) 321 – 4.
11. Nussbaumer P, Blessing H. Endoscopic pre-peritoneal prolene mesh-plasty for management of inguinal and femoral hernias. Swiss Surg. 3 (1997) 121 – 4.
12. Pans A, Desaive C, Jacquet N. Use of a preperitoneal prosthesis for strangulated groin hernia. Br. J. Surg. 84 (1997) 310 – 2.
13. Pardieck DA. Laparoscopic inguinal hernia repairs in men a community hospital setting using using the TAPP approach. J. S. C. Med. Assoc. 94 (1998) 345 – 50.
14. Robbins AW, Rutkow IM. Mesh plug repair and groin hernia surgery. Surg. Clin. N. Am. 78 (1998) 1007 – 23.
15. Rutkow IM, Robbins AW. The mesh plug technique for recurrent groin herniorrhaphy: A nine-year experience of 407 repairs. Surgery 125 (1998) 844 – 7.
16. Sanchez-Bustos F, Ramia JM, Ferrero FF. Prosthetic repair of femoral hernia: Audit of long term follow-up. Eur. J. Surg. 164 (1998) 191 – 3.
17. Schmidt P, Antal A. The totally extraperitoneal (TEP) laparoscopic hernia repair. Acta Chir. Hing. 36 (1997) 320 – 2.
18. Stoppa R, Van-Hee R. Surgical management of groin hernias. State of the art in 1996. Acta Chir. Belg. 98 (1998) 136 – 8.
19. Seidel W, Spelsberg F, Niedring O, Zenker R. Die Indikation zur operativen Versorgung der Leisten- und Schenkelhernien. Dtsch. Med. Wochenschr. 25 (1972) 963.
20. Lytle WJ. The internal ring. Br. J. Surg. 128 (1945) 29.
21. Glassow F. Recurrent inguinal and femoral hernia. Br. Med. J. 1 (1970) 215.
22. Ponka JL. Hernias of the abdominal wall. Saunders, Philadelphia 1980.
23. Glassow F. The surgical repair of inguinal and femoral hernias. Can. Med. Assoc. J. 108 (1973) 308.

14 Narbenhernie

14.1 Definition

Hernie einer Narbenregion. Bruchpforte ist die auseinander gewichene Fasziennaht, der Bruchsack wird vom peritonealen Überzug ausgekleidet. Die Narbenhernie ist abzugrenzen von der Wundruptur, bei der keine peritoneale Auskleidung besteht.

14.2 Anatomie und Lokalisation

Je nach Lage der Narbe sind Narbenhernien der verschiedensten Lokalisation denkbar. Am häufigsten ist die Narbenhernie nach medianer Oberbauchlaparotomie mit Inzidenzen um 13,6% (1). Nach Rippenbogenrandschnitt sind Narbenhernien in 3,8% zu erwarten. 65% aller Narbenhernien treten nach longitudinalen Inzisionen auf, während schräge und quere Schnittführungen seltener zur Narbenhernie führen. Unter den Längsschnitten haben die medianen Laparotomien mit 15% eine mehr als 3-mal so hohe Inzidenz wie die paramedianen Zugänge mit 4,6% (1, 10, 12, 14). Dies kann allerdings nicht die Überlegenheit querer oder schräger Schnittführungen demonstrieren, sondern ist vielmehr Ausdruck der Tatsache, dass die mediane Laparotomie vielfach als Standardzugang bei zahlreichen Eingriffen mit hohem Narbenhernienrisiko ausgeführt wird (5). Bei paramedianer Inzision erweist sich die separate Durchtrennung vom vorderen und hinteren Blatt der Rektusscheide als günstigste Schnittführung (1, 6).

Narbenhernien treten häufig an den Wundpolen auf. Die Erklärung liegt in dem häufigen Missverhältnis zwischen kosmetisch kleiner Hautinzision und großer Faszienöffnung zur Gewährleistung einer besseren Übersicht wie auch der „Unsicherheit der letzten Stiche" am Wundrand. Dies unterstreicht die Notwendigkeit einer ausreichend großen Hautinzision beim Primäreingriff wie bei der Narbenbruchreparation.

14.3 Diagnostik

Vorwölbung im Bereich der Narbe mit deutlich sichtbarer Dehiszenz der Hautnaht und tastbarem Auseinanderweichen der Faszienränder (Abb. 14.1). Gelegentlich sind multiple Narbenhernien innerhalb einer Narbe zu tasten mit dazwischen befindlichen Faszienbrücken. Die Klinik ergibt sich aus dem Ausmaß der Hernierung und Neigung zur Inkarzeration. Während große Narbenhernien selten inkarzerieren, liegt die Inzidenz bei kleineren Hernien (Bruchlücke kleiner als 2 cm) bei 10%. Die klinische Verdachtsdiagnose lässt sich durch die Sonographie leicht bestätigen (Kap. 5.5).

14.4 Klassifikation

Zum Leistungsvergleich der unterschiedlichen Operationsverfahren bedarf es dringend einer verbindlichen Klassifikation der Narbenhernie analog zur Situation bei den Leistenhernien. Leider gibt es trotz der zahlenmäßig großen Dimensionen des Problems bis heute keine Klassifikation, die einfach, leicht praktizierbar und international akzeptiert wäre. Dieser Missstand wurde bei dem Expertentreffen der Herniologen 1998 auf dem Suvretta-II-Symposium von allen anwesenden Teilnehmern beklagt (21). Es bestand Übereinstimmung darüber, was eine Klassifikation beinhalten sollte:
- Lokalisation,
- maximale Größe des Defekts,
- Ausmaß der Eventration,
- Zahl der Rezidive,
- Multiplizität der Defekte.

Vor diesem Hintergrund möchten wir eine einfache Klassifikation vorschlagen, die sich in unserer täglichen Praxis bewährt hat (Tabelle 14.1). Danach werden die Narbenhernien in 5 Klassen unterteilt, die die Größe des Defekts, die Eventration im Stehen und im Liegen sowie die Stabilität der benachbarten Bauchdecken einbeziehen. Die Lokalisation der Narbe und die Rezidivhäufigkeit wird entsprechend hinzugefügt. Multiple Defekte werden als Summe betrachtet.

Hiernach ist eine Narbenhernie *Typ I* eine Hernie von unter 2 cm maximaler Ausdehnung der Bruchpforte, die im Stehen und Liegen nicht zu sehen, im Liegen als Defekt mit 2 cm maximalem Durchmesser zu tasten bzw. sonographisch zu verifizieren ist. Dies ist z. B. die typische Knopflochhernie durch Aufriss eines Fadens bzw. die Wundrandhernie bei unsicherer letzter Naht und instabilem Gewebe (Abb. 14.2 a, b).

Die Narbenhernie *Typ II* hat eine Bruchlücke von unter 4 cm maximaler Ausdehnung, die im Stehen als Vorwölbung zu sehen, im Liegen ohne Vorfall komplett reponibel und nur als Fasziendefekt zu tasten ist. Für die seltenen Fälle, bei denen trotz kleiner Bruchlücke und fehlender Inkarzeration dennoch ein akkreter, d. h. nicht reponibler Bruch vorliegt, kann man eine Klassifikation in II b vornehmen (Abb. 14.3 a, b).

Die Narbenhernie *Typ III* hat eine Bruchlücke von > 4 cm maximaler Ausdehnung. Die Bruchgeschwulst überschreitet die Bauchdeckenkonvexität, lässt sich aber

Tabelle 14.1 Klassifikation der Narbenhernien. Einteilung nach maximaler Bruchlückenausdehnung im Faszienniveau aufgrund des Tast- oder Sonographiebefunds. Bei multiplen Defekten Addition der einzelnen Defektgrößen. Die Angaben beziehen sich auf die maximale Ausdehnung der Bruchlücke in einer Richtung.

Typ	Bruchlückenausdehnung im Faszienniveau	Sichtbarkeit, Befundart, Reponibilität
I	Bruchpforte < 2 cm	im Stehen und Liegen kaum sichtbar, Sono- bzw. Tastbefund
II	Bruchpforte < 4 cm	im Stehen als Vorwölbung sichtbar, im Liegen flach bzw. spontan reponibel
IIb	Bruchpforte < 4 cm	auch durch Taxis nicht reponibel
III	Bruchpforte > 4 cm	im Stehen als Vorwölbung sichtbar, im Liegen flach bzw. spontan reponibel
IV	Bruchpforte > 4 cm	im Stehen und Liegen sichtbar, Reposition nicht spontan
IVb	Bruchpforte > 4 cm	auch durch Taxis nicht reponibel
V	Totaldefekt der Bauchdecke, monströse Prominenz im Stehen und Liegen („Heimatrecht verloren")	

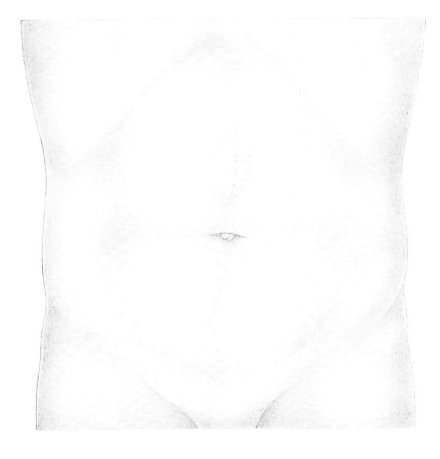

Abb. 14.1 Mediane Oberbauchnarbenhernie Typ II.

im Liegen vollständig reponieren mit stabilen Faszienrändern als Begrenzung. In der täglichen Praxis ist sie sicherlich die häufigste Form der Narbenhernie (Abb. 14.4 a, b).

Die Narbenhernie *Typ IV* beinhaltet alle Narbenhernien über 4 cm Bruchlückengröße, die sowohl im Stehen als auch im Liegen als deutlich sichtbare Konvexität der Bauchdecken auffällt. Gelegentlich gelingt es, diesen Bruch zu reponieren, doch nicht selten sind derartige Brüche akkret, d. h. der Bruchsack ist mit dem Bruchinhalt so verwachsen, dass eine Spontanreposition nicht erfolgreich ist (*Typ IVb*). Diese Narbenhernien sind die zweithäufigsten in der täglichen Praxis und erfordern immer die vollständige Öffnung und Versorgung des Bruchsacks (Abb. 14.5 a, b).

Bei den Narbenhernien *Typ V* handelt sich um einen Totaldefekt der Bauchdecken mit weit nach lateral zurückgewichenen Muskelfaszienrändern, der sowohl im

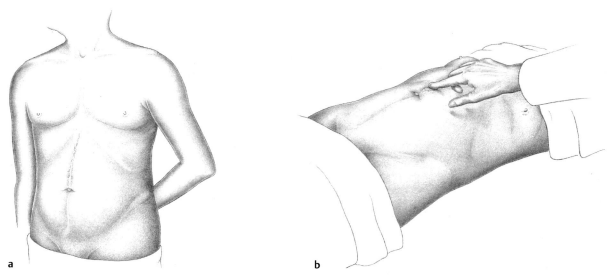

Abb. 14.**2 a, b** Narbenhernie Typ I, Bruchlücke < 2 cm, Sono- oder Tastbefund. Im Stehen und Liegen kaum sichtbar.
a Befund im Stehen,
b Tastbefund im Liegen.

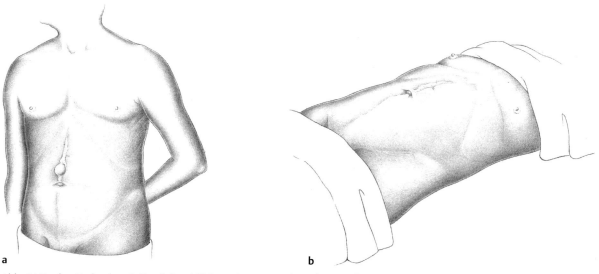

Abb. 14.**3 a, b** Narbenhernie Typ II, Bruchlücke < 4 cm, im Stehen als Vorwölbung sichtbar, im Liegen reponibel und als Fasziendefekt tastbar.
a Befund im Stehen,
b Befund im Liegen.

Liegen als auch im Stehen zu einer monströsen Prominens der Baucheingeweide über die Bauchdecken hinaus führt (Abb. 14.**6 a, b**). Diese Narbenhernien bedürfen immer der vollständigen Reparation der Bauchdecken, meist unter Vorschaltung eines progressiven Pneumoperitoneums und häufig auch lateraler Entlastungsinzisionen. Sie sind jene Formen der Narbenbrüche, bei denen die Baucheingeweide „ihr Heimatrecht im Bauchraum verloren" haben.

Klassifikation **269**

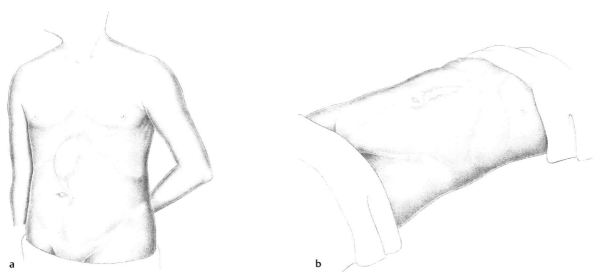

Abb. 14.**4 a, b** Narbenhernie Typ III, Bruchlücke > 4 cm. Im Stehen als Vorwölbung deutlich sichtbar, im Liegen flach oder spontan reponibel.
a Befund im Stehen,
b Befund im Liegen.

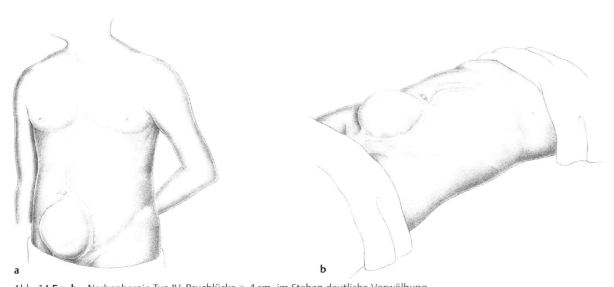

Abb. 14.**5 a, b** Narbenhernie Typ IV, Bruchlücke > 4 cm, im Stehen deutliche Vorwölbung, im Liegen nicht spontan reponibel. Typ IVb liegt vor, wenn auch beim Taxisversuch keine Reposition möglich ist.
a Befund im Stehen,
b Befund im Liegen.

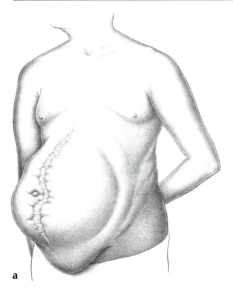 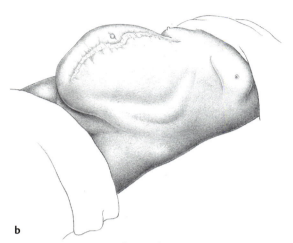

Abb. 14.**6** Narbenhernie Typ V, Totaldefekt der Bauchdecke, monströse Prominenz im Stehen und Liegen, Verlust des „Heimatrechts im Bauchraum".
a Befund im Stehen mit weit retrahierter Rektusmuskulatur,
b Befund im Liegen mit unveränderter Bruchsackprominenz.

14.5 Indikation und Kontraindikation

Indikation: Inkarzeration, persistierende Beschwerden, soziale Deprivation, persistierende Arbeitsunfähigkeit.

Relative Indikation: Alle Narbenhernien bei Vorliegen allgemeiner Operabilität. Das Zeitintervall zum letzten Eingriff sollte zur Erlangung ausreichender Faszienfestigkeit mindestens 6 Monate betragen.

Relative Kontraindikation: Übergewicht von mehr als 10% über Broca. Es sollte versucht werden, Gewicht zu reduzieren, falls dies erfolglos ist, wird dennoch die Operationsindikation zur Steigerung der körperlichen Aktivität gestellt.

Absolute Kontraindikation: Peritonealkarzinose oder allgemeine Inoperabilität.

14.6 Präoperative Vorbereitung

Bei Elektiveingriffen zur Prophylaxe der postoperativ häufig auftretenden prolongierten Darmatonie präoperative Darmvorbereitung mit 2–3 Liter Golytely oder orthograde Darmspülung. Eine Gewichtsreduktion auf maximal Broca-Index +10% ist anzustreben (s.o). Infektfreie Hautverhältnisse sind obligat, Druckulzera sind primär konservativ zu behandeln. Generell sollte eine präoperative Abklärung und Sanierung der intraabdominellen Verhältnisse erfolgen, da die Implantation von alloplastischen Netzen bei notwendig werdenden, nicht aseptischen Simultaneingriffen (z.B. Kolonresektion) wegen erhöhter infektiöser Komplikationsrate abzulehnen ist. Eine Single-Shot-Antibiose bei vorgesehener Implantation von großen Netzen ist empfehlenswert, wenn auch klinische Studien bislang dieses Vorgehen nicht statistisch sichern konnten.

14.6.1 Pneumoperitoneum

Bei ausgedehnten Narbenhernien (Typ V) mit großen Bruchsäcken empfiehlt es sich, die Bauchdecken auf die Hernienreparation durch ein progressives Pneumoperitoneum zu konditionieren. Dieses Pneumoperitoneum führt zu einer Ausweitung der Bauchdecken und zu einem Anpassen des Zwerchfells, was die nachfolgende Operation erheblich vereinfacht. Zusätzlich werden die bestehenden Adhäsionen zumindest teilweise gelöst. Die Zeitdauer des Pneumoperitoneums liegt zwischen 2–6 Wochen präoperativ, die Luftinsufflation erfolgt über eine Venüle oder bei starken Verwachsungen über einen Tenckhoff-Katheter. In 2- bis 3-tägigen Abständen werden ca. 1–3 Liter Außenluft installiert, die Menge richtet sich nach dem Wohlbefinden des Patienten und eventuell Zwerchfellreizung. Der Patient sollte nach der Luftinsufflation für ca. 6 Stunden flach liegen bleiben, um eine bessere Luftverteilung zu erzielen. Dieses von Moreno 1947 erstmals angegebene Verfahren erleichtert den späteren spannungsfreien Bauchdeckenverschluss, der nach verschiedenen Techniken erfolgen kann (15) (Kap. 8.12).

14.6.2 Lagerung

Rückenlagerung. Alle nachfolgenden Angaben beziehen sich ausschließlich auf Narbenhernien im Abdominalbereich.

14.6.3 Narkose

Nur bei kleinen Brüchen (Typ I und II) und Risikopatienten Lokal- oder Regionalanästhesie, bei größeren Befunden Allgemeinnarkose mit Muskelrelaxation.

14.6.4 Zugangswege

Exzision der alten Narbe unter Darstellung der Faszienränder.

14.7 Taktik

Basierend auf den pathophysiologischen Erkenntnissen, dass das Entstehen einer Narbenhernie häufig als Ausdruck einer mechanisch instabilen Narbenbildung anzusehen ist, erscheint verständlich, dass der einfache Nahtverschluss als Wiederholung des primär versagenden Verfahrens in mehr als der Hälfte erneut versagt. Sind technische Fehler beim Primäreingriff auszuschließen, ist ein Verfahrenswechsel unumgänglich. Bei kleineren Hernien (< 4 cm) ist ein Wechsel zu nichtresorbierbarem Nahtmaterial zu erwägen, sofern bei der Erstoperation resorbierbares Nahtmaterial zum Einsatz kam.

Andernfalls ist, wie bei allen größeren, bei allen multilokulären oder bei allen Rezidivnarbenhernien die Verstärkung der Bauchwand mit einem alloplastischen Mesh unverzichtbar (20–22). Aufgabe des Meshes ist die Bildung einer permanenten Matrix für einwachsendes Narbengewebe. Dieser Verbund aus Kunststoff und fibrösen Strukturen führt zu einer dauerhaften Verstärkung der Bauchdecke. In der Sublay-Position wird das Implantat im Wesentlichen durch den Bauchinnendruck in seiner Lage fixiert. Die intraoperative Fixation muss eine Dislokation innerhalb der ersten Tage verhindern, bis das das Mesh umgebende Narbengewebe eine Verschiebung oder ein Einrollen unmöglich macht. Grundsätzlich ist der gesamte Narbenbereich als instabil anzusehen und mit einem Mesh zu unterstützen, auch wenn die Hernierung noch auf einen Teil der Narbe beschränkt erscheint. Seltener ist das Umgebungsgewebe der Narbenhernie so stabil, dass man sich auf den Nahtverschluss der Bruchlücke beschränken darf. Dies gilt vor allem für Bruchlücken im Randbereich der Narbe oder bei isoliertem Ausriss von Einzelknopfnähten.

Erfolgte der primäre Bauchdeckenverschluss unter Spannung oder als Sekundärnaht, sind die Narben fast immer instabil und sollten komplett exzidiert und saniert werden. Das gilt auch für Narbenbrüche nach Entlastungsnähten (Ventrofil, Sandoz-Plaques etc.), die heute insgesamt als obsolet anzusehen sind. Bei normaler Laparotomie sind sie von keinem Nutzen (8), bei Bauchdeckenverschluss unter Spannung verstärken sie aber das abdominelle Kompartmentsyndrom und verschlechtern damit die Durchblutung intra-und retroperitonealer Organe (Muskeln, Darm, Leber, Niere etc.). Besser sollte man in diesen Fällen ein Laparostoma anlegen, das später sekundär, gegebenenfalls unter Mesh-Implantation, stabil zu reparieren ist.

Die obligat aufgedehnten Bauchdeckenhernien nach Laparostoma-Anlage und Sekundärheilung sehen häufig dramatischer aus, als ihre Reparation tatsächlich ist. Es ist unsere Erfahrung bei mehr als 100 derartigen Patienten, dass sich intraoperativ der intestinale Situs fast immer weitgehend unverklebt darstellt und das den Darmschlingen aufliegende Granulationsgewebe leicht zu entfernen ist. Allerdings sollte man mindestens $1/4$ Jahr warten, bevor das primär septische Geschehen vollständig abgeklungen ist. In allen Fällen ist eine vollständige Augmentation der Bauchdecken durch ein Mesh-Implantat im präperitonealen Lager notwendig.

Ausgedehnte Narbenbrüche des Typs III – V erfordern immer die intraabdominelle Sanierung vor dem definitiven Bauchdeckenverschluss. Man sollte sich nicht von der Hoffnung leiten lassen, dass ein Darm, der bislang wegsam war, nach der Narbenhernienreparation trotz der veränderten Druckverhältnisse des Darms weiter wegsam bleibt. Aus diesem Grund befürworten wir die vollständige Lösung aller Adhäsionen, vor allem des großen Netzes, bevor die Bauchdecken verschlossen werden. In Einzelfällen mit ausgedehnter Deserosierung muss gegebenenfalls eine Dennis-Sonde eingelegt werden. Nichts ist ärgerlicher, als wenn nach mühsam rekonstruierten Bauchdecken 10 Tage später wegen eines protrahierten Ileus relaparotomiert werden muss.

Kommt es im Rahmen der peritonealen Sanierungsoperation zur Darmresektion, so verzichten wir aus Gründen der Infektionsgefährdung auf die primäre Netzimplantation, die als Sekundärmaßnahme nachgeholt werden kann. Ein durch Intestinalinhalt kompromittierter Bauchinhalt sollte in keinem Fall mit einem nichtresorbierbaren Kunststoffnetz geschlossen werden. In diesen Fällen lässt sich durch Verwendung eines PGS-Netzes die definitive Sanierung auf später verschieben.

Laparoskopische Techniken zum Verschluss von Narbenhernien werden von verschiedenen Seiten propagiert. Hierbei handelt es sich in der Regel um intraperitoneale Onlay-Mesh-Techniken (IPOM), die nach Reposition des Bruchinhalts die Bruchlücke durch ein intraabdominell platziertes Netz verschließen. Einzelne Autoren propagieren zusätzlich einen Nahtverschluss der Bruchlücke durch tangentielle U-Nähte oder transkutane Techniken. Die Fixation des Netzes am Peritoneum kann durch Stapler oder Nähte erfolgen. Sie sollte unter Spannung geschehen, damit das Netz nicht in die

Bruchlücke prolabiert. Insgesamt sind diese Verfahren noch nicht ausgereift und sicherlich nur für kleine Hernien geeignet.

In Fällen sehr kleiner Hernien und solchen, in denen das Omentum majus als Schicht zwischen Kunststoffnetz und Dünndarm platziert werden kann, mag dieses Verfahren gelegentlich seine Berechtigung haben. In jedem Fall sollte ein Verschluss der Bruchlücke vor der Platzierung des Netzes erfolgen. Möglicherweise werden modernere Netze (z.B. Vypro) durch ihre sehr viel geringere Adhäsionsneigung zum Dünndarm das Repertoire erweitern. Größere Narbenhernien mit ausgedehnten Bauchwanddefekten, d.h. Narbenhernien der Klasse III–V, sind für laparoskopische Techniken aus folgenden Gründen kaum geeignet:
- Die Bruchlücke ist auf diese Weise selten verschließbar,
- Der Bauchinhalt ist meist technisch schwierig zu reponieren,
- Die intraabdominelle Sanierung des Bauchinhalts ist nicht suffizient durchführbar.

Es bleibt abzuwarten, wie weit dennoch in Einzelfällen laparoskopische Techniken angetan sind, den großen transabdominellen Eingriff der präperitonealen Netzplatzierung zu minimieren, wie dies einigen Autoren für sich beanspruchen (4, 7, 16).

14.8 Technik

14.8.1 Präparation

Die Reparation der Narbenhernie beginnt mit der Präparation von Bruchsack, Bruchinhalt und Bruchlücke. Der Zugang besteht in der Exzision der Hautnarbe und der Subkutis (Abb. 14.7). Danach erfolgt die Freilegung der Bruchränder über eine ausgedehnte Narbenexzision mit Freipräparation der Faszienränder, d.h. des gesamten Bruchrings, mit den tragfähigen muskulofaszialen Strukturen (Abb. 14.8, 14.9).

In der Tiefe der Wunde sind die ausgedünnten, z.T. netzartig brüchigen Faszienränder erkennbar bzw. der Faszienrand lateral des Bruchsacks. Zur Mobilisation der Faszienränder werden diese mit Mikulicz-Klemmen gefasst und schrittweise der Bruchsack abpräpariert. Man sollte darauf achten, das Profil der Faszienränder zu wahren, da sie ein späteres wichtiges Nahtlager darstellen (Abb. 14.10).

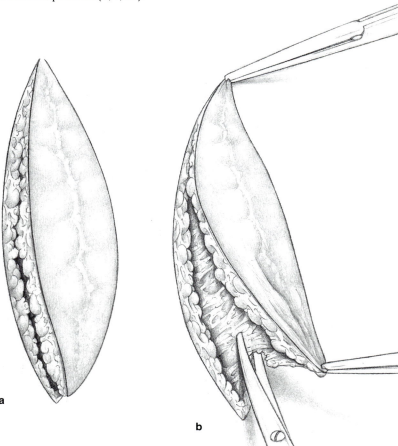

Abb. 14.7 a, b Exzision der Haut und des Subkutangewebes. Präparation bis auf die Faszie.

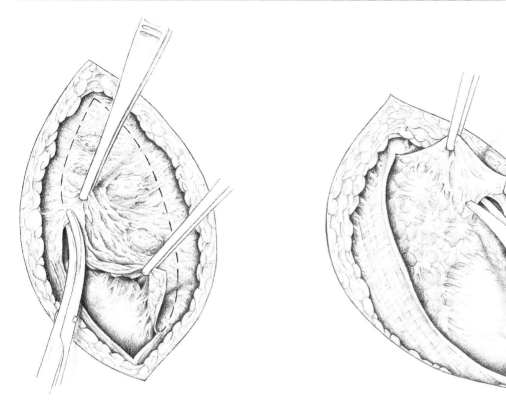

Abb. 14.**8** Exzision der ausgedünnten Faszienreste.

Abb. 14.**9** Peritonealseitiges Freilegen der Faszienränder bei Typ I–III.

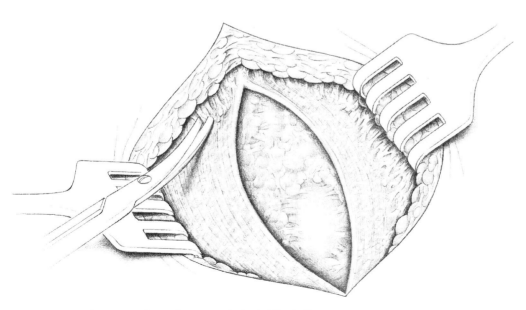

Abb. 14.**10** Subkutanes Freilegen der Faszienränder bei Typ I–III.

274 14 Narbenhernie

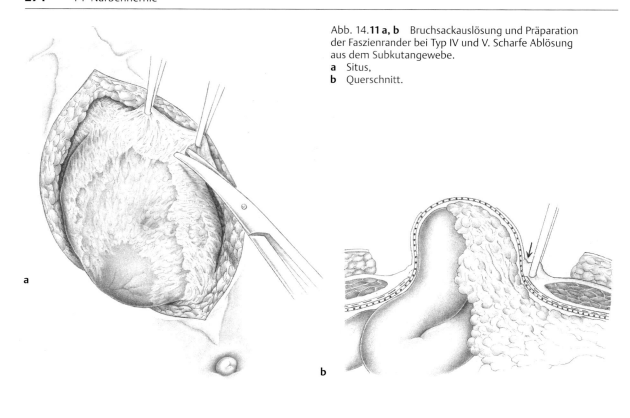

Abb. 14.**11 a, b** Bruchsackauslösung und Präparation der Faszienrander bei Typ IV und V. Scharfe Ablösung aus dem Subkutangewebe.
a Situs,
b Querschnitt.

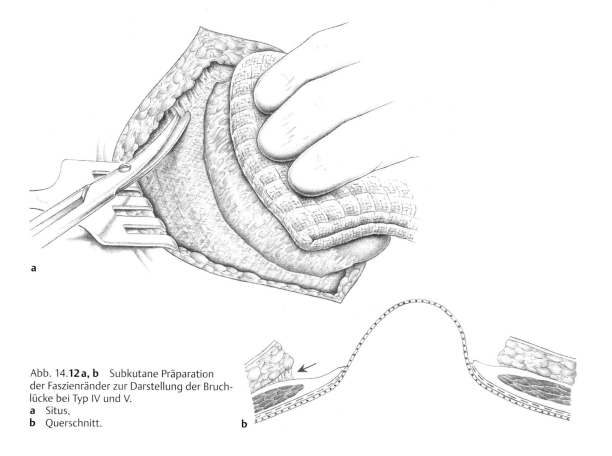

Abb. 14.**12 a, b** Subkutane Präparation der Faszienränder zur Darstellung der Bruchlücke bei Typ IV und V.
a Situs,
b Querschnitt.

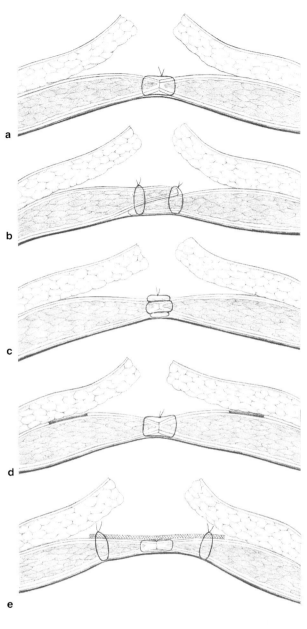

Bei prominenten Bruchsäcken (Typ IV u. V) ist die Präparation häufig durch den überlappenden Bruchsack erschwert. Hier wird nach Freilegung der Bruchränder der Peritonealsack so tief wie möglich von den Faszienrändern abpräpariert (Abb. 14.**11a, b**). Liegen brüchige Faszienstrukturen wie z.B. bei einer Gitternetzhernie vor, so sollte man diese Lücken kombinieren und die gesamte brüchige Narbenplatte exzidieren (s.o.). Im Subkutanbereich sind die Faszienränder auf eine Strecke von 2–3 cm freizulegen, um später übersichtliche Nahtlager zu erzielen (Abb. 14.**12a, b**).

Jetzt erst lässt sich das gesamte Ausmaß des Defekts erkennen. Brüchiges Gewebe wird großzügig reseziert. Bestehen multiple Brüche, so sind sämtliche Bruchsäcke abzutragen und zu resezieren. Die durchlöcherte Narbenplatte ist in ihrer gesamten Ausdehnung freizulegen und auf tragfähige Ränder hin zu analysieren. In der Regel bewährt es sich, brüchige und gelöcherte Faszienanteile großzügig zu resezieren, bis man in gesundes belastbares Fasziengewebe gelangt. Ein isoliertes „Löcherstopfen" führt nicht zum Dauererfolg und sollte der großzügigen Resektion weichen. Hierzu ist das Gewebe zwischen den Muskelbäuchen des M. rectus abdominis, wenn es von Löchern durchsetzt ist, vollständig zu resezieren.

Sind alle Bruchlücken entfernt, so wird das Peritoneum zusammen mit der Hinterwand der Rektusscheide durch eine fortlaufende Naht verschlossen. Diese Naht dient nur wenig der Stabilität, sondern der Erschaffung einer Barriere zwischen der folgenden Bauchdeckenreparation (Nähte oder Implantate) und dem Peritonealraum.

14.8.2 Reparation

Ist der Peritonealraum durch fortlaufende Naht verschlossen und sind die Faszienränder über jeweils 2–3 cm ventral und dorsal freigelegt, so bieten sich verschiedene Möglichkeiten der Reparation (Abb. 14.**13a–f**).

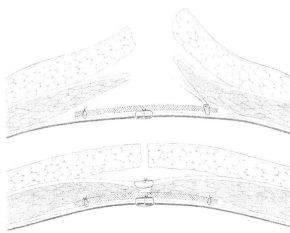

Abb. 14.**13a–f** Anatomischer Querschnitt der häufigsten Reparationsformen.
a Einreihige Stoß-auf-Stoß-Naht (fortlaufend oder Einzelknopfnähte),
b Fasziendopplung nach Mayo-Dick,
c dreireihige Stoß-auf-Stoß-Naht,
d einreihige Stoß-auf-Stoß-Naht mit lateraler Entlastungsinzision der Rektusscheide,
e Stoß-auf-Stoß-Naht mit autologer oder alloplastischer Onlay-Prothese,
f Stoß-auf-Stoß-Naht mit autologer oder alloplastischer Sublay-Prothese.

Das früher favorisierte Prinzip der Stoß-auf-Stoß-Naht mit einem Inlay als Defektüberbrückung wurde wieder aufgegeben, da speziell an der Kante des Inlays Rezidivnarbenhernien im Randbereich systemimmanent vorgegeben sind (Abb. 14.**14a–c**). Dies gilt auch für das weitgehend verlassene Onlay-Verfahren, bei dem durch den Bauchinnendruck eine Anhebung des Onlay-Netzes mit randständigen Rezidivnarbenhernien auftreten kann. Einzig stabil als Reparationsverfahren ist die Sublay-Position des Netzes, das durch den Bauchinnendruck stabil verankert wird, ohne rezidivgefährdete Randbereiche zu hinterlassen.

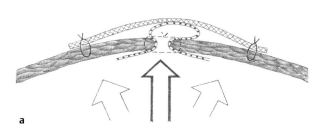

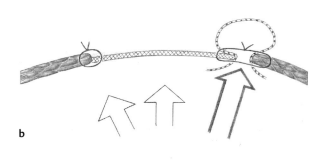

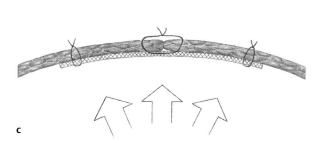

Abb. 14.**14a–c** Schema der Rezidivgefährdung bei unterschiedlicher Netzlokalisation.
a Onlay: Netzablösung oder -abhebung am Rand;
b Inlay: Ausriss des Nahtlagers am Rand;
c Sublay: Netzfixation durch Bauchinnendruck.

Mindestens gleich wichtig für diese Reparation ist dabei das stabile Lager vor dem Netz, d. h. der sichere Faszienverschluss, da es ansonsten zu einem Netzprolaps mit Rezidivbildung kommen kann. Dies gilt naturgemäß auch für den Versuch der laparoskopischen Narbenhernienreparation, die immer nur so gut sein wird, wie es gelingt, die Bauchdeckenfaszien als Gegenlager des Netzes stabil zu verschließen. – Ein kompletter Bauchdeckenersatz durch ein alloplastisches Netz ist bis heute nicht möglich, das Netz wird nur erfolgreich toleriert als augmentierende Ergänzung einer zwar wenig belastbaren, aber dennoch in sich geschlossenen Bauchdecke.

Unter den verschiedenen Reparationsverfahren werden heute die direkte Stoß-auf-Stoß-Naht, immer noch (zu Unrecht) die Fasziendopplung nach Mayo-Dick und die alloplastische Netzreparation am häufigsten verwandt. Seltener kommen die Kutisplastik nach Rehn und die Muskelverschiebelappenplastik noch mancher Orts zur Anwendung. In unserer Erfahrung der letzten 5 Jahre bei mehr als 400 operierten Narbenhernien sind praktisch alle Brüche entweder durch Stoß-auf-Stoß-Naht (Typ I und II) oder durch präperitoneale Netzplastik (Typ III – V) mit Rezidivraten unter 5% erfolgreich repariert worden. Es liegt zum einen in dem besseren Verständnis der Reparationsmechanismen der Narbenhernie und zum anderen in der Verfügbarkeit physiologischerer, den Organismus weniger belastender und gewebekompatiblerer Kunststoffnetze heutzutage (z. B. Vypro). – Dennoch sollen im Folgenden die 5 häufigsten Verfahren der Vollständigkeit halber dargestellt werden.

Stoß-auf-Stoß-Fasziennaht

Die einfachste Methode ist die direkte Stoß-auf-Stoß-Naht mit durchgreifenden nichtresorbierbaren Fasziennähten. Diese kann in Einzelnahtknopftechnik (Abb. 14.**15**) mit monofilen Polypropylen-Fäden der Stärke 0 oder auch in fortlaufender Nahttechnik erfolgen. Hierbei ist die Fadenlänge der Wundlänge anzupassen, sie sollte ein Verhältnis von 4:1 betragen mit einem Nahtabstand von 1 cm und einer Stichlänge von 2 cm (Abb. 8.**5**). Diese Technik ist den spannungsfreien Bruchlücken vorbehalten, die sich ohne Schwierigkeit durch direkte Naht vereinigen lassen (Typ I – II). Zur Reduktion der Spannung sind gegebenenfalls großzügige Entlastungsinzisionen des vorderen Blatts der Rektusscheide über der Muskulatur durchzuführen, die eine Verschiebung der Faszienkulisse nach medial ermöglicht (Abb. 14.**16**).

Die gelegentlich propagierte mehrreihige Stoß-auf-Stoß-Naht (Abb. 14.**17**) hat gegenüber den durchgreifenden Einzelnahtknopftechniken keinen Vorteil, sondern bietet eher den Nachteil minderdurchbluteter Muskulatur und Faszien und einer zu großen Fremdkörperimplantation.

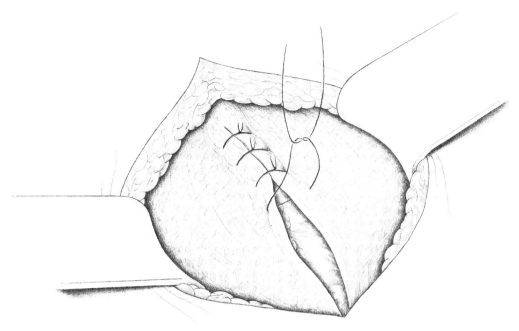

Abb. 14.**15** Reparation durch einreihige Stoß-auf-Stoß-Naht.

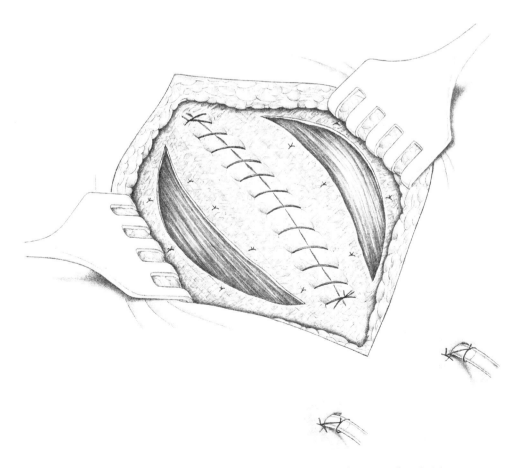

Abb. 14.**16** Laterale Entlastungsinzision bei primärer Nahtspannung der Stoß-auf-Stoß-Naht.
Bei großer Spannung eher alloplastische Sublay-Augmentation (PNP).

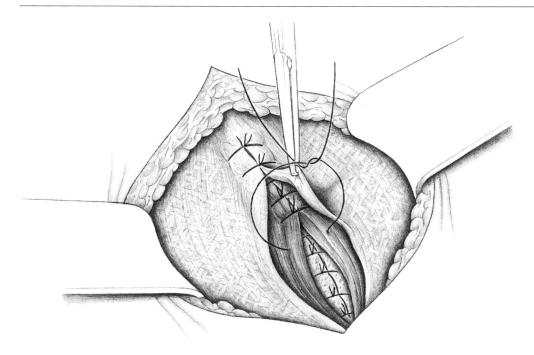

Abb. 14.**17** Reparation durch dreireihige schichtgerechte Stoß-auf-Stoß-Naht. Heute nur noch seltene Indikation (cave: Ischämisierung der Wundränder).

Fasziendoppelung

Ein früher weit verbreitetes Verfahren ist die Fasziendoppelung durch U-Nähte nach Mayo-Dick. Diese kann die gesamte Bauchdecke oder auch nur das vordere Blatt der Rektusscheide beinhalten (Abb. 14.**18**). Die intraoperativ überzeugende mechanische Festigkeit dieser Nahttechnik ist belastet durch die Gefahr der nahtbedingten Ischämisierung der Wundränder. Folgen sind die in klinischen Studien nachweisbaren hohen Rezi-

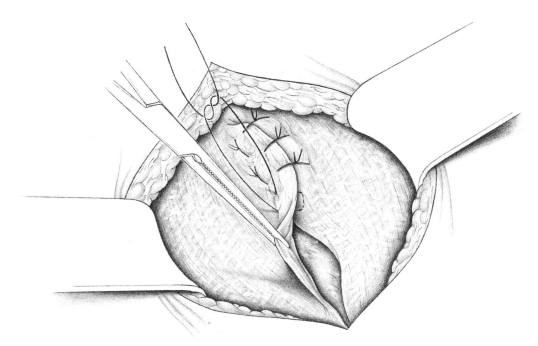

Abb. 14.**18** Reparation durch Fasziendopplung nach Mayo-Dick. Heute obsolet wegen fehlendem Vorteil gegenüber Stoß-auf-Stoß-Naht und Nachteil der Ischämisierung der Wundränder.

divquoten, die keinerlei Verbesserung gegenüber der einfachen Stoß-auf-Stoß-Naht zeigen. Tierexperimentell führt diese Methode zu keiner verstärkten Festigkeit (17, 20).

Kutisplastik

Bei der Verstärkung von Fasziendefekten durch Kutis, Erstbeschreibung 1913 von Loewe und 1914 von Rehn (9), wird ein zu Beginn der Operation entnommener und entfetteter Vollhautlappen Meshgraft-artig inzidiert und weit überlappend mit Einzelknopfnähten unter Spannung auf die Faszienränder genäht. Im Verlauf der Wundheilung kommt es zur Nekrose des Epithels und zur allmählichen Transformation in kollagenes Bindegewebe. Alternativ ist die Verwendung von Fascia lata (23) möglich. Die dauerhafte Entwicklung eines stabilen Narbenfelds ist jedoch die Ausnahme, sofern das autologe Gewebe nicht lediglich zur Verstärkung der Fasziennähte als Onlay eingesetzt wird (Abb. 14.19). Tierexperimentell führt selbst reines Kollagen nach 4 Wochen zum Narbenbruch (24). Die Kutistransplantate sind nach 4 Wochen vollständig durch Granulationsgewebe ersetzt. Nach 8 Wochen hat sich das Bindegewebe quer zur Körperachse ausgerichtet. Eine dauerhafte Verstärkung der Bauchwand ist allerdings nicht gesichert.

Muskelverschiebeplastiken

Große Wanddefekte erfordern gelegentlich die Verwendung von aufwendigen Muskelverschiebeplastiken. Geeignet sind der M. tensor fasciae lata oder der M. rectus (VRAM, TRAM), die an ihren Gefäß-Nerven-Stielen in die Defekte verschoben werden können. Mit dem Auftreten von revisionsbedürftigen Hämatomen ist in 2–5%, von Wundinfekten in 10% zu rechnen. Komplikationen können durch den zusätzlichen Heberdefekt die Bauchwandinstabilität weiter verschlimmern. Bei guter Funktion in der Hand von Spezialisten ist langfristig allerdings mit einer Hernienrezidivrate von 30% und mehr zu rechnen. Dies ist verständlich, da der mobilisierte Muskellappen in der Regel Stoß-auf-Stoß fixiert wird und kein belastungsstabiles Faszienlager aufweist. In Kombination mit einer präperitonealen Netzplastik (PNP) durch alloplastisches Netz lassen sich gute Ergebnisse erzielen.

Eine Muskelverschiebelappenplastik ergibt sich häufig bei Medianlaparotomie-Narben, wenn die Mus-

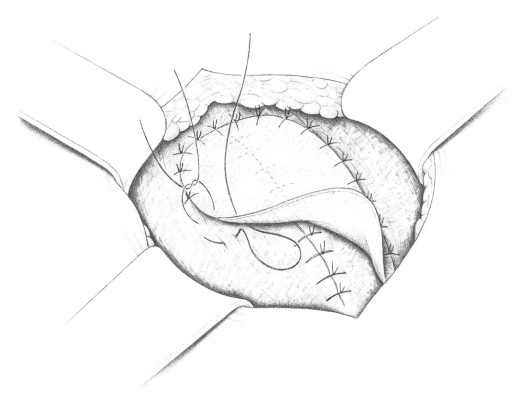

Abb. 14.19 Onlay-Verstärkung nach Stoß-auf-Stoß-Naht durch Kutisplastik, Fascia lata oder alloplastisches Netz. Kein gesicherter Vorteil gegenüber Verzicht auf Onlay.

kelkulisse bei großen Hernien (Typ III – V) weit nach lateral verschoben ist. In diesen Fällen ist der Muskel zu mobilisieren und medial zu adaptieren, um das Lager für das präperitoneale Netz stabiler zu machen. Es bietet sich die vorsichtige, nichtischämisierende Adaptation der Muskelbäuche durch Einzelknopfnähte unter der Fasziennaht zur Verstärkung des Nahtlagers an (Abb. 14.**17**). Die Mobilisation des Rektus beiderseits sollte mindestens 6 cm innerhalb der Rektusscheide und unter sorgsamer Schonung des Gefäß-Nerven-Strangs erfolgen. Bei den medianen Laparotomienarben wird anschließend auf beiden Seiten die Rektusscheide eröffnet und der M. rectus mindestens 6 cm vom hinteren Blatt der Rektusscheide nach ventral unter Schonung der Gefäß-Nerven-Stränge abpräpariert.

Alloplastische Netzimplantate

Unter den verschiedenen Verfahren hat die alloplastische Netzplastik die niedrigste Rezidivrate. Dabei handelt es sich um eine Augmentation der Bauchwand durch alloplastisches Materials bei gleichzeitig vollständiger Rekonstruktion der Bauchdeckenschichten. Am meisten bewährt hat sich die präperitoneale Netzplastik (PNP), die auch als Sublay-Augmentation bezeichnet wird (Abb. 14.**20**). Hierbei sollte das Netz die Medianlinie beidseits mindestens um 6 cm überragen. Das von einigen Kliniken immer noch praktizierte Onlay-Verfahren (Abb. 14.**19**) sollte wegen seiner nicht anatomiegerechten Position mit deutlich höherer Rezidivrate (13, 18, 19) die 2. Wahl sein.

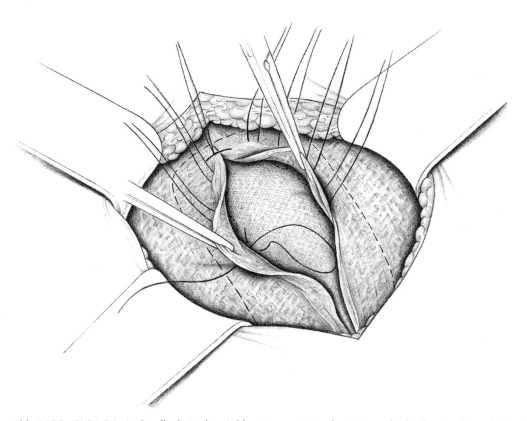

Abb. 14.**20** PNP I: Prinzip der alloplastischen Sublay-Augmentation der Fasziennaht durch präperitoneale Netzplastik (PNP). Netzfixation durch U-Nähte als eine der Möglichkeiten.

Präperitoneale Netzplastik (PNP)

Die präperitoneale Netzplastik ist das Verfahren der 1. Wahl bei der Reparation der Narbenhernien. Sie findet vor allem Anwendung bei Narbenhernien Typ III bis V, d. h. über 4 cm großen Bruchpforten. Ziel ist der mehrschichtige Wiederaufbau der Bauchdecken unter gleichzeitiger Augmentation mit einem biokompatiblen elastischen und wenig vernarbenden präperitonealen Netzes. Die Entscheidung für das Verfahren beginnt bereits mit der Präparation, bei der es darauf ankommt, das für die Reparation wichtige hintere Blatt der Rektusscheide ausgedehnt freizulegen. Dies stellt sich dar nach vollständiger Freilegung der Bruchränder (Abb. 14.**21**) und ist sorgfältig zu erhalten.

Durch Spaltung des Narbenrings an der ventralen Zirkumferenz des Bruchrands wird das hintere Blatt der Rektusscheide zusammen mit dem Peritoneum abpräpariert. Bei sehr großen Brüchen kann auch zuerst die Versorgung des Bruchsacks erfolgen, um später die Rektusscheide einzukerben und das hintere Blatt zu isolieren. Liegen sehr kleine Hernien vor, kann es gerechtfertigt sein, das Peritoneum nicht zu eröffnen, den Bruchsack einzustülpen und das hintere Blatt der Rektusscheide durch Einkerbung direkt auszulösen (Abb. 14.**22**). Dies ist allerdings nur selten der Fall, da durch große Bruchsäcke fast immer bei der Präparation eine Öffnung des Peritoneums auftritt. Dennoch kann es in seltenen Fällen gerechtfertigt sein, die Narbenhernienreparation ohne Eröffnung des Peritoneums durchzuführen (Abb. 14.**23**).

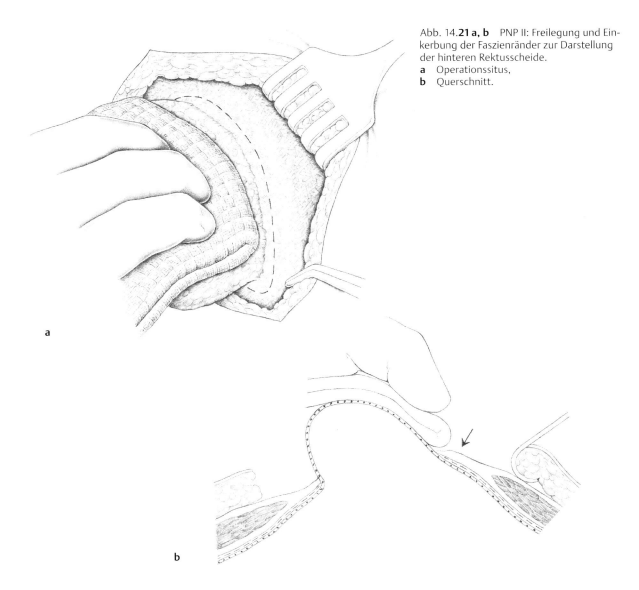

Abb. 14.**21 a, b** PNP II: Freilegung und Einkerbung der Faszienränder zur Darstellung der hinteren Rektusscheide.
a Operationssitus,
b Querschnitt.

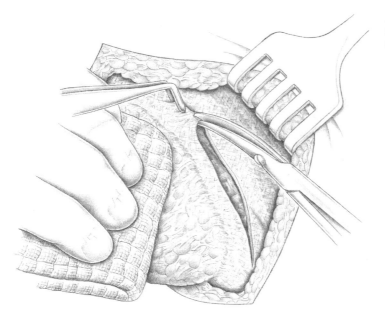

Abb. 14.**22** PNP III: Spaltung der Rektusscheide und Ablösung der Muskulatur vom hinteren Blatt ohne Eröffnung des Peritoneums (Typ I – II).

Die ausführliche Präparation der hinteren Rektusscheide ist der wichtigste Schritt der Narbenhernienreparation. Hierzu ist in der Regel eine Eröffnung des Peritoneums erforderlich (Abb. 14.**24**), um eine vollständige Übersicht und eine eventuelle Revision des Bauchraums vorzunehmen. Nach Freilegung der Rektusscheide gelangt man in glattes, spiegelndes, unberührtes Gebiet, in dem die präperitoneale Netzimplantation unproblematisch ist. – Es bleibt abzuwarten, wie nach einer Generation von PNP zukünftig etwaige Rezidivnarbenhernien zu reparieren sein werden, da dann diese Region nicht mehr „jungfräulich" sein wird! Mittlerweile haben wir bei einigen derartigen Reparationen ein Onlay-Vypro-Mesh mit Erfolg eingesetzt.

Gelegentlich finden sich scharf begrenzte Narbenränder ohne eindeutige hintere Rektusscheide. In diesen Fällen hat es sich bewährt, den Faszienrand mit dem Messer einzukerben (Abb. 14.**25**), die hintere Rektusscheide mit scharfen Klemmen zu fassen, die Muskulatur stumpf nach lateral abzuschieben und mit einem Haken zu retrahieren (Abb. 14.**26**). Die Ablösung der Muskulatur von der hinteren Rektusscheide kann meist stumpf erfolgen, nur selten liegen Verklebungen vor. Die Präparation muss auf einer Strecke von beidseits 6 cm sich ausdehnen, wobei die Gefäß-Nerven-Bündel unbedingt zu schonen sind (Abb. 14.**27**).

Nach vollständiger Freilegung des hinteren Rands der Rektusscheide wird diese zusammen mit dem Peritoneum fortlaufend verschlossen (Abb. 14.**28**). Als Nahtmaterial verwenden wird die übliche Peritonealnaht aus 1er PGS. Es ist außerordentlich wichtig, dass diese Naht vollständig ist, da das Implantat in keinem Fall mit dem darunter gelegenen Intestinum in Kontakt treten darf. In den seltenen Fällen, in denen dieser Nahtverschluss nicht gelingt (bei uns unter 5%), kann man durch Implantation eines PGS-Netzes (Abb. 14.**29**) oder besser durch Ansteppen des Omentum majus eine Barriere zwischen Implantat und Darm schaffen.

Isolierte Peritonealdefekte sind durch Einzelknopfnähte suffizient zu verschließen. Hiermit ist das dorsale Implantatlager geschaffen, es sollte den Bruch mindestens um 6 cm allseitig überragen und ventral von vitaler Muskulatur gedeckt sein. Nachbarschaften zu knöchernen Fixpunkten wie Rippenbogen, Os pubis und Beckenkamm sind freizulegen und mit in das Nahtlager einzubeziehen. Alloplastische Implantate müssen an diesen Fixpunkten befestigt sein, d.h. sie sind bei der Reparation als Nahtlager zu verwenden, soweit sie weniger als 5 cm von der Narbenhernie entfernt liegen (Abb. 14.**30**).

Technik **283**

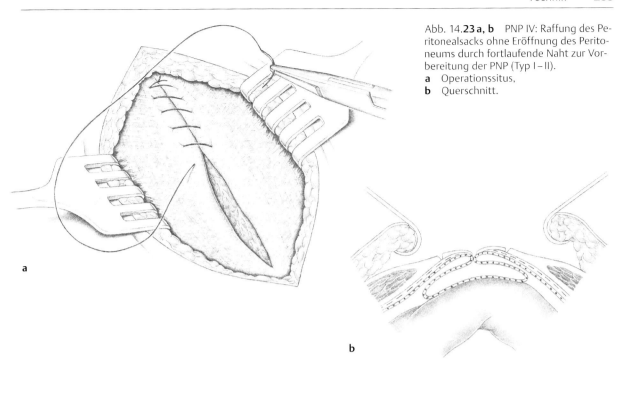

Abb. 14.**23 a, b** PNP IV: Raffung des Peritonealsacks ohne Eröffnung des Peritoneums durch fortlaufende Naht zur Vorbereitung der PNP (Typ I – II).
a Operationssitus,
b Querschnitt.

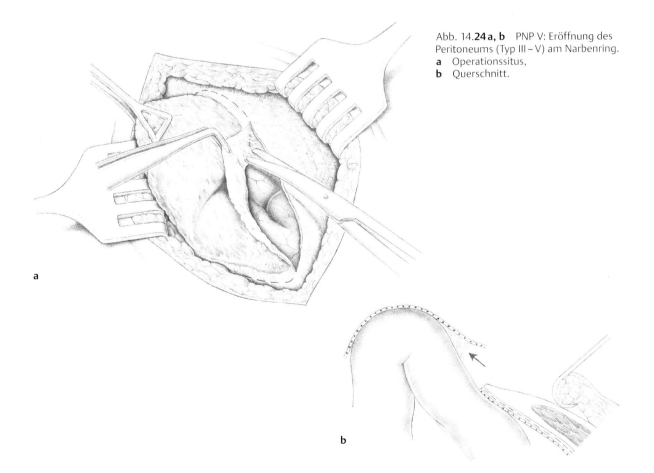

Abb. 14.**24 a, b** PNP V: Eröffnung des Peritoneums (Typ III – V) am Narbenring.
a Operationssitus,
b Querschnitt.

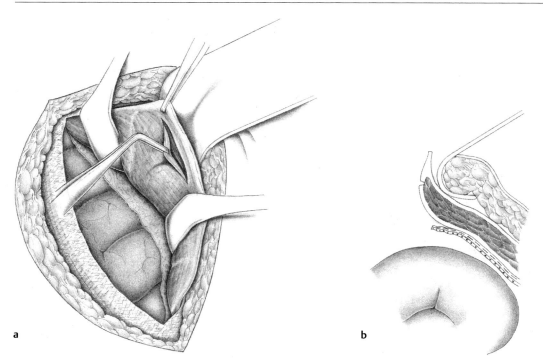

Abb. 14.**25 a, b** PNP VI: Nach Freilegung der Faszienränder wird die Rektusscheide mit dem Messer eingekerbt und die Muskulatur in Längsrichtung abgelöst. Es ist darauf zu achten, möglichst viel dorsalen Anteil der Rektusscheide zu erhalten, um später ein gutes Nahtlager für die dorsale Rektusscheide und Peritonealnaht zu gewinnen.
a Operationssitus,
b Querschnitt.

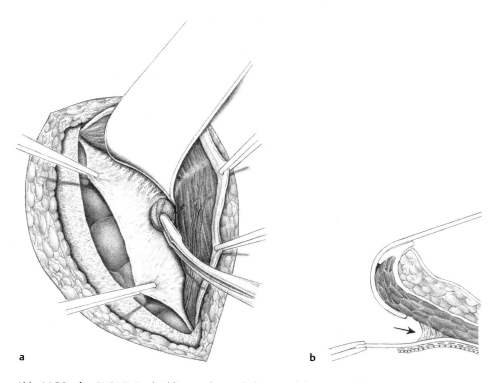

Abb. 14.**26 a, b** PNP VII: Nach Ablösung der Muskulatur wird diese stumpf nach lateral geschoben und mit einem Roux-Haken retrahiert. **a** Operationssitus, **b** Querschnitt.

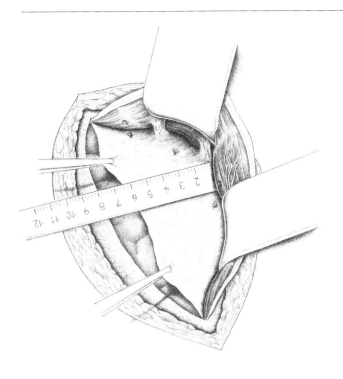

Abb. 14.**27** PNP VIII: Die Rektusmuskulatur muss so weit nach lateral abgeschoben werden, bis 6 cm dorsale Rektusscheide freiliegen. Die lateralseitigen Gefäß-Nerven-Bündel der Rektusmuskulatur sind hierbei sorgfältig zu schonen.

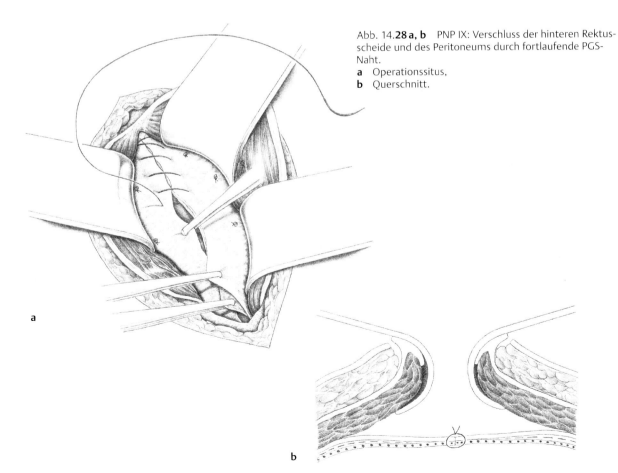

Abb. 14.**28 a, b** PNP IX: Verschluss der hinteren Rektusscheide und des Peritoneums durch fortlaufende PGS-Naht.
a Operationssitus,
b Querschnitt.

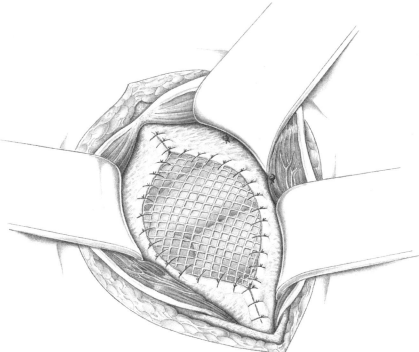

Abb. 14.**29** PNP X: PGS-Patch oder Omentumplastik zur Defektdeckung bei nicht erzielbarem direktem Nahtverschluss der hinteren Rektusscheide.

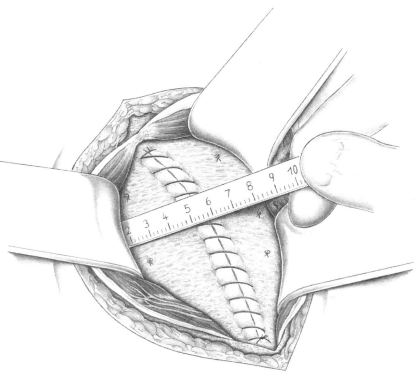

Abb. 14.**30** PNP XI: Ausmessen des Implantatlagers unter Einbeziehung der eventuellen knöchernen Fixpunkte.

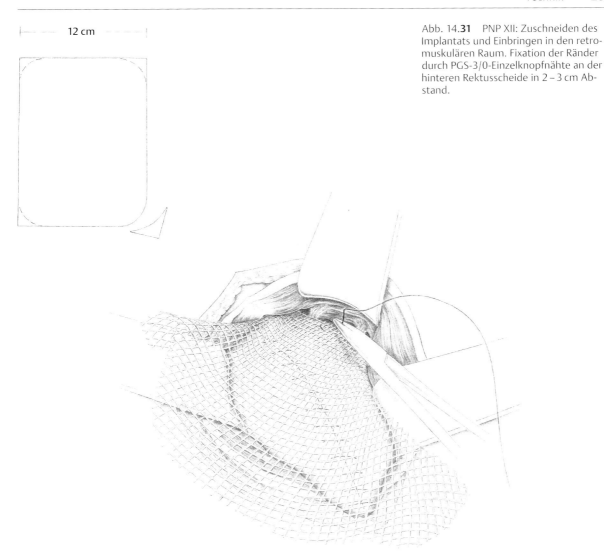

Abb. 14.**31** PNP XII: Zuschneiden des Implantats und Einbringen in den retromuskulären Raum. Fixation der Ränder durch PGS-3/0-Einzelknopfnähte an der hinteren Rektusscheide in 2–3 cm Abstand.

Nach vollständiger Auslösung des Bruchsacks und Versorgung des Bruchinhalts erfolgt der Verschluss des Peritoneums mit fortlaufender Naht unter Einschluss des hinteren Blatts der Rektusscheide. Distal der Linea arcuata fehlt die Rektusscheide, hier dient als Nahtlager nur die Fascia transveralis und das nach dorsal abtauchende Peritoneum.

Ist das Implantatlager ausreichend präpariert, schließt sich eine subtile Blutstillung an. Anschließend wird das Mesh zurechtgeschnitten und mit resorbierbaren PGS-Einzelknopfnähten 3/0 auf dem hinteren Blatt der Rektusscheide fixiert. Um eine Faltenbildung der Prothese zu vermeiden, ist bei den noch klaffenden Muskelbäuchen eine Annaht unter leichter Spannung anzustreben. Die Mesh-Ecken sind abzurunden, da bei den alten Meshes Fisteln durch verhärtende Mesh-Ecken beschrieben wurden (Abb. 14.**31**). Bei den flexiblen neuen Meshes (Vypro) ist diese Vorsichtsmaßnahme möglicherweise übertrieben. Insgesamt sollte das Mesh faltenfrei und ohne Aufrollungen im Defekt liegen. In das Mesh-Lager werden 2 Redon-Drainagen (12er) eingelegt, um die häufige postoperative Serombildung abzukürzen (Abb. 14.**32**).

Danach wird das vordere Blatt der Rektusscheide mit einer fortlaufenden Naht verschlossen (Abb. 14.**33**). Wir verwenden hierzu resorbierbare 0er-PGS-Nähte. Diese Naht ist in der Regel nach entsprechender Mobilisation der Rektusscheide spannungsfrei, kann aber dennoch Probleme bereiten. In diesen Fällen sind laterale Entlastungsinzisionen indiziert wie auch in Einzelfällen das Offenlassen und Decken mit einem PGS-Netz (schlechtere Lösung!). Die Subkutanloge wird mit 2 Redon-Drainagen versorgt, die Haut mit Einzelknopfnähten oder Klammern verschlossen (Abb. 14.**34**).

Zur Illustration des Gesagten sollen im Folgenden einzelne Formen der Narbenhernienreparation konkret dargestellt werden.

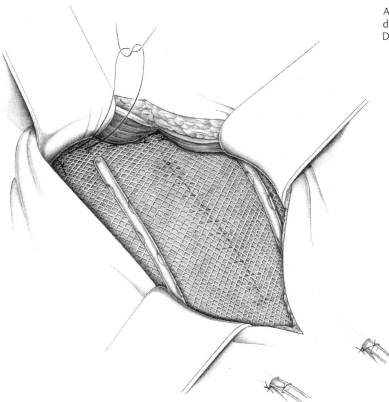

Abb. 14.**32** PNP XIII: Beidseitige Drainage des retromuskulären Netzfachs durch Redon-Drainagen.

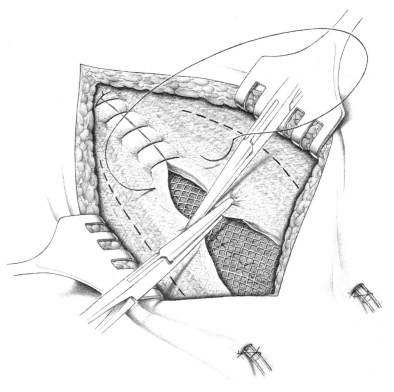

Abb. 14.**33** PNP XIV: Verschluss der Rektusscheide und der Linea alba mit fortlaufender PGS-Naht. Bei Spannung laterale Entlastungsinzisionen.

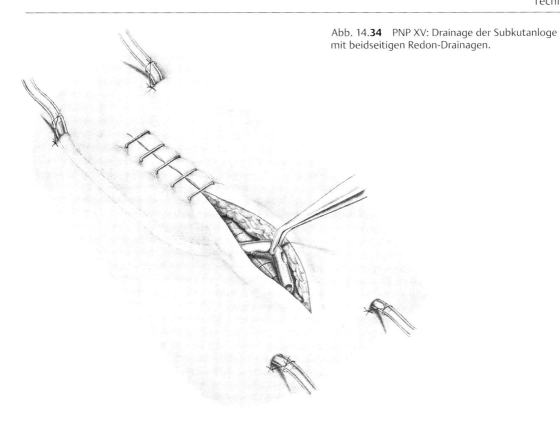

Abb. 14.34 PNP XV: Drainage der Subkutanloge mit beidseitigen Redon-Drainagen.

Mediane Unterbauchnarbenhernie Typ III

Bei der medianen Unterbauchnarbenhernie Typ III, d. h. einem Fasziendefekt von über 4 cm maximaler Ausdehnung, fehlendem Prolaps im Liegen und deutlichem Vorfall im Stehen (Abb. 14.**35a**), führt nur die PNP mit einem mindestens 25 · 12 cm großen Netz zum Erfolg. Hierzu wird die gesamte Narbenplatte exzidiert, die Faszienränder werden dargestellt, das Peritoneum wird verschlossen und eine alloplastische Mesh-Plastik vom Nabel bis zur Symphyse angelegt. Das Netz fixiert sich am Os pubis und lateral an der Bauchwand (Abb. 14.**35b, c**). Nach dorsal wird es gedeckt vom oberen Anteil der hinteren Rektusscheide, im unteren Teil lediglich vom Peritoneum und den Resten der Fascia transversalis. Die Mittellinie überragt es beidseits um 6 cm und reicht vom Nabel bis zur Symphyse (Abb. 14.**35d**).

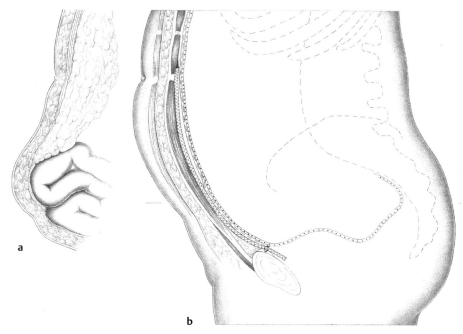

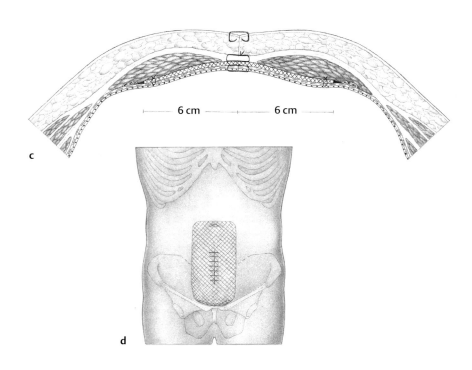

Abb. 14.**35a–d** PNP XVI: Mediane Unterbauchnarbenhernie Typ III.
- **a** Präoperativ im Profil,
- **b** postoperativ im Profil,
- **c** postoperativ im Querschnitt,
- **d** postoperative Netzlage in a.-p. Projektion.

Mediane Oberbauchnarbenhernie Typ II

Bei der medianen Oberbauchnarbenhernie Typ II handelt es sich um einen unter 4 cm großen Fasziendefekt mit gerade sichtbarer Eventration im Stehen und völliger Reposition im Liegen (Abb. 14.**36a**). Die Reparation erfolgt durch die Implantation eines 12 · 15 cm großen alloplastischen Netzes im präperitonealen Raum, das als Netzlager die hintere Rektusscheide hat. Zur Vermeidung einer supraumbilikalen Rezidivhernie wird der Nabel mobilisiert und das Netz über den Nabel hinaus geführt (Abb. 14.**36a–c**). Als Resultat findet sich eine Netzimplantation von 12 · 15 cm im Oberbauch unter Projektion auf den Nabel (Abb. 14. **36d**).

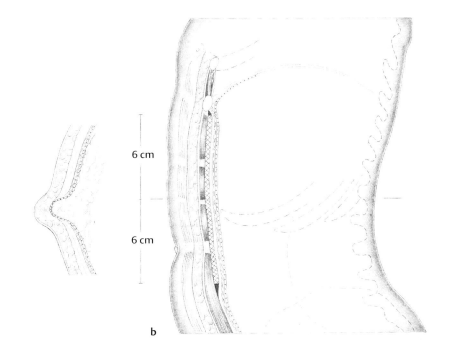
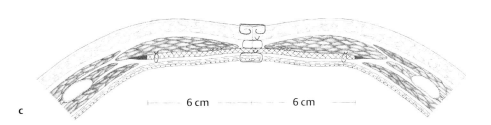
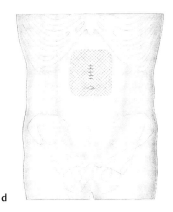

Abb. 14.**36 a – d**   PNP XVII: Mediane Oberbauchnarbenhernie Typ II.
a   Präoperativ im Profil,
b   postoperativ im Profil,
c   postoperativ im Querschnitt,
d   postoperative Netzlage in a.-p. Projektion.

Mediane Oberbauchnarbenhernie Typ III

Hierbei handelt es sich um die häufigste Form der Narbenhernie. Bei einer Bruchlücke von über 4 cm maximaler Ausdehnung findet sich ein im Liegen vollständig reponibler, im Stehen prominenter Bruchsack zwischen Nabel und Xyphoid (Abb. 14.37 a). Nach kompletter Exzision wird ein 18 · 12 cm großes alloplastisches Netz im retroperitonealen Raum platziert, das nach kranial am Rippenbogen verankert wird und kaudal den Nabel überragt (Abb. 14.37 b, c). Derart ist eine Überdeckung des Oberbauchs vom Rippenbogen bis zum Nabel durch ein 12 cm breites Netz vorgegeben (Abb. 14.37 d).

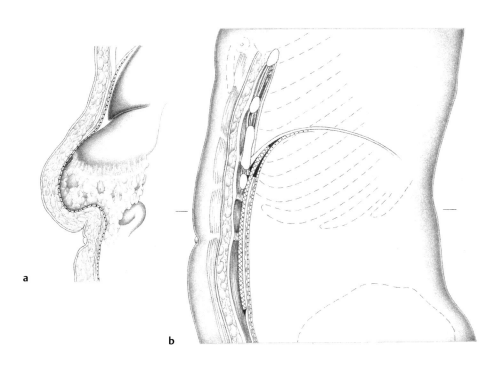

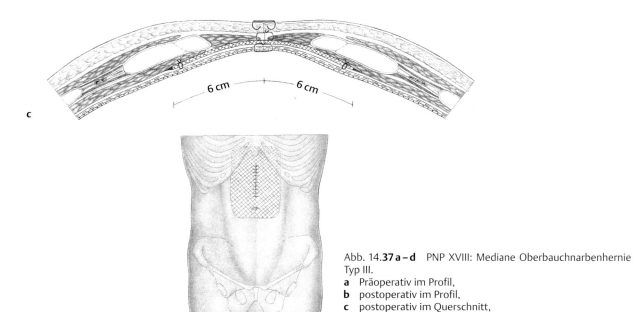

Abb. 14.37 a–d PNP XVIII: Mediane Oberbauchnarbenhernie Typ III.
a Präoperativ im Profil,
b postoperativ im Profil,
c postoperativ im Querschnitt,
d postoperative Netzlage in a.-p. Projektion.

Mediane Ober- und Unterbauchnarbenhernie Typ IV

Diese Form der Narbenhernie geht mit einem sehr großen, im Liegen nicht spontan reponiblen Bruch einher, bei dem es zur Retraktion der Rektusmuskulatur nach lateral gekommen ist (Abb. 14. **38a**). Der Bruchsack ist auch im Liegen prominent. Die Reparation besteht in der Mobilisation der Rektusmuskulatur nach Reposition des Bruchsacks. Bei diesen Hernien ist nicht selten präoperativ ein progressives Pneumoperitoneum angezeigt. Nach Verschluss der hinteren Rektusscheide wird ein 30 · 12 cm alloplastisches Kunststoffnetz eingesetzt (Abb. 14.**38b, c**). Der Nabel wird vollständig ausgeschnitten und vom Netz überdeckt. Das Netz verankert sich kranial am Rippenbogen und kann kaudal bis zur Symphyse reichen, dies hängt von der kaudalen Ausdehnung des Bruchs ab (Abb. 14.**38d**).

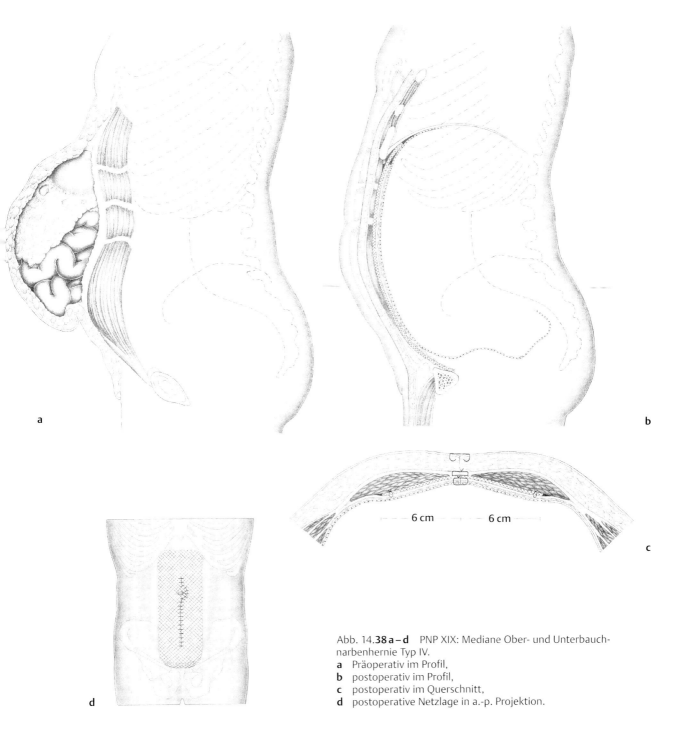

Abb. 14.**38 a – d** PNP XIX: Mediane Ober- und Unterbauchnarbenhernie Typ IV.
a Präoperativ im Profil,
b postoperativ im Profil,
c postoperativ im Querschnitt,
d postoperative Netzlage in a.-p. Projektion.

Narbenhernie Typ III nach Rippenbogenrandschnitt rechts: Nach vollständiger Exzision der Narbenhernie und Verschluss der hinteren Rektusscheide wird ein präperitoneales Netz implantiert, das sich nach kranial unter dem Rippenbogen, nach dorsal unter der Muskulatur verankert. Es überragt die Mittellinie, d.h. die Linea alba muss eröffnet und mit dem Netz überbrückt werden, um ein Rezidiv im Medianbereich zu vermeiden (Abb. 14.**39 a – d**).

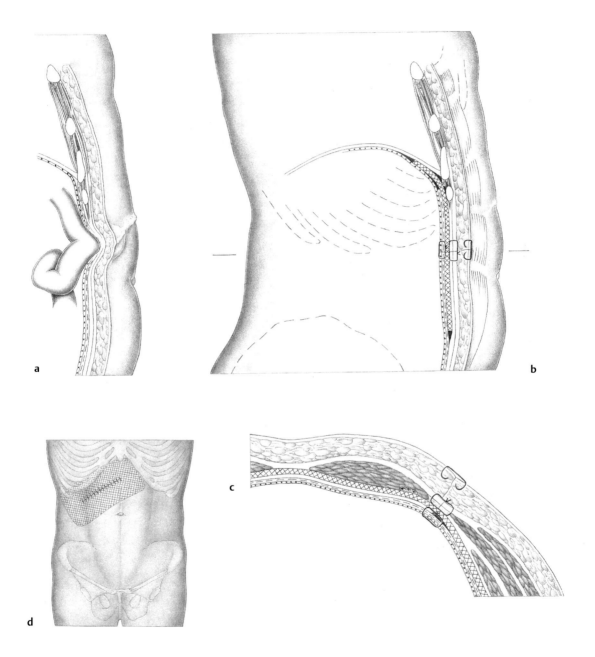

Abb. 14.**39 a – d**   PNP XX: Narbenhernie Typ III nach Rippenbogenrandschnitt rechts.
a Präoperativ im Profil,
b postoperativ im Profil,
c postoperativ im Querschnitt,
d postoperative Netzlage in a.-p. Projektion.

Narbenhernie Typ II nach Pararektalschnitt rechts: Nach Präparation des Bruchsacks und Versorgung der Hinterwand der Rektusscheide wird ein präperitoneales Netz implantiert, das sich nach kaudal auf der Muskulatur, nach ventral am Os pubis fixiert (Abb. 14.**40 a–c**). Das Netz überragt die Narbe allseits um 6 cm und liegt schräg im Unterbauch (Abb. 14.**40 d**). Hierbei ist auf den Durchtritt der Nn. ilioinguinalis und iliohypogastricus sowie des N. genitofemoralis sorgfältig zu achten.

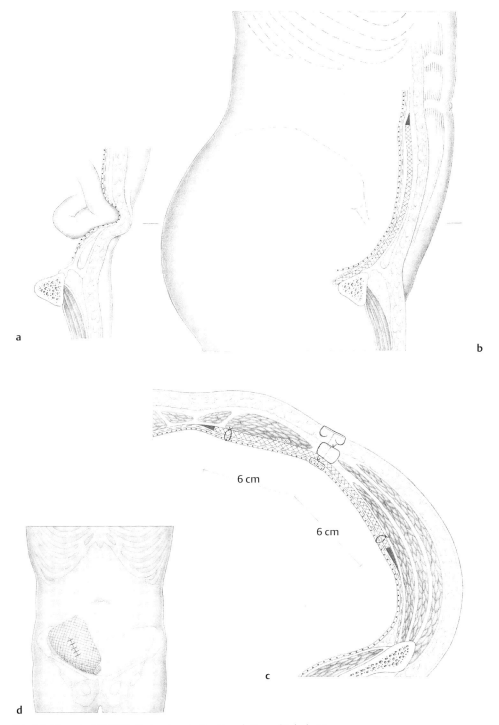

Abb. 14.**40 a–d**   PNP XXI: Narbenhernie Typ II nach Pararektalschnitt.
a   Präoperativ im Profil,
b   postoperativ im Profil,
c   postoperativ im Querschnitt,
d   postoperative Netzlage in a.-p. Projektion.

Narbenhernie Typ II nach Lumbalschnitt links: Nach Verschluss des Peritoneums und der hinteren Faszia transversalis ist der Defekt mit einem 12 · 20 cm großen Netz zu überdecken, das sich nach kranial am Rippenbogen und nach kaudal an der Muskulatur verankert (Abb. 14.**41 a–d**).

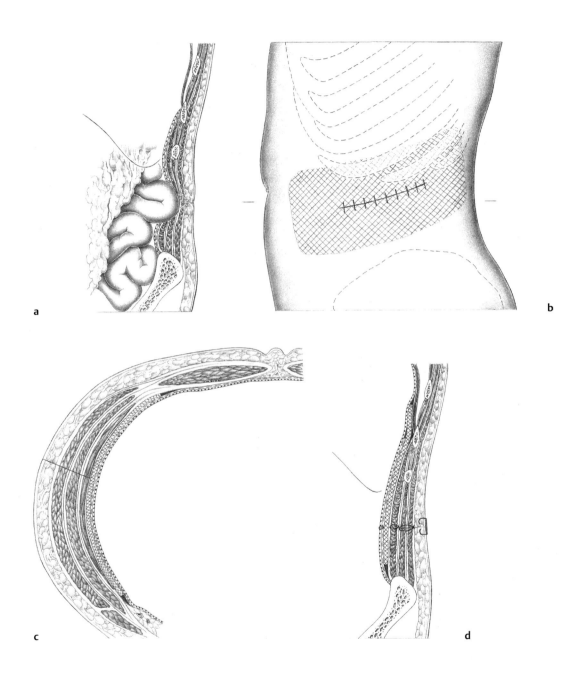

Abb. 14.**41 a–d**   PNP XXII: Narbenhernie Typ II nach Lumbalschnitt links.
a Präoperativ im Profil,
b postoperativ im Profil,
c postoperativ im Querschnitt,
d postoperative Netzlage in a.-p. Projektion.

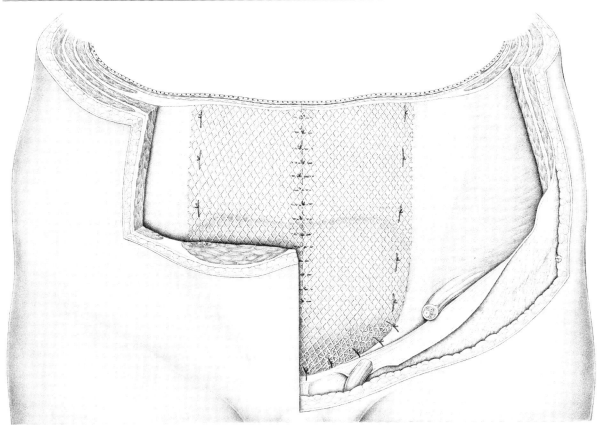

Abb. 14.**42** PNP XXIII: Prinzip der retromuskulären schichtgerechten Platzierung der präperitonealen Netzplastik am Unterbauch.

Insgesamt ist die präperitoneale Netzplastik kein Ersatz der Bauchdecke, sondern nur eine Augmentation. Voraussetzung ist der Nahtverschluss des Abdomens bei wiederhergestellter Bauchdeckenanatomie (Abb. 14.**42**). Die PNP sollte die Naht um 6 cm beidseits überragen und in die Muskelschichten integriert sein. Bei entsprechenden Materialgegebenheiten ist es möglich, dass die Mehrschichtigkeit der Bauchdeckenmuskulatur auch nach der PNP weiterbesteht, d. h. eine funktionelle Anpassung an das Implantat möglich wird. Bei späteren Revisionen lassen sich die Bauchdecken bei Verwendung biokompatibler Netze unproblematisch inzidieren. Die Schnittführung hat die alte Narbenführung nicht zu respektieren, das Netz ist entsprechend der Wahl des Materials vollständig in die Bauchdecken integriert, sodass es sowohl durchtrennt wie auch wieder vernäht werden kann.

Parastomale Hernie

Das Auftreten einer parastomalen Hernie ist eine häufige Komplikationen nach Anlage einer Enterostomie. Sie ist als Sonderform der Narbenhernie zu betrachten. Während der konventionelle Faszienverschluss mit Rezidivraten von 80% behaftet ist (9), können die Ergebnisse durch Stomarelokation mit Rezidivraten von 40% bereits erheblich verbessert werden. Erst durch die konsequente Umsetzung der für die Behandlung von Narbenhernien entwickelten Strategie mit Verstärkung der Bauchwand mit alloplastischen Meshes ließ sich allerdings die Rezidivrate auf unter 10% senken.

Zugang

Als Zugang zur parastomalen Hernie empfiehlt sich eine stomaferne Inzision, die im medialen Anteil den Medianschnitt einbezieht, kranial aber um einen Querschnitt ergänzt wird (Abb. 14.**43**). Diese Inzision bezieht sich nur auf die Haut und lässt die daruntergelegene Muskulatur des M. rectus abdominis intakt, da dieser ein wichtiges Nahtlager für die nachfolgende Reparation ist.

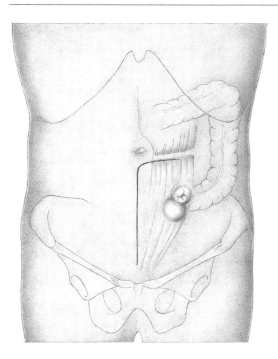

Abb. 14.**43** Parastomale Hernie I: Schnittführung durch Exzision der Mediannarbe. Gegebenenfalls Erweiterung des Hautschnitts durch Querschnitt.

Präparation

Nach Eröffnung der Subkutis wird der Darm in der Subkutanloge vorsichtig freipräpariert. Hierbei ist die Gefäßversorgung unbedingt zu erhalten. Es geht um Herauslösung des Darmrohrs aus der Muskellücke, ohne die Darmwand hierbei zu schädigen. Die Präparation verläuft unter Belassung des Stomas in Analogie zu der Operation bei der Rückverlegung, z.B. eines Transversostomas, d.h. scharf unter Schonung des Darmrohrs (Abb. 14.**44**).

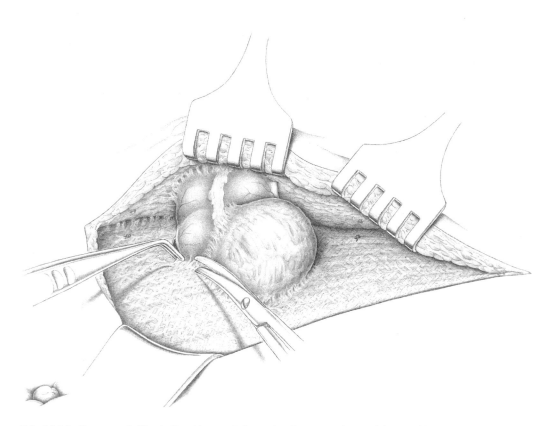

Abb. 14.**44** Parastomale Hernie II: subkutane Präparation des Darmrohrs und der Bruchlücke.

Zunächst erfolgt die vollständige Ablösung des Darms aus dem Subkutanniveau. Nach Freilegung der Rektusmuskulatur ist die Rektusscheide zu eröffnen und nach kranial das hintere Blatt der Rektusscheide zu identifizieren und mit Klemmen bzw. Pinzetten zu fassen (Abb. 14.**45**). Es erfolgt die Eröffnung der Rektusscheide und die Ablösung des M. rectus nach lateral (Abb. 14.**46**). Es ist darauf zu achten, dass man unbedingt die Gefäßversorgung der Rektusmuskulatur intakt lässt. Nach kaudal findet sich als dorsale Begrenzung meist nur das Peritoneum als präparierbare Schicht, während kranial das hintere Blatt der Rektusscheide unbedingt freigelegt werden sollte.

Nach vollständiger Auslösung des Darmrohrs aus der Muskulatur lässt sich dieses nach abdominell reponieren. Selten ergibt sich die Notwendigkeit einer Nachresektion, was wegen der Darmlumeneröffnung die Implantation eines alloplastischen Netzes aus unserer Sicht verbietet. Aus diesem Grunde verzichten wir fast immer auf Nachresektionen, sondern versuchen durch scharfe, teils stumpfe Präparation das Darmrohr so zu reponieren, dass es nicht reseziert werden muss.

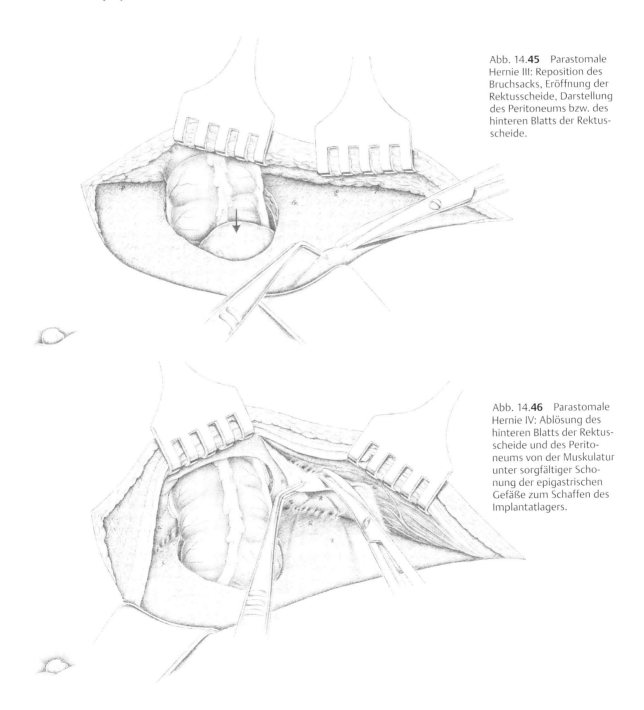

Abb. 14.**45** Parastomale Hernie III: Reposition des Bruchsacks, Eröffnung der Rektusscheide, Darstellung des Peritoneums bzw. des hinteren Blatts der Rektusscheide.

Abb. 14.**46** Parastomale Hernie IV: Ablösung des hinteren Blatts der Rektusscheide und des Peritoneums von der Muskulatur unter sorgfältiger Schonung der epigastrischen Gefäße zum Schaffen des Implantatlagers.

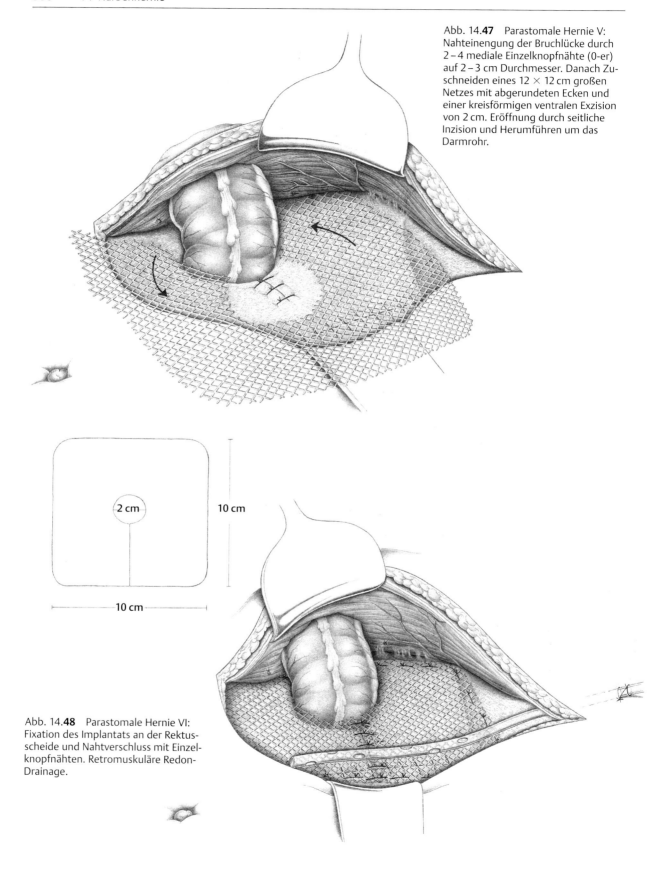

Abb. 14.**47** Parastomale Hernie V: Nahteinengung der Bruchlücke durch 2–4 mediale Einzelknopfnähte (0-er) auf 2–3 cm Durchmesser. Danach Zuschneiden eines 12 × 12 cm großen Netzes mit abgerundeten Ecken und einer kreisförmigen ventralen Exzision von 2 cm. Eröffnung durch seitliche Inzision und Herumführen um das Darmrohr.

Abb. 14.**48** Parastomale Hernie VI: Fixation des Implantats an der Rektusscheide und Nahtverschluss mit Einzelknopfnähten. Retromuskuläre Redon-Drainage.

Reparation

Mediale Einengung der Bruchlücke durch Einzelknopfnähte (0-er) auf 2–3 cm Durchmesser. Nach vollständiger Reparation wird nun ein 12 · 12 cm großer Netzflicken ausgeschnitten, der in der Mitte eine 2 cm große kreisförmige Inzision aufweist (Abb. 14.**47 a**). Nach Abrundung der Ecken wird das Netz geschlitzt, U-förmig um das Darmrohr herumgeführt (Abb. 14.**47 b**) und in sich vernäht. Zur Vereinigung werden 3/0-Einzelknopfnähte verwendet. Dorsal des Netzes ist das hintere Blatt der Rektusscheide bzw. des Peritoneums so weit einzuengen, dass der Darm gerade noch durchtreten kann.

Das in sich geschlossene Netz wird mit Einzelknopfnähten am Peritoneum bzw. an der hinteren Rektusscheide fixiert und mit einer Redon-Drainage versehen (Abb. 14.**48**). Nach Abschluss der Netzverstärkung wird die Linia alba fortlaufend mit 1er-PGS verschlossen. Etwaige Lücken in der Muskulatur werden mit Einzelknopfnähten versorgt (siehe Abb. 14.**49**). Hierbei ist das Gewebe nur lose zu adaptieren, sodass die Muskelnähte nicht durchschneiden. Liegt bei einer lange Zeit bestehenden Hernie ein fester Rand vor, so hat die Naht in der Regel ein besseres Nahtlager. – Hautnähte, subkutane Redon-Drainage und das Aufbringen eines Klebebeutels beenden den Eingriff.

Das Prinzip dieser Reparation ist es, dass das Netz die Stomadurchtrittsstelle allseits um 5–6 cm unterfüttert (Abb. 14.**50**). Die Fasziennähte und die Mesh-Fixierungsnähte sollen verhindern, dass das Netz innerhalb der ersten 2 Wochen disloziert, danach wird durch feste Bindegewebsintegration in die Narbe eine Dislokation verhindert.

Nach Verschluss der Bauchdecke ist es gegebenenfalls möglich, noch eine Stomakorrektur vorzunehmen. Dies sollte aber, wenn möglich, eher auf einen späteren Zeitpunkt verlegt werden, da dann keine Kontamination des Netzes mehr möglich ist. Sekundäre Darmarrosionen durch das eng anliegende Netz lassen sich durch Verwendung von elastischen, leichtgewichtigen und großporigen Meshes vermeiden. Liegt gleichzeitig ein Bauchdeckendefekt im Sinne einer Narbenhernie vor, so ist dieser in gleicher Sitzung durch entsprechend ausgedehnte Unterfütterung der Muskulatur zu versorgen.

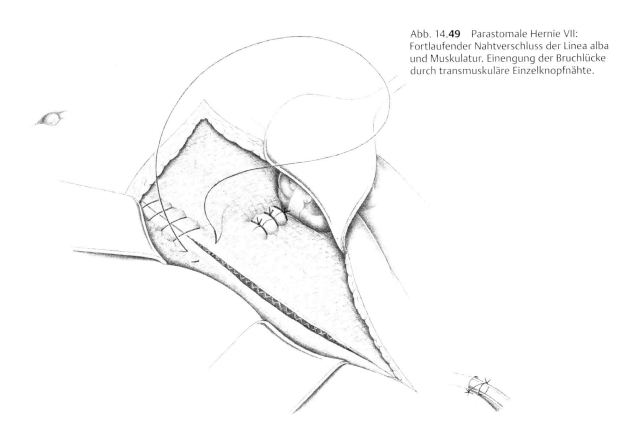

Abb. 14.**49** Parastomale Hernie VII: Fortlaufender Nahtverschluss der Linea alba und Muskulatur. Einengung der Bruchlücke durch transmuskuläre Einzelknopfnähte.

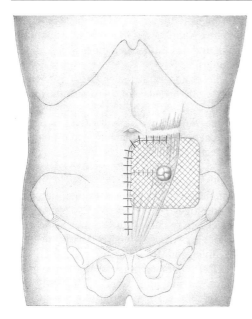

Abb. 14.**50** Parastomale Hernie VIII: Netzposition in a.-p. Projektion.

14.9 Komplikationen

Die wichtigsten Komplikationen der Narbenhernienreparation sind die Infektion, die Blutung und das Rezidiv. Infektion und Blutung sind von dem Ausmaß der Operation und der Beteiligung benachbarter Darmanteile abhängig. Aufgrund der ausgedehnteren Präparation ist nach Mesh-Implantation mit einer erhöhten Rate an Blutungskomplikationen zu rechnen. Des Weiteren ist in Abhängigkeit von der Menge implantierten Kunststoffs mit der Ausbildung von Seromen zu rechnen. Im Rahmen der Fremdkörperreaktion sind postoperativ häufig subfebrile Temperaturen von 38,0 ± 0,3 °C festzustellen. Rezidive treten bei richtiger Technik in unter 5% der Fälle auf, sind aber nicht sicher vermeidbar (Aufklärung!).

14.9.1 Ergebnisse

Nach medianer Laparotomie liegt die Rezidivrate nach einfachem Nahtverschluss oder Mayo-Doppelung bei bis zu 50%. Nach Mesh-Implantation sind durchweg Rezidivraten um 5% zu erzielen (20, 21). Die Rezidive wühlen sich in der Regel am Mesh-Rand vorbei, Berichte über Defekte im Mesh-Bereich selber liegen nicht vor, mit Ausnahme von Polyesternetzen mit deren bekannter Langzeitdegradation. Ursachen für ein Versagen der Prothesen sind in der Regel zu kleine Meshes, frühzeitige Dislokation oder zu geringe Unterfütterung, insbesondere in der Nähe zu Knochenstrukturen (Kap. 20).

Literatur

1 Blomstedt B, Welin-Berger T. Incisional hernias. A comparison between midline, oblique and transrectal incisions. Acta Chir Scand. 1972; 138 : 275 – 8.
2 Brennan TG, Jones NAG, Guillou PJ. Lateral paramedian incision. Br J Surg. 1987; 74 : 736 – 7.
3 Chevrel J. Hernias and surgery of the abdominal wall. Berlin: Springer; 1998.
4 Costanza MJ, Heniford BT, Arca MJ, Mayes JT, Gagner M. Laparoscopic repair of recurrent ventral hernias. Am Surg. 1998; 64(12):1121.
5 Fisher JD, Turner FW. Abdominal incisional hernias – a 10 year review. Can J Surg. 1974; 17 : 202.
6 Gilbert JM, Ellis H, Foweraker S. Peritoneal closure after lateral paramedian incision. Br J Surg. 1987; 74 : 113 – 5.
7 Hashizume M, Migo S, Tsugawa Y, Tanoue K, Ohta M, Kumashiro R, Sugimachi K. Laparoscopic repair of paraumbilical ventral hernia with increasing size in an obese patient. Surg Endosc. 1996; 10 : 933.
8 Hubbarrd T, Rever W. Retention sutures in the closure of abdominal wall incisions. Am J Surg. 1972; 378 – 80.
9 Kohler L. Para-stomal hernia – technique and results. Zentralbl Chir. 1997; 122 : 889.
10 Krukowski ZH, Cusick EL, Engeset J, Matheson NA. Polydioxanone of polypropylene for closure of midline abdominal incisions: a prospective comparative clinical trial. Br J Surg. 1987; 74 : 828 – 30.
11 Langer S, Christiansen J. Long-term results after incisional hernia repair. Acta Chir Scand. 1985; 151 : 217 – 19.
12 Larson GM, Vandertoll DJ. Approaches to repair of ventral hernia and full-thickness losses of the abdominal wall. Surg Clin N Am. 1984; 64 : 335 – 49.
13 Liakakos T, Karanikas I, Panagiotidis H, Dendrinos S. Use of Marlex mesh in the repair of recurrent incisional hernia (see comments). Br J Surg. 1994; 81 : 248.
14 McNeill PM, Harvey J, Sugerman J. Continous absorbable vs interrupted nonabsorbable fascial closure – A prospective, randomized comparison. Arch Surg. 1986; 121 : 821 – 3.
15 Moreno JG. Chronic eventrations and large hernias. Surgery 1947; 22 : 945 – 51.
16 Park A, Birch DW, Lovrics P. Laparoscopic and open incisional hernia repair: a comparison study. Surgery 1998; 124 : 816.
17 Pless J, Lontoft E. Giant ventral hernias and their repair. Scand J Plast Reconstr Hand Surg. 1993; 27 : 311 – 5.
18 Read RC. Preperitoneal herniorhaphy: a historical review. World J Surg. 1989; 13 : 532.
19 Read RC, Yoder G. Recent trends in the management of incisional herniation. Arch Surg. 1989; 124 : 485.
20 Schumpelick V, Conze J, Klinge U. Preperitoneal mesh-plasty in incisional hernia repair. A comparative retrospective study of 272 operated incisional hernias. Chirurg. 1996; 67 : 1028 – 35.
21 Schumpelick V, Kingsnorth G. Incisional hernia of the abdominal wall. Berlin: Springer; 1999.
22 Spies U, Kienzle H, Spohn K. Bauchnarbenbrüche und ihre Behandlung. Fortschr Med. 1979; 16 : 755 – 60.
23 van der Laan J, Lopez GP, van Wachem PB, Nieuwenhuis P, Ratner BD, Bleichrodt RP, Schakenraad JM. TFE-plasma polymerized dermal sheep collagen for the repair of abdominal wall defects. J Artif Organs. 1991; 14 : 661 – 6.
24 Wantz G, Chevrel J, Schumpelick V, Kingsnorth A, Flament J, Verhaeghe P. Incisional hernia: the problem and the cure. J Am Coll Surg. 1999; 188 : 429 – 47.
25 Wissing JF, van Vroonhoven TJHV, Schattenkerk ME, Veen HF, Ponsen RJG, Jeekel J. Fascia closure after midline laparotomy: results of a randomized trial. Br J Surg. 1987; 74 : 738 – 41.

15 Inkarzeration

15.1 Allgemeines

Die Inkarzeration ist die häufigste und zugleich gefährlichste Komplikation des Bruchleidens. Die Angaben zur Letalität schwanken zwischen 3,8 und 37% (13). Während inkarzerierte Narbenhernien eher selten sind, führen absolut gesehen ca. 10% der Leistenhernien und 40% der Schenkelhernien erst im Stadium der Inkarzeration den Patienten zum Arzt (1, 6, 9, 16). In knapp 10% liegt zum Zeitpunkt der Inkarzeration bereits eine Darmgangrän vor (11, 13, 16, 18). Unter den wegen einer Inkarzeration operierten Patienten liegen die Letalitätsziffern ohne Darmresektion zwischen 3 und 8%, mit Darmresektion dagegen zwischen 20 und 37% (2, 3, 4, 12, 14). Die Letalität der Inkarzeration steigt mit dem Lebensalter. So beträgt die Gesamtletalität bis zum 60. Lebensjahr 3%, im Alter von 60–75 Jahren 15% und über 75 Jahre 38% (13, 20).

Unter den Inkarzerationen überwiegen absolut gesehen die Leistenhernien, wobei doppelt so häufig die rechte Seite betroffen ist (24). Das Geschlechtsverhältnis der inkarzerierten Leistenhernie belastet Männer mit 5:1 überproportional (8). Inkarzerierte Schenkelhernien treten überwiegend bei Frauen auf ohne Bevorzugung einer Körperseite (18, 24). Sowohl bei der Leistenhernien- wie auch Schenkelhernieninkarzeration ist der häufigste Bruchinhalt der Dünndarm (14).

Inkarzerierte Schenkelhernien werden häufiger übersehen als eingeklemmte Leistenhernien (12) (Kap. 13). Während in der Untersuchung von Hjaltason (14) 85% der Patienten mit eingeklemmten Leistenhernien selbst schon die Diagnose gestellt hatten, betrug dieser Prozentsatz bei den inkarzerierten Schenkelhernien nur 68%. 13% der inkarzerierten Schenkelhernien entgingen sogar dem untersuchenden Arzt, d.h. wurden erst intraoperativ diagnostiziert. Schenkelhernieninkarzerationen sind überwiegend einmalige Ereignisse, die fast immer zur Operation führen. Demgegenüber sind Inkarzerationen von Leistenhernien nicht selten rezidivierend, da der Patient nach erfolgreicher Taxis häufig die Operation ablehnt oder verschleppt (1, 3, 4, 5, 16, 19, 21, 27).

15.2 Definition

Unterschieden werden *komplette* von *inkompletten* Inkarzerationen (z.B. Richter-Hernie). Eine Sonderform ist die *elastische* Einklemmung mit Eindringen von Darminhalt durch die bei Bauchpresse erweiterte Bruchlücke und Inkarzeration infolge der Verengung der Bruchlücke bei Nachlassen der Bauchpresse. Eine andere Form ist die *Koteinklemmung*, bei der sich der gefangene Darm durch Zunahme des Darminhalts selbst komprimiert. Andere Formen sind die *retrograde Inkarzeration*, die *Pseudoeinklemmung* und die *Netzeinklemmung* (Kap. 2).

15.3 Klinik

Die Klinik der Inkarzeration ist überwiegend geprägt vom lokalisierten Schmerz in der Bruchregion bei tastbarer Bruchgeschwulst. Der fehlende Nachweis einer Bruchgeschwulst schließt aber z.B. die partielle Inkarzeration oder die inapparente Schenkelhernieninkarzeration ebensowenig aus wie ein tastbarer Tumor sie beweist. Während z.B. kleine Hernien, zumal der Schenkelbruchpforte bei adipösem Subkutangewebe, der palpatorischen Diagnostik entgehen können, lassen sich z.B. Leistenlymphknoten gelegentlich nur schwer differenzialdiagnostisch abgrenzen.

Auch ist nicht jede reponible Bruchgeschwulst gleichbedeutend mit einer Inkarzeration, da ein chronischer Bruch als Hernia accreta nicht mehr reponibel sein kann. Zusätzliche Befunde der Inkarzeration sind eine druckschmerzhafte Schwellung mit lokaler Begleitreaktion sowie Übelkeit, Erbrechen, Leibschmerzen und Ileussymptomatik bei Inkarzeration von Darmanteilen.

15.4 Taktik

Jede Brucheinklemmung ist lebensbedrohlich, sie verlangt nach sofortiger Therapie. Bei frischen Inkarzerationen und blander, d.h. nicht entzündlich veränderter Bruchgeschwulst kann der Versuch der Taxis unternommen werden (Kap. 6). Ein Taxisversuch ist in gut 25% der Fälle erfolgreich (14).

Kontraindiziert sind konservative Repositionsversuche bei Vorliegen eines Ileus, einer Peritonitis, lokaler Entzündungszeichen, Verdacht auf Einklemmung des Ovars, mehrstündiger Einklemmung und mangelnder Erfahrung mit der Taxis. Generell gilt, dass im Zweifel eher die Entscheidung zur Operation fallen sollte. Auch ist bei Erfolglosigkeit des Repositionsversuchs durch einen Erfahrenen von weiteren, den Patienten quälenden Manipulationen dringend abzuraten. Die Indikation zur Operation ist hier eindeutig.

15.5 Indikation

Jede inkarzerierte Hernie mit Ileus, lokaler Entzündung, Verdacht auf Einklemmung des Ovars oder entzündlich veränderter Bruchgeschwulst, jede Hernieninkarzeration nach einem frustranen Repositionsversuch.

Absolute Indikation: Ileus, Peritonitis, Darmgangrän.

Relative Indikation: Zweifelhafter Befund, eingeschränkte Operabilität.

Kontraindikation: Bei nachgewiesener Inkarzeration keine.

15.6 Vorbereitung, Lagerung, Anästhesie, Zugang

Vorbereitung: Blutuntersuchungen im Sinne der Notfalldiagnostik, Magensonde, Rasur des Operationsbereichs, dabei kann bei jeder inkarzerierten Hernie in der Leistenregion u. U. eine mediane Laparotomie nötig werden! EKG, Thoraxröntgenaufnahme (Kap. 11 – 13).

Lagerung: Siehe Kapitel 11 – 13.

Anästhesie: Meist Allgemeinnarkose, vor allem wenn eine Herniolaparotomie erforderlich. Alternativ Peridural- oder Lokalanästhesie.

Zugang: (Kap. 11 – 13) Bei geplanter Laparotomie ggf. Exploration durch unteren Medianschnitt.

15.7 Präparation

Sorgfältige Präparation des Subkutangewebes in üblicher Technik mit subtiler Blutstillung. Eine Verletzung der Bruchgeschwulst ist unbedingt zu vermeiden. Typisch ist die ödematöse Durchtränkung des Gewebes in unmittelbarer Nachbarschaft des Bruchs. Zielrichtung der Präparation ist die Bruchgeschwulst und die Darstellung des Bruchsackhalses. Hierzu muss beim inkarzerierten Leistenbruch die Externus-Aponeurose in üblicher Technik gespalten werden, um den Bruchsackhals verfolgen zu können. Ist der Bruch nicht sehr groß, stellt man den gesamten Bruchsack dar. Bei großen Hernien reicht zunächst die Präparation des Bruchsackhalses.

Fortsetzung der Präparation entlang des Bruchsackhalses in Richtung auf den inneren Bruchring, ohne diesen zu spalten. Hierzu wird bei der Leistenhernie der Samenstrang in üblicher Technik abpräpariert. Die Freilegung des Bruchsackhalses muss bis in die Ebene der Fascia transversalis fortgeführt werden, da der Bruchring fast immer hier liegt. Dabei darf die Bruchpforte nicht zu früh erweitert werden, um den Bruchsackinhalt nicht ohne zuvorige Inspektion zurückgleiten zu lassen. – Beim Schenkelbruch empfiehlt sich zunächst das krurale Aufsuchen der Bruchgeschwulst, die Präparation bis zur Schenkelbruchpforte (Abb. 15.1) und danach die inguinale Freilegung.

15.8 Versorgung des Bruchsackinhalts

Ist der Bruchsackhals allseits befreit, erfolgt die Eröffnung des Bruchsacks mit dem Skalpell (Abb. 15.2). Hierbei ist subtil vorzugehen, um keine inkarzerierten Darmschlingen zu verletzen. Nach Eröffnung kommt es zum Austritt von Bruchwasser, das durch Konsistenz, Farbe und Geruch schon einen Hinweis auf die Vitalität der inkarzerierten Organe gibt: trübes, jauchiges, stinkendes Exsudat weist auf eine irreversible Darmwandnekrose mit Durchwanderungsperitonitis hin. – Nach Eröffnung des Bruchsacks werden die Ränder gefasst und der Schnitt soweit erweitert, dass der gesamte Bruchinhalt inspiziert werden kann.

Zur Beurteilung der Schnürfurchen ist der Bruchinhalt leicht vorzuziehen, ohne dass es zu einer Verletzung kommt. Gelingt dieses nicht, muss zuvor der Bruchring gespalten werden (Abb. 15.3).

Die Spaltung des Bruchrings kann von außen nach innen auf einer eingeführten Kocher-Rinne oder der Rückseite einer Pinzette sowie von innen nach außen durch ein eingeführtes Messer erfolgen. Die Spaltung sollte nur soweit ausgedehnt werden, dass der inkarzerierte Anteil frei beweglich wird. Die Exzision des gesamten Bruchrings im Sinne einer En-bloc-Resektion nach Dennis (10) halten wir bei Leisten- und Schenkelbruchinkarzerationen für technisch zu aufwendig. Bei der Durchführung der Bruchringspaltung sind die lokalen anatomischen Verhältnisse zu berücksichtigen. So empfiehlt sich bei der Spaltung der Schenkelhernieninkarzeration die ventrale Schnittführung zur Vermeidung einer Gefäßverletzung. Bei Leistenhernieninkarzerationen sollte eine Schnittführung gewählt werden, die dem Verlauf der üblichen Spaltung der Fascia transversalis entspricht (Kap. 11).

Nach Entfesselung des Bruchsackhalses im Bruchring durch diese „Herniotomie" werden die inkarzerierten Organanteile erneut inspiziert. Insbesondere geht es um die Beurteilung der Schnürfurchen (Abb. 15.4) und die Frage der Notwendigkeit einer Resektion. Sind die inkarzerierten Organe nicht erkennbar minderdurchblutet, kann nunmehr die Reposition des Bruchs erfolgen.

Lag zum Zeitpunkt der Eröffnung des Bruchsacks eine Minderperfusion mit livider Verfärbung z. B. der Darmschlingen vor, muss nach Aufhebung der Inkarzeration die Wiederherstellung der Durchblutung abgewartet werden. Hierzu bewährt es sich, den Darm mit heißen Kochsalztüchern einzuschlagen und ggf. auf die Mesenterialwurzel 10 ml 1 %igen Lokalanästhetikums (Blockierung der adrenergen Vasokonstriktion der α-Rezeptoren) aufzuträufeln. Man sollte mindestens 5, bes-

Versorgung des Bruchsackinhalts **305**

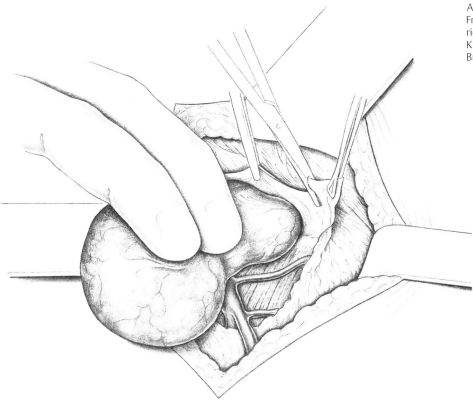

Abb. 15.**1** Inkarzeration I. Freilegung einer inkarzerierten Schenkelhernie. Krurale Darstellung des Bruchsackhalses.

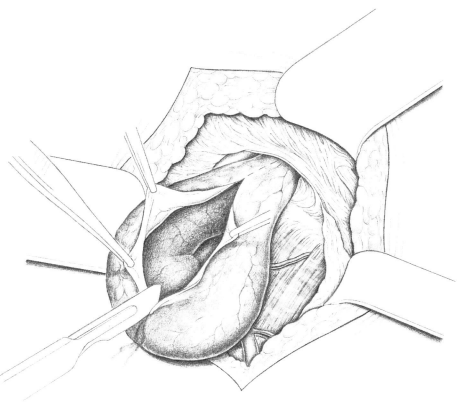

Abb. 15.**2** Inkarzeration II. Eröffnung des Bruchsacks bei inkarzerierter Schenkelhernie.

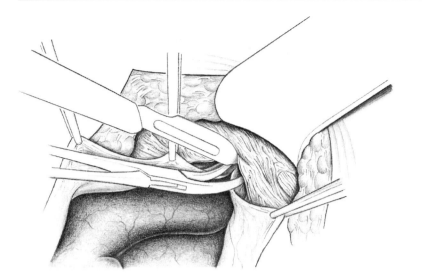

Abb. 15.**3** Inkarzeration III. Spaltung des Bruchrings bei inkarzerierter Schenkelhernie durch Inzision des Leistenbands nach medioventral über gespreizter Klemme oder Kocher-Rinne.

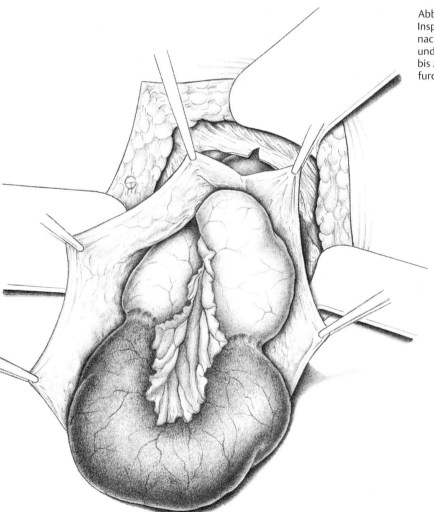

Abb. 15.**4** Inkarzeration IV. Inspektion des Bruchsackinhalts nach Beseitigung der Einklemmung und Vorziehen der Darmschlingen bis zur Freilegung der Schnürfurchen.

ser 10 min abwarten, bevor eine endgültige Entscheidung gefällt wird. Häufig gelingt es durch dieses Zuwarten, eine Resektion zu vermeiden oder zumindest die Ausdehnung der Resektion deutlich zu verkleinern.

War der Darm zum Zeitpunkt der Eröffnung des Bruchsacks bereits schwarz, das Bruchwasser jauchig stinkend und trübe oder war die Darmoberfläche nekrotisierend aufgerauht, so sind derartige konservative Maßnahmen wenig sinnvoll und eher gefährlich, da sie das Fortschreiten der Peritonitis begünstigen. *Kriterien der Vitalität* sind Wiedererlangen peripherer Pulse, aktive peristaltische Kontraktionen auf mechanischen Reiz, sulzig-ödematöse Beschaffenheit der Darmschlingen sowie spiegelnde Oberflächen.

Ist die Darmschlinge trotz Lösung der Inkarzeration und Bespülen mit heißem Kochsalz und lokalem Anästhetikum weiterhin dunkelblau livide, ist die Oberfläche samtartig aufgerauht, lassen sich periphere Pulsationen nicht nachweisen, besteht keine aktive Peristaltik oder finden sich bereits Eiter- und Fibrinauflagerungen, ist an der Lebensfähigkeit des Darms zu zweifeln.

Generell muss gelten, dass im Zweifel der Resektion der Vorzug gegeben werden sollte. Bei ausgedehnten zweifelhaften Befunden ist gelegentlich vor der subtotalen primären Dünndarmresektion einer „Second-Look"-Operation nach 24 h der Vorzug zu geben.

Entschließt man sich zur Resektion, sollte das Ausmaß nicht zu sparsam gewählt werden und sicher die Schnürfurchen mit einbeziehen. Lässt sich die Resektion von dem vorgegebenen Schnitt nicht ausreichend sicher durchführen, da z.B. das Mesenterium zu kurz ist, ist eine Laparatomie anzuschließen. Die Erweiterung des Schnitts im Sinne einer Herniolaparatomie ist in unserer Erfahrung hierzu wenig geeignet, da sie die Stabilität der Hernienreparation gefährdet. Besser ist die zusätzliche mediane Unterbauchlaparotomie.

Bei Schenkelhernien kann die Präparation und Reparation auf kruralem Wege schwierig, wenn nicht gar unmöglich sein. In diesen Fällen empfiehlt sich nach kruralem Freilegen der Bruchgeschwulst der inguinale Zugang unter Spaltung der Fascia transversalis (Abb. 15.**5**) und die bimanuelle (Druck von unten, Zug

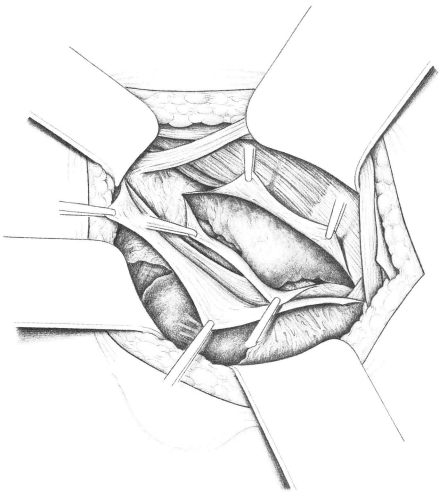

Abb. 15.**5** Inkarzeration V. Inguinales Aufsuchen des Bruchsackhalses bei inkarzerierter Schenkelhernie durch Spaltung der Fascia transversalis.

von oben) Luxation des Bruchs. Hierzu kann die Bruchlücke nach kranial in Richtung auf das Leistenband erweitert werden. Nach Reposition des Bruchinhalts wird dieser inguinal inspiziert und versorgt (Abb. 15.**6**).

Bei Nekrose der Darmwand erfolgt die Resektion nach den Gesichtspunkten der Dünn- und Dickdarmchirurgie.

Die Anastomosen werden von uns End-zu-End in einreihiger dreischichtiger Nahttechnik durchgeführt (Abb. 15.**7**). Bei partiellen Inkarzerationen (Richter-Hernie) reicht es ggf., den Defekt durch eine Keilresektion zu entfernen oder (schlechter) durch seröse Einzelknopfnähte zu decken (Abb. 15.**8**).

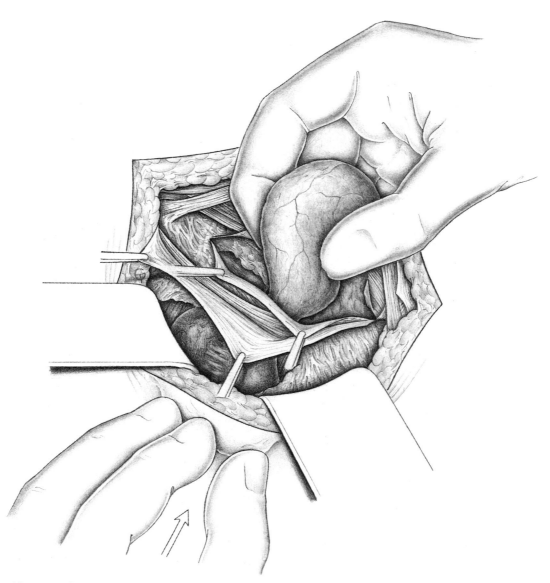

Abb. 15.**6** Inkarzeration VI.
Inguinale Luxation des Bruchsackhalses der Schenkelhernie bei gleichzeitigem kruralem Druck auf die Bruchgeschwulst.

Versorgung des Bruchsackinhalts

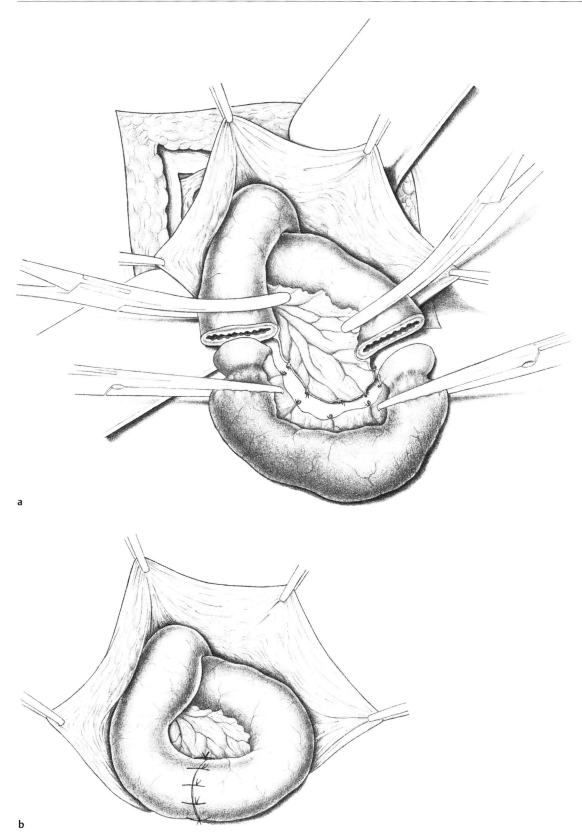

a

b

Abb. 15.**7 a, b** Inkarzeration VII.
Resektion (**a**) und End-zu-End-Anastomose (**b**) bei kompletter Darmwandnekrose.

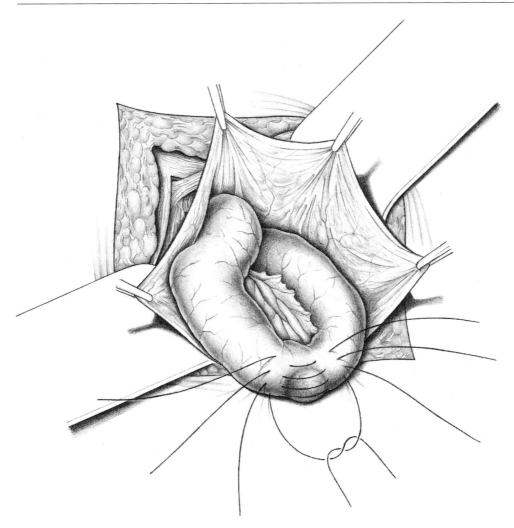

Abb. 15.**8** Inkarzeration VIII.
Keilresektion oder Übernähung bei partieller, nicht zirkulärer Darmwandnekrose nach Inkarzeration.

15.9 Reparation der Bruchlücken

Die Versorgung der Bruchlücken richtet sich nach der Lokalisation der Inkarzeration. Sie folgt den allgemeinen Prinzipien der nichtinkarzerierten Hernien entsprechend den vorliegenden anatomischen Verhältnissen (Kap. 11 – 14). Allerdings ist mit einer gehäuften Rate an infektiösen Komplikationen zu rechnen, bis zu 60 %, wenn eine Darmresektion erfolgte (7). Aus diesem Grunde ist auch von einer Mesh-Implantation in dieser Notfallsituation abzusehen. Falls ein dauerhafter Bruchlückenverschluss nicht gelingt, sollte erst später eine definitive Versorgung mit einem alloplastischen Mesh erfolgen.

Literatur

1 Ackeren, A. von: Chirurgie der Brüche des Erwachsenen. In: Baumgartl, F., Kremer, K., Schreiber, H.-W. (Hrsg.), Spezielle Chirurgie für die Praxis, Bd. II/3. Thieme: Stuttgart 1972.
2 Arnesen, A.: The treatment of strangulated hernias. In: Nyhus, L.M., Harkins, H.W. (eds.), Hernia. Lippincott: Philadelphia 1964.
3 Bekoi, S.: Prospective analysis of the management of incarcerated and strangulated inguinal hernias. Am J Surg 126 (1973) 644.
4 Bowesman, C.: Reduction of strangulated inguinal hernia. Lancet I (1951) 1369.
5 Brady, M.P., Veith, F.: Reduction en masse of incarcerated inguinal hernia. Am J Surg 107 (1964) 868.
6 Bucy, R. S.: A comprehensive study of incarcerated and strangulated hernias. Am J Surg 26 (1960) 476.
7 Chevrel, J.: Hernias and surgery of the abdominal wall. Berlin: Springer 1998.
8 Clairmont, P.: Die Scheineinklemmung von Brüchen. Arch Klin Chir 88 (1909) 631.

9 Condon, R.E., Nyhus, L.M.: Complications of groin hernia. In: Nyhus, L.M., Condon, R.E. (eds.), Hernia. Lippincott: Philadelphia 1978.
10 Dennis, C., Enquist, I.F.: Strangulating external herina. In: Nyhus, L.M., Condon, R.E. (eds.). Lippincott: Philadelphia 1978.
11 Feldmann, M.: Der Leistenbruch als Notfall. ZFA 57 (1981) 2443.
12 Frankau, G.: Strangulated hernia. A review of 1487 cases. Br J Surg 19 (1931) 176.
13 Franke, U., Mikus, E., Büttner, S., Müller, Th.: Die inkarzerierte Hernie im höheren Lebensalter. Z Ärztl Fortb 75 (1981) 124.
14 Hjaltason, E.: Incarcerated hernia. Acta Chir Scand 147 (1981) 263.
15 Jones, P.F., Towns, G.M.: An abdominal extraperitoneal approach to incarcerated hernia in infancy. Br J Surg 70 (1983) 719.
16 Kauffmann, H.M., O'Brien, D.P.: Selective reduction of incarcerated inguinal hernia. Am J Surg 119 (1970) 660.
17 Laufman, H., Daniels, J.: Clinical factors affect mortality in strangulated hernia. Arch Surg 62 (1951) 365.
18 Ljungdahl, I.: Inguinal and femoral hernia. Acta Chir Scand (Suppl.) 439 (1973) 1.
19 Mings, H., Olson, J.D.: Reduction „en masse" of groin herniae. Arch Surg 90 (1965) 764.
20 Nowotny, K., Schenk, E.: Problematik und Prognose der Hernia incarcerata im Alter. Zbl Chir 103 (1978) 9.
21 Pearse, H.E.: Strangulated hernia reduced en masse. Surg Gynecol Obstet 53 (1931) 882.
22 Pfeffermann, R., Freund, H.: Symptomatic hernia. Am J Surg 124 (1972) 60.
23 Requarth, W., Theis, F.V.: Incarcerated and strangulated inguinal hernia. Arch Surg 57 (1948) 267.
24 Rogers, F.A.: Strangulated femoral hernia. A review of 170 cases. Ann Surg 149 (1959) 9.
25 Rowe, M.I., Clatworthy, H.W.: Incarcerated and strangulated hernias in children. Arch Surg 101 (1970) 136.
26 Wiklander, O.: Incarcerated inguinal hernia in childhood. Acta Chir Scand 101 (1951) 303.
27 Wright, R.N., Arensman, R.M., Coughlin, T.R., Nyhus, L.M.: Hernia reductio en masse. Am J Surg 43 (1977) 627.

16 Rezidivhernie

„The most common cause of recurrent hernia is poor technical performance by the surgeon at the first operation"
Lloyd M. Nyhus, 1989

16.1 Allgemeines

Das Wiederauftreten einer Hernie zählt zu den möglichen, d. h. aufklärungspflichtigen Risiken jeder Leistenhernienoperation. Dennoch führt es nicht selten zu einer Belastung des Vertrauensverhältnisses zwischen Patient und Operateur. Nur wenige „eigene Rezidive" werden dem Erstoperateur zur Kenntnis gelangen. Dies führt dazu, dass ohne gewissenhafte und lückenlose Nachuntersuchung jeder Chirurg dazu neigt, die Leistungsfähigkeit der eigenen Operationstechnik zu überschätzen. So werden nachgerade gesetzmäßig in allen Kliniken stets mehr Rezidive anderer Kollegen operiert, als man die eigene Rezidivquote einschätzt (12, 20, 24, 27, 28, 46).

Die absolute Häufigkeit des Erstrezidivs wird in der Literatur mit 0,4–30% angegeben mit deutlichen Unterschieden zwischen den einzelnen Verfahrensprinzipien (1, 2, 4, 17, 21, 25, 32, 34) (Kap. 20). Mit jedem Rezidiv wächst die Wahrscheinlichkeit zu erneuten Rückfallbrüchen: sie beträgt für das Zweitrezidiv zwischen 3 und 39% (20, 25, 28, 47) und für das Dritt- und Mehrrezidiv bis zu 50% (20, 47). Sehr viel günstigere Ergebnisse werden bei Verwendung der Shouldice-Methode berichtet mit Rezidivquoten für das Erstrezidiv zwischen 2 und 5% (2, 15, 16, 17, 22) (Kap. 20).

Neben operationstechnischen werden auch konstitutionelle Faktoren für die Entstehung eines Rezidivs verantwortlich gemacht. So sind Patienten mit allgemeiner Bindegewebsschwäche, Emphysem, chronischer Bronchitis oder prostatischer Miktionsstörung (Kap. 4) vermehrt gefährdet. Hierzu zählen naturgemäß auch konsumierende Prozesse, Steroid- oder Zytostatikabehandlung und Stoffwechselerkrankungen.

Die Bedeutung eines gestörten Kollagenmetabolismus als Ursache von Rezidivhernien wird in letzter Zeit zunehmend erkannt (Kap. 4). Offensichtlich sind Strukturdefekte der Narbenbildung maßgeblich für die Rückfallgefährdung. In eigenen Studien konnten wir zeigen, dass der Quotient zwischen reifem und unreifem Kollagen bei Narbenhernien zu Gunsten der unreifen Anteile verschoben ist und z. B. Tenascin, Fibronektin und MMP 13 im Bindegewebe von Narbenhernienpatienten signifikant vermehrt sind. Damit deutet sich an, dass womöglich systemische Ursachen von größerer Bedeutung sind als bislang angenommen. Wie weit dies letztlich prognostische und damit auch therapeutische Konsequenz hat, werden zukünftige systematische Studien zeigen. Warum aber bei Narbenhernienpatienten die Narbe nicht vollständig ausheilt, lässt sich z. Z. nicht beantworten. Unzweifelhaft spielen neben systemischen Störfaktoren der Wundheilung wie Medikamente, metabolische Störungen oder auch lokale Faktoren wie Infektionen und Nahttechnik eine bedeutsame Rolle.

Die Form der körperlichen Belastung hat demgegenüber einen geringen Einfluss und ist nur bei extremer Beanspruchung (Blasmusiker, Gewichtheber, Schwerarbeiter) als richtungsweisend anzuerkennen. Naturgemäß sind derartige Faktoren umso gravierender, wenn sie in der ersten postoperativen Phase (3 Monate) bis zur endgültigen bindegewebigen Ausheilung auftreten. Dies wird unterstützt durch die Anwendung kurzzeitig resorbierbaren Nahtmaterials (Kap. 8). In jedem Fall sind operationstaktische und -technische Faktoren höher zu veranschlagen als konstitutionelle oder individual-spezifische Gesichtspunkte.

Über den Zeitpunkt des postoperativen Auftretens einer Rezidivhernie finden sich unterschiedliche Angaben in der Literatur. Nach Fallis (12) treten 22,5% der Leistenhernienrezidive in den ersten 6 Monaten, ca. 40% in den ersten 2 Jahren und 50% in den ersten 5 Jahren auf. Gleiche Zahlen finden sich bei Glassow (15) sowie bei Halverson und McVay (21). Nach Weinstein et al. (46) treten 65% der Hernien demgegenüber bereits in den ersten 6 Monaten auf. Offensichtlich sind auch hier methodisch-spezifische Unterschiede gegeben, die vor allem bei der Reparation nach McVay ein sehr spätes Auftreten der Rezidive erkennen lassen (Kap. 8). Auch hinsichtlich der Form der Rezidivbrüche finden sich unterschiedliche Angaben. Während nach Cox et al. (10) sowie Postlethwait (34) mehr als 50% der Rezidivbrüche indirekte Hernien sind, beträgt bei Glassow aus der Shouldice-Klinik der Anteil indirekter Hernien unter den Rezidiven nur etwa 6% (15, 17).

Auch diese Zahlen weisen auf methodenspezifische Unterschiede, die durch das jeweilige Operationsverfahren, nicht aber durch die primäre Lokalisation der Hernie bestimmt sind. Über die Tatsache einer höheren Rezidiverwartung beim direkten gegenüber dem indirekten Leistenbruch besteht in allen Untersuchungen Übereinstimmung (15, 22, 32).

In eigenen Untersuchungen konnten wir für Leistenhernien zeigen, dass die Rezidiverwartung hoch signifikant nicht nur mit der Lokalisation, sondern der Klassifikation der Hernie korreliert (Tabelle 16.1). Hierbei waren vor allem Patienten mit großem Hinterwanddefekt der Klassifikation L III, M II und III sowie kombinierten Hernien hoch signifikant mehr durch Re-

Tabelle 16.1 Rezidivquote 5–10 Jahre nach Shouldice-Operation in Abhängigkeit vom Hernientyp (Univ. Aachen 1999).

Hernienklasse	Rezidivquote (%)		
	I	II	III
L	0	0	1,9
M	0	1,6	2,4
Mc		2,6	7,7

Tabelle 16.2 Multiplikator für die maximal zu erwartende Rezidivquote nach Halverson, McVay (21).

Nachuntersuchungszeitraum (Jahre)	Multiplikator
1	5
2	2,5
5	1,5
10	1,2

zidive gefährdet als Patienten mit kleineren Bruchlücken (Kap. 20).

Unzweifelhaft ist der Anstieg der Rezidivrate mit dem postoperativen Intervall, wie sich dies im Index von Halverson/McVay ausdrückt (Tabelle 16.2). Um die maximal zu erwartende Rezidivquote zu kalkulieren, muss man 1 Jahr postoperativ den Faktor der Rezidivquote mit dem Faktor 5, nach 10 Jahren mit dem Faktor 1,2 multiplizieren. Diese Angaben beziehen sich im Wesentlichen auf Nahtverfahren. Es bleibt abzuwarten, wie weit Mesh-Techniken anderen Gesetzen folgen. Mit Sicherheit ist jetzt schon davon auszugehen, dass das einmal und sicher platzierte Netz nicht dauerhaft vor Rezidiven schützt. Durch Netzschrumpfung, Dislokation und Netzaufrollung sind auch spätere Rezidive durchaus möglich.

16.2 Formen

Zu unterscheiden sind die echte von der so genannten falschen Rezidivhernie. Während sich der echte Rückfallbruch am Ort der Operation entwickelt, manifestiert sich der falsche Rezidivbruch in unmittelbarer Nachbarschaft oder ist eine bei der Operation übersehene zusätzliche Hernie (z. B. Schenkelhernie).

Unter den Rezidivleistenhernien lassen sich laterale von medialen bzw. indirekte von direkten Brüchen in Analogie zur Erstmanifestation unterscheiden. Während der indirekte Rezidivbruch sich durch den inneren Leistenring entlang des Leistenkanals ausbreitet, durchbricht der direkte die Hinterwand des Leistenkanals im Bereich des Hesselbach-Dreiecks. Dies kann unmittelbar medial am Schambeinhöcker (häufigste Form) oder im sonstigen Verlauf der Fascia transversalis erfolgen. Hierbei kann die Hinterwand des Leistenkanals vollständig oder auch nur partiell durchbrochen sein (s. u.).

Es empfiehlt sich, auch die Rezidivhernie analog zu den primären Befunden zu klassifizieren, da die Rerezidiverwartung signifikant mit der Defektgröße korreliert.

Rezidivhernien nach Schenkelbruchoperationen treten in 1,3–10% der Fälle auf. Meist handelt es sich um „echte" Rezidive; so genannte „falsche" Rezidive sind die Ausnahme (16).

Bei Narbenhernien sind Rezidivhernien bei Verzicht auf Mesh-Techniken in bis zu 50% zu erwarten. Sie sind in der Regel im Zentrum der Reparation, nur selten in der Peripherie lokalisiert. Bei Mesh-Techniken sind charakteristisch für die Inlay-Reparationen die Randlinienrezidive, die sich auch ggf. bei den Onlay-Techniken überwiegend nachweisen lassen. Bei den Sublay-Reparationen treten Narbenhernien überwiegend bei zu klein gewähltem Mesh-Implantat an den Rändern auf.

Rezidivhernien durch Netzzerreißung sind nur bei Mersilene-Netzen beschrieben, die länger als 10 Jahre implantiert sind.

16.3 Technische Ursachen

Neben den allgemeinen Ursachen der Narbenhernie (Kollagen, Stoffwechselstörung, Infektion, Zytostatikabehandlung etc.) sollte bei jeder Rezidivhernie zuerst an einen technischen Fehler gedacht werden. Hierbei lassen sich unterschiedliche, spezifische Ursachen angeben.

Indirekte Rezidivleistenhernie

Häufigste Ursache ist die mangelhafte Einengung des inneren Leistenrings bei der Voroperation. Dies kann wegen unvollständiger Präparation des inneren Leistenrings (29, 33, 34), Belassung des präperitonealen Lipoms (39), Übersehen des Bruchsacks und vor allem wegen des Verzichts auf Resektion eines hypertrophen M. cremaster erfolgen (2). Martin und Stone (26) wiesen darauf hin, dass bei mehr als der Hälfte der Patienten mit einem indirekten Rezidivbruch der Leistenring bei der Voroperation nicht genügend eingeengt oder der Samenstrang nicht ausreichend freipräpariert worden war. Als Positivbeweis für die Wichtigkeit dieser Maßnahme mögen die Zahlen der Shouldice-Klinik gelten, die durch systematische Einengung des inneren Leistenrings mit Doppelung der Fascia transversalis und Resektion des M. cremaster die Häufigkeit lateraler Rezidivbrüche weit unter 1% senken konnte (15–17). Weitere Ursachen indirekter Rezidivhernien sind die unvollständige Reparation der Hinterwand des Leistenkanals, das Übersehen einer Gleithernie, Hämatombildung und Infektion sowie zu große Nahtspannung bei großen Defekten. Wie weit darüber hinaus resorbierbares Nahtmaterial die Rezidivquote steigert (47), muss zur Zeit dahingestellt bleiben (32). Allerdings ist darauf hinzuweisen, dass sämtliche Kliniken mit niedrigen Rezidivquoten nichtresorbierbares Nahtmaterial verwenden (15) (Kap. 8).

Direkte Rezidivleistenhernie

Wichtigste Ursachen sind die minderwertigen Nahtlager und die zu große Nahtspannung beim Defektverschluss. Hierzu zählt auch der Verzicht auf die Entlastungsinzision der Rektusscheide bei der Reparation nach McVay/Lotheissen oder die Mesh-freie Operation von Mc III-Leistenhernien. Andere Gründe medialer Rezidive sind technische Fehler wie z. B. die alleinige Anheftung von Muskulatur am Leistenband („falscher Bassini"!), die fehlende Sorgfalt im medialen Anteil des Hesselbach-Dreiecks („mediales Rezidiv") und die Wahl zu großer Nahtabstände („Rezidivlücken"). Darüber hinaus muss auch gerade beim direkten Leistenbruch die Frage nach der Zulässigkeit einer Verwendung von kurzzeitig resorbierbarem Nahtmaterial weiterhin diskutiert werden (47).

Schenkelhernienrezidiv

Häufigste Ursache ist der Ausriss der Nahtlager durch zu frühe Resorption der Nahtmaterialien oder die primäre Wahl nicht ausreichend belastbarer Nahtlager (z. B. Fett-/Bindegewebe) beim Defektverschluss.

Narbenhernienrezidiv

Wichtigste chirurgische Ursache des Narbenhernienrezidivs sind die nicht belastbaren insuffizienten Nahtlager im Rahmen der Reparation. Dies gilt besonders für brüchige Faszienränder, schlecht durchblutetes Muskelgewebe oder zurückbelassene, nekrotische Gewebeanteile. Diese sollten unbedingt nicht nur bei der Primäroperation bis zum gesunden Gewebe reseziert werden. Von lateralen Entlastungsinzisionen ist häufiger Gebrauch zu machen, von Meshes in über 85 %.

16.4 Taktik

Die Therapie der Rezidivhernie ist operativ. Mit wenigen Ausnahmen sollte jeder Patient einer erneuten Operation zugeführt werden. Eine Heilung durch konservative Maßnahmen ist nicht möglich. Das Risiko der Reoperation steht in keinem Verhältnis zu den potenziellen Risiken des unbehandelten Rezidivbruchs.

Ziel der Reoperation ist der zuverlässige Verschluss der Bruchpforte zu einem vertretbar geringen Risiko. Das jeweilige Vorgehen hat sich am lokalen Befund zu orientieren. Generell zielt jede Reoperation auf die Wiederherstellung anatomischer Verhältnisse und Schaffung widerstandsfähiger Nahtlager. In vielen Fällen wird auch bei Mehrfacheingriffen im Bruchbereich körpereigenes Gewebe zum Defektverschluss in ausreichendem Maße zur Verfügung stehen. Allerdings ist beim Mehrfachrezidiv in der Regel ein Verfahrenswechsel anzuraten. Der Operateur sollte über ein breit gefächertes Methodenspektrum verfügen, um in den jeweiligen Situationen ein adäquates Verfahren wählen zu können. Dies gilt insbesondere für Schenkel- und Narbenhernienrezidive, die fast nie durch ein Meshfreies Reparationsverfahren dauerhaft zu verschließen sind. Hier ist der Verfahrenswechsel auf eine Reparation mit alloplastischem Material obligat, um ein dauerhaft gutes Ergebnis zu erzielen (Kap. 10, 11, 14).

Bei der Leistenhernie muss der Verfahrenswechsel nicht zwangsläufig die Implantation eines Kunststoff-Meshes beinhalten. Speziell bei kleinen Leistenhernienrezidiven (L I–II, M I–II) und einseitigen Befunden bevorzugen wir das erneute transinguinale Vorgehen mit lokaler Reparation nach Shouldice in Lokalanästhesie. Dies gilt auch für ältere Patienten wegen der geringeren Narkosebelastung. Bei größeren Defekten (L III, M III) sollte stets ein Netz implantiert werden, das als Lichtenstein oder als TIPP transinguinal angelegt werden kann.

Bei beidseitigen Befunden und vor allem Mehrfachrezidiven gilt es, primär einen präperitonealen Zugang zu wählen, der nach Stoppa, Wantz oder Ugahary oder laparoskopisch in einer TAPP und TEP bestehen kann. Hier sind die jeweiligen Erfahrungen und die lokalen Gegebenheiten ausschlaggebend. Generell muss gelten, dass die einfache Wiederholung des Primärverfahrens nur dann zum Erfolg führt, wenn die Erstoperation insuffizient ausgeführt wurde. Dies ist in unserer Erfahrung sehr häufig der Fall, sodass wir auch bei Rezidiven in über 60 % auf Mesh-Implantate verzichten und durch eine exakte Shouldice-Operation gute Langzeitergebnisse erzielen konnten. In unserer Erfahrung zeigte sich, dass meist (> 60 %) ausreichend belastbare Strukturen vorhanden waren, um die Bruchlücke dauerhaft zu verschließen. Diese sind im kranialen Nahtlager die Rektusscheide, der Arcus aponeurosis m. transversi abdominis und der kraniale Rand der Faszia transversalis, kaudal das Leistenband, das Lig. Cooperi, der Tractus iliopubicus und der Rest der Lefze der Faszia transversalis. Erscheint diese Reparation wenig belastbar, so kann sie durch ein TIPP oder ein Lichtenstein-Patch verstärkt werden. Liegt nur ein kleiner Defekt bei ansonsten straffer und belastbarer Faszia transversalis vor, so reicht es, diesen Defekt zu verschließen und gegebenenfalls durch einen retrofaszial platzierten Mesh-Patch zu verstärken. Es ist nicht erforderlich, immer die gesamte Hinterwand des Leistenkanals zu eröffnen, um z. B. einen kleinen Defekt am inneren Leistenring oder suprapubisch zu behandeln. Gerade beim suprapubischen Defekt hat sich das ausschließlich lokale Vorgehen bei uns sehr bewährt.

16.5 Indikation

Jede diagnostizierte Rezidivhernie bei Vorliegen allgemeiner Operabilität. Die Indikation zur Operation der Rezidivhernie ist in der Regel elektiv, d.h. der Operationszeitpunkt wird vom Patienten und vom Arzt unter Berücksichtigung organisatorischer, persönlicher, beruflicher oder sonstiger Aspekte frei bestimmt.

Zur Abheilung der lokalen Entzündung und Konsolidierung der Narbe sollte 2 Monate postoperativ mit der Reoperation gewartet werden. Zur Verringerung der Nahtspannung sollten, soweit möglich, adipöse Patienten vor der Rezidivleistenbruchoperation ihr Gewicht reduzieren (Maximalgewicht = Broca-Index + 10%). Bei Riesenhernien hat sich eine präoperative Vordehnung der Bauchdecken durch ein künstliches Pneumoperitoneum bewährt (Kap. 12). Beidseitig bestehende Rezidivhernien werden zur Anpassung der Nahtspannung um mindestens 48 h zeitlich versetzt operiert.

Absolute Indikation: Inkarzeration, Peritonitis, Bruchzufall.

Relative Indikation: Allgemein eingeschränkte Operabilität vor allem bei älteren und schwerkranken Patienten.

Kontraindikation: Inkurable intraabdominelle Leiden, allgemeine und lokale Inoperabilität.

16.6 Vorbereitung, Lagerung, Anästhesie und Zugang

Vorbereitung: Siehe Kapitel 11 – 13.

Die folgenden Ausführungen beziehen sich auf die einfache Rezidivleistenhernie bei inguinaler Voroperation. Sie ist nach unserer Erfahrung immer noch die häufigste Situation und soll deshalb hier auch im Detail beschrieben werden. Mehrfachrezidive, beidseitige Befunde und vor allem die Rezidive nach Mesh-Implantationen differieren in der Vorgehensweise. Wir betrachten allerdings nach wie vor die inguinale Revision bei Rezidivleistenhernien als die wichtigste und häufigste Form.

Anästhesie: Allgemeinnarkose, alternativ Peridural-, Spinal- oder Lokalanästhesie. An unserer Klinik werden > 80% der Rezidivhernien mittlerweile auch in Lokalanästhesie durchgeführt.

Zugang: In der Regel Exzision des alten Hautschnitts (Abb. 16.1), nur bei sehr hoch gelegenen Narben darunter (Wahrung von mindestens 2,5 cm Abstand!). Bei Mehrfachrezidiven hat sich der präperitoneale Zugang sehr bewährt. Hierzu sei auf Kap. 14.1 hingewiesen.

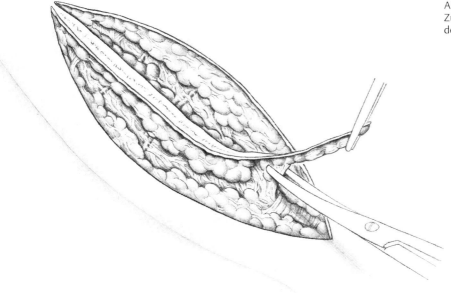

Abb. 16.1 Rezidivhernie I. Zugang durch Ausschneiden der Hautnarbe.

16.7 Präparation

Nach Hautschnitt schrittweise Präparation mit dem Skalpell unter subtiler Blutstillung. Bei Voroperation mit Subkutanverlagerung des Samenstrangs (Halsted, Kirschner, Hackenbruch) oder unbekanntem Operationsverfahren vorsichtige Präparation des Subkutangewebes unter sorgfältiger Schonung des verlagerten Samenstrangs, der abpräpariert und angeschlungen werden muss. Gestaltet sich die Präparation wegen umfangreicher Verwachsungen schwierig, empfielt es sich, von lateral oder medial über nicht vernarbte, anatomiegerechte Strukturen auf den Leistenkanal vorzudringen.

Nach Darstellung der Aponeurose des M. externus (Abb. 16.2) Spaltung vom äußeren Leistenring beginnend unter sorgfältiger Schonung des darüber (z. B. Kirschner) (Abb. 16.3) oder darunter (z. B. Bassini) gelegenen Samenstrangs. Anklemmen der kaudalen Lefze und Abpräparation des Samenstrangs und des N. ilioinguinalis bis zur Darstellung des Leistenbands.

Häufig liegt der Ductus deferens nach kranial verlagert und von den kaudal liegenden Gefäßen getrennt. Er muss durch Abpräparation von der kranialen Lefze der Externus-Aponeurose auf der Internus-Muskulatur dargestellt werden. Nicht selten besteht eine spitzwinklige Abknickung des Ductus deferens nach kranial mit der Gefahr einer Durchtrennung bei unvorsichtiger Präparation.

Die Ablösung der kranialen Lefze der Externus-Aponeurose sollte bis zur Rektusscheide fortgesetzt werden. Hierbei ist der auf der Internus-Muskulatur gelegene N. iliohypogastricus darzustellen und zu schonen. Sind die Nerven in eine unübersichtliche Narbe einbezogen, ist der Resektion vor dem Erhaltungsversuch der Vorzug zu geben.

Nach Anschlingen des Samenstrangs und Aufklappen beider Blätter der Externus-Aponeurose Darstellung der Hinterwand des Leistenkanals. In der Regel gelingt erst jetzt die Klassifikation der Rezidivhernie in die indirekte oder direkte Form.

Indirekte Rezidivhernie: (Abb. 16.4). Der Bruchsack liegt lateral der epigastrischen Gefäße entlang des Samenstrangs bzw. des Lig. teres uteri. Abpräparation des Bruchsacks bis zum peritonealen Umschlag am inneren Leistenring. Hierbei ist auf eine sorgfältige Schonung des Samenstrangs und der epigastrischen Gefäße zu achten. Der Bruchsack wird nach vollständiger Auslösung aus dem inneren Leistenring zwischen drei Kocher-Klemmen eröffnet, der Inhalt reponiert und der Bruchsack an der Basis mit einer Umstechungsligatur versorgt. Abtragung und Versenkung des Bruchsacks. Prüfung der Festigkeit der Hinterwand des Leistenkanals durch digitale Exploration der Fascia transversalis von dorsal, um eine zusätzliche Hernie oder eine mangelhafte Stabilität der Fascia transversalis zu erkennen. Die Reparation des Defekts erfolgt nach den allgemeinen Gesichtspunkten der primären Hernienchirurgie (Kap. 11–13).

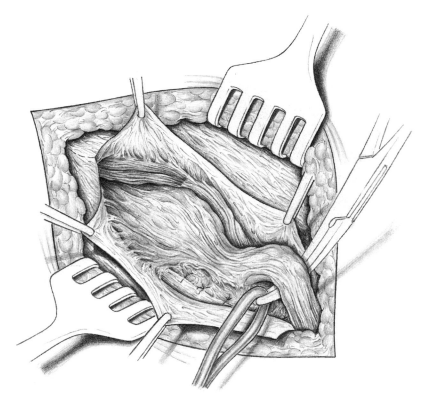

Abb. 16.2 Rezidivhernie II. Darstellung des Samenstrangs nach Spaltung der Externus-Aponeurose. Hierbei bewährt es sich, von medial oder lateral über wenig vernarbte Strukturen vorzugehen.

Vorbereitung, Lagerung, Anästhesie und Zugang

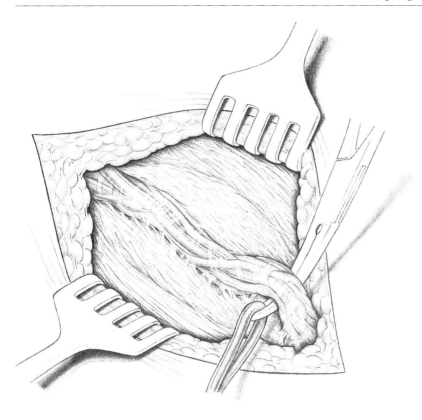

Abb. 16.**3** Rezidivhernie III. Präparation des Samenstrangs bei Voroperation nach Bassini-Kirschner mit Subkutanverlagerung. Untertunnelung und Anschlingen des Samenstrangs am medialen Wundpol.

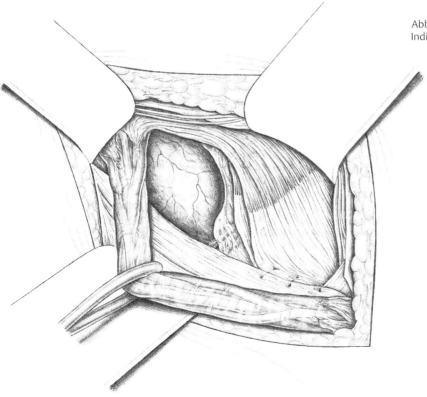

Abb. 16.**4** Rezidivhernie IV. Indirektes Hernienrezidiv.

In keinem Fall ist es ausreichend, nur den inneren Leistenring durch einige Nähte einzuengen oder den Defekt durch Anheftung der Internusmuskulatur an das Leistenband zu decken. Immer muss der innere Leistenring vollständig dargestellt und der Samenstrang durch Resektion des M. cremaster auf einige Millimeter Dicke verdünnt werden. Bei der Frau ist die Einbeziehung des Lig. teres uteri in die Naht und damit der vollständige Verschluss des inneren Leistenrings das Verfahren der Wahl. Beim Mann sollte eine Unterbindung des Samenstrangs mit Semikastration nur die Ultima Ratio bei mehrfachen Rezidiven sein. In der Regel ist der maximal möglichen Einengung des Leistenrings bis auf ca. 5–8 mm Durchmesser der Vorzug zu geben.

Direkte Rezidivhernie: (Abb. 16.5 – 16.8) Wir unterscheiden 4 Formen:
- mediales Rezidiv
- suprapubisches Rezidiv
- intermediäres Rezidiv
- komplettes Rezidiv

Häufigste Form ist das *mediale* Rezidiv am Schambeinhöcker (Abb. 16.5). Durch unvollständigen Verschluss der Hinterwand des Leistenkanals in diesem Bereich, z.B. Verzicht auf periostale Anheftung, treten kleine dreieckförmige mediale Bruchlücken auf. Eine Sonderform ist das *suprapubische* Rezidiv (Abb. 16.6). – Etwas seltener ist der direkte Rezidivbruch im mittleren Abschnitt der Fascia transversalis durch Auseinanderweichen des Hesselbach-Dreiecks, der als umschriebene Bruchlücke (= *intermediäres* Rezidiv) mit pilzförmig vorquellender Hernie (Abb. 16.7) oder als breite Vorwölbung imponieren kann (= *komplettes* Rezidiv) (Abb. 16.8).

Die jeweiligen Häufigkeiten weisen deutliche methodenspezifische Unterschiede auf (6, 8, 10, 16, 21).

Versorgung des Bruchsacks: Die Präparation zielt auf die Befreiung des Bruchsacks aus der Faszienlücke. Nach Darstellung des peritonealen Umschlags wird der Bruchsack eröffnet und der Inhalt reponiert. Bei breiter Bruchgeschwulst Versenkung durch Tabaksbeutelnaht ohne Eröffnung. Findet sich eine ausgedehnte mediale Rezidivhernie, empfiehlt sich die Spaltung der Fascia transversalis auf der gesamten Länge und ggf. die Umwandlung des medialen Bruchs nach Hoguet in einen lateralen (Kap. 11).

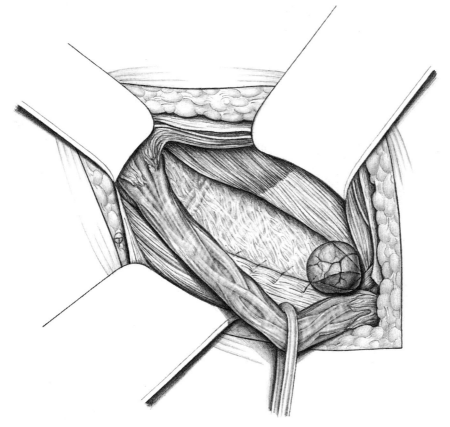

Abb. 16.5 Rezidivhernie V. Mediales Hernienrezidiv.

Vorbereitung, Lagerung, Anästhesie und Zugang **319**

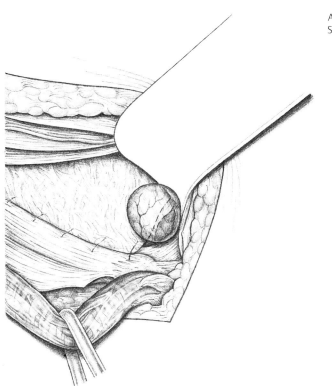

Abb. 16.**6**   Rezidivhernie VI.
Suprapubisches Hernienrezidiv.

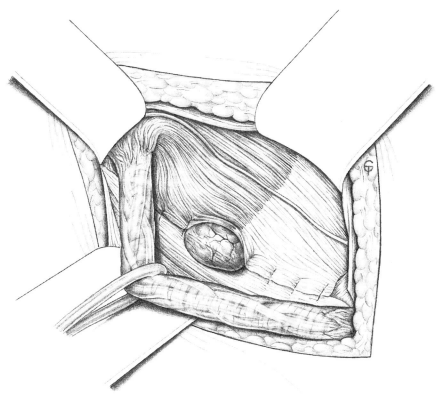

Abb. 16.**7**   Rezidivhernie VII.
Intermediäres Hernienrezidiv.

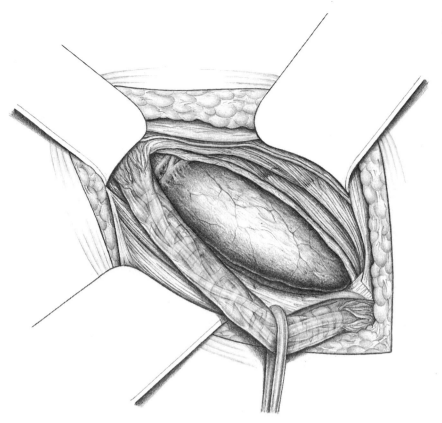

Abb. 16.**8** Rezidivhernie VIII. Komplettes Hernienrezidiv.

16.8 Reparation

Die Form der Reparation richtet sich nach den vorhandenen Nahtlagern. Besteht eine stabile kaudale Lefze der Fascia transversalis am Unterrand des Hesselbach-Dreiecks bzw. ein gut ausgeprägter Tractus iliopubicus, kann die Reparation erneut nach Shouldice erfolgen (Kap. 11.5.3). Dies ist nach unserer Erfahrung die Regel bei vorangegangener Leistenbruchoperation nach Bassini. Fehlt dieses kaudale Nahtlager, so sollte eine Mesh-Implantation nach TIPP oder Lichtenstein erfolgen, die einer Anheftung der Bauchdeckenmuskulatur am Lig. Cooperi nach Lotheissen/McVay vorzuziehen ist. Bei kleinen Defekten, so bei den meisten unserer Rezidivpatienten nach Shouldice, ist die direkte Reparation nach Shouldice möglich. Dies gilt vor allem für jene Fälle, in denen eine angebliche Shouldice-Reparation durchgeführt wurde, die Fascia transversalis aber weitgehend unberührt wirkt (42).

Beim medialen, kleinen Rezidivbruch und ansonsten stabilen Hinterwandverhältnissen reicht es, die Bruchpforte durch direkte Nähte zu verschließen, d.h. die mediale Bruchlücke durch Annäherung der kruralen Begrenzung der Fascia transversalis an den Tractus iliopubicus bzw. das Lig. Cooperi mit Einzelknopfnähten (2/0 Polypropylen) zu vernähen. In Einzelfällen kann man einen präperitonealen Mesh-Patch dorsal der Naht platzieren.

Beim indirekten Rezidiv mit stabiler Fascia transversalis genügt in der Regel die Einengung des inneren Leistenrings nach Zimmerman (Kap. 11). Bei großen indirekten Rezidiven und ausgeweiteter Fascia transversalis empfiehlt sich die vollständige Reparation der Hinterwand nach Shouldice.

Als Nahtmaterial finden nichtresorbierbare Fäden der Stärke 2/0 Verwendung. Resorbierbares Nahtmaterial weist demgegenüber eine doppelt so hohe Rerezidiverwartung auf (47).

Autologe Implantate wie Kutis oder Fascia lata und heterologe Materialien wie lyophilisierte Dura finden bei uns keine Verwendung mehr, sie sind heute als obsolet anzusehen.

Gelingt es nicht, durch Mobilisation benachbarter Strukturen (z.B. Inzision der Rektusscheide), den Defekt mit ortsständigem Material suffizient zu verschließen oder sind diese Nähte unsicher und steht der Defektverschluss unter Spannung, sollte großzügig die Implantation von alloplastischen Netzen (Atrium, Vypro etc.) in Erwägung gezogen werden (41, 45). Die früher begreifliche Scheu des Chirurgen, alloplastisches Material zu verwenden, wird durch die ausgezeichneten Ergebnisse heutiger gewebefreundlicher Kunststoffe relativiert (20, 32, 47). Speziell bei großer Nahtspannung und Mehrfachrezidiven ist es häufig besser, direkt unter Aussparung des Operationsgebiets eine Netzverstärkung im präperitonealen Raum vorzunehmen. Dies kann über einen präperitonealen Zugang nach Nyhus, bilateral nach Stoppa, unilateral nach Wantz oder Ugahary und sicherlich noch eleganter durch extraperitoneale laparoskopische Netzplatzierung erfolgen. Eine generelle Befürwortung der präperitonealen Vorgehensweise bei jedem Rezidivbruch halten wir allerdings für übertrieben, da nach der eigenen Erfahrung mehr als 60% unserer Patienten mit Rezidivleistenhernien transinguinal versorgt werden können.

16.9 Ergebnisse

Siehe auch Kapitel 20.

Zurzeit liegt keine vergleichende Studie zur Wahl des Reparationsverfahrens beim Rezidivleistenbruch vor. Die in der Literatur mitgeteilten Zahlen beziehen sich jeweils auf retrospektive Analysen (20, 22, 47). Bei einem Vergleich der von den einzelnen Kliniken verwandten Operationsverfahren liegen auch beim Rezidivleistenbruch die Ergebnisse mit der Shouldice-Methode konkurrenzlos günstig. Rezidivquoten zwischen 0,8% für indirekte, 1,4% für direkte und 1,6% für kombinierte Rezidivhernien der Shouldice-Klinik (15 – 17) stehen den Rerezidivquoten bei Verwendung der Reparationsverfahren nach Bassini oder Lotheissen/McVay von zur Zeit über 30% (20, 47) entgegen. Im historischen Vergleich konnte Berliner (3) nach Einführung der Shouldice-Technik seine Rerezidivquote von 32% auf 8% senken. Diese Ergebnisse stimmen mit den Erfahrungen unserer Klinik überein mit Rerezidivquoten unter 5%.

16.10 Postoperativer Verlauf

Zur Vermeidung einer postoperativen Hämatombildung empfiehlt sich die subtile Blutstillung und die postoperative Drainage über eine Redon-Drainage. Wundbehandlung, Analgesie und Frühmobilisation entsprechen der Vorgehensweise bei der primären Hernie. Gleiches gilt für die Thrombose- und Pneumonieprophylaxe, die vor allem durch Frühmobilisation betrieben wird. Die körperliche Aktivität wird in der Regel etwas später restituiert sein, wenngleich Liegedauer und objektive Belastbarkeit kaum nennenswerte Unterschiede gegenüber der primären Hernienversorgung erkennen lassen.

Literatur

1. Bassini E. Über die Behandlung des Leistenbruchs. Arch. Klin. Chir. 40 (1890) 429.
2. Berliner S, Burson L, Katz P, Wise L. An anterior transversalis fascia repair for adult inguinal hernia. Am. J. Surg. 125 (1978) 633.
3. Berliner S. An approach to groin hernia. Surg. Clin. N. Am. 64 (1984) 197.
4. Blodgett JB, Beattie EJ. The effect of early postoperative rising on the recurrence rate of hernia. Surg. Gynecol. Obstet. 84 (1947) 716.
5. Boerema, I. Eine Methode zur operativen Behandlung des Leistenbruchrezidivs mittels zeitweiliger subkutaner Druckentlastungsnaht nach Ton. Chirurg 44 (1973) 137.
6. Brücke H. Über Hernienrezidive, ihre Ursachen und Verhütung. Wien. Klin. Wochenschr. 62 (1950) 946.
7. Brücke H. Die Operation der Hernien. In: Breitner B. (Hrsg.), Chirurgische Operationslehre, Bd. 3. Urban & Schwarzenberg, Wien 1957.
8. Cahlin E, Weiss L. Results of postoperative clinical examination of inguinal hernia after three years. Acta Chir. Scand. 146 (1981) 421.
9. Cannon DJ, Read RC. Metastatic emphysema, a mechanism for aquiring inguinal herniation. Am. J. Surg. 194 (1981) 270.
10. Cox RJ, Leach RD, Ellis H. Recurrent groin hernia. Postgrad. Med. J. a7 (1981) 702.
11. Detrie P, Elghisi L. Hernies inguinales recidivées et recidivantes. 50 cas opères par voie sousperitoneale. Nouv. Presse Med. 6 (1977) 3425.
12. Fallis LS. Recurrent inguinal hernia. Ann. Surg. 106 (1937) 363.
13. Fiala SM. Froidevaux A. Cures de volumineuses hernies inguinales recidivées par prothèse intraabominelle. Helv. Chir. Acta 45 (1979) 77.
14. Ger R, Ravo B, Deysinge M. The management of recurrent inguinal hernia by muscle transposition. Surgery 95 (1984) 712.
15. Glassow F. Recurrent inguinal and femoral hernia. Br. Med. J. 1 (1970) 215.
16. Glassow F. Femoral hernia following inguinal herniorrhaphy. Can. J. Surg. 13 (1970) 27.
17. Glassow F. Inguinal hernia repair. A comparison of the Shouldice and Cooper ligament repair of the posterior inguinal wall. Am. J. Surg. 131 (1976) 306.
18. Gosset J. La cure des hernies inguino-crurales recidivées avec affrondrement de l'aine. J. Chir. (Paris) 104 (1972) 493.
19. Goible Y, Meyer P, Fiala JM. La recidive herniaire – étude de 100 dossiers. Helv. Chir. Acta 46 (1979) 741.
20. Guthy E., van der Boom H. Das Mehrfachrezidiv beim Leistenbruch. Langenbecks Arch. Chir. 361 (Kongressbericht 1983) 315.
21. Halverson K, McVay ChB. Inguinal and femoral hernioplasty. Arch. Surg. 101 (1970) 127.
22. Horn J, Paetz B. Rezidiveingriffe nach Leisten- und Schenkelbruchoperationen. Chirurg 55 (1984) 558.
23. Kingsnorth AN, Britton BJ, Morris PJ. Recurrent inguinal hernia after local anesthetic repair. Br. J. Surg. 68 (1981) 273.
24. Koslowski L, Geibl, H, Weber V, Domres B. Zur Behandlung und Beurteilung von Leistenbrüchen im Erwachsenenalter. Chirurg 43 (1972) 54.
25. Marsden AJ. Inguinal hernia. A review of 2000 cases. Br. J. Surg. 49 (1962) 384.
26. Martin JD, Stone HH. Recurrent inguinal hernia. Ann. Surg. 156 (1962) 713.
27. Mittelbach HR, Hoffmann R. Rezidiveingriffe bei Leisten- und Schenkelbrüchen. Chirurg 43 (1972) 61.
28. Myers RN, Shearburn EW. The problem of recurrent inguinal hernia. Surg. Clin. N. Am. 53 (1973) 555.

29 Nyhus LM. Compliations of hernial repair. In: Artz, CP. Hardy, JD (ed.), Management of Surgical Complications. Saunders, Philadelphia 1975 (p. 659).
30 Nyhus LM, Condon RD, Hernia, 3. ed., Lippincott, Philadelphia 1989 (p. 154).
31 Peacock E, Madden JW. Studies on the biology and treatment of recurrent inguinal hernia. Ann. Surg. 179 (1974) 567.
32 Pichlmaier H. Das Leistenhernienrezidiv: Operative Technik, Fehler und Gefahren. Langenbecks Arch. Chir. 361 (Kongressbericht 1983) 305.
33 Ponka JL. Recurrent direct inguinal hernia, p. 216–237. Recurrent indirect inguinal hernia, p. 176–196. Recurrent femoral hernia, p. 264–274. In: Ponka (ed.), Hernias. Saunders, Philadelphia 1980.
34 Postlethwait RW. Causes of recurrence after inguinal herniorrhaphy. Surgery 69 (1971) 772.
35 Preston DJ, Richards ChF. Use of wire mesh protheses in the treatment of hernia. Surg. Clin. N. Am. 53 (1973) 549.
36 Quillinan RH. Repair of recurrent inguinal hernia. Am. J. Surg. 118 (1969) 593.
37 Read RC. Recurrence after preperitoneal herniorrhaphy in the adult. Arch. Surg. 110 (1975) 666.
38 Read RC. Bilaterality and the prosthetic repair of large recurrent inguinal hernia. Am. J. Surg. 138 (1979) 788.
39 Rosenberg N. „Lipoma" of the spermatic cord: Potential relationship to indirect inguinal hernia in adults. Arch. Surg. 114 (1979) 549.
40 Ryan E. Recurrent hernia in 369 consecutive cases. Surg. Gynecol. Obstet. 96 (1953) 343.
41 Smith RS. The use of prosthetic materials in the repair of hernias. Surg. Clin. N. Am. 51 (1971) 1387.
42 Schumpelick V. et al. Reparation der Rezidivleistenhernien. Chirurg (1990).
43 Thieme ET. Recurrent inguinal hernia. Arch. Surg. 103 (1971) 238.
44 Usher FC, Hill JR, Ochsner JL. Hernia repair with Marlex mesh. A comparison of techniques. Surgery 46 (1959) 718.
45 Usher FC. Technique for repairing inguinal hernias with Marlex mesh. Am. J. Surg. 143 (1982) 382.
46 Weinstein M, Roberts M. Recurrent inguinal hernia. Am. J. Surg. 129 (1975) 564.
47 Witte J. Die Rezidivleistenhernie im Erwachsenenalter. Langenbecks Arch. Chir. 361 (Kongressbericht 1983) 309.
48 Zenker R. Die Eingriffe bei den Bauchbrüchen einschließlich der Zwerchfellbrüche. In: Kirschner M. (Hrsg.), Allgemeine und spezielle chirurgische Operationslehre. Bd. 7, Tl. 2. Springer, Berlin 1957.
49 Zimmermann LM, Anson BJ. Anatomy and Surgery of Hernia, 2. ed. Williams & Wilkins, Baltimore 1967 (p. 216).
50 Zimmerman LM. Recurrent inguinal hernia. Surg. Clin. N. Am. 51 (1971) 1317.

17 Sonstige Hernien

17.1 Spieghel-Hernie

Erstmals beschrieben von Adrian van der Spieghel (25), genannt Spieghelius; bislang ca. 400 Beschreibungen in der Weltliteratur (2, 5, 6, 11, 12, 15, 26).

Definition: Hernien der Linea semilunaris, meist an der Kreuzungsstelle mit der Linea semi-circularis = arcuata gelegen (4, 8, 9, 10, 14, 20).

Anatomie: Die Linea semilunaris ist die laterale Kommissur der Rektusscheide (Kap. 1) und reicht vom Knorpel der 9. Rippe bis zur Symphyse (13, 27). Als Spieghel-Faszie wird sie bezeichnet, wo sie sich nach median mit den Fasern der Aponeurose des M. obliquus externus abdominis zur vorderen Rektusscheide vereinigt (Abb. 17.1a) (16, 28). Hauptmanifestationsort der Hernien ist die Kreuzung mit der Linea semicircularis, d. h. der unteren Begrenzung der hinteren Rektusscheide (29) (Abb. 17.1b).

Auftreten: 4.–7. Lebensdekade, ohne Geschlechtspräferenz, selten beidseitig, immer erworben. Keine spezifischen pathogenetischen Faktoren. Der Manifestationsort wird als Locus minoris resistentiae im Bereich der Überkreuzung der Linea semicircularis und Linea semilunaris erklärt (16). Die schon von Cooper vermutete Prädisposition durch Gefäß- und Nervenaustritte wird angezweifelt (9, 18).

Diagnostik: Vorwölbung im lateralen Unterbauch, etwa in Projektion auf den McBurney-Punkt rechts oder links gelegen (19). Der Bruchsack kann sämtliche Darmanteile, Ovar, Hoden, Netz etc. enthalten. Sicherung der Diagnose durch Sonographie oder Computertomographie möglich (17, 23). Einklemmungen sind selten. In 75 % liegen interparietale (= interstitielle) Hernien der Bauchwand vor.

Indikation

Absolut: Manifeste oder vermutete Einklemmung.

Relativ: Tastbare Bruchgeschwulst, ziehende Schmerzen.

Narkose: Allgemeinnarkose.

Lagerung: Rückenlage.

Zugang: Querschnitt über der Bruchgeschwulst von 8–10 cm Länge (Abb. 17.2).

Technik: Nach Durchtrennung der Haut, Querspaltung der Externus-Aponeurose, Abpräparation der Bruchgeschwulst durch stumpfes Spalten der Muskulatur (Abb. 17.3). Gegebenenfalls Eröffnung der Rektusscheide mit Medialverziehung des M. rectus. Nach Eröffnung des Bruchsacks und Besichtigung des Bruchinhalts abdominelle Reposition. Verschluss des Bruchsacks an der Basis mit einer Tabaksbeutelnaht, Nahtverschluss der Bruchlücke mit nichtresorbierbarem 2/0 bis 3/0 Nähten (Polypropylen) in querer Richtung (Abb. 17.4). Die Naht kann fortlaufend oder in Einzelknopfnahttechnik erfolgen. Verschluss der Rektusscheide und Externus-Aponeurose in üblicher Technik (Abb. 17.5), Hautnähte.

Komplikationen: Keine spezifischen, bei übersehener Inkarzeration Darmnekrose und Peritonitis.

Ergebnisse: Gut, kaum Rezidive (23).

17 Sonstige Hernien

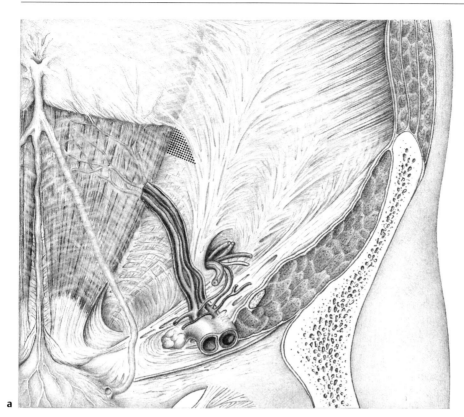

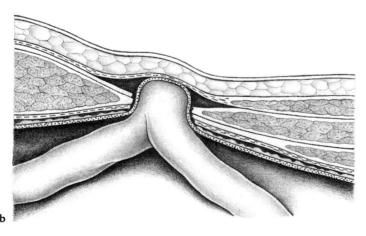

Abb. 17.**1 a, b** Spieghel-Hernie I. Anatomische Lokalisation der Spieghel-Hernie am Kreuzungspunkt von Linea semicircularis und Linea semilunaris.
a Ansicht von der Bauchinnenseite mit Punktierung des gefährdeten Areals.
b Spieghel-Hernie im anatomischen Querschnitt.

Spieghel-Hernie **325**

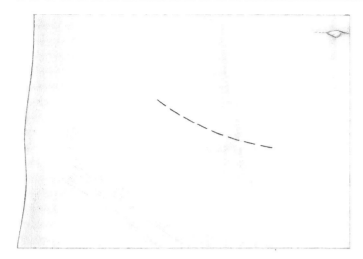

Abb. 17.**2** Spieghel-Hernie II. Hautschnitt über dem Punktum maximum der Vorwölbung.

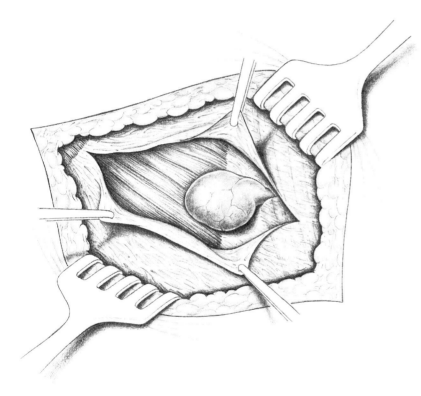

Abb. 17.**3** Spieghel-Hernie III. Darstellung der Hernie nach Eröffnung der Externus-Aponeurose.

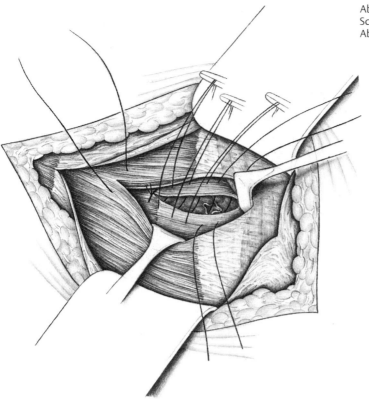

Abb. 17.**4** Spieghel-Hernie IV.
Schichtweiser Verschluss der Bauchdecken nach Abtragung und Versenkung des Bruchsacks.

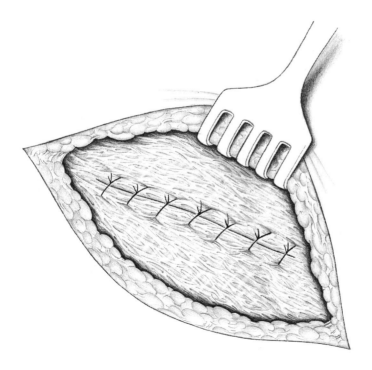

Abb. 17.**5** Spieghel-Hernie V.
Naht der Externus-Aponeurose als letzte Schicht der Reparation.

Literatur

1 Alsted U. Spontaneous lateral ventral or Spieghelian hernia. Acta Chir. Scand. 139 (1973) 677.
2a Bailey, D.: Spieghelian hernia. Br. J. Surg. 44 (1957) 503.
2 Bennett D. Abdominal Wall Defects: Spiegelian Hernia. In: Schumpelick V, Kingsnorth AN. (eds.). Incisional Hernia Berlin: Springer; 1999: 83 ff.
3 Bertelsen S. The surgical treatment of Spieghelian hernia. Surg. Gynecol. Obstet. 122 (1966) 567.
4 Cooper, AP. The anatomy and surgical treatment of inguinal, Vol. 1. Longman, London 1804.
5 Graibier L, Bernstein D, Rubane CF. Lateral ventral (Spieghelian) hernias in infants and children. Surgery 83 (1978) 288.
6 Kienzle HF, Staemmler S. Die Spieghel-Hernie und ihre Behandlung. Fortschr. Med. 96 (1978) 876.
7 Klinkosch JT. Programma quo divisionem herniarum, novumque herniae ventralis speciem proponit. In: Thesau; dissert. B 3, Sandifort, E. (1768).
8 Koljubakin SC. Herniae lineae Spieghelian. Arch. Klin. Chir. 136 (1925) 739.
9 Koontz AR. Hernia in the linea semilunaris. Ann. Surg. 135 (1952), 875.
10 Massabau GA, Cabanac: Deux cas des hernies ventrales laterale spontanées etranglées. Arch. Soc. Sc. Med. Biol. Montpellier 14 (1933) 340.
11 Mansberger A. Spiegelian hernia. In: Nyhus LM, Condon RE (eds.), Hernia, pp. 382–386. Lippincott, Philadelphia 1978.
12 Matthews FS. Hernia through the conjoined tendon or hernias on the linea semilunaris. Ann. Surg. 78 (1923) 300.
13 McVay CB, Anson BJ. Composition of the rectus sheath. Anat. Rec. 76 (1940) 213.
14 Mersheimer WL, Winfield JM, Ruggiero WF. Spontanueous lateral ventral hernia. Arch. Surg. 63 (1951) 39.
15 Myström G. Two cases of hernia lineae Spieghelian. Acta Chir. Scand. 56 (1942) 92.
16 Ponka JL. Spieghelian hernias. In: Hernias, p. 478. Saunders, Philadelphia 1980.
17 Pyatt RS, Alona BR, Daye S et al. Case report Spieghelian hernia. J. Comput. Assist. Tomogr. 6 (1982) 643.
18 Read RC. Observation on the etiology of Spieghelian hernia. Ann. Surg. 152 (1960) 1004.
19 Reid DRK. Spieghelian hernia simulating acute appendicitis. Br. J. Surg. 36 (1949) 433.
20 Sohn A. Zur Kenntnis der Hernien der Linea semilunaris (Spiegheli). Dtsch. Z. Chir. 175 (1922) 204.
21 Sohn A. Zur Kasuistik der Hernia lineae semilunaris (Spiegheli). Zbl. Chir. 73 (1948) 526.
22 Spangen L. Ultrasound as a diagnostic aid in ventral abdominal hernia. J. Clin. Ultrasound 3 (1975) 211–213.
23 Spangen L. Spieghelian hernia. Surg. Clin. North Am. 64 (2) (1984) 351.
24 Spangen L. Spieghelian hernia. World J. Surgery A 13 (1989) 573–580.
25 Spieghel A. Opera quae extore omnia, p. 103. John Bloew, Amsterdam 1645.
26 Stirnemann H. Die Spieghel-Hernie. Verpasst? Chirurg 53 (1982) 314.
27 Thevendt L, Gabourd T. Les herniies spontanées du repli semilunaire de Spiegheli. Rev. Chir. 35 (1907) 568.
28 Wakeley C, Childs P. Spiegelian hernia. Hernia through the linea semilunaris. Lancet I (1951) 1290.
29 Zimmerman LM, Anson BJ, Morgan EH, McVay CB: Ventral hernia due to normal banding of the abdominal muscles. Surg. Gynecol. Obstet. 78 (1944) 535.

17.2 Lumbalhernie

Definition: Lendenbrüche sind Bauchfellausstülpungen oder retroperitoneale Aussackungen zwischen der 12. Rippe und dem Beckenkamm. Die Bruchpforte ist die Muskulatur der Lumbalregion (2, 15, 19, 20).

Anatomie: Die Region der Bruchpforte sind das obere kostolumbale Dreieck (Grynfeldt 1866; Lesshaft 1870) und das untere iliolumbale Dreieck (Petit 1783) (Abb. 17.6). Häufige Ursache der unteren Lumbalhernie sind Beckenfrakturen oder -destruktionen (12, 21). Austreten können sämtliche intra- und retroperitonealen Strukturen, meist Niere, Dünndarm und Netz.

Auftreten: Insgesamt selten, unter 400 Fälle in der Weltliteratur, 66% Männer, 5.–7. Dekade, 19% angeboren, bis zu 24% Inkarzerationen, 55% erworben, 26% traumatisch oder postoperativ (1, 3, 13, 15).

Diagnostik: Tast- und sichtbare Vorwölbung der Flanke, bei Inkarzeration Symptome der Obstruktion. Gelegentlich besteht das Erstsymptom in Rückenschmerzen. Stellung der Diagnose durch klinische Untersuchung der lumbalen Bruchpforten und Beurteilung der Reponibilität. Im Zweifelsfall Sonographie oder Computertomographie. Differenzialdiagnostisch sind Weichteiltumoren und Zysten der Lumbalregion abzugrenzen.

Indikation

Absolut: Inkarzeration.

Relativ: Nach Diagnosestellung, vor allem bei entsprechender Symptomatik.

Narkose: Allgemeinnarkose.

Lagerung: Bauch- oder Halbseitenlage.

Zugangswege: Längsschnitt über der Bruchgeschwulst, bei unterer Hernie Schräg- oder auch Querschnitt (Abb. 17.7).

Technik

Obere Lumbalhernie: Präparation der Bruchgeschwulst bis auf die Bruchpforte, Eröffnung und Versorgung des Bruchsacks. Verschluss der Bruchlücke durch einen mobilisierten Lappen der Lumbalfaszie, der durch einen Fascia-lata-Lappen gesichert werden kann. Bei größeren Defekten, insbesondere in Knochennähe, ist die alloplastische Netzverstärkung wie bei einer Narbenhernie indiziert (Kap. 14) (7, 15).

Untere Lumbalhernie: In der Methode nach Dowd (4) wird der Defekt durch einen mobilisierten Lappen der Faszie des M. gluteus maximus gedeckt (Abb. 17.8 a u. b).

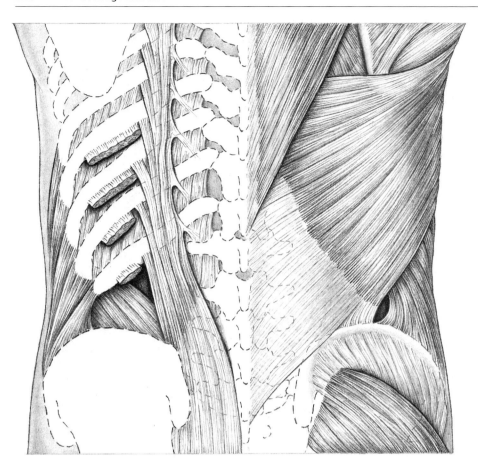

Abb. 17.**6** Lumbalhernie I. Anatomische Lokalisation der oberen (links) und unteren (rechts) Lumbalhernie.

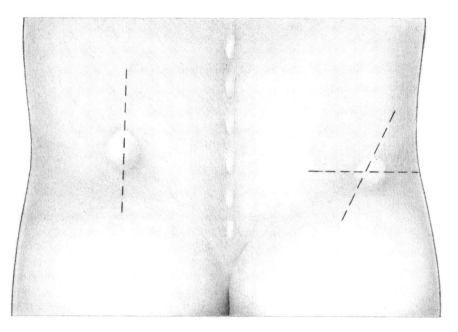

Abb. 17.**7** Lumbalhernie II. Hautschnitt über dem Punktum maximum der Lumbalhernie entsprechend dem Muskelfaserverlauf.

Lumbalhernie **329**

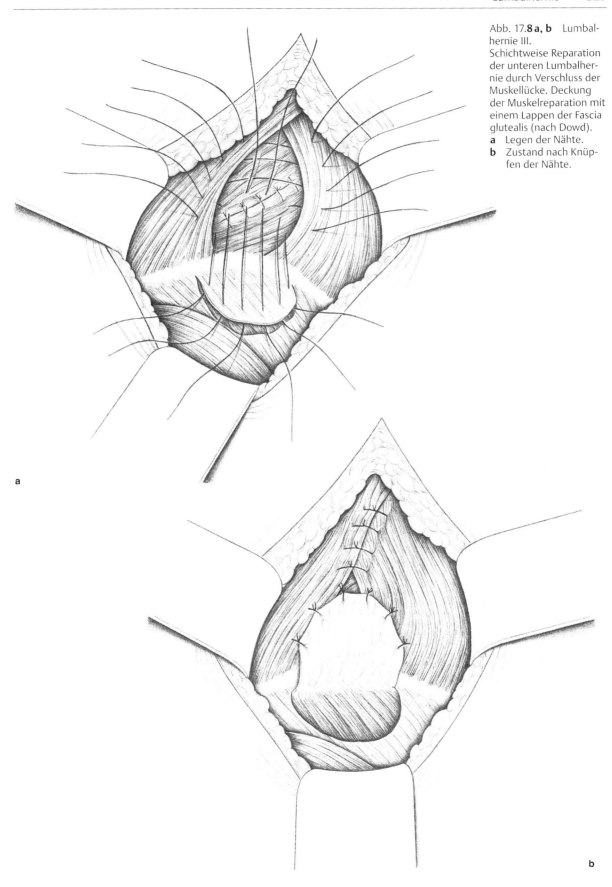

Abb. 17.**8 a, b** Lumbalhernie III.
Schichtweise Reparation der unteren Lumbalhernie durch Verschluss der Muskellücke. Deckung der Muskelreparation mit einem Lappen der Fascia glutealis (nach Dowd).
a Legen der Nähte.
b Zustand nach Knüpfen der Nähte.

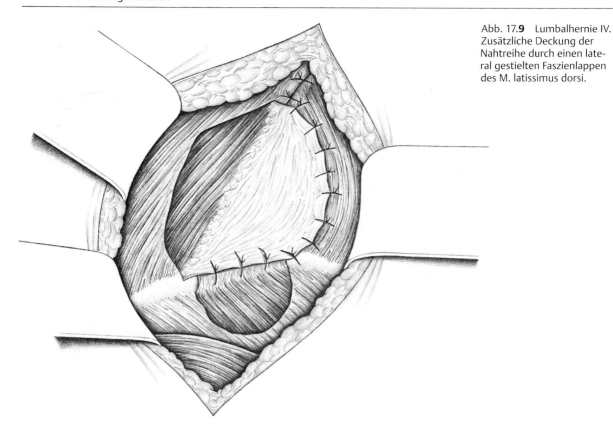

Abb. 17.**9** Lumbalhernie IV. Zusätzliche Deckung der Nahtreihe durch einen lateral gestielten Faszienlappen des M. latissimus dorsi.

Zusätzliche Sicherung durch lateral gestielten Faszienlappen des M. latissimus dorsi (Abb. 17.**9**). Fascia-lata-Lappen oder Mesh-Plastik.

Komplikationen: Wundheilungsstörungen, Verletzungen des Bruchinhalts, Rezidive.

Ergebnisse: Gut bei kleinen Bruchlücken mit Möglichkeit zum Verzicht auf Implantate. Bei größeren Hernien mit zu kleinen alloplastischen Implantaten sind Rezidive möglich. Bei größeren Netzen können allerdings häufig Beschwerden und Bewegungseinschränkungen durch resultierende Narbenbildung auftreten, sofern die alten schwergewichtigen Netze verwendet werden (15, 19).

Literatur

1 Adamson RJ. A case of bilateral hernia through Petits triangle. Br. J. Surg. 46 (1958) 88.
2 Baracz R. Über die Lumbalhernien und seitlichen Bauchernien. Arch. klin. Chir. 67 (1902) 631.
3 Coley WB. Lumbar hernia. Ann. Surg. 74 (1921) 650.
4 Dowd CN. Congenital lumbar hernia at the triangle of Petit. Ann. Surg. 45 (1907) 245.
5 Fischer J. Über die Lumbalhernien-Inkarzeration. Zbl. Chir. 79 (1954) 1216.
6 Grynfeltt J. Quelques mots sur la hernie lombaire. Montpellier med. 16 (1866) 323.
7 Hafner CD, Wylie JH, Brush BE. Petit's lumbar hernia: Repair with Marlex mesh. Arch. Surg. 45 (1907) 245.
8 Koontz AR. An operation for massive incisional lumbar hernia. Surg. Gynecol. Obstet. 101 (1955) 119.
9 Lee CM, Mettheis H. Congenital lumbar hernia. Arch. Dis. Childh. 32 (1957) 42.
10 Lesshaft P. Lumbalgegend in anatomisch-chirurgischer Hinsicht. Arch. Anat. Physiol. (Wiss. Med.) (1870) 264.
11 Millard DG. Richter's hernia through the inferior lumbar triangle of Petit. A radiographic demonstration. Br. J. Radiolog. 32 (1959) 693.
12 Oldfield MC. Iliac hernia after bone-grafting. Lancet I (1945) 810.
13 Orcutt TW. Hernia of the superior lumbar triangle. Ann. Surg. 173 (1971) 294.
14 Petit JL. Traite des maladies chirurgicales et des opérations qui leur convenient. T. F. Didiot 2 (1974) 256–8.
15 Ponka JL. Lumbar hernias. In: Ponka JL (ed.), Hernias, pp. 465–478. Saunders, Philadelphia 1980.
16 Pyrtek LJ, Kelly CC. Management of herniation through large iliac bone defects. Ann. Surg. 152 (1960) 998.
17 Rischmiller JH. Hernia through the triangle of Petit. Surg. Gynecol. Obstet. 24 (1917) 589.
18 Swartz WT. Lumbar hernias. J. Ky. Med. Ass. 52 (1954) 673.
19 Swartz WT. Lumbar hernias. In Nyhus LM, Condon RE (eds.), Hernia, pp. 409–426. Lippincott, Philadelphia 1978.
20 Thorek M. Lumbar hernia. J. int. Coll. Surg. 14 (1950) 367.
21 Wolff J. Bemerkungen über einen Fall von Lumbalhernie nebst verschiedenen Rezidiven einer primären infektiösen Osteomyelitis. Verh. dtsch. Ges. Chir. T. 2 (1880) 157.

17.3 Supravesikale Hernie

Definition: Hernien in Nachbarschaft der Harnblase werden als supravesikale Hernien zusammengefasst (1, 2, 7). Gemeinsamer Ausgangspunkt aller supravesikaler Hernienformen ist die Fossa supravesicalis. Nach Keynes (3) lassen sich externe von internen supravesikalen Hernien unterscheiden:

Externe supravesikale Hernien nehmen ihren Ausgang an der Fossa supravesicalis, um von hier nach ventral sich zu entwickeln. Sie können median, transrektal, pararektal oder lateral an der Bauchdecke in Erscheinung treten. Hierbei lässt sich intraoperativ die laterale supravesikale Hernie häufig nicht von der medialen Leistenhernie unterscheiden. Anatomisch trennt die Plica umbilicalis medialis (A. umbilicalis) die laterale supravesikale Hernie von der medialen Leistenhernie.

Intern supravesikale Hernien treten bei gleichem Ausgangspunkt in der Fossa supravesicalis nicht nach außen in Erscheinung, sondern ziehen nach prä-, para-, retro- oder supravesikal (5, 6).

Anatomie: Die Fossa supravesicalis wird nach kaudal begrenzt durch die Blase, nach lateral durch das Lig. umbilicale (obliterierte Umbilikalgefäße) und ist in der Mitte zweigeteilt durch den Urachus in ein linkes und ein rechtes Kompartiment (Abb. 17.**10**).

Auftreten: Spontan auftretende äußere supravesikale Hernien werden selten beobachtet. Sie treten häufiger nach Leistenhernienoperationen oder suprapubischen Schnittführungen auf. Innere supravesikale Hernien sind Raritäten.

Diagnostik: Äußere supravesikale Hernien manifestieren sich als Vorwölbungen zwischen der Mittellinie und dem medialen Bruchring, d.h. median, transrektal, pararektal oder als medialer Leistenbruch. Innere Hernien werden durch Verlagerung der Blase und ggf. urologische Symptomatik diagnostiziert (6).

Indikation, Narkose, Lagerung und Anästhesie: Siehe Kap. 11 – 14.

Technik: Bei äußerer supravesikaler Hernie erfolgt je nach Lokalisation der Verschluss wie beim direkten Leisten- oder Schenkelbruch. Bei innerer supravesikaler Hernie Zugang über einen Unterbauchmedianschnitt: Präparation des Bruchsacks, Aufsuchen der Bruchpforte, Reposition der Eingeweide, Versorgung des Bruchsacks und Verschluss der Bruchlücke mit nichtresorbierbaren Einzelknopfnähten (2/0) bis (3/0).

Komplikationen: Verletzungen und Verlegungen des Urogenitaltrakts. Bei Übersehen der Inkarzeration Darmgangrän und Peritonitis.

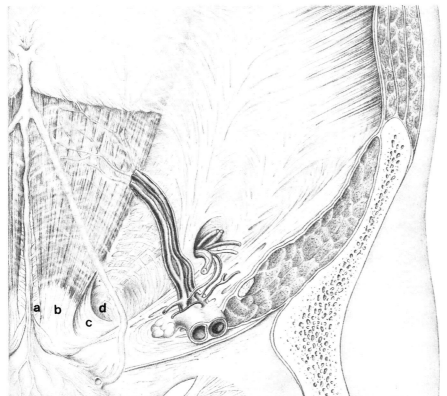

Abb. 17.**10** Supravesikale Hernie. Anatomische Lokalisation der supravesikalen Hernien:
a median,
b transrektal,
c pararektal,
d lateral.

Ergebnisse: Gut bei äußerer Form, bei innerer supravesikaler Hernie ca. 10% Letalität durch verspätete Diagnosestellung (4, 5).

Literatur

1. Bernes DR, Dreyer BJ. Internal supravesical hernia. Br. J. Surg. 40 (1953) 508.
2. Berson HL. Prevesical hernia. Am. J. Surg. 59 (1943) 123.
3. Keynes W. Supravesical hernias. In: Nyhus LM, Harkins HN (eds.), Hernia, pp. 625–36. Lippincott; Philadelphia 1964.
4. Ponka JL. Supravesical hernia. In: Ponka JL. (ed.), Hernias, pp. 486–491. Saunders. Philadelphia 1980.
5. Skandalakis JE, Gray SW. Supravesical hernia. In: Nyhus LM, Condon RE. (eds.), Hernia, pp. 395–8. Lippincott, Philadelphia 1978.
6. Walker IJ. Hernia into the prevesical space. Ann. Surg. 97 (1933) 706.
7. Warvi WN, Orr T. Internal supravesical hernias. Surgery 8 (1940) 312.

17.4 Hernia obturatoria

Definition: Innerer Bruch durch das Foramen obturatum (Arnaud 1724) (3, 5, 7, 8, 10, 13, 15, 22).

Anatomie: Die Hernia obturatoria tritt zusammen mit den Vasa obturatoria und dem N. obturatorius durch das Foramen obturatum und folgt einem 2–4 cm langen Kanal zwischen dem M. pectineus, dem M. adductor longus und dem M. obturatorius externus an die Innenseite des Oberschenkels (Abb. 17.**11**). Hierbei kann der M. obturatorius externus durchtreten werden (Abb. 17.**12a**) oder nach kaudal abgedrängt sein (Abb. 17.**12b**). Die Membrana obturatoria ist im kranialen (Abb. 17.**12b**) oder kaudalen Anteil aufgeweitet (Abb. 17.**12c**).

Auftreten: Erworben, überwiegend bei Frauen, 7.–8. Dekade. Einklemmung fast regelhaft, meist rechts gelegen und mit Femoralhernie kombiniert. Ursächlich sind die Erschlaffung des Beckenbodens bei Multipara und der Verlust der Bindegewebsfestigkeit im Alter (1, 2, 9, 12, 18, 19).

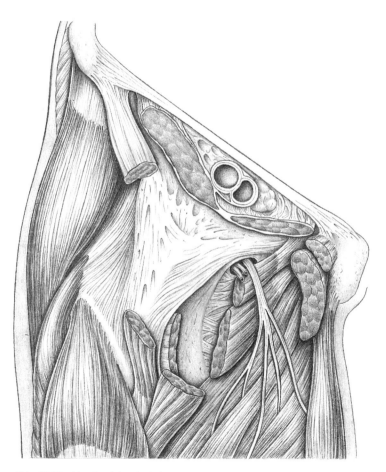

Abb. 17.**11** Hernia obturatoria I.
Anatomischer Verlauf der Vasa obturatoria und des N. obturatorius im Foramen obturatum.

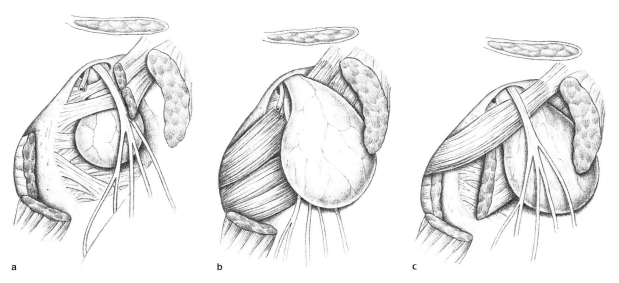

Abb. 17.**12 a – c** Beziehung zwischen Hernia obturatoria, N. obturatorius und M. obturatorius externus im Bereich des Foramen obturatum.
a Die Hernie durchtritt den M. obturatorius externus.
b Hernie und Nerv treten über dem M. obturatorius externus aus.
c Der Nerv tritt oberhalb, die Hernie unterhalb des M. obturatorius externus aus.

Diagnostik: Pathognomonisch ist der stechende Schmerz mit Parästhesie an der Innenseite des Oberschenkels (Romberg-Zeichen, 1845). Sicherung der Diagnose durch CT, Sonographie, selten auch Herniographie (Kap. 5). Bei vaginaler oder rektaler Untersuchung lässt sich die Hernie gelegentlich als Schwellung tasten (Abb. 17.**13**).

Indikation

Absolut: Bei Inkarzeration.

Relativ: Bei zufälliger Diagnosestellung anlässlich einer Schenkelhernienoperation sowie bei Verdacht auf ein Vorliegen bei positivem Romberg-Zeichen.

Narkose und Lagerung: Siehe Kap. 11.1.

Zugang

- *Transperitoneal* bei Ileus und Inkarzeration durch Unterbauchmedianschnitt,
- *Suprapubisch präperitoneal* bei Elektivoperation, Querschnitt 2 Querfinger über dem Leistenkanal.

Technik

- *Transperitoneal:* Nach Eröffnung der Bauchdecken liegt die Bruchpforte ventral unter dem Schambeinast. Nach Reposition der Eingeweide Versorgung des Bruchsacks und Verschluss der Bruchlücke durch direkte Naht (2/0 Proporpylen) oder Implantation eines alloplastischen Netzes bei größerem Defekt (12, 14).
- *Präperitonealer* Zugang (Kap. 15): Bruchlückenverschluss von präperitoneal, bei großen Defekten Bruchlückenverschluss durch präperitoneale Mesh-Plastik.

Komplikationen: Verletzungen der Vasa obturatoria und des N. obturatorius. Wegen der häufig zu spät gestellten Diagnose liegt die Letalität der Inkarzeration bei 50 % (9, 11, 12, 19).

Ergebnisse: Bei rechtzeitiger Diagnose gut, schlecht bei Inkarzeration (s. o.).

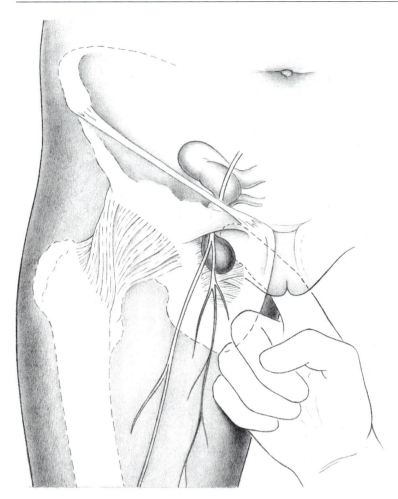

Abb. 17.**13** Hernia obturatoria III. Tastbare Vorwölbung im Foramen obturatum bei vaginaler bzw. rektaler Untersuchung und Ausstrahlen des Schmerzes entlang des N. obturatorius (Romberg-Zeichen).

Literatur

1. Adams HH, Smith DC. Obturator hernia. J. A. M. A. 137 (1948) 948.
2. Ang HB. Obturator hernia. Aust. N. Z. J. Surg. 40 (1970) 36.
3. Anson BJ, McCormack LJ, Cleveland HC. The anatomy of the hernial regions. III. Obturator hernia and general considerations. Surg. Gynecol. Obstet. 90 (1950) 31.
4. Arnaud PR. Zit. bei de Garengeot, RJC. Memoire surplusieur hernies singulières. Mem. Acad. Roy. de Chir. Paris 1 (1743) 276.
5. Borck. Ein Fall von Hernia obturatoria. Verh. Dtsch. Ges. Chir. T 2 (1893) 194.
6. Cheatle GR. An operation for radical cure of inguinal and femoral hernia. Brit. Med. J. 2 (1920) 68.
7. Craig RDP. Strangulated obturator hernia, a report of 4 cases. Br. J. Surg. 49 (1962) 426.
8. de Garengeot RJC. Memoire sur plusieurs hernies singulières. Mem. Acad. Roy. de Chir. Paris 1 (1743) 699.
9. Desmond AM, Hutter F. Strangulated obturator hernia. Br. J. Surg. 35 (1948) 318.
10. Dupuytren G. De la Hernie Obturatrice. Pimbet. Paris 1819.
11. Franklin RH. Obturator hernia. Lancet I (1938) 721.
12. Gilfillan RR. Obturator hernia. Can. J. Surg. 1 (1958) 366.
13. Gray SW, Skandalakis JE. Strangulated obturator hernia. In: Nyhus LJ, Condon RE (eds.), Hernia, pp. 427–441. 1978.
14. Harper JR, Holt JH. Obturator hernia. Am. J. Surg. 92 (1956) 562.
15. Henry AK. Operation for femoral hernia by a midline, extraperitoneal approch. Lancet I (1936) 531.
16. Horine CF. Obturator hernia. Ann. Surg. 86 (1927) 776.
17. Hug E. Zwei Fälle von Hernia obturatoria incarcerata. Schweiz. med. Wschr. 77 (1947) 741.
18. Kozlowski JM, Beal JM. Obturator hernia, an elusive diagnosis. Arch. Surg. 112 (1977) 1001.
19. Larrieu AJ, DeMarco SJ. Obturator hernia. Am. J. Surg. 42 (1976) 273.
20. Rogers FA. Strangulated obturator hernia. Surgery 48 (1960) 394.
21. Romberg MH. In: Dieffenbach JF (ed.). Operative Chirurgie, Bd. II. Brockhaus, Leipzig 1845.
22. Short AR. The treatment of strangulated obturator hernia. Brit. med. J. 11 (1923) 718.
23. Throckmorton TD. Repair of obturator hernia with a tantalum gauze implant. Surgery 27 (1950) 888.

17.5 Hernia ischiadica

Definition: Bauchfellaussackung durch das Foramen ischiadicum majus (Verdier 1753) (3, 4, 6, 10, 12).

Anatomie: Hernie durch das Foramen ischiadicum majus im Verlauf des N. ischiadicus in Nachbarschaft des M. piriformis und des M. gluteus. Je nach der Bruchpforte werden unterschieden (Abb. 17.**14**):
- Hernia suprapiriformis (= Hernia glutealis superior) (60%),
- Hernia infrapiriformis (= Hernia glutealis inferior) (30%),
- Hernia spinotuberosa (= Hernia glutealis supraspinosa) (10%).

Wegen der großen Bruchpforte ist die Hernia suprapiriformis am häufigsten (Abb. 17.**14**).

Auftreten: Insgesamt sehr selten (ca. 100 Fälle in der Weltliteratur), bei Frauen dreimal häufiger als bei Männern, 2.–6. Dekade, angeboren (5) und erworben (8). Meist finden sich Dünndarm (40%), Kolon (20%) oder Netz in der Hernie, selten auch der Ureter (1).

Diagnostik: Schwellung über der Glutealregion, häufig asymptomatisch. Bei Inkarzeration harte Konsistenz der Bruchgeschwulst, klinische Symptome des Ileus (9). Chronisch persistierende, nichtreponible Hernien können zu Irritationen des N. ischiadicus führen und als Diskusprolaps missgedeutet werden. Diagnosesicherung durch klinische Untersuchung der Bruchpforten, Sonographie und Computertomographie bei Verdacht. Differenzialdiagnostisch sind Weichteiltumoren abzugrenzen.

Indikation

Absolut: Bei Einklemmung.

Relativ: Bei Diagnosestellung und rezidivierenden Beschwerden.

Narkose: Allgemeinnarkose.

Lagerung: Rückenlage mit Beckenhochlagerung (Trendelenburg).

Zugang:
- transperitoneal,
- transgluteal (unsicher).

Technik: Über mediane Laparatomie Darstellung des Bruchrings zwischen Rektum und Blase bzw. Rektum und Uterus. Nach Auslösung des Bruchsacks und Versorgung des Bruchinhalts Bruchpfortenverschluss. Invertierung des Bruchsacks und Nahtvereinigung als Polster in der Bruchlücke. Sicher ist die Deckung der

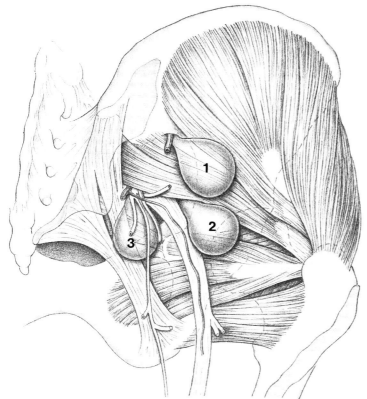

Abb. 17.**14** Hernia ischiadica. Anatomische Lokalisation der verschiedenen Formen der Hernie ischiadica.

1 Hernia suprapiriformis
2 Hernia infrapiriformis
3 Hernia spinotuberosa

Bruchpforte mit alloplastischen Meshes, wobei ein direkter Kontakt zwischen Darm und Prothese verhindert werden muss. Falls dies nicht möglich ist, empfiehlt sich eine Deckung mit Peritoneum oder Omentum oder ggf. einem PGS-Netz, um Adhäsionen zu vermeiden. Möglicherweise können auch die neuen leichtgewichtigen Netze mit ihrer geringeren Adhäsionsneigung Verwendung finden (2, 6, 7).

Komplikationen: Gefäß- und Nervenverletzung im Foramen ischiadicum (11, 13).

Ergebnisse: Gut bei rechtzeitiger Diagnose, hohe Letalität bei verkannter Diagnose und Inkarzeration (2).

Literatur

1 Beck WC, Baurys W, Brochu J, Morton WA. Herniation of the ureter into the sciatic foramen. J. A. M. A. 149 (1952), 441.
2 Black S. Sciatic hernia. In: Nyhus LJ, Condon RE. (eds.). Hernias, pp. 443 – 51. Lippincott, Philadelphia 1978.
3 Brodnax JW. Sciatic hernia. J. A. M. A. 82 (1924) 440.
4 Feischl, P. Hernia ischiadica. Wien. klin. Wschr. 57 (1944) 76.
5 Gaffney JB, Schanno J. Sciatic hernia. A case of congenital occurence. Am. J. Surg. 95 (1958) 974.
6 Heister R. Zur operativen Problematik der Hernia ischiadica. Chirurg 35 (1964) 325.
7 Henegar GC, Hudson CB, Jensen GL. Sciatic notch hernia: report of a case and description of a new operative approach. Arch. Surg. 64 (1952) 399.
8 Lawson R. Sciatic hernia. Canad. med. Ass. J. 59 (1948) 265.
9 Perry AC. Strangulated sciatic hernia. Lancet I (1920) 318.
10 Schreger BNG. Chirurgische Versuche. Bd. II, p. 167. Schrag, Nürnberg 1818.
11 van Ackeren H. Chirurgie der Brüche des Erwachsenen. In: Baumgartl F, Kremer K, Schreiber HW. (eds.), Spezielle Chirurgie für die Praxis, pp. 1 – 74. Thieme, Stuttgart (1972).
12 Verdier C. Recherches sur la hernia de la vessie. Mem. Acad. Roy. de Chir. Paris 2 (1753) 1.
13 Watson LF. Hernia p. 476. Mosby, St. Louis 1948.

17.6 Hernia perinealis

Definition: Hernien des Beckenbodens, die primär oder sekundär auftreten können (Garengeot 1736; zit. nach 15) (1, 2, 3, 9, 12).

Anatomie: Der Beckenboden wird gebildet durch den M. levator ani und die Mm. coccygei samt deren Faszien. Hernien können in allen Regionen durch das Diaphragma pelvis (Abb. 17.**15**) austreten. Eine Sonderform ist die Henia ischiorectalis. In Abhängigkeit von der Lokalisation vor dem M. transversus perinei und dem Lig. sacrospinale werden vordere von hinteren Hernien unterschieden (Abb. 17.**16**). Die vorderen Beckenbodenhernien werden eingeteilt in die Hernia labialis, Hernia pudenda und die Hernia vaginolabialis (16). Derartige Beckenbodenbrüche manifestieren sich para- oder re-

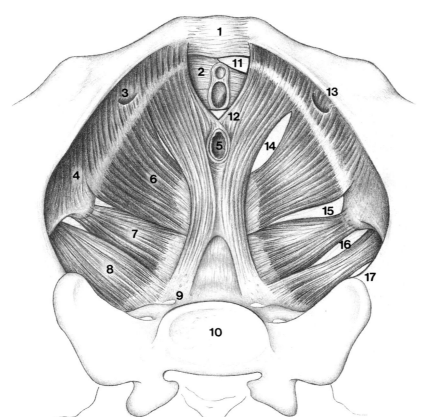

Abb. 17.**15** Hernia perinealis I.
Linke Seite: Anatomie des Beckenbodens.

1 Symphyse
2 M. transversus perinei profundus
3 Canalis obturatorius
4 M. obturatorius
5 Canalis analis
6 M. levator ani
7 M. coccygeus
8 M. piriformis
9 Os sacrum
10 Vertebra lumbalis V

Rechte Seite: Bruchformen am Beckenboden.

11 Hernia paravesicalis
12 Hernia retrovesicalis
13 Hernia obturatoria
14 Hernia ischiorectalis
15 Hernia spinotuberosa
16 Hernia infrapiriformis
17 Hernia suprapiriformis

Hernia perinealis

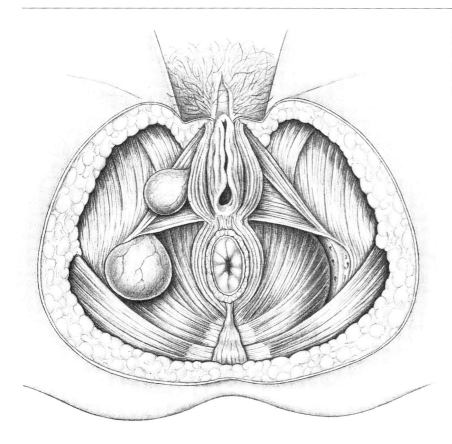

Abb. 17.**16** Hernia perinealis II. Lokalisation der vorderen (oben) (Hernia labialis, Hernia pudenda und Hernia vaginolabialis) und der hinteren (unten) Beckenbodenhernien der Frau.

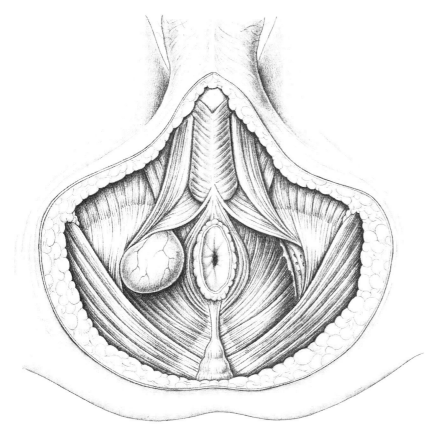

Abb. 17.**17** Hernia perinealis III. Lokalisation der hinteren Hernia perinealis beim Mann.

trorektal zwischen dem M. levator und dem M. coccygeus. Sie treten auch beim Mann auf (4, 5, 7) (Abb. 17.**17**).

Auftreten: Primäre Hernien treten überwiegend bei Frauen, sekundäre bei beiden Geschlechtern mit Bevorzugung der Frauen auf. 4.–6. Dekade, selten Einklemmungen. Häufigste Ursache der sekundären Hernien sind Prostataresektionen und abdominoperineale Rektumamputationen. Multipara lassen eine gesteigerte Inzidenz primärer Hernien erkennen (9).

Diagnostik: Vorwölbung am Damm, rektovaginale bimanuelle Untersuchung zur Beurteilung der Bruchpforte. Bei hinteren Beckenbodenhernien häufig Sitzbeschwerden durch Vorwölbung unter dem M. gluteus (Abb. 17.**16** u. 17.**17**). Inkarzerationen sind wegen der weichen Muskellücken selten, charakteristisch ist die reponible Geschwulst mit deutlich tastbarem Hustenstoß. Bei unsicherer Diagnose: Röntgen-Magen-Darm-Passage, Sonografie oder Computertomografie.

Indikation

Absolut: Bei Einklemmung.

Relativ: Bei Diagnosestellung.

Narkose: Allgemeinnarkose bei transabdominellem Zugang, bei rein perinealem Zugang Spinalanästhesie.

Lagerung: Rückenlage mit Beckenhochlagerung bei transabdominellem Zugang, bei perinealem Zugang Steinschnittlage.

Zugang

- Transperitoneal: Standardverfahren bei Einklemmung und Elektivoperation größerer Hernien (4),
- kombiniert abdominell und perineal (14),
- rein perineal bei kleinen Hernien (11).

Technik

- bei *transabdominellem Zugang* Lösung der Darmschlingen aus der Bruchpforte, Erweiterung der Bruchpforte zur Darstellung der Muskellücke, versuchte Luxation des Bruchsacks. Lässt sich dieser nicht entfernen, wird er nach Reposition der Eingeweide durchtrennt und abgetragen. Ansonsten Versorgung des Bruchsacks nach den üblichen Regeln (Kap. 11). Direkte Nahtvereinigung der Bruchlücke mit Seide oder Polypropylen (2/0). Bei größeren Defekten Versorgung mit einem alloplastischen Mesh (Kap. 17.5).
- Bei *kombiniertem Vorgehen* zunächst abdomineller Weg. Gleichzeitig über der Vorwölbung des Bruchsacks nach außen erfolgt die Abpräparation durch 2. Operateur aus dem M. levator und Luxation nach abdominell. Bruchlückenverschluss von perineal durch direkte Naht der Levatorränder.
- Bei rein *perinealem Vorgehen* gleiche Taktik unter Verschluss des Bruchsacks und der Bruchlücke nach Reposition der Eingeweide. Ein sicherer Nahtverschluss ist allerdings nur bei kleinen Hernien möglich.

Große Defekte des Beckenbodens als Operationsfolge z. B. nach abdominoperinealer Rektumamputation (2, 6) oder bei Pfählungsverletzungen können durch muskulofasziale Lappen der Mm. glutei beidseitig mit Fasziendoppelung verschlossen werden (9). Andernfalls sollten alloplastische Netze von peritoneal oder intraabdominell platziert werden. Aufgrund der Infektionsgefahr setzt dies allerdings saubere Wundverhältnisse voraus. Bei erforderlicher Koloneröffnung sollte ggf. primär ein PGS-Netz und erst sekundär ein alloplastisches nichtresorbierbares Netz Verwendung finden.

Komplikationen: Rezidive, Abstoßung des alloplastischen Materials, Infektionen.

Ergebnisse: In Abhängigkeit von Größe des Defekts und der Grundkrankheit (sekundäre Form) unterschiedlich. Bei verkannter Inkarzeration (selten) hohe Letalität (9).

Literatur

1 Blüthgen HJ. Hernia supravesicalis interna incarcerata. Zbl. Chir. 74 (1949) 1256.
2 Cattell RB, Cunningham RM. Postoperative perineal hernia following resection of the rectum. Report of a case. Surg. Clin. N. Am. 24 (1944) 679.
3 Dixon WC. Rectovaginal hernia. Ann. Surg. 115 (1942) 782.
4 Gablock JH, Bakst AA. Pudendal hernia: Report of a case operated upon by the abdominal route. J. Mt. Sinai Hosp. 17 (1951) 450.
5 Harrold Th. Perineal hernia. Report of a case occuring in male. Ann. Surg. 127 (1948) 1086.
6 Kelly AR. Surgical repair of the postoperative perineal hernia. Aust. N. Z. J. Surg. 29 (1960).
7 Koontz AR. Perineal hernia: Report of a case with many associated muscular and fascial defects. Surg. Gynecol. Obstet. 133 (1951) 255.
8 Koontz AR, Kimberly RC. Further experimental work on prosthesis for hernia repair. Surg. Gynecol. Obstet. 109 (1959) 321.
9 Koontz AR. Perineal hernia. In: Nyhus LJ, Condon RE. (eds.), Hernia, pp. 453–462. Lippincott, Philadelphia 1978.
10 Kubanyi E. Beseitigung eines perinealen Darmprolapses nach sakraler Mastdarmexstirpation mit dem Tantalnetz. Zbl. Chir. 80 (1955) 2026.
11 Porell WJ, Parsons L. Perineal hernia repair with Nylon mesh. Surgery 43 (1958) 447.
12 Scarpa A. Sull'Ernia del Perineo. Bizzoni, Pavia 1821.
13 Scheibe G. Die Kutisplastik bei sakraler Narbenhernie. Zbl. Chir. 81 (1956) 1066.
14 Sperling E. Zur Behandlung der perineo-coccygealen Narbenhernie. Chirurg 37 (1966) 416.
15 Watson LF. Hernia, 3. ed. Mosby, St. Louis 1948.
16 Wilensky AO, Kaufmann PA. Vaginal hernias. Am. J. Surg. 49 (1940) 31.

17.7 Interparietale Hernien

Definition: Leistenhernien mit atypischem = ektopischem Verlauf des Bruchsacks zwischen den Bauchwandschichten (Bartholin 1661, zit.nach 4) (3, 4, 6, 7, 8).

Anatomie: Entsprechend der Ausbreitung des Bruchsacks unterscheidet man: *präperitoneale Hernien* (ca. 20%), *interstitielle* Hernien (ca. 60%) (= zwischen den Muskelschichten) und *extraaponeurotische* (= inguinoparietale oder superfizielle) Hernien (ca. 20%) (Abb. 19.**18a–d**). – Die interparietale Hernie kann mit einer gewöhnlichen Leistenhernie kombiniert sein, d.h. dass ein Bruch mit zwei Bruchsäcken vorliegt (= bilokuläre Hernie) (10). Bei der interstitiellen Hernie sind folgende Lokalisationen zu unterscheiden (5) (Abb. 17.**18b** u. **c**):
- zwischen Fascia transversalis und M. transversus abdominis,
- zwischen M. transversus abdominis und M. obliquus internus abdominis,
- zwischen M. obliquus internus abdominis und der Aponeurose des M. obliquus externus abdominis.

Auftreten: Insgesamt selten, ca. 600 Fälle in der Weltliteratur (1, 2, 9).

Diagnostik: Atypisch gelegene Bruchgeschwulst bei Verdacht auf Leistenhernie, häufig erst intraoperativ bestätigt.

Indikation

Absolut: bei Inkarzeration.

Relativ: bei Stellung der Diagnose.

Narkose, Zugang, Lagerung, Technik: siehe Leistenbruch.

Komplikationen: keine spezifischen.

Ergebnisse: bei rechtzeitiger Diagnose gut.

340 17 Sonstige Hernien

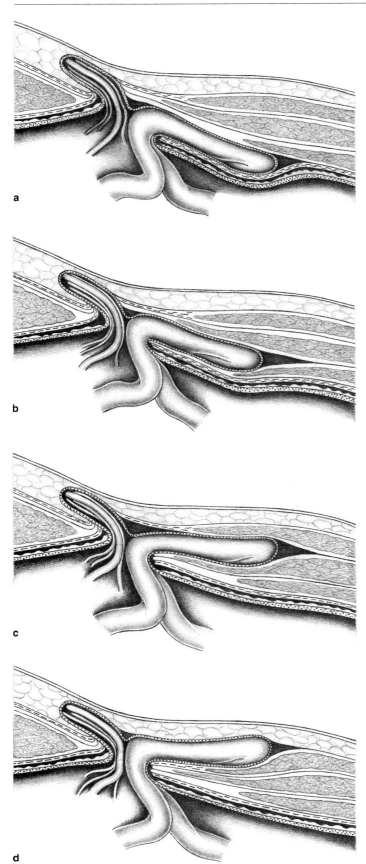

Abb. 17.**18 a–d** Interparietale Hernie.
Verschiedene Lokalisationsmöglichkeiten der interparietalen Hernie der Leistenregion. (Der Samenstrang zieht nach links.)
a Präperitoneal,
b tief interstitiell,
c oberflächlich interstitiell,
d extraaponeurotisch (= superfiziell).

17.8 Epigastrische Hernie

Definition: Hernie der epigastrischen Linea alba. Schleichender Übergang zur Rektusdiastase (3, 7, 14, 18).

Anatomie: Bruchpforte sind Lücken in der Linea alba mit Ausnahme des Nabels. Hernien können im gesamten Verlauf der Linea alba auftreten, liegen aber überwiegend im nabelnahen Drittel (10) (Abb. 17.**19**). Insgesamt häufige Bruchform mit Inzidenzen um 5% im Erwachsenenalter (10). Epigastrische Hernien im Kindesalter sind selten (17) und haben ähnlich wie die Nabelhernie eine hohe Spontanheilungsquote (Kap. 17.9). Ca 70% Männer, 5.–7. Dekade, fast immer erworben, in ca. 10–25% multipel auftretend. Adipositas in 20% Begleitbefund (18). 50% unter 1 cm Durchmesser, Inkarzeration in 10–20%.

Diagnostik: Tastbare Vorwölbung (Abb. 17.**20**) im Bereich der Linea alba, häufig schmerzhaft und nicht reponibel. Gelegentlich Zufallsbefund bei klinischer Untersuchung des Oberbauchs. Sicherung der Diagnose durch sonografische Kontrolle mit Darstellung von Bruch und Bruchpforte. Differenzialdiagnostisch sind Atherome und Lipome sowie Narbenbrüche auszuschließen. Ca. 30–40% der epigastrischen Hernien sind so klein, dass sie dem tastenden Finger entgehen. Hier stellt erst die Sonografie oder die Freilegung die richtige Diagnose. Verwechslungen der Beschwerden mit intraabdominellen Erkrankungen (Ulcus duodeni, Cholelithiasis etc.) sind häufig.

Indikation

Absolut: Inkarzeration, persistierende Beschwerden.

Relativ: Nach Diagnosestellung, vor allem bei entsprechender Symptomatik.

Narkose: Lokalanästhesie, bei größeren Befunden Allgemeinnarkose.

Lagerung: Rückenlagerung.

Zugangswege: Längsschnitt über der Bruchgeschwulst, bei kleineren Hernien Querschnitt entsprechend den Langer-Spaltlinien (Abb. 17.**19**).

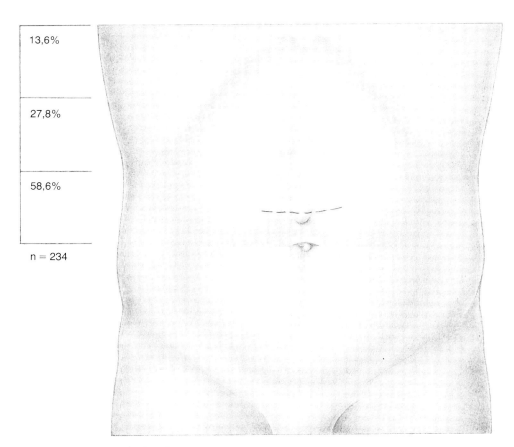

Abb. 17.**19** Epigastrische Hernie.
Klinischer Aspekt und Häufigkeitsverteilung entsprechend den Dritteln der Linea alba. (Zugang durch Querschnitt [gestrichelt]).

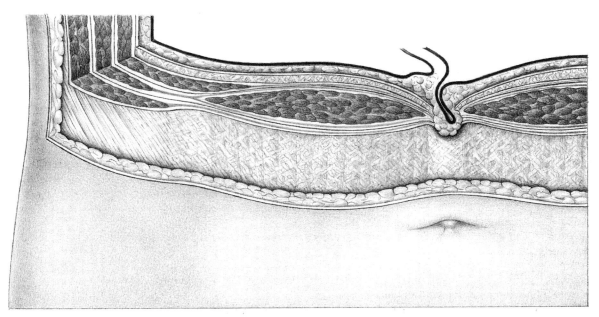

Abb. 17.20 Epigastrische Hernie. Anatomischer Querschnitt.

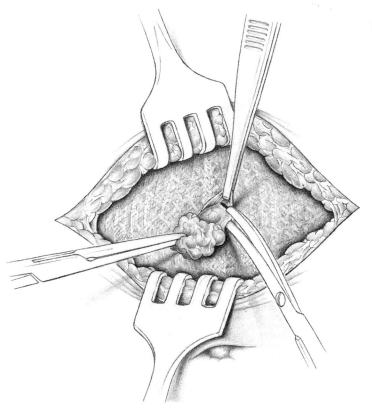

Abb. 17.21 Epigastrische Hernie. Präparation des Bruchsacks aus der Bruchlücke.

Technik

Kleine Hernien (2 cm) Präparation der Bruchgeschwulst bis auf die Bruchpforte (Abb. 17.21). Eröffnung und Versorgung des Bruchsacks in üblicher Technik. Verschluss der Bruchlücke durch längsgerichtete oder quere Nähte der Faszienränder. Diese können Stoß auf Stoß in querer (Abb. 17.22a) oder längsgerichteter Form (Abb. 17.22b) erfolgen. Die früher häufig verwandte Fasziendopplung nach Mayo-Dick zum Bruchlückenverschluss (Abb. 17.23a–c) sollte wegen der Ischämisierung der Nahtränder nur noch in Ausnahmefällen verwandt werden.

Interparietale Hernien **343**

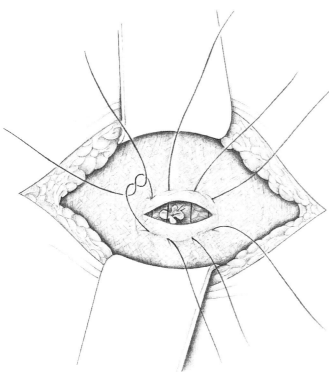

Abb. 17.**22 a, b** Epigastrische Hernie. Reparation durch
a quere oder
b längsgerichtete Stoß-auf-Stoß-Naht.

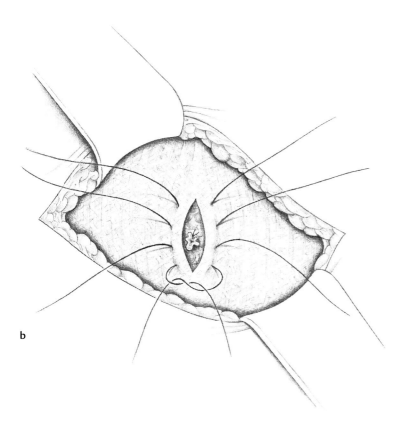

Bei größeren Hernien gleiches Vorgehen mit vollständiger Freilegung der Faszienränder. Falls ein querer Verschluss nur unter Spannung möglich ist, Erweiterung zur Längsinzision und Stoß-auf-Stoß-Naht in Einzelnahtknopftechnik (Abb. 17.**24a**) oder fortlaufender Nahttechnik (Abb. 17.**24d**). Die früher propagierte Fasziendopplung nach Mayo-Dick (Abb. 17.**24b, c**) wurde wegen Ischämisierung der Nahtränder weitgehend

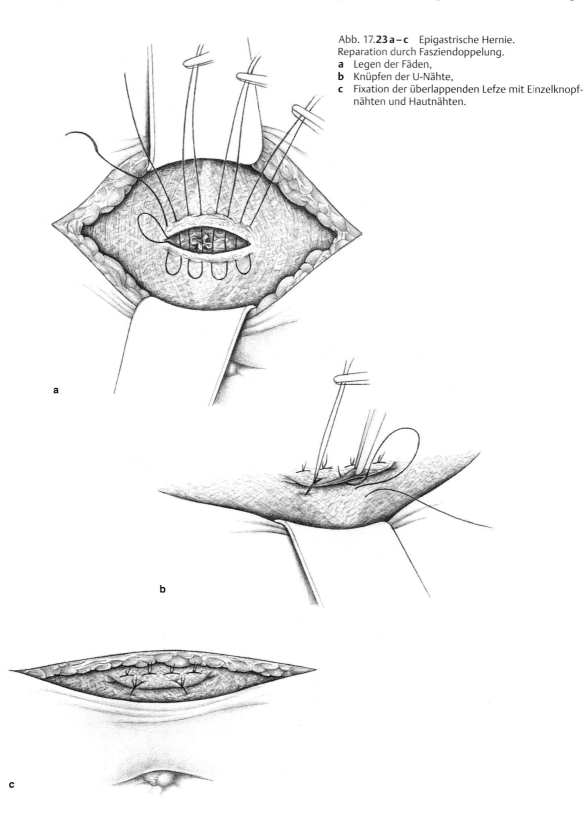

Abb. 17.**23 a–c** Epigastrische Hernie. Reparation durch Fasziendoppelung.
a Legen der Fäden,
b Knüpfen der U-Nähte,
c Fixation der überlappenden Lefze mit Einzelknopfnähten und Hautnähten.

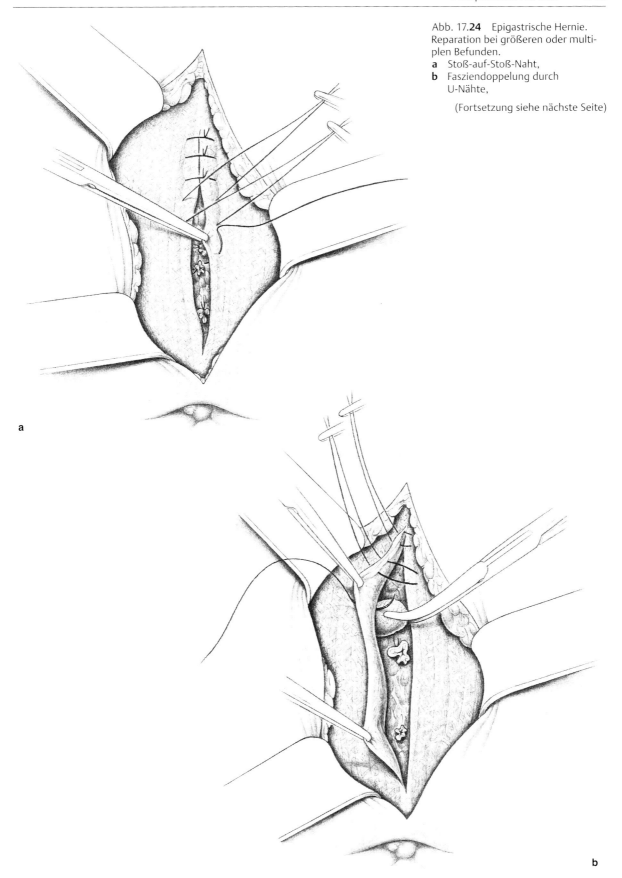

Abb. 17.**24** Epigastrische Hernie. Reparation bei größeren oder multiplen Befunden.
a Stoß-auf-Stoß-Naht,
b Fasziendoppelung durch U-Nähte,

(Fortsetzung siehe nächste Seite)

346 17 Sonstige Hernien

Abb. 17.**24** (Fortsetzung)
c Fasziendoppelung durch U-Nähte,
d fortlaufende Naht.

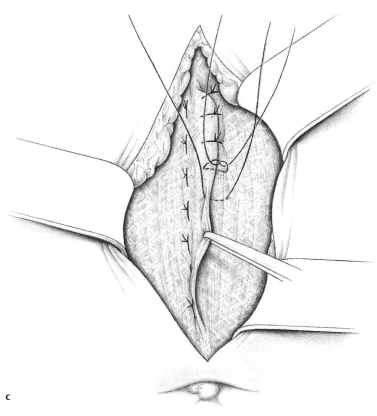

c

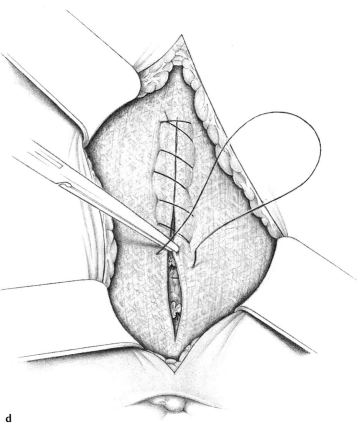

d

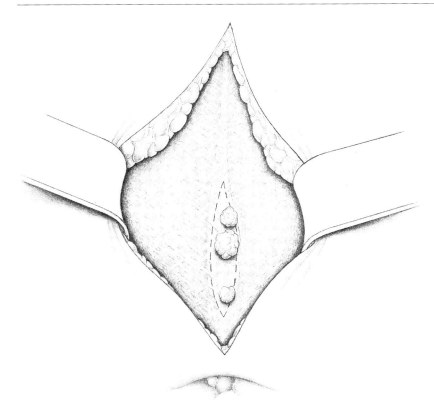

Abb. 17.**25** Epigastrische Hernie. Erweiternde Exzision multipler Bruchlücken in Längsrichtung.

wieder aufgegeben. Bei größeren Defekten und querer Nahtrichtung ist die Eröffnung der Rektusscheide beiderseits erforderlich. Multiple Hernien werden durch Exzision der Faszienränder miteinander verbunden und in Längsrichtung verschlossen (Abb. 17.**25**).

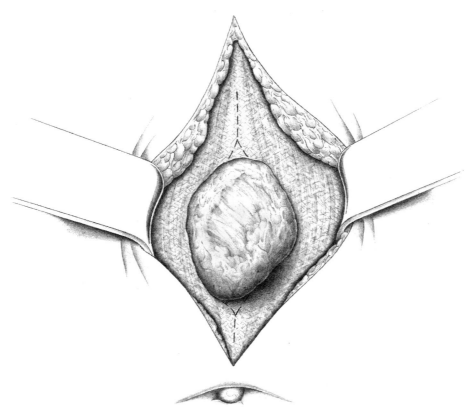

Abb. 17.**26** Epigastrische Hernie > 4 cm. Großzügige Exzision aller Defekte bis auf gesundes Fasziengewebe.

Bei größeren epigastrischen Hernien ist wie bei Narbenhernie zu verfahren (Kap. 14). Der Defekt in der Lina alba ist großzügig auszuschneiden, und der Bruchsack ist entsprechend zu versorgen. Danach erfolgt der Verschluss des hinteren Blatts der Rektusscheide und des Peritoneums sowie die Implantation eines präperitonealen Netzes. Augmentation der Bauchwand (Abb. 17.**26** u. **27**).

Komplikationen: Selten, Wundheilungsstörungen, Rezidive.

Ergebnisse: Gut, Rezidivquote 2–5 %.

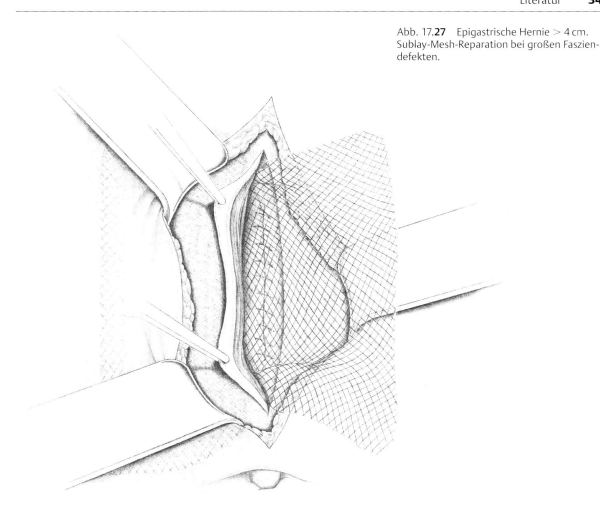

Abb. 17.**27** Epigastrische Hernie > 4 cm. Sublay-Mesh-Reparation bei großen Fasziendefekten.

Literatur

1 Askar OM. A new concept of the aetiology and surgical repair of paraumbilical and epigastric hernias. Ann. R. Coll. Surg. Engl. 60 (1978) 42.
2 Berman EF. Epigastric hernia: improved method of repair. Am. J. Surg. 68 (1945) 84.
3 Calvo FF. Hernien der Linea media abdominis. Rv. esp. Enferm. Apar. Dig. 6 (1947) 528.
4 Catanzaro FP. Epigastric hernia simulating gastrointestinal tract disease. U. S. Armed Forces Med. J. 6 (1955) 1360.
5 Charlton MR. Epigastric hernia causing severe symptoms. Am. J. Surg. 36 (1937) 703.
6 Danon S. Remarks on epigastric hernia with particular reference to its coexistence with gastric ulcer and cancer. Int. Clin. 4 (1923) 24.
7 Gumrich H. Klinik und Behandlungsergebnisse der epigastrischen Hernien. Bruns. Beitr. Klin. Chir. 219 (1972) 256.
8 Hall JN. Epigastric hernia in the older. J. A. M. A. 83 (1919) 171.
9 Hoffmann JM, Wood GD. Coexistence of intraabdominal lesions in patients with epigastric hernia. Surgery 25 (1949) 566.
10 Larson GM, Vandertoll DJ. Approaches to ventral hernia of the abdominal wall. Surg. Clin. N. Am. 64 (1984) 335–349.
11 Lewisohn R.: The importance of a thorough exploration of the intra-abdominal organs in operations for epigastric hernia. Surg. Gynecol. Obstet. 32 (1921) 546.
12 Marwege H. Epigastrische Hernie und Magenbluten. Bruns Beitr. Klin. Chir. 186 (1953) 96.
13 McCaughan JJ, Jr. Epigastric hernia: Results obtained by Surgery. Arch. Surg. 73 (1956) 972.
14 McCaughan J. Epigastric hernia. In: Nyhus LN, Condon RE (eds.). Hernia. Lippincott, Philadelphia (1978) 369.
15 Moschcowitz AV. The pathogenesis and treatment of herniae of the linea alba. Surg. Gynecol. Obstet. 18 (1914) 504.
16 Moschcowitz AV. Epigastric herniae without palpable swelling. Ann. Surg. 66 (1917) 300.
17 Pentney BH. Small ventral hernias in children. Practitraner 184 (1960) 779–781.
18 Ponka JL. Epigastric hernia. In. Hernia. Saunders, Philadelphia 1980, 435.
19 Wilkinson WR. Epigastric hernia. W. Va Med. J. 45 (1949) 328.
20 Zenker R. Die Eingriffe bei den Bauchbrüchen einschließlich der Zwerchfellbrüche. In Guleke N. Zenker R (Hrsg.). Allgemeine und spezielle chirurgische Operationslehre, Bd. VII/2. Springer, Berlin 1957.

17.9 Nabelhernie

Definition: Hernie der Nabelregion mit dem Anulus umbilicalis als Bruchpforte (1, 4, 5).

Anatomie: Bruchpforte ist der Anulus umbilicalis, durch den der Bauchinhalt austritt. Ein Nabelbruch ist in der Neugeborenenphase vor der Bildung der Nabelnarbe physiologisch. Bis zum Abschluss der Vernarbung der Papilla umbilicalis tritt das Peritoneum durch den Nabelring und ist mit Wharton-Sulze und Amnion bedeckt. Ist die Nabelnarbe unvollkommen, so ist im Kleinkindalter ein persistierender Nabelbruch nachzuweisen. Dennoch ergibt sich bis zum 2. Lebensjahr in der Regel keine Indikation zur Operation, da die Rückbildungstendenz sehr groß (1, 6) und das Risiko einer Inkarzeration im Kindesalter minimal (4, 5) ist.

Krankheitswert erlangt die Nabelhernie vor allem im Erwachsenenalter. Durch Schwächung der Bauchwand, Überdehnung oder Erhöhung des intraabdominellen Drucks, so auch bei Adipositas, Leberzirrhose oder Aszites (3), tritt der Bruch auf. Das Geschlechtsverhältnis ist ausgeglichen. Farbige sind signifikant häufiger betroffen. Während im Kleinkindalter die Rückbildungstendenz um 98 % liegt, sind Spontanheilungen von Nabelhernien im Erwachsenenalter nicht beschrieben (5). Das Inkarzerationsrisiko im Erwachsenenalter liegt bei ca. 30 %, die Letalität bei Einklemmung um 10–18 %.

Diagnostik: Tastbare Vorwölbung (Abb. **17.28**) im Bereich des Nabels, nicht schmerzhaft, häufig nicht reponibel. Meist Zufallsbefund im Rahmen der körperlichen Untersuchung. Differenzialdiagnostisch sind Lipome auszuschließen. Häufig bestehen gleichzeitig Adipositas, Leberzirrhose oder Aszites.

Die klinische Verdachtsdiagnose lässt sich durch die Sonographie leicht bestätigen (Kap. 5.5).

Indikation

Absolut: Inkarzeration, persistierende Beschwerden.

Relativ: Im Kleinkindalter nur im Ausnahmefall. Im Erwachsenenalter nach Diagnosestellung, vor allem bei entsprechender Symptomatik.

Kontraindikation: Reponible oder fixierte Nabelbrüche bei Aszites, Peritonealkarzinose oder allgemeiner Inoperabilität.

Lagerung: Rückenlagerung.

Narkose: Bei kleinen Brüchen und bei Risikopatienten Lokalanästhesie. Bei größeren Befunden Allgemeinnarkose mit Muskelrelaxation.

Zugangswege:
- Bogenförmiges Umschneiden des Nabels an seiner kaudalen Zirkumferenz (Spitzi) (Abb. **17.29 a**),
- laterales links- oder rechtsseitiges Umschneiden des Nabels (Drachter) (Abb. **17.29 b**),
- transumbilikales Vorgehen (17.29 c),
- Exzision des Nabels und primäre Naht.

Bei den Zugangswegen hat sich bei kleinen und mittleren Nabelbrüchen das Verfahren nach Spitzi am besten bewährt.

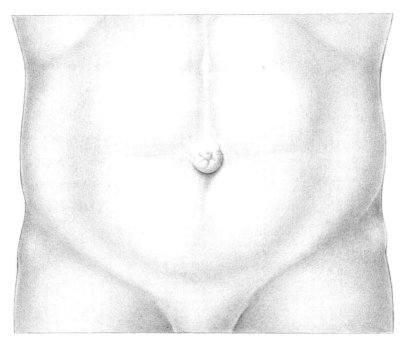

Abb. 17.28 Nabelhernie. Klinische Manifestation.

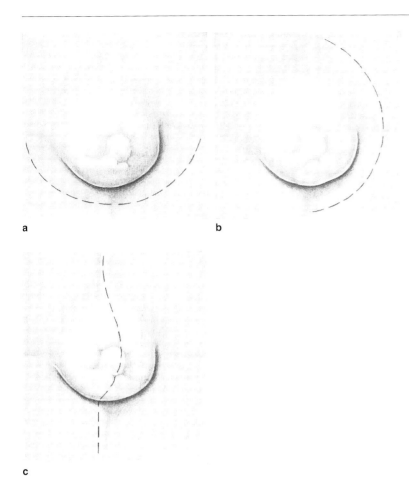

Abb. 17.**29 a–c** Nabelhernie.
Schnittführungen:
a kaudale Umschneidung nach Spitzi,
b laterale Umschneidung nach Drachter,
c transumbilikaler Schnitt.

Technik

Freilegung des Bruchsacks, Präparation, Abpräparation von der Nabelschnalle, Versorgung des Bruchsacks nach Lösung der Verwachsungen, Bruchlückenverschluss. Der Bruchsack kann zwischen Overholt-Klemmen durchtrennt (Abb. 17.**30**, 17.**31**) oder am Nabel abgelöst werden (Abb. 17.**32 a**). Bei großen akkreten Bruchsäcken sollte der distale Bruchsack aber am Nabel belassen werden, um eine Nabelnekrose zu vermeiden. Die Versenkung des Bruchsacks erfolgt durch eine Tabaksbeutelnaht (Abb. 17.**32 b**).

17 Sonstige Hernien

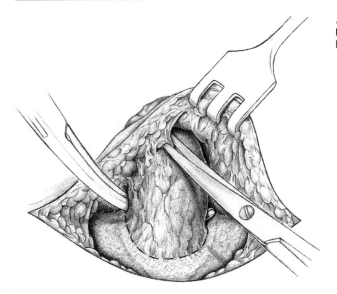

Abb. 17.**30** Nabelhernie I.
Präparation des Bruchsacks und Umfahrung des Bruchsackhalses mit einer Overholt-Klemme.

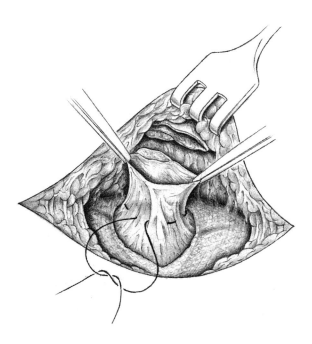

Abb. 17.**31** Nabelhernie II.
Durchtrennung des Bruchsacks am Nabel. Verschluss des durchtrennten Bruchsacks durch Tabaksbeutelnaht.

Nabelhernie **353**

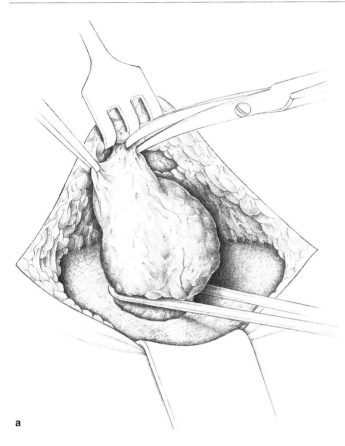

Abb. 17.**32 a, b** Nabelhernie III.
a Präparation und Ablösung des kleinen Bruchsacks vom Nabel,
b Versenkung des Bruchsacks hinter einer Tabaksbeutelnaht.

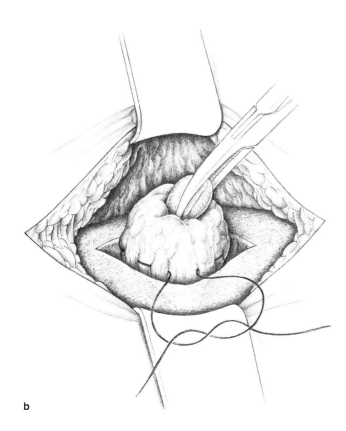

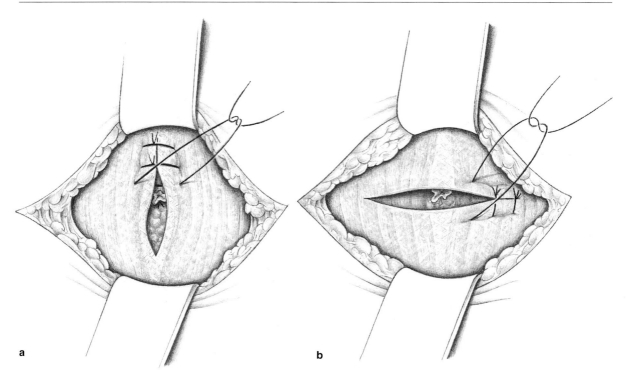

Abb. 17.**33 a, b** Nabelhernie IV.
Bruchpfortenverschluss durch einzelne Stoß-auf-Stoß-Nähte.
a Längsgerichtete Nahtreihe,
b quere Nahtreihe.

Der Bruchlückenverschluss erfolgt bei kleinen Brüchen durch direkte, senkrechte oder (besser) quere Nahtvereinigung der Faszienränder. Hierzu werden die präparierten Faszienränder zur Seite hin gelöst und mit nichtresorbierbaren Fäden (0er Polypropylen) in Einzelknopfnahttechnik (Abb. 17.33 a, b) oder fortlaufend verschlossen. Die früher übliche Fasziendopplung (Abb. 17.34) ist wegen der bekannten Ischämisierungstendenz dieser Nähte heutzutage eigentlich obsolet. In jedem Fall ist der Bruchsack extraperitoneal abzuschieben, so dass die Nähte unter Sicht platziert werden können. Bei größeren Defekten bietet sich ein querer Nahtverschluss an (Abb. 17.33 b), wobei die Rektusscheide eröffnet werden muss.

In jedem Fall ist eine spannungsfreie Adaptation der Faszienränder anzustreben. Nähte unter Spannung sind zu vermeiden. Im Zweifelsfall ist alloplastisches Material anzuwenden. Abschließend erfolgt die Refixation des Nabels an der Faszie (Abb. 17.35) sowie der Hautverschluss (Abb. 17.36).

Liegt eine sehr große Nabelhernie vor, so erfordert sie die präperitoneale Netzimplantation vor das hintere Blatt der Rektusscheide, um einen sicheren Verschluss zu erreichen. Hierbei ist eine Inzision von mindestens 12 cm Länge in querer Richtung erforderlich (Abb. 17.37)

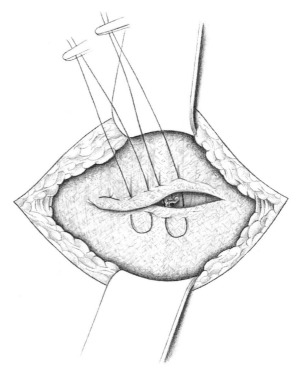

Abb. 17.**34** Nabelhernie V.
Reparation durch quere Fasziendopplung mit U-Nähten.

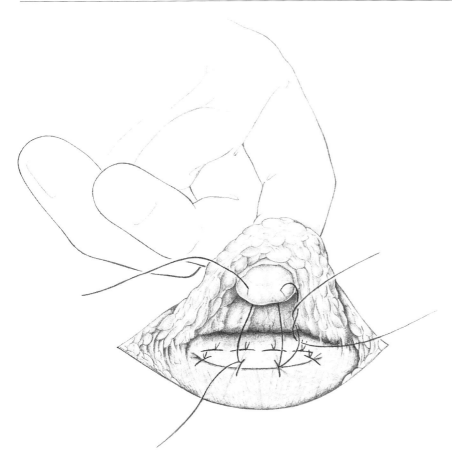

Abb. 17.**35** Nabelhernie VI. Refixation des Hautnabels an der Faszie z. B. mit den lang gelassenen Fasziennähten oder 3/0-PGS-Einzelknopfnähten.

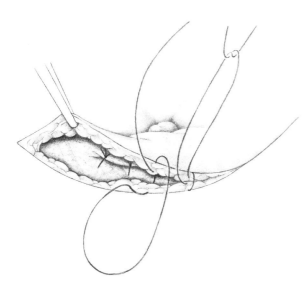

Abb. 17.**36** Nabelhernie VII. Kosmetisch unauffälliger Hautverschluss, z. B. durch Intrakutannaht oder Hautklammern.

sowie die Implantation eines entsprechend dimensionierten Netzes vor das verschlossene Blatt der hinteren Rektusscheide und des Peritoneums (Abb. 17.**38**).

Danach wird die Faszienmuskelschicht wie bei der Reparation der Narbenhernie (Kap. 14) mit durchgreifenden fortlaufenden oder Einzelknopfnähten verschlossen (Abb. 17.**39**). Es resultiert eine Bauchwandverstärkung durch ein großes präperitoneales Netz von mindestens 12 × 12 cm Größe (Abb. 17.**40**), das allein vor dem Rezidiv der Nabelhernie zu schützen vermag.

Komplikationen: Bei Inkarzeration wie bei portaler Hypertension und Aszites in 10–30% zu erwarten. Bei elektiven Eingriffen und kleinen Hernien insgesamt sehr selten.

Unter den Spätkomplikationen ist das Rezidiv mit 0–3% relativ selten und meist Ausdruck erhöhter Nahtspannung, unvollständiger Faszienpräparation oder postoperativer Infektionen.

Ergebnisse: Gut, Rezidivquote 0–3%.

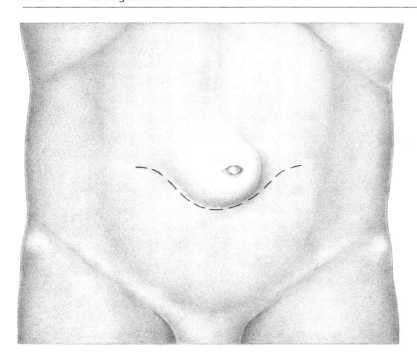

Abb. 17.**37** Große Nabelhernie I. Großzügige Inzision am Unterrand des Nabels.

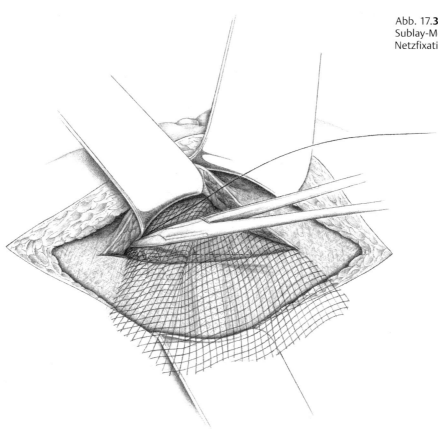

Abb. 17.**38** Große Nabelhernie II. Sublay-Mesh-Reparation als PNP. Netzfixation durch Einzelknopfnähte.

Nabelhernie

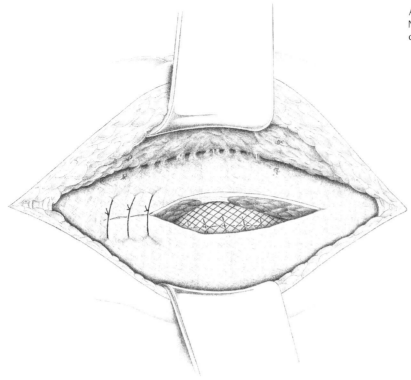

Abb. 17.**39** Große Nabelhernie III. Nach PNP Bauchdeckenverschluss durch Nahtreihe.

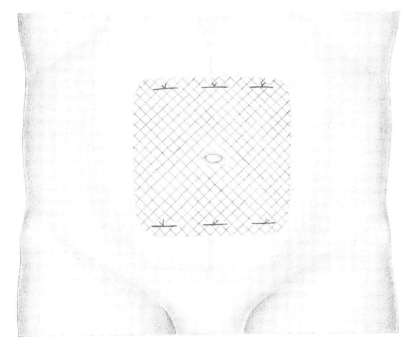

Abb. 17.**40** Große Nabelhernie IV. Postoperative Netzlage in a.-p. Projektion.

Literatur

1 Halpern LJ. Spontaneous healing of umbilical hernia. J. A. M. A. 182 (1960) 851.
2 Lasaletta L. Fonkabrad E. et al. The management of umibilical hernias in infancy and childhood. J. Pediatr. Surg. 10 (1975) 405.
3 O'Hara ET, Olcar A. et al.: Management of umbilical hernias associated with hepatic cirrhosis and ascites. Ann. Surg. 181 (1975) 85.
4 Pilling GP. Umbilical hernias. In: Nyhus LM, Condon RE (eds.), Hernia. Lippincott, Philadelphia 1978.
5 Ponka JL. Umbilical hernia in infants and adults. In: Ponka JL. Hernia of the abdominal wall. Saunders, Philadelphia 1980, 397.
6 Walker SH. The natural history of umbilical hernie. Chir. Pediatr. 6 (1967) 29.

17.10 Innere Hernien

Mit Uwe Klinge

Definition: Die innere Hernie ist die Protrusion von Eingeweide in angeborene oder erworbene Lücken der Bauchhöhle. Abhängig vom Vorhandensein eines peritonealen Bruchsacks unterscheidet man echte und unechte innere Hernien.

Anatomie: Die erste Mitteilung einer inneren Hernie stammt von Hensing 1742 (2, 10). In den nachfolgenden Jahren wurden zahlreiche weitere Hernien entdeckt, die häufigste und bekannteste ist die Treitz-Hernie, so genannt nach der Erstbeschreibung einer Hernie an der Flexura duodenojejunalis durch Treitz 1857 (2, 16).

Die *postoperativen* Hernien entstehen durch unvollständigen und unterlassenen Verschluss von Mesenterial- oder Netzlücken, als parastomale Herniation zwischen Stoma und lateraler Bauchwand oder als retroanastomostische Hernie nach Billroth-II-Gastrojejunostomie (8). Diese wird nach ihrem Erstbeschreiber Peterson (1900) auch als Peterson-Hernie bezeichnet (15). All diese Hernien sind falsche Hernien, da ihnen der Peritonealüberzug fehlt.

Auftreten: Bei Autopsien finden sich innere Hernien in 0,2–0,9% der Sektionen (8). Beim mechanischen Ileus beträgt ihr Anteil 4% (14), unter den Hernien sind sie mit ca. 1% vertreten (9). Bezüglich der Letalität gehören sie zu den gefährlichsten Hernienformen mit Sterblichkeitsziffern bis zu 80% (4).

Diagnostik: Klinisch bestehen unspezifische Beschwerden, häufiger jedoch die Symptomatik eines mechanischen Ileus. Wegweisend ist die Röntgen-Abdomenübersicht und/oder der Stopp in der Gastrografin-Passage (1, 7). Sonografisch findet sich das Bild des mechanischen Ileus. Am häufigsten wird die Diagnose einer inneren Hernie auf dem Operationstisch gestellt, d.h. in der Phase der Inkarzeration.

Wichtigste Form der inneren Hernie sind die paraduodenalen Hernien im Bereich der Flexura duodenalis. Betroffen sind vor allem Männer in der 4.–6. Lebensdekade (2). Hauptbruchpforte ist die Fossa mesentericoparietalis (Abb. 17.**41**), wobei insgesamt 9 Varianten möglich sind. Hiervon sind die 3 wichtigsten:

- Die Hernia mesentericoparietalis sinistra (Treitz-Brösicke-Hernie), die sich im Recessus venosus in das Mesocolon descendens ausbreitet (Abb. 17.**42**). Diese häufigste (75%) Hernie ist gekennzeichnet durch den Bruchring, der die A. colica sinistra und die V. mesenterica inferior beinhaltet. Cave: Spaltung des Bruchrings!
- Zweithäufigste paraduodenale Hernie ist die Hernia mesentericoparietalis dextra ohne Malrotation, die Treitz-Neumann-Hernie in der Waldeyer-Grube. Hierbei befindet sich der Bruchsack bei normaler Lage der Flexura duodenojejunalis im Mesocolon ascendens, umrahmt von der A. mesenterica superior (Abb. 17.**43**).
- Die 3. Form der paraduodenalen Hernie ist die Hernia mesentericoparietalis dextra mit Malrotation (16). Hier fehlt die Flexura duodenojejunalis, der gesamte Dünndarm befindet sich hinter dem Colon ascendens. Wegen der an der Vorderwand des Bruchsacks verlaufenden A. ileocolica (Abb. 17.**44**) muss das rechte Colon mobilisiert und auf die linke Seite verlagert werden, um Darmnekrosen zu vermeiden (3).

Seltener als die paraduodenalen sind die parazökalen Hernien (Abb. 17.**45**), die in den Recessus superior, inferior oder retrocoecalis vordringen. Hier erfolgt die Reposition oft spontan bei Narkosebeginn.

Eine weitere Variante ist die innere Hernie im Foramen Winslowii (5, 8, 9) (Abb. 17.**46**). Hier besteht der Bruchring aus dem Lig. hepatoduodenale mit dem Ductus choledochus, der A. hepatica und der Pfortader. Die Befreiung aus dem Bruchring muss äußerst sorgsam erfolgen, um die Gefäßstrukturen nicht zu schädigen. Die manuelle Reposition ist hier über eine Eröffnung der Bursa durch Spaltung des Lig.-gastrocolicum häufig einfacher.

Tabelle 17.**1** Die häufigsten Bruchpforten der inneren Hernien (8, 16).

Paraduodenal	53%
Ileozökal	13%
Foramen Winslowii	8%
Mesosigma	6%
Mesenterium	8%
Lig. latum	8%
Supravesikal	7%
Postoperativ	5%

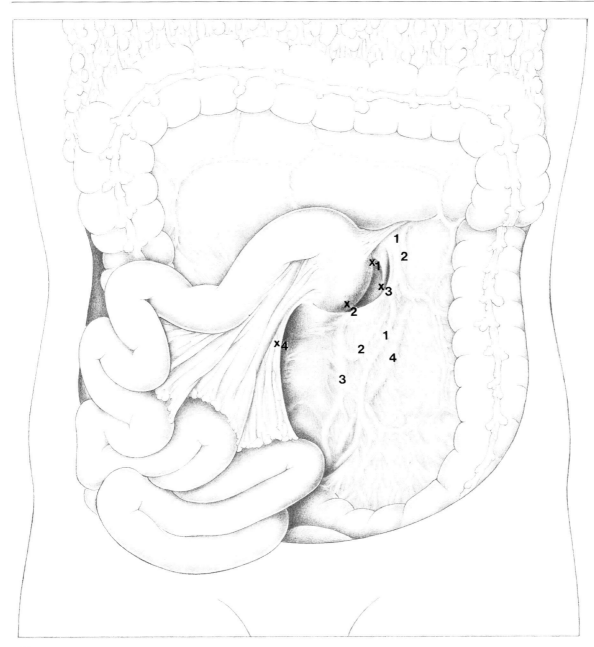

Abb. 17.**41** Innere Hernien I.
Anatomie und Bruchpforten der paraduodenalen Hernien.
x₁ Fossa duodenalis superior
x₂ Fossa duodenalis inferior
x₃ Fossa paraduodenalis
x₄ Fossa mesentericoparietalis

1 V. mesenterica inferior
2 A. colica sinistra
3 A. mesenterica inferior
4 Ureter

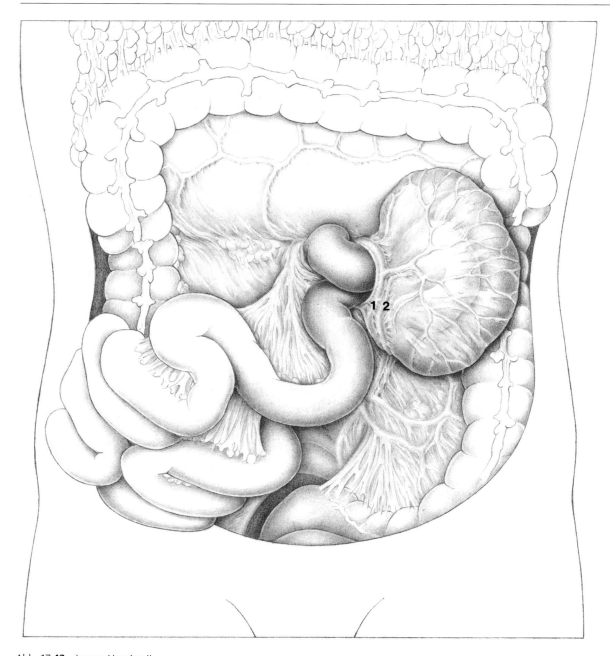

Abb. 17.**42** Innere Hernien II.
Anatomie und Bruchpforte der Hernia mesentericoparietalis sinistra (Treitz-Brösicke).

1 V. mesenterica inferior
2 A. colica sinistra

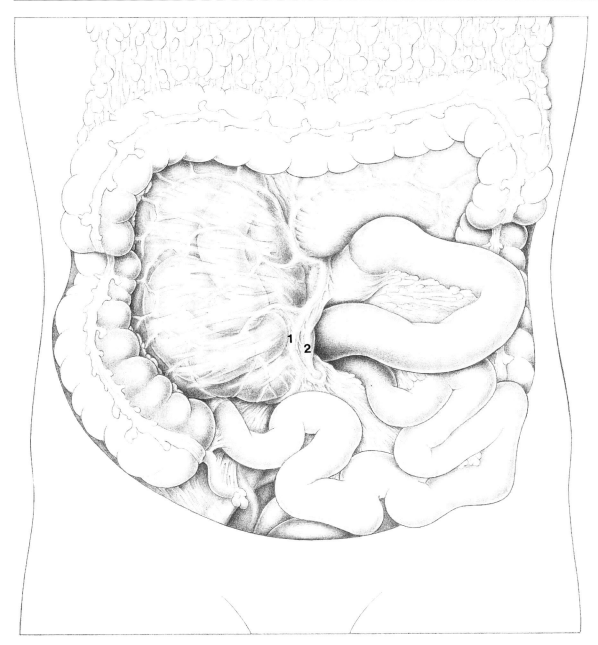

Abb. 17.**43** Innere Hernien III.
Anatomie und Bruchpforte der Hernia mesentericoparietalis dextra ohne Malrotation, d. h. Treitz-Neumann-Hernie in die Waldeyer-Grube.

1 A. mesenterica superior
2 V. mesenterica inferior

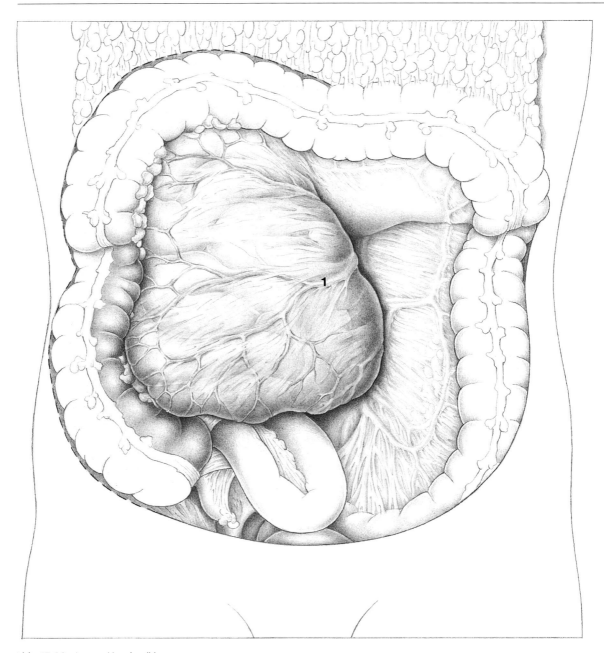

Abb. 17.44 Innere Hernien IV.
Anatomie und Bruchpforte der Hernia mesenterioparietalis dextra mit Malrotation.

1 A. ileocolica

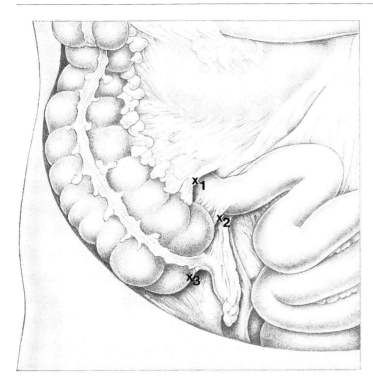

Abb. 17.45 Innere Hernien V.
Anatomie und Bruchpforte der parazökalen Hernien.
x_1 Recessus ileocoecalis superior
x_2 Recessus ileocoecalis inferior
x_3 Recessus retrocoecalis

Indikation

Absolut: Inkarzeration.

Relativ: Anhaltende Beschwerden, Verdachtsdiagnose, intraoperativer Befund.

Narkose: Allgemeinnarkose.

Lagerung: Rückenlagerung.

Zugang: Median- oder Querschnitt je nach vermuteter Lokalisation.

Technik

Die operative Technik besteht in der Befreiung des herniierten Darmanteils aus dem Bruchring, ohne dessen vitale Strukturen zu schädigen. Dies gilt vor allem für die Bruchringe in Nachbarschaft der Gefäße, wie bei den Herniae mesentericoparietalis sinistra et dextra sowie der Hernia Winslowii, wo die Intaktheit der Gefäße sorgfältig zu bewahren ist. Nach Befreiung des Darms und Wiedererlangung der Vitalität wird die Bruchlücke verschlossen oder mit einem Netzzipfel plombiert. Der Darm sollte bei Vitalitätsstörung mit einer inneren Schienung vor unkontrollierten postoperativen Verwachsungen geschützt werden.

Komplikationen: Peritonitis, Adhäsionsileus, Rezidiv.

Ergebnisse: Bei erhaltener Vitalität des Darms gut, Letalitätsquoten bis zu 80 %.

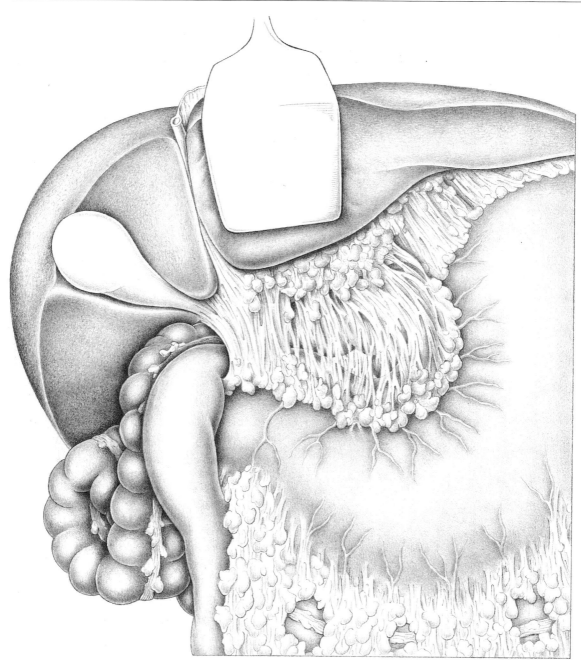

Abb. 17.**46** Innere Hernien VI.
Anatomie und Bruchpforte der Hernia foraminis Winslowii.

Literatur

1. Bell-Thomson J, Vieta JO, Yiavasis AA. Paraduodenal hernias. Am. J. Gastroenterol. 68 (1977) 254–9.
2. Berardi RS. Paraduodenal hernias. Surg. Gynecol. Obstet. 152 (1981) 99–110.
3. Bertelsen S, Christiansen J. Internal hernia through mesenteric and mesocolic defects. Acta Chir. Scand. 133 (1967) 426–8.
4. Brigham RA, Fallon WF, Saunders JR, Harmon JW, d'Avis JC. Paraduodenal hernia: Diagnosis and surgical management. Surgery 96 (1984) 498–502.
5. Carlisle BB, Killen DA. Spontanecous transverse mesocolic hernia with re-entry into the greater peritoneal cavity: Report of a case with review of the literature. Surgery 62 (1967) 268–73.
6. Dalinka MK, Wunder JF, Wolfe RD. Internal hernia through the mesentery of a Meckel's diverticulum. Radiology 95 (1970) 39–40.
7. Davis R. Surgery of left paraduodenal hernia. Am. J. Surg. 129 (1975) 570–3.
8. Du Toit DV, Pretorius CF. Left paraduodenal hernia with acute abdominal symptoms. S. Afr. Med. J. 70 (1986) 233–4.
9. Ghahremanis GG. Internal Abdominal Hernias. Surg. Clin. N. Am. 64 (1984) 393–407.
10. Kiviniemi H, Rämö J, Pokela R, Leprojärvi M, Stahlberg M. Herniation through the foramen of Winslow. Acta Chir. Scand. 150 (1984) 501–2.
11. Koch G, Eichfuß HP, Farthmann E, Schreiber HW. Äußere und Innere Brüche. Med. Welt 29 (1978) 61–70.
12. Meyers MA. Paraduodenal hernias. Radiology 95 (1970) 29–37.
13. Pennell TC, Shaffner LS. Congenital internal hernia. Surg. Clin. N. Am. 51 (1971) 1355–9.
14. Pritchard GA, Price-Thomas JM. Internal hernia of the transverse colon. Dis. Colon Rectum 29 (1986) 657–8.
15. Sebesta DG, Robson MC. Peterson's retroanastomotic hernia. Am. J. Surg. 116 (1968) 450–3.
16. Turley K. Right paraduodenal hernia. Arch. Surg. 114 (1979) 1072–4.

III Ergebnisse

18 Komplikationen

Die Operation der Leistenhernie als häufigster abdominell-chirurgischer Eingriff hat in der Regel eine sehr geringe postoperative Mortalität und Morbidität (2, 6, 26, 30, 40, 67, 79, 87, 94, 97, 102). Die konventionellen Mesh-freien Reparationsverfahren nach Bassini oder Shouldice gelten als einige der am weitesten standardisierten und risikoärmsten Verfahren der Chirurgie. Dennoch beinhaltet das Operieren in enger Nachbarschaft zum Samenstrang, zu intestinalen, vaskulären oder Nervenstrukturen und zur Blase eine potenzielle Verletzung dieser Organe. Die Einführung der Mesh-Techniken bedingt einige weitere verfahrensbedingte Risiken, die laparoskopische Implantation fügt die Risiken der Laparoskopie hinzu. Memon kam 1997 zu einer Gesamtkomplikationsquote für die laparoskopischen Techniken von 10–17,1 % verglichen mit 1–10 % nach konventioneller Reparation (60).

Die möglichen Komplikationen nach Narbenhernienreparationen, zumeist mit Implantation von alloplastischem Material, sind allein aufgrund der größeren Ausdehnung des Bruchs und der Notwendigkeit der intraabdominellen Revision wesentlich zahlreicher und können unter Umständen lebensbedrohliche Formen annehmen.

Im Zeitalter eines nicht selten kritiklosen Anspruchdenkens mit übertriebenen Schadenersatzforderungen sollte die präoperative Aufklärung des Patienten auch die seltenen Komplikationen der Operation beinhalten (4, 16, 18, 46, 47, 75, 83, 108, 116). Zu unterscheiden sind intraoperative, frühpostoperative und spätpostoperative Komplikationen, die jeweils verfahrensspezifische Besonderheiten aufweisen.

Generell korreliert die Komplikationsrate mit der Indikation. In der Statistik zur Qualitätskontrolle der Ärztekammer Nordrhein fanden sich bei 18.261 Hernienoperationen im Jahre 1992 unter Elektivbedingungen 7,5 % Komplikationen und 0,12 % Todesfälle. Bei Inkarzeration betrug die Komplikationsquote 17,1 %, die Todesrate 2,6 % (44). Gleiches gilt für die ASA-Kategorie (Tabelle 18.1) der Patienten: Bei ASA-1-Patienten wurde in beiden Situationen kein Todesfall verzeichnet, bei ASA-IV-Patienten betrug die Quote bei elektiven Eingriffen 9,3 % und im Notfall 21,5 % (61). Korreliert man das Lebensalter, so liegt die Sterblichkeit bei Patienten unter 2 Jahren bei 0,5 %, bei solchen zwischen 3 und 59 Jahren bei 0,1 % und bei denen über 60 Jahren bei 0,2 % (35). Auch die Infektionsrate steigt exponentiell mit dem Alter (74). Ältere Patienten haben zudem geringere Aussichten, eine Inkarzeration zu überleben, ihre Letalität liegt jenseits des 60. Lebensjahrs 20-fach höher als bei jüngeren (107).

Tabelle 18.1 ASA-Klassifikation (nach American Society of Anaesthesiologists; 100a).

Kategorie	Beschreibung
I	gesunder Patient
II	leichte, medikamentös behandelte Begleiterkrankung ohne Einschränkung der Belastbarkeit
III	schwere, therapiepflichtige Begleiterkrankung *ohne* Einschränkung der Belastbarkeit
IV	schwere, therapiepflichtige Begleiterkrankung *mit* Einschränkung der Belastbareit
V	lebensbedrohliche Erkrankung mit drohendem letalem Verlauf < 24 h mit oder ohne Operation

18.1 Intraoperative Komplikationen

18.1.1 Exitus in tabula

Ursache: Extrem selten, meist Narkosezwischenfall.

Verhütung: Sorgfältige Anamnese, präoperative Erfassung des Narkoserisikos und gegebenenfalls Prophylaxe (z. B. passagerer Schrittmacher). Bei Durchführung der Operation in Lokalanästhesie zur Vermeidung einer anaphylaktischen Reaktion auf Lokalanästhetikum Vorinjektion einer kleinen Dosis zur Testung der Verträglichkeit.

Therapie: Wiederbelebung gemäß den allgemeinen Gesichtspunkten der Notfalltherapie. Cortison 0,5 g (i.v.) u. ä. (s. entsprechende Fachliteratur Notfallkunde).

18.1.2 Leistenregion

Gefäßverletzung

Ursache: Besonders gefährdet sind die epigastrischen Gefäße und die A. und V. femoralis bzw. Vv. iliacae externae (75, 76) (Abb. 18.1a–c). Insbesondere die V. epigastrica superficialis kann bei der Präparation aus der V. femoralis ausreißen und hier einen Wanddefekt erzeugen. Demgegenüber sind die Blutungen aus den subkutanen Gefäßen nur selten bedrohlich.

Wegen der schwierigen anatomischen Verhältnisse können Verletzungen des akzessorischen Schambeinasts der A. obturatoria („Corona mortis") und der Vasa

Intraoperative Komplikationen **369**

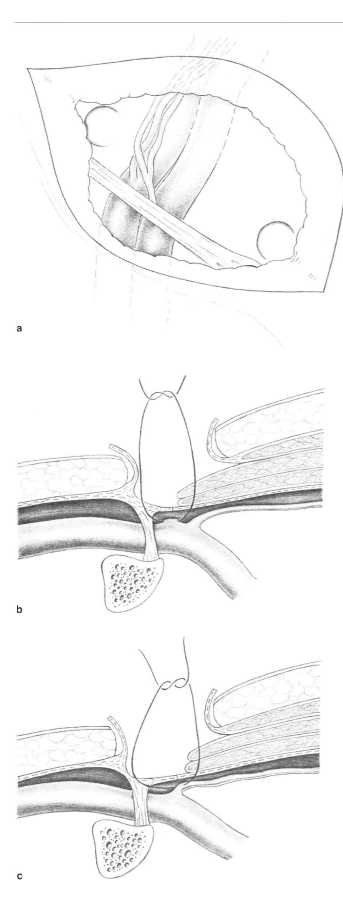

Abb. 18.**1 a–c**
a Projektion der iliakalen, femoralen und unteren epigastrischen Gefäße auf das Operationsgebiet der Leistenhernie
b, c Verletzungsmöglichkeiten der Gefäße im Rahmen von Leistenhernienoperationen.

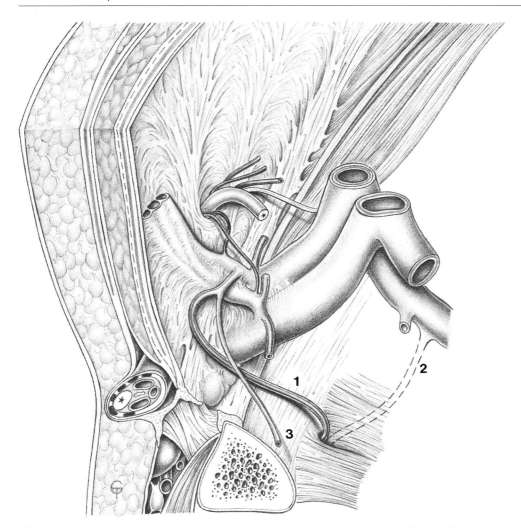

Abb. 18.2 „Corona mortis" als starkes Kollateralgefäß zwischen der A. epigastrica inferior und A. obturatoria.
1 Akzessorischer Ast der A. obturatoria
2 Häufigste Lage der A. obturatoria
3 R. pubicus der Aa. epigastricae

circumflexa iliaca profunda gefährlich werden (Abb. 18.2). Durch ein sich rasch im lockeren präperitonealen Fettgewebe ausdehnendes Hämatom kann die Situation unübersichtlich werden. Hier gilt es, Ruhe und Übersicht zu bewahren. Vorschnelles Handeln und blindes Klemmen führen nicht selten zu weiteren vermeidbaren Verletzungen, insbesondere bei Benutzung ungeeigneter Gefäßklemmen (101).

Verhütung: Sorgfältiges Präparieren unter genauer anatomischer und taktischer Planung des jeweils nächsten Schritts. Laufende Blutstillung auch kleinster Gefäße im Subkutanbereich. Wahrung der Übersichtlichkeit während der gesamten Operation.

Therapie

Stichverletzung der Femoral- bzw. Iliakalgefäße: Stichläsion meist unter dem Leistenband: Sickerndes venöses oder spritzendes arterielles Blut folgt der ausstechenden Nadel: In diesem Fall nicht dem Reflex folgen und die Naht knoten, da die eingeknotete Gefäßwand mit Sicherheit nach kurzer Zeit nekrotisch wird und nachblutet (Abb. 18.3). Statt dessen Faden entfernen, 5 min komprimieren und, falls die Blutung dann nicht steht, Defekt freilegen und versorgen.

Wanddefekt der Femoral- bzw. Iliakalgefäße: Freilegen des Defekts auch unter Auflösung der eben erst reparierten Hinterwand des Leistenkanals. Ansonsten Längsspaltung der Fascia transversalis parallel zum Leistenband und Einsetzen tiefer Wundsperrer. Über-

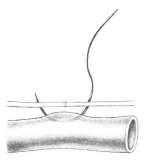 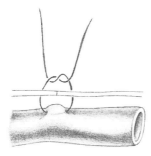 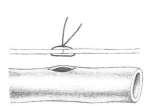

Abb. 18.**3** Möglichkeiten des Gefäßwandschadens bei tangentialer Stichverletzung, Knoten des Fadens und Ausriss aus der Wand durch nachfolgende Nekrose.

sicht der Gefäße nach proximal und dorsal ist die erste Pflicht. Dann gegebenenfalls Ausklemmen mit Gefäßklemmen und Nahtversorgung mit Gefäßnähten 5/0–6/0, falls erforderlich Dacron- oder Venenpatch. In jedem Fall muss eine Einengung der Femoral- bzw. Iliakalgefäße durch Nähte vermieden werden.

Sollte es im Rahmen einer laparoskopischen Hernienreparation durch die Trokare zur akzidentellen Verletzung der Gefäße kommen, ist die sofortige Laparotomie mit anschließender offener Versorgung des Gefäßdefekts unumgänglich.

Verletzung der epigastrischen Gefäße: Doppelte Ligatur und Durchtrennung.

Verletzung der A. obturatoria: Doppelte Ligatur und Durchtrennung, gleiches gilt für die Verletzung des Seitenasts, „Corona mortis".

Verletzung der Samenstranggefäße: Die Versorgung des Hodens durch ein reiches Kollateralnetz verschiedener Arterien (Abb. 18.**4a–c**) macht eine Ligatur des Hauptgefäßes etwa in Höhe des äußeren Leistenrings im Notfall gegebenenfalls ohne nachfolgende Hodenatrophie möglich (6, 28, 34, 73). Hierzu ist allerdings ein bis dahin nicht im Skrotum mobilisierter Hoden und ein durch keine Voroperation gestörtes Kollateralnetz Bedingung. Gefährlicher ist der venöse Abflussstopp, d.h. eine venöse Drainage muss unbedingt erhalten bleiben (Abb. 18.**4c**). Andernfalls sollte stets der Versuch einer primären Gefäßrekonstruktion unternommen werden.

Verletzung des Ductus deferens

Ursache: Mangelhafte Übersicht bei Blutungen, Rezidiven oder hastiger Präparation. Folgen sind bei Beidseitigkeit Infertilität (93).

Verhütung: Anatomiegerechte Präparation, sorgfältige Blutstillung, rechtzeitiges Anschlingen.

Therapie: Direkte Nahtvereinigung in gleicher Sitzung über einem ausziehbaren Nylonfaden (2/0) als innere Schienung und Adaption der durchtrennten Enden mit 6/0 Catgut oder PGS-Einzelknopfnähten (Abb. 18.**5**), gegebenenfalls mikrochirurgische Rekonstruktion. Durchgängigkeit in 50–70% zu erreichen.

Nervenverletzung

Ursache: Mangelhafte Übersicht durch Blutung, hastige Präparation oder vernarbten Situs bei Voroperation (4, 47, 69, 82, 84). Besonders der N. ilioinguinalis, der R. genitalis des N. genitofemoralis und der N. iliohypogastricus sind im Rahmen der Hernienoperation leicht zu verletzen (Abb. 18.**6**). Während der N. iliohypogastricus meist bei Entlastungsinzision der Rektusscheide verletzt wird, ist die häufigste Ursache einer Verletzung des N. ilioinguinalis eine zu tiefe Eröffnung des Leistenkanals oder ein Mitfassen in die Naht beim Verschluss der Externus-Aponeurose. Der R. genitalis des N. genitofemoralis kann bei der Kremasterresektion am inneren Leistenring mitgefasst werden (56, 65, 108, 112).

Im Rahmen der Laparoskopie häufig Einfassen von Nerven bei Fixation des Meshes mit Klammern, insbesondere wenn diese lateral der epigastrischen Gefäße (N. cutaneus femoris) oder dorsal des Lig. iliopubicum liegen (N. genitofemoralis).

Verhütung: Subtile Präparation, Blutstillung, gezielte rechtzeitige Identifikation von Nervenstrukturen.

Therapie: Bei Durchtrennung dieser Nervenstrukturen ist ein Versuch der Rekonstruktion wenig sinnvoll. Sowohl in diesen Fällen als auch bei präparatorisch nicht zu beseitigender Gefahr, den Nerv mit in die Naht einzubeziehen, wird der Nerv beidseits ligiert, um einer Neurombildung vorzubeugen. Sensorische Ausfälle im Bereich der suprapubischen (N. iliohypogastricus) und inguinoskrotalen Region (N. ilioinguinalis und R. genitalis des N. genitofemoralis) sind die Folgen. Von einem aufgehobenen Kremasterreflex (R. genitalis des N. genitofemoralis) abgesehen sind muskuläre Ausfälle ebenso-

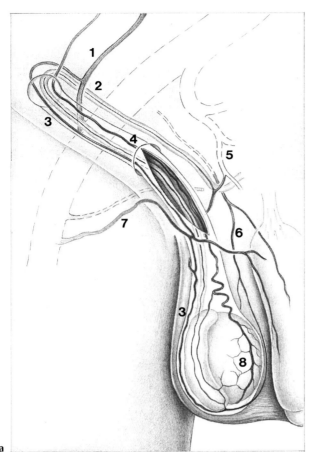
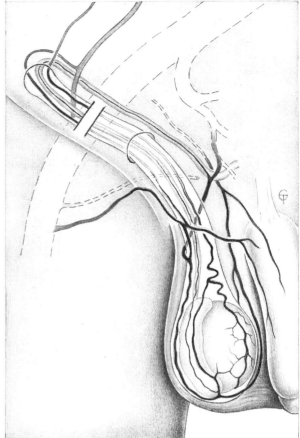
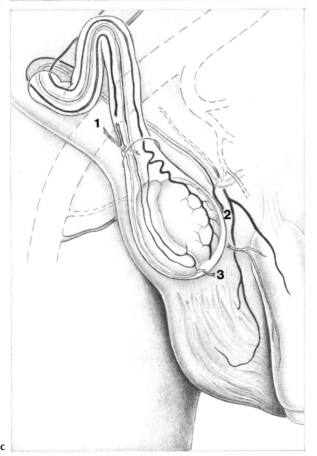

Abb. 18.4 a–c Gefäßversorgung des Hodens.
a Charakteristisches Kollateralnetz von bis zu 7 Zu- und Abflüssen.

1 A. epigastrica inferior
2 A. ductus deferentis
3 A. cremasterica
4 A. spermatica interna
5 A. vesicalis inferior
6 R. scrotalis der A. pudenda interna
7 A. pudenda externa
8 A. testicularis

b Auch nach Resektion des M. cremaster ist die Gefäßversorgung noch ausreichend. Selbst bei akzidenteller Durchtrennung der Vasa spermatica im Bereich des Leistenkanals reichen in der Regel die Kollateralen zur Versorgung aus, falls der Hoden nicht luxiert wurde.

c Nach Luxation des Hodens aus dem Skrotalfach kommt es zur Unterbrechung wichtiger Kollateralen. Die Versorgung über die Vasa spermatica wird obligat.

1 Anastomose zur A. pudenda interna
2 Anastomose zur A. vesicalis inferior
3 Anastomose zur A. pudenda externa

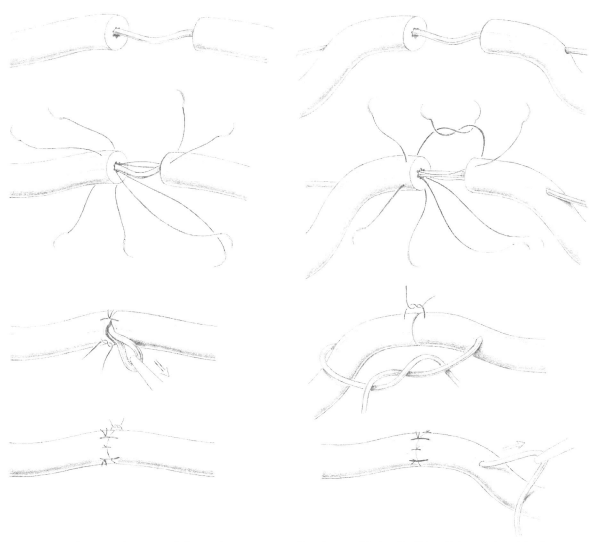

Abb. 18.**5** Naht (6–0) des Ductus deferens über einem monofilen Kunststofffaden (2–0) in schichtgerechter Adaption. Entfernung der Kunststoffschiene zur Vollendung der Naht durch die Anastomose (links) oder transduktal (rechts).

wenig zu befürchten wie Auswirkungen auf das Sexualleben.

Selten sind Verletzungen des N. cutaneus femoralis lateralis (108). Sie resultieren in einem Taubheitsgefühl an der Ventralseite des Oberschenkels. Auch hier ist die beidseitige Ligatur angezeigt.

Verletzung der Harnblase

Ursache: Verletzungen der Harnblase sind insgesamt sehr selten, sie treten in ca. 0,1 % der Fälle auf (8, 16, 59, 115). Häufig sind sie Folge unerkannter Gleitbrüche.

Verhütung: Vorsichtige Präparation medial liegender sogenannter präperitonealer Lipome, hinter denen sich nicht selten die Blase verbirgt. Bei gut vaskularisiertem Gewebe in diesem Bereich ist stets an die Nachbarschaft der Blase zu denken.

Therapie: Gefährlicher als die Verletzung ist die intraoperative Verkennung der Situation. Bei gesicherter Blasenverletzung zweireihige Übernähung mit 3/0-Chrom-Catgut, transurethrale Drainage mit Verweilkatheter für 4 Tage.

Darmverletzung

Ursache: Insgesamt selten mit 0,06–0,1 % (8, 62). Häufigste Ursache ist die Verkennung der Bruchart (z. B. Gleitbruch) und die falsche Inzision des Bruchsacks, vor allem bei Inkarzeration.

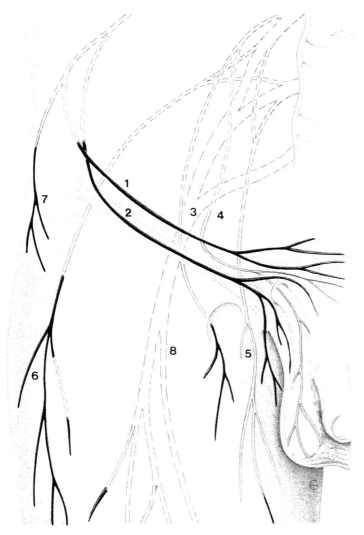

Abb. 18.**6** Sensible Versorgung der Leisten- und Schenkelregion.

1 N. iliohypogastricus
2 N. ilioinguinalis
3 R. femoralis des N. genitofemoralis
4 R. genitalis des N. genitofemoralis
5 N. obturatorius
6 N. cutaneus femoris lateralis
7 R. cutaneus des N. iliohypogastricus
8 N. femoralis

Verhütung: Vorsichtige Präparation, Eröffnung des Bruchsacks nur bei anatomisch eindeutigen Verhältnissen.

Therapie: Bedrohlicher als die Verletzung ist die intraoperative Verkennung dieser Situation. Bei gesicherter Darmläsion erfolgt die Versorgung in Abhängigkeit von Ausdehnung und Lokalisation. Muskuläre Läsionen erfordern eine Naht nur bei größeren Defekten (3/0 PGS). Bei Eröffnung der Schleimhaut erfolgt die Nahtvereinigung mittels durchgreifender Einzelknopfnähte quer zur Darmachse. Liegt die Verletzung im Bereich des Dickdarms, ist der Defekt groß und der Darm verunreinigt, so ist außer der Darmnaht gegebenenfalls auch eine entlastende Kolostomie erforderlich.

Verletzungen der weiblichen Adnexe

Während die Verletzung oder Durchtrennung des Lig. teres uteri in der Regel bedeutungslos ist, kann vor allem bei der kindlichen Leistenhernie eine Verletzung der weiblichen Adnexe auftreten. So liegt in etwa 50 % der kindlichen Leistenhernien bei Mädchen eine Gleithernie des Ovars vor (87, 89). Damit wird die sorgfältige Präparation und Reposition vor allem im Kindesalter zwingend.

Trokarverletzung

Im Rahmen der Laparoskopie kann es mit einer Inzidenz von 0,1 – 0,3 % (14) zu einer seltenen Trokarverletzung von Gefäßen oder Darm kommen (Tabelle 18.**2**). Sofern dies sofort erkannt wird, ist umgehend über eine Laparotomie der Defekt zu verschließen. Bei Läsionen im Be-

Tabelle 18.2 Komplikationen bei 4.743 endoskopischen Hernienreparationen (nach Phillips 1995, Tetik 1994).

Komplikation	n
Blasenverletzung	3
Kolonverletzung	2
Gefäßverletzung	3

reich des Kolons ist wegen fehlender Darmvorbereitung gegebenenfalls ein protektives Stoma anzulegen.

18.1.3 Vordere Bauchwand

Mögliche intraoperative Komplikationen bei der Reparation von Narbenhernien im Bereich der vorderen Bauchwand können einerseits die Bauchwand unmittelbar betreffen, andererseits in Abhängigkeit von der Art der Voroperationen nahezu jede intraabdominelle Region.

Bauchwandnekrose

Ursache: Nach multiplen Voroperationen und bei multilokulären Hernien Ischämie der Gewebsbrücke zwischen verschiedenen Inzisionen, meist im Bereich der Rektusmuskulatur.

Verhütung: Schonung des lateral einstrahlenden Gefäß-Nerven-Strangs auf der Rückseite der Rektusmuskulatur.

Therapie: Ischämisches Gewebe muss entfernt werden, auch wenn dann ein vollständiger Faszienverschluss über dem Mesh nicht möglich ist. Bei größerem Fasziendefekt ist vorzugsweise ein weniger elastisches Mesh einzusetzen, welches darüber hinaus für die ersten Tage durch Nähte fest im Gewebe verankert sein muss.

Darmverletzung

Ursache: Akzidentelle Eröffnung bei der Adhäsiolyse, Mitfassen bei fehlender Eröffnung des Bruchsacks.

Verhütung: Sorgfältiges Lösen der Verwachsungen unter Sicht nach Eröffnen des Bruchsacks ausreichend weit, sodass ein Verschluss unter Sicht möglich ist.

Therapie: Übernähung von kleineren Defekten. Resektionen nur bei unsicherer Durchblutung. Problematisch ist die Implantation einer Mesh-Prothese in Kombination mit Kolonresektionen aufgrund des höheren Infektionsrisikos. Falls eine Darmresektion notwendig wird, vorzugsweise Hernienreparation ohne alloplastische Prothese und erst im Falle eines Hernienrezidivs sekundäre Implantation eines Meshes.

18.2 Frühe postoperative Komplikationen

18.2.1 Mortalität

Die Angaben zur Mortalität nach Leistenhernien differieren für alle Verfahrensweisen zwischen 0–0,8% je nach Selektion, d. h. Zusammensetzung und Altersschichtung des Patientenkollektivs (83) (Kap. 20.2.5). Sie ist nur ausnahmsweise als direkte Operationsfolge anzusehen, sondern Ausdruck der Tatsache, dass die meisten Hernien in zunehmendem Alter auftreten. Die Mortalität nach chirurgischer Versorgung einer Narbenhernie ist mit unter 1% ebenfalls gering und, da vornehmlich durch die Komorbidität bedingt, maßgeblich Ausdruck der präoperativen Selektion des Patientenguts.

18.2.2 Wundinfektion

Wundinfektionen nach transinguinaler Hernienreparation sind in 0,3–5,6% zu erwarten (16, 18, 62, 122). Sie reichen von den häufigeren oberflächlichen Infekten mit leichter Hautrötung bis hin zu abszedierenden Entzündungen. Das Risiko ist erhöht bei Inkarzeration und mehrfachen Rezidivhernien. Die Wundbehandlung erfolgt nach den allgemeinen Regeln der septischen Chirurgie. Bei manifesten Infektionen bzw. Verdacht auf diese darf nicht gezögert werden, die Wunde ausreichend breit und tief genug zu eröffnen. Nach vorübergehender offener Wundbehandlung kann später gegebenenfalls die Sekundärnaht erfolgen.

Die Implantation von Meshes führt zu keiner Steigerung der Wundinfektionsrate. Die Infektraten liegen mit und ohne Mesh gleichermaßen bei 1–5% (1, 5, 15). Insbesondere bei Risikopatienten (Diabetes, Adipositas, Kortikosteroide, Niereninsuffizienz o. ä.) ist allerdings eine Single-Shot-Antibiose mit einem Cephalosporin der 2. Generation anzuraten (1). 1996 wurde über den ersten Mesh-Infekt nach TAPP von Slim berichtet (105), Foschi berichtete über ein infiziertes Mesh sogar 3 Jahre nach TAPP (23). Diese unerwartet lange Latenz macht deutlich, dass eine exakte Angabe zur Rate der Komplikationen zur Zeit noch mit erheblichen Unsicherheiten behaftet ist. Infekte nach Mesh-Implantation treten häufig verzögert mit einer großen Latenzzeit von mehreren Monaten, z. T. Jahren in Erscheinung (15, 37).

Zu warnen ist vor Simultaneingriffen im Rahmen der Narbenhernienreparation mit einem großen Mesh. Eine Kontaminierung der Wunde kann zu einer Infektion des Implantatlagers führen mit gelegentlich protrahiertem Verlauf. Zwar muss im Fall einer Infektion ein Mesh nicht umgehend entfernt werden (mit der Ausnahme vom PTFE), aber eine vollständige Ausheilung unter offener Wundbehandlung und antibiotischer Therapie nimmt viel Zeit in Anspruch.

Muss allerdings aufgrund der sich nicht säubernden Wundverhältnisse das Implantat entfernt werden, kann temporär oftmals lediglich ein Laparostoma angelegt werden mit Implantation eines resorbierbaren Meshes. Erst nach vollständiger Säuberung der Wunde kann, nicht vor Ablauf 1 Jahres, ein erneuter Versuch der Wiederherstellung der Bauchwandintegrität versucht werden.

18.2.3 Blutung

Postoperative Hämatome werden zwischen 0–6,9 % beobachtet (2, 7, 62, 71, 82, 91). Nach transinguinalem Zugang sind Blutungen aus dem Plexus pampiniformis die häufigste Ursache (109, 115). Bei großen Hämatomen vor allem im Bereich der Skrotalhüllen ist eine operative Ausräumung zu erwägen. Gelegentlich ist auch eine Punktion erfolgreich. Kleinere Hämatome können durch konservative resorptionsfördernde Maßnahmen behandelt werden. Große Hämatome mit zunehmender Tendenz lassen an einen Defekt der großen Gefäße denken und zwingen zur frühzeitigen Revision. Im Zweifelsfalle ist eine rechtzeitige Intervention unter aseptischen Bedingungen sicherer und der Heilung förderlicher als ein zu langes Abwarten mit einem falschen Gefühl der Sicherheit.

Nach Narbenhernienreparation ist mit revisionspflichtigen Hämatomen bei 2–8 % zu rechnen. Im Rahmen der Mesh-Implantation steigt aufgrund der viel ausgedehnteren Wundflächen die Rate auf 7–15 % an (114, 124).

18.2.4 Serome

Serome als Folge der durchtrennten Lymphbahnen sind nach transinguinaler Leistenreparation in 15 % oder nach Laparotomie in 13,5 % sonographisch feststellbar. Nach Implantation eines alloplastischen Meshes ist dagegen aufgrund der induzierten Fremdkörperreaktion nahezu regelmäßig eine periimplantäre Flüssigkeitsansammlung nachzuweisen. Deren Ausmaß ist zum einen durch die Art des implantierten Kunststoffs bedingt (Polyester mehr als Polypropylen), dessen Menge und durch die individuelle Disposition und kann zwischen wenigen Millilitern bis hin zu mehreren Litern bei den großen Netzen im Rahmen der präperitonealen Mesh-Prothese nach Stoppa oder bei den Narbenhernienreparationen variieren.

18.2.5 Leistenregion

Nervenschädigung

Außer der Läsion der Nn. ilioinguinalis und iliohypogastricus (s. o.) kann auch seltener der N. femoralis verletzt werden (108). Meist tritt die Schädigung des N. femoralis erst einige Stunden bis Tage postoperativ in Erscheinung. Wegen der anatomischen Lokalisation lateral des Schenkelkanals und dorsal des Leistenkanals ist die komplette Durchtrennung eine extreme Rarität. Häufiger gibt es Fälle, in denen durch Einbeziehung des N. femoralis in die Nähte ein teilweiser Funktionsausfall im Bereich der Quadrizepsmuskulatur des Oberschenkels postoperativ auftritt. Hält die Parese über 12–24 h an, so ist eine Folge der Lokalanästhesie ausgeschlossen, die direkte Läsion unzweifelhaft. In diesen Fällen ist der Nerv zu revidieren und gegebenenfalls eine Kompression durch ein Hämatom in der Lacuna musculorum zu beseitigen. Bei Durchtrennung ist die neurochirurgische Versorgung durch Naht der Faszikel angezeigt.

Ischämische Orchitis und Doppler-Sonographie der Hodengefäße

Die ischämische Orchitis mit später möglicher Hodenatrophie tritt in 0–2 % bei Primäreingriffen (39, 55, 90, 99) und 2–10 % bei Rezidiveingriffen (39, 55) auf. Die tatsächliche Häufigkeit dürfte allerdings höher liegen, da eine beträchtliche Grauzone aufgrund unerkannter larvierter Verläufe anzunehmen ist. Die Ätiologie der ischämischen Orchitis ist nicht gesichert (119). Es ist ungeklärt, ob eine arterielle oder venöse Insuffizienz oder die Kombination beider ursächlich ist (121).

Ihre Symptome sind der schmerzhaft geschwollene Hoden und Samenstrang, Fieber und Leukozytose, die typischerweise nach 1–3 Tagen auftreten (121). $^{2}/_{3}$ der Patienten zeigen nach Tagen bis Wochen eine spontane Remission. In 30–40 % der Fälle geht die Orchitis in eine Hodenatrophie über (119). Die klinische Feststellung der Orchitis erfolgt meist erst nach 1–3 Tagen, sodass der Zeitpunkt einer erfolgreichen chirurgischen Intervention häufig bereits verpasst ist. Wie bei der Hodentorsion entscheiden die ersten 4 h der Minderperfusion, ob vitales Hodenparenchym zu retten ist.

Als einfache und aussagefähige Untersuchungsmethode zur Objektivierung der Hodendurchblutung in der unmittelbar frühpostoperativen Phase ist die Doppler-Sonographie der Hodengefäße, wie in der Urologie zur Diagnostik der Hodentorsion etabliert, ein brauchbares Verfahren (33, 36, 51). Grundlage der Doppler-sonographischen Messung der Hodendurchblutung ist ein Vergleich der präoperativen Durchblutungsverhältnisse mit der postoperativen Hodendurchblutung. Aufgrund der Anatomie der Hodengefäßversorgung mit zahlreichen den Hoden versorgenden Gefäßen und ihren Anasto-

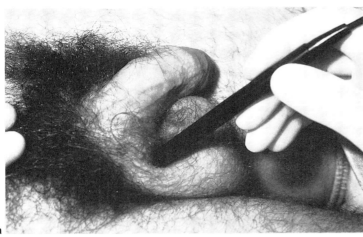

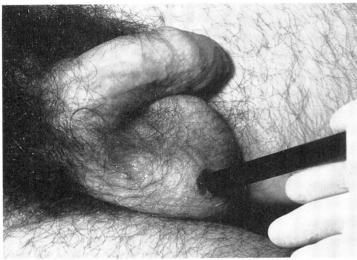

Abb. 18.7a, b Doppler-Sonographie der Hodengefäße:
a hochskrotal,
b transskrotal.

mosen (Kap. 18.1.2) müssen die Messungen an 2 Punkten erfolgen:
- hochskrotal am Skrotalansatz (Abb. 18.7a) mit getrennter Erfassung der A. testicularis und des Plexus pampiniformis,
- transskrotal gegenüber dem Nebenhoden (Abb. 18.7b) mit Erfassung der Endäste der A. testicularis.

Geeignet für die Messungen ist ein bidirektionaler Gefäß-Doppler mit einem 8-MHz-Transducer und einem Zweikanalschreiber zur Dokumentation.

Hiermit ist eine objektive Befunderhebung strömungsdynamisch bedingter Durchblutungsänderungen im Skrotalbereich möglich (36). Blutflussgeschwindigkeit und Flussrichtung werden gemessen, die Lautstärke des Signals erlaubt semiquantitative Rückschlüsse auf die Menge des fließenden Bluts. Das normale postoperative Durchblutungsverhalten nach Leistenhernienreparation zeigt sowohl arteriell hoch- und transskrotal als auch venös eine deutliche Steigerung des arteriellen Zustroms und des venösen Abstroms (Abb. 18.8a–c).

Eine Störung der Hodendurchblutung äußert sich Doppler-sonographisch in einer Amplitudenverminderung im Vergleich zur präoperativen Messung.

Die gemessene Durchblutungszunahme ist Ausdruck einer reaktiven Hyperämie im Anschluss an das Operationstrauma. Der konstante Nachweis des erhöhten arteriellen Blutflusses über einer längeren Gefäßstrecke schließt eine stenotisch bedingte Erhöhung der arteriellen Fließgeschwindigkeit aus (22). Die Dokumentation des vermehrten postoperativen venösen Blutstroms ist von wesentlicher Bedeutung, da ein zunehmender venöser Stopp bei noch erhaltener arterieller Versorgung zu einer Infarzierung des Hodengewebes führt (50). Die Messungen müssen innerhalb der ersten 4 postoperativen Stunden durchgeführt werden, da bei zunehmender testikulärer Ischämie reaktive Veränderungen der Strömungsverhältnisse im Hoden und daraus folgend falsch negative Ergebnisse auftreten können (36, 72, 122).

Eine operative Revision ist bei fehlender arterieller Perfusion dann sinnvoll, wenn nach Erst- und Zweiteingriffen eine zu starke Einengung des inneren Leistenrings oder die Unterbindung eines ernährenden Gefäßes

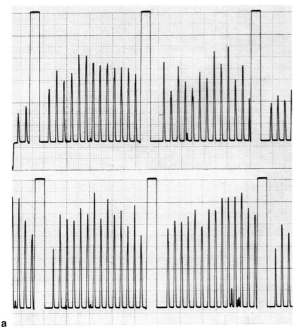
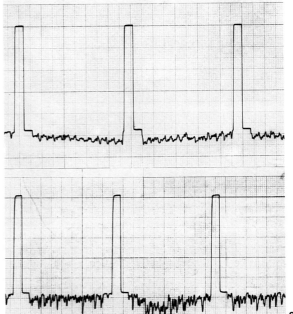
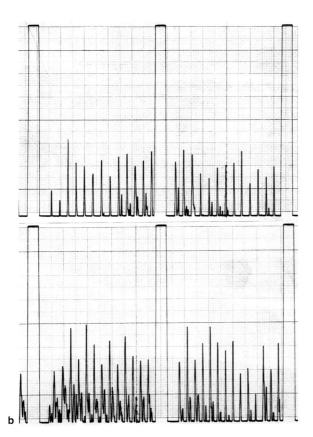

Abb. 18.**8a–c** Doppler-Sonographie der Hodengefäße:
a hochskrotal prä-/postoperativ (arteriell),
b transskrotal prä-/postoperativ (arteriell),
c hochskrotal prä-/postoperativ (venös).

anzunehmen ist. Bei Mehrfachrezidiven ist der Samenstrang in der Regel so devaskularisiert, dass eine umschriebene Störung unwahrscheinlich ist und eine Dekompression oder Gefäßanastomose erfolglos scheint. In diesen Fällen ist die Entwicklung einer ischämischen Orchitis schicksalhaft und nicht abwendbar.

Ob ein fehlender venöser Abstrom der Hodengefäße allein ebenfalls eine Operationsindikation darstellt, ist zurzeit noch in der Diskussion, wir würden im Zweifel nach erfolgloser Cortisonbehandlung und Kühlung der Revision den Vorzug geben.

Venöser Abflussstopp

Vor allem bei der Reparation der Schenkelhernien, aber auch der Leistenhernien unter Anwendung der Methode McVay (59, 76, 82, 122) ist in ca. 1,2% mit einer Beeinträchtigung des venösen Abflusses durch den Bruchlückenverschluss zu rechnen. Eine venöse Stauung des Beins und die eventuell Entwicklung einer Thrombose sollten an diese Komplikation denken lassen (12). Durch Venographie gelingt es in der Regel, den Stopp nachzuweisen. Operationstechnisch liegt meist eine zu weit lateral fortgeführte Einengung der Schenkelbruchpforte vor. Bei hämodynamisch wirksamer Stenose ist eine operative Revision angezeigt. Bei nachgewiesener Thrombose ist die Thrombektomie oder vorsichtige thrombolytische Therapie angezeigt, um die Entwicklung einer Lungenembolie zu vermeiden (12, 88).

Postoperative Kot- und Urinfistel

Intraoperativ übersehene Verletzungen von Blasen- oder Darmwand führen in der Regel postoperativ zur Fistelbildung. Äußere Fisteln von Darm und Blase haben die Tendenz, sich spontan zu schließen. Bei Blasenfisteln sollte ein Verweilkatheter eingelegt werden. Eine operative Revision ist dann angezeigt, wenn die Fistelung nicht lokal begrenzt ist und zu phlegmonösen Entzündungen führt. Auch ist die fehlende spontane Rückbildung innerhalb von 6 Wochen eine Indikation zur operativen Freilegung mit Fistelexstirpation. In diesen Fällen sollte immer nach unbekannten Zweiterkrankungen (Morbus Crohn, Blasenkarzinom u. ä. m.) gesucht werden (81, 119).

Besonders schwierig gestaltet sich in der Regel das Erkennen einer übersehenen Verletzung von Darmstrukturen im Rahmen der Laparoskopie. Zumeist weist ein Anstieg aller Entzündungsparameter bei reizlosen Wundverhältnissen, der sonographische Nachweis freier intraabdomineller Flüssigkeit und die unverhältnismäßigen Beschwerden auf eine derartige Verletzung hin. Die Überlagerung mit dem normalen postoperativen Verlauf führt allerdings meist dazu, dass derartige Läsionen erst nach 3–5 Tagen erkannt und revidiert werden.

Frühzeitiger Rezidivbruch

Das frühzeitige Rezidiv nach Bruchoperationen, zumeist medial (19), lässt stets an übersehene Hernien, insuffiziente Technik, Dislokation des Meshes oder Ausreißen der Nähte denken. Differenzialdiagnostisch müssen Hämatome, Serome oder tiefe Abszesse abgegrenzt werden. Eine eventuell notwendige Zweitoperation sollte nach Abklingen der allgemeinen Wundreaktion, frühestens nach 2–4 Monaten erfolgen.

Harnverhalt

Der Harnverhalt ist die häufigste Störung in der frühpostoperativen Phase nach Leistenbruchoperationen (2, 16, 18, 31, 77). Die Inzidenz ist abhängig von dem Alter und der Art der Anästhesie. Während ältere Männer mit Prostatahyperplasie vor allem nach Allgemeinnarkose Inzidenzen von bis zu 30% erwarten lassen, liegen die Ziffern bei jungen Patienten und bei Verwendung von Lokalanästhesie unter 5%. Die Therapie besteht in der Verabreichung von Parasympathomimetika (Doryl) und gegebenenfalls der wiederholten Katheterisierung mit Einmalkathetern (32).

18.2.6 Bauchwand

Kardiopulmonale Komplikationen

Insbesondere bei großen Narbenhernien mit einem Durchmesser von >20 cm ist mit kardiopulmonalen Problemen zu rechnen, insbesondere wenn zuvor kein Pneumoperitoneum angelegt wurde. Hier ist intraoperativ auf die Durchführung ausreichender Entlastungsinzision zu achten. Postoperativ sollte zur Vermeidung eines frühen Ausreißens der Fäden großzügig die Indikation zur Nachbeatmung gestellt werden. Diese verhindert eine postoperative Hypoventilation durch den erhöhten intraabdominellen Druck und erlaubt die allmähliche Anpassung des Fasziengerüsts an die veränderten Spannungen. Gerade bei den großen Narbenhernien ist eine intensive postoperative Überwachung unverzichtbar.

18.3 Späte postoperative Komplikationen

Die absolute Häufigkeit später Komplikationen ist vielfach nicht bekannt, da das Risiko über die Zeit kumuliert und sowohl die Mesh-Techniken als auch die laparoskopischen Techniken erst wenige Jahre im klinischen Gebrauch sind. Insbesondere bei der transabdominellen endoskopischen Hernienreparation ist häufig mit der Entstehung von Adhäsionen zu rechnen, die früher oder später Ursache eines Ileus sein können. Die Implantation eines Meshes kann grundsätzlich im Verlauf der Zeit zur

Ausbildung von Fisteln zur Blase oder zum Darm führen. Auch die Infekte nach Mesh-Implantation treten gelegentlich erst nach mehreren Monaten auf. So fand Leber (52) bei Patienten mit Narbenhernien eine mediane Latenz von 6 Monaten, über ähnliche Erfahrungen berichtet Hofbauer 1998 bei Netzen nach Leistenhernienreparation (37).

18.3.1 Leistenregion

Rezidivhernie

Die wichtigste späte postoperative Komplikation ist das Rezidiv. Hier sind zu unterscheiden echte Rezidive, d.h. Rezidive der gleichen Bruchart, von falschen Rezidiven, d.h. dem Auftreten eines Bruchs an einer anderen Stelle, z.B. Femoralhernie nach Leistenhernienoperation oder die Trokarhernien (1%) bei den laparoskopischen Verfahren. Die Rezidiverwartung schwankt in Abhängigkeit vom Lebensalter, der Bruchlokalisation und der jeweils gewählten Operationstechnik (Kap. 20.1).

In einer Langzeituntersuchung fand Beets 1997 (9), dass nach Shouldice-Reparation 73% der Rezidive nach 2 Jahren entstehen. Alexandre berichtet 1996, dass nach Shouldice nur 50% der Rezidive innerhalb von 5 Jahren und 75% innerhalb von 10 Jahren in Erscheinung treten (3), bis zu 20% der Rezidive entstehen erst nach 15–20 Jahren (41, 42). Die vielfach angegebene hohe Rate an Rezidiven innerhalb des ersten Jahrs korreliert meist mit niedrigen Rezidivraten und ist somit oftmals Ausdruck einer kurzen Nachbeobachtungszeit. Um einen Vergleich der verschiedenen Techniken zu ermöglichen, ist bei unterschiedlichen Follow-up-Zeiten daher stets die Darstellung nach Kaplan-Meier mit der Abschätzung der langfristigen Rezidivquote nach > 10 Jahren zu fordern (Abb. 18.**9**)

Die Rezidive treten zumeist medial in Erscheinung. Nach einer Untersuchung von Leibl 1998 ist für das Rezidiv nach TAPP verantwortlich in 15,8% eine Netzluxation, in 36,9% ein zu kleines Netz, in 34,2% ein insuffizienter Schlitzverschluss und in 10,5% eine anatomische Fehleinschätzung (54).

Beschwerden

Zahlreiche Patienten zeigen nach Leistenhernienoperation persistierende Beschwerden im Bereich der Leiste, die Rate wird mit sogar bis zu 60% nach 1 Jahr und immerhin noch 50% nach 2 Jahren angegeben (17). Oft können diese nicht einer speziellen Ursache zugeordnet werden, sei es einzelnen Nerven, dem Vorliegen eines Rezidivs oder aber auch den Adduktoren. Speziell nach mehrfachen Rezidiven können derartige subjektive Schmerzen des Patienten äußerst hartnäckig sein. Kröninger berichtete 1998, dass nach Shouldice-Reparation 10% der Patienten nach 18 Monaten noch nennenswerte Beschwerden hätten.

Derartige Beschwerden sind insbesondere nach Mesh-Implantation nicht ungewöhnlich. Die bewusst durch die Meshes herbeigeführte Induktion einer Narbenplatte kann mit teilweise erheblichen subjektiven Beschwerden der Patienten einher gehen. Nach Platzierung von Meshes im kleinen Becken als GPRVS nach Stoppa geben 15–25% der Patienten entsprechende Beschwerden an (10, 49, 110). Selbst nach Implantation deutlich kleinerer Meshes im Rahmen der Leistenhernienchirurgie stellte Read (86) bei 15% intermittierende Leistenschmerzen nach Marlex-Mesh fest, ohne dass sich diese mit der Zeit besserten.

Abzugrenzen hiervon sind die einzelnen Nerven zuzuordnenden Schmerzsyndrome wie das N.-ilioinguinalis-Syndrom oder das R.-genitalis-N.-genitofemoralis-Syndrom. Sind diese Nerven durch Narbengewebe oder Nahtmaterial irritiert, können chronische Schmerzen resultieren, wie sie bei etwa 5% der Patienten festzustellen sind. Nach neurologischer Zuordnung der Beschwerden zu einem speziellen Nerv und vollständiger Beschwerdefreiheit nach Infiltration mit Lokalanästhetika ist zunächst eine konservative Therapie anzuschließen mit elektrophysiologischer Blockierung, symptomatischer Schmerztherapie und rezidivierenden lokalen Blockaden. Bei fehlender Besserung ist eine operative Revision mit lokaler Neurotomie oder extraperitonealer Neurotomie zu erwägen.

Hodenatrophie

Die Atrophie eines Hodens ist die gefürchtetste Spätkomplikation der Leistenbruchoperation (8, 53, 65, 69, 81, 106). Ihre Häufigkeit schwankt zwischen 0 und 5% (116, 119) (Kap. 20.2.7). In der Regel entwickelt sich eine Hodenatrophie in Folge einer postoperativen Schwellung des Hodens (Kap. 18.2.5). Diese kann durch eine Verletzung der ernährenden Gefäße, eine Störung des venösen Rückflusses durch Verletzung des Plexus pampiniformis oder zu starke Einengung am inneren Leistenring erfolgen. Es entspricht einer klinisch allgemein beobachteten Tatsache, dass auch ohne einen dieser Faktoren, d.h. bei örtlich einwandfreien Verhältnissen, Hodenatrophien auftreten können (121). In jenen Fällen wird eine Irritation des sympathischen Nervengeflechts als Ursache der Atrophie diskutiert. Wenngleich eine einseitige Hodenatrophie nicht die Fertilität und sexuelle Potenz des Patienten beeinträchtigt (109), so sind diese Zusicherungen für den Patienten häufig nur ein schwacher Trost. Aus kosmetischen Gründen wird in einzelnen Fällen ein prothetischer Ersatz angezeigt sein.

Jeder Chirurg sollte versuchen, durch atraumatisches Präparieren des Samenstrangs, Gewährleistung des venösen und lymphatischen Abstroms sowie Verzicht auf Luxation des Hodens aus dem Skrotum, die Wahrscheinlichkeit einer Hodenatrophie möglichst klein zu halten. Doch bleibt die Aufklärung über dieses Risiko unabdingbare Voraussetzung jeder Leistenbruchoperation.

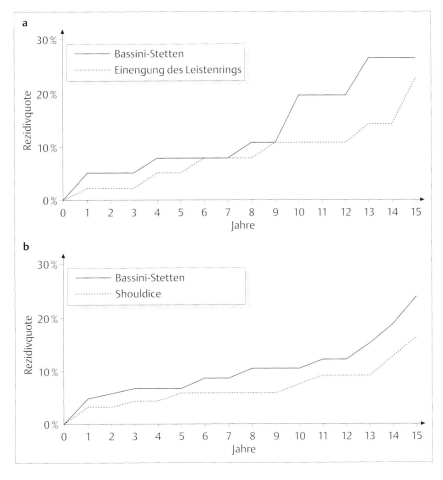

Abb. 18.9 Zeitlicher Verlauf der Rezidivmanifestation, Kaplan-Meier-Kurve (nach 9).
a Indirekte Leistenhernie,
b direkte Leistenhernie.

Welche Auswirkungen die unmittelbare Nähe des Ductus deferens zu einem alloplastischen Mesh besitzt, hierüber besteht zurzeit noch weitgehende Unklarheit. Zwar fehlen bislang klinische Berichte außer einem durch ein Mesh zerstörten Samenstrang (103), andererseits weisen die experimentellen Daten eindeutig auf eine Schädigung des Ductus hin, sogar mit Auswirkungen auf die Hodengröße (117). Sowohl tierexperimentell als auch klinisch konnte eine persistierende Fremdkörperreaktion an der Grenzfläche zum Mesh bestätigt werden (45).

Hydrozele

Aus der Belassung des distalen Bruchsacks kann selten (0–1%) einmal eine Hydrozele resultieren (78). In den meisten Fällen wird es reichen, durch Punktionen die allgemeine Obliterationstendenz dieser postoperativen Hydrozelen zu unterstützen. Nur in Ausnahmefällen ist eine Operation angezeigt.

18.3.2 Fadenfistel

Die Verwendung nichtresorbierbarer Nahtmaterialien ist mit der Möglichkeit zur Entwicklung von Fadenfisteln verbunden. Sie liegt laut Angaben in der Literatur zwischen 0 und 4% (2, 16, 62, 115). Bei manifester Fadenfistel ist die Entfernung des Nahtmaterials im Infektionsbereich angezeigt, da ohne Entfernung der Fremdkörper die Fistelung nicht zur Ruhe kommen wird. In der Regel reicht es, einzelne Fäden durch „blindes Fassen" mit einer Kocher-Klemme oder einer Hakensonde zu entfernen. Eine operative Revision wird nur selten erforderlich sein.

Mesh-Wanderung und Fistelbildung

Die Wanderung des Mesh-Implantats mit Fistelbildung gehört sicher zu den ernstesten Komplikationen nach Mesh-Implantation (99). Bei den mittlerweile ca. 100 zumeist in den 90er-Jahren publizierten Mesh-Wanderungen entwickelte sich dies bei ca. ¹⁄₃ mehr als 5 Jahre nach der Implantation, durchschnittlich nach 7 Jahren, teilweise aber 15 Jahre und mehr nach der Erstoperation.

Zunehmend häufen sich nunmehr Berichte über Mesh-Wanderungen nach Mesh-Implantation in die Leiste. Die Mesh-Wanderungen sind regelhaft verbunden mit Fistelbildungen zumeist zur Blase, aber auch zu Dünn- und Dickdarm (Kap. 8.6).

Silich berichtete 1996 (103) erstmals über die Entstehung einer Spermatozele durch Arrosion des Ductus spermaticus. Angesichts der Erfahrungen mit der Angelchick-Prothese oder der allgemein bekannten Materiallockerung in Traumatologie, Orthopädie und Gynäkologie erscheint ein sicherer Mechanismus zur Protektion einer Mesh-Wanderung nicht vorstellbar. Möglicherweise begünstigt ein intensives Remodelling im Implantatlager die Wanderungstendenz, allerdings fehlen hierzu grundsätzliche experimentelle Untersuchungen. Es ist jedoch anzunehmen, dass bei Verwendung nichtresorbierbarer Implantate zu keinem Zeitpunkt eine Wanderung oder Fistelbildung sicher ausgeschlossen werden kann. Bei der Verwendung von Kunststoffbändern im Rahmen eines Gastric Banding muss immerhin in 3% mit einer Erosion der Magenschleimhaut gerechnet werden (66).

18.3.3 Bauchwand

Rezidivhernie

Rezidivhernien nach mesh-freier Hernienreparation bedürfen der Mesh-Verstärkung. Rezidive nach Mesh sind vornehmlich Folge technischer Probleme. Da die enorme Stabilität der Meshes eine Rezidiventstehung durch das Implantat verhindert, können Rezidive nur am Rand entstehen. Ursache ist hierbei stets ein zu kleines Mesh mit zu sparsamer Unterfütterung oder aber es wurde nicht der gesamte Narbenbereich mit dem Mesh abgedeckt. Bei den Onlay-Verfahren kann es nach Dehiszenz der Fasziennähte zum allmählichen Vorwühlen mit Abhebung des Meshes kommen, wenn das Mesh nicht ausreichend und dauerhaft auf der Faszie fixiert ist.

Die Therapie der Wahl ist das Anfügen eines 2. Meshes, wiederum mit Unterfütterung von > 6 cm in alle Richtungen. Beide Meshes werden selbstverständlich mit nichtresorbierbaren Nähten miteinander verbunden.

Beschwerden

Die durch das Mesh induzierte großflächige Narbenplatte kann mit teilweise erheblichen subjektiven Beschwerden der Patienten einhergehen (114) und führt unter Umständen zum Wunsch nach Mesh-Explantation, wie wir bei 2 Patienten erleben mussten. Vornehmlich geben die Patienten Schmerzen an den Mesh-Kanten an, aber auch Bewegungseinschränkungen bis zum Unvermögen, Auto zu fahren oder sich die Schuhe zuzubinden, in Einzelfällen sogar bis zu unerträglichen Ruheschmerzen (64, 98). McLanahan und Vestweber mussten 1997 derartige Einschränkungen bei ca. 50% ihrer mit einem Mesh versorgten Patienten feststellen (58, 118). Mittels 3D-Stereographie kann eine Einschränkung der Bauchwandbeweglichkeit nach Mesh-Implantation objektiviert werden (Abb. 18.10) (68). Diese Einsteifung korreliert signifikant mit den subjektiv empfundenen Beschwerden und scheint bei Verwendung leichtgewichtiger, großporiger Meshes zumindest reduziert (Tabelle 18.3) (100).

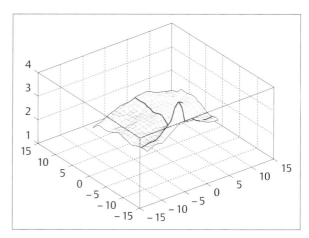

Abb. 18.**10** Parallele Verschiebung der Bauchwand 27 Monate nach Marlex-Mesh-Implantation. Deutliche Plateaubildung im Vergleich zur physiologischen, homogenen Krümmung.

Fremdkörperreaktion

Generell sind Fibroblasten beginnend nach 1 Woche nachweisbar. Ihre Zahl wie auch das Ausmaß der Vaskularisation ist umgekehrt proportional zur Entzündungsaktivität. Parallel zur beginnenden Fibrose ist Kollagen nach 1 Woche konstant nachweisbar. Wenngleich das histologische Bild nach 3 Monaten weitgehend konstant bleibt, so ist im Interface anhaltend, auch nach

Tabelle 18.**3** Häufigkeit funktioneller Spätfolgen (Angaben in %) nach Mesh-Implantation bei Narbenhernien (mittlere Nachbeobachtungszeit bei Atrium: 6 Monate, Vypro: 4 Monate, Marlex: 22 Monate).

Funktionelle Spätfolgen	Atrium	Vypro	Marlex
Keine Parästhesien	82	94	44
Keine physische Einschränkung	79	84	59
Beschwerden bei schwerer Arbeit	12	16	7
Beschwerden bei alltäglichen Verrichtungen	6	0	29
Ruhebeschwerden	3	0	5

Späte postoperative Komplikationen

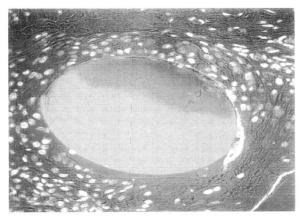

Abb. 18.**11** Apoptotische Zellen (TUNEL) an der Grenzfläche zu einem schwergewichtigen Polypropylen-Mesh, 6 Jahre nach Implantation (helle Zellen sind TUNEL-positiv).

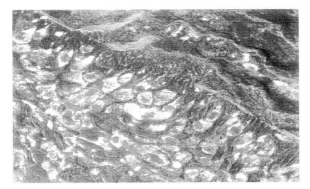

Abb. 18.**12** Proliferierende Zellen an der Grenzfläche zu einem leichtgewichtigen Polyester-Mesh, 8 Jahre nach Implantation (helle Zellen sind Ki-67-positiv).

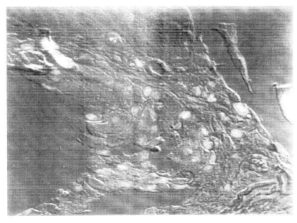

Abb. 18.**13** HSP-70-exprimierende Zellen an der Grenzfläche zu PTFE-Mesh, 8 Jahre nach Implantation (Mesh-Seite rechts oben).

mehreren Jahren, eine nennenswerte inflammatorische Aktivität nachweisbar (10, 45), deren Aktivität maßgeblich durch das implantierte Material beeinflusst wird. An der Grenzfläche zum Implantat ist das Heat Shock Protein HSP 70 als Indikator für Zellstress ebenso nachweisbar wie Ki 67 als Marker der Proliferation und des anhaltenden Bindegewebsumsatzes. Überraschend ist der mit der Materialmenge korrelierende hohe Prozentsatz apoptotischer Zellen (Detektion von DNA-Fragmenten mittels TUNEL) an der Grenzfläche (99) (Abb. 18.**11 – 13**).

Es ist fraglich, ob dieser Nachweis von DNA-Strangbrüchen bereits als Hinweis auf eine mögliche Entartungstendenz im Implantatlager gelten kann. In Anbetracht der gesicherten tierexperimentellen Sarkominduktion durch alloplastisches Material (11 a, 78 a), dem Nachweis von Apoptose im Interface bei tumorösen Implantaten (40 a) und von mindestens 15 publizierten Sarkomen in Zusammenhang mit Dacron-Gefäßprothesen (42 a) sind weitere Untersuchungen zum sicheren Ausschluss einer malignen Transformation der Mesh-induzierten Bindegewebskapsel zu fordern.

Immerhin weisen die Daten im Sinne einer „chronischen Wunde" auf einen persistierenden Gewebsumbau im Implantatlager hin, der somit Ursache für die zu beobachtende Mesh-Wanderung und Fistelbildung sein kann. Zur Vermeidung von Adhäsionen und Fistelbildung ist ein unmittelbarer Kontakt zwischen Polypropylen bzw. Polyester und Intestinum auf jeden Fall zu vermeiden durch Interposition von Bruchsack zwischen Mesh und Darm, von Omentum oder alternativ durch das Unterlegen von resorbierbaren Meshes bzw. die Verwendung von PTFE-Materialien.

Zumindest tierexperimentell lässt sich die Adhäsionsbildung durch Unterlegen eines Vicryl-Netzes unter ein Marlex-Netz vermindern. Bei jeweils 9 Ratten wurden 14 Tage nach Implantation eines Marlex-Netzes bzw. eines Marlex-Netzes mit untergelegtem Vicryl-Netz die resultierenden Adhäsionsflächen in der von Treutner et al. (113) dargestellten Technik vermessen. Hierbei zeigte sich übereinstimmend mit den Angaben in der Literatur durch Verwendung des Vicryl-Netzes eine statistisch hochsignifikante Verminderung der Adhäsionen von 225 ± 68 auf $95 \pm 39\,mm^2$ ($p < 0{,}001$).

Eine spezielle Situation ist beim provisorischen Bauchdeckenverschluss gegeben, hier sollte auf die Verwendung nichtresorbierbaren Materials wegen der hohen Gefahr einer Fistelbildung vollständig verzichtet werden. Die publizierten Fistelraten reichen bis zu 50 – 100 %, sodass 60 – 90 % der Meshes explantiert werden müssen (99; vgl. Kap. 8.6).

Literatur

1 Abramov, D., Jeroukhimov, I.,Yinnon, A., Abramov, Y., Avissar, E., Jerasy, Z., Lernau, O.: Antibiotic prophylaxis in umbilical and incisional hernia repair: a prospective randomised study. Eur J Surg. 1996; 162 : 945 – 8.
2 van Ackeren, H.: Chirurgie der Brüche des Erwachsenen. In: Baumgartl, F., Kremer, K., Schreiber, H. W. (Hrsg.). Spezielle Chirurgie für die Praxis. Stuttgart: Thieme; 1972 : 1 – 74.
3 Alexandre, J.H., Bouillot, J.L.: Recurrent inguinal hernia: surgical repair with a sheet of Dacron mesh by the inguinal route. Eur J Surg. 1996; 162 : 29 – 33 (discussion 35 – 6).
4 Andrews, E.: The ilio-hypogastric nerve in relation to herniotomy. Ann Surg. 1926; 83 : 79.
5 Avtan, L., Avci, C., Bulut, T., Fourtanier, G.: Mesh infections after laparoscopic inguinal hernia repair. Surg Laparosc Endosc. 1997; 7 : 192 – 5.
6 Becker, H., Dornhöffner, A., Ungeheur, E.: Operative Behandlung der Leistenbrüche. Dtsch Ärztebl. 1972; 71 : 2365.
7 Becker, E., Sullivan, J.E.: Ergebnisse nach Leistenbruchoperationen. Chirurg. 1972; 43 : 558.
8 Beekman, E., Sullivan, J.E.: Analysis of immediate postoperative complications in 2000 cases of inguinal hernia. Surg Gynecol Obstet. 1939; 68 : 1052.
9 Beets, G., Oosterhuis, K., Go, P., Baeten, C., Koostra, G.: Long-term follow-up (12 – 15 years) of a randomized controlled trial comparing Bassini-Stetten, Shouldice, and high ligation with narrowing of the internal ring for primary inguinal hernia repair. J Am Coll Surg. 1997; 185 : 352 – 7.
10 Beets, G.L., van Geldere, D., Baeten, C.G., Go, P.M.: Long-term results of giant prosthetic reinforcement of the visceral sac for complex recurrent inguinal hernia (see comments). Br J Surg. 1996; 83 : 203 – 6.
11 Bodhe, Y.G.: Conditions of testicle after division of cord in treatment of hernia. Br Med J. 1959; 1 : 1507.
11 a Brand, K.G., Brand, I.: Risk assessment of carcinogenesis at implantation sites. Plast Reconstr Surg. 1980; 66 : 591 – 5.
12 Brown, R.E., Kinateder, R.J., Rosenberg, N.: Ipsilateral thrombophlebitis and pulmonary embolism after Coopers's ligament herniorrhaphy. Surgery. 1980; 87 : 230.
13 Cannon, D.J., Read, R.C.: Metastatic emphysema: A mechanism for acquiring inguinal herniation. Ann Surg. 1981; 194 : 270.
14 Capelouto, C., Kavoussi, L.: Complications of laparoscopic surgery. Urology. 1993; 42 : 2 – 12.
15 Coda, A., Micca, F., Bossotti, M., Manfredi, S., Mattio, M., Ramelli, G., Canavesio, N., Bona, A.: Reoperations for chronic infections follwoing prosthetic hernia repair. Hernia. 1998; 2 : 163 – 7.
16 Condon, R.E., Nyhus, L.M.: Complications of groin hernia. In: Nyhus, L.M., Condon, R.E. (ed.), Hernia. Philadelphia: Lippincott; 1978 : 264 – 78.
17 Cunningham, J., Temple, W., Mitchell, P., Nixon, J., Prshaw, R., Hagen, N.: Cooperative hernia study – pain in the postrepair patient. Ann Surg. 1996; 224 : 598 – 602.
18 Davis, L.: Complications and sequelae of operation for inguinal hernia. JAMA. 1916; 67 : 480.
19 Deans, G.T., Wilson, M.S., Royston, C.M., Brough, W.A.: Recurrent inguinal hernia after laparoscopic repair: possible cause and prevention (see comments). Br J Surg. 1995; 82 : 539 – 41.
20 Eiseman, B., Robinson, R.M., Brown, R.H.: Simultaneous appendectomy and herniorrhaphy without prophylactic antibiotic therapy. Surgery. 1962; 51 : 578.
21 Eiseman, B., Fowler, W.G., Robinson, J.M.: Appendectomy during right inguinal herniorrhaphy. Ann Surg. 1959; 149 : 110.
22 Fischer, M., Wuppermann, T.: Einführung in die Doppler-Sonographie: Periphere Gefäße und hirnversorgende Arterien. München: Urban & Schwarzenberg; 1985.
23 Foschi, D., Corsi, F., Cellerino, P., Trabucchi, A., Trabucchi, E.: Late rejection of the mesh after laparoscopic hernia repair. Surg Endosc. 1998; 12 : 455 – 7.

24 Gessner, N.B.: Some experimental work on circulation of the testicle. Am J Urol. 1915; 11 : 104.
25 Glassow, F.: Recurrent inguinal and femoral hernia. Br Med J. 1970; 1 : 215.
26 Glassow, F.: The surgical repair of inguinal and femoral hernias. Can Med Assoc J. 1973; 108 : 308.
27 Glassow, F.: The Shouldice repair for inguinal hernia. In: Nyhus, L.M., Condon, R.E. (ed.), Hernia. Philadelphia: Lippincott; 1978.
28 Griffiths, M.A.: The effects upon the testis of ligature of the spermatic artery, spermatic veins and of both artery and veins. J Anat Physiol. 1895; 30 : 81.
29 Hall, P.P.: Recurrent inguinal hernia. J Int Coll Surg. 1951; 15 : 6.
30 Halsted, W.B.: The cure of the more difficult as well as the simpler inguinal ruptures. John Hopkins Hosp Bull. 1903; 14 : 208.
31 Halveson, K,. McVay, C.B.: Inguinal and femoral hernioplasty. A 22-year study of the author's methods. Arch Surg. 1970; 101 : 127.
32 Haskell, D.L., Sunshine, B., Heifetz, C.J.: A study of bladder catheterization with inguinal hernia operations. Arch Surg. 1974; 109 : 378.
33 Haynes, B., Bessen, H., Hynes, V.: The diagnosis of testicular torsion. JAMA. 1983; 249 : 2522.
34 Heifetz, C.J.: Resection of the spermatic cord in selected inguinal hernias. Arch Surg. 1971; 102 : 36.
35 Heydorn, W.H., Velanovich, V.: A five year US Army experience with 36 250 abdominal hernia repair. Am Surg. 1990; 56 : 596 – 600.
36 Heynemann, H., Scharf, R., Steich, U., Cobet, U., Langkopf, B.: Diagnostische Wertigkeit der Doppler-Sonographie bei akuten urologischen Krankheitsbildern im Skrotalbereich. Z Ärztl Fortbild. 1984; 78 : 203.
37 Hofbauer, C., Andersen, P.V., Juul, P., Qvist, N.: Late mesh rejection as a complication to transabdominal preperitoneal laparoscopic hernia repair. Surg Endosc. 1998; 12 : 1164 – 5.
38 Hofmann, K.-T., Simonis, G., Männl, H.F.M., Koch, B.: Iatrogene Verletzungen der großen Gefäße und am Herzen. Münch Med Wochenschr. 1974; 116 : 975.
39 Iles, J.: Specialization in elective herniorrhaphy. Lancet. 1965; 1 : 751.
40 Iles, J.D.H.: Adductor injury: A common cause of groin pain often misdiagnosed as hernia. Can Fam Phys. 1968.
40 a James, S.J., Progribna, M., Miller, B.J., Brolon, B., Muskhelishvili, L.: Characterization of cellular response to silicone implants in rats: implication for foreign-body carcinogenesis. Biomaterials 1997; 18 : 667 – 75.
41 Janu, P.G., Sellers, K.D., Mangiante, E.C.: Mesh inguinal herniorrhaphy: a ten-year review. Am Surg. 1997; 63 : 1065 – 9.
42 Janu, P.G., Sellers, K.D., Mangiante, E.C.: Recurrent inguinal hernia: preferred operative approach. Am Surg. 1998; 64 : 569 – 73.
42 a Jennings, T., Peterson, L., Axiotis, C., Freidlaender, G., Cooke, R., Rosai, J.: Angiosarcoma associated with foreign body material. A report of three cases. Cancer 1988; 62 : 2436 – 44.
43 Juler, G.L., Stemmer, E.A., Fullerman, R.W.: Inguinal hernia and colorectal carcinoma. Arch Surg. 1972; 104 : 778.
44 Klinge, U.: Complications in open hernia surgery. In: Schumpelick, V., Wantz, G.E.: Inguinal Hernia Repair. Basel: Karger; 1995: 326 – 39.
45 Klinge, U., Klosterhalfen, B., Müller, M., Schumpelick, V.: Foreign body reaction to meshes used for the repair of abdominal wall hernias. Eur J Surg. 1999.
46 Koontz, A.R.: Atrophy of the testicle as a surgical risk. Surg Gynecol Obstet. 1965; 120 : 511.
47 Kopell, H.B., Thompson, W.A.L., Postel, A.H.: Entrapment neuropathies of the ilioinguinal nerve. N Engl J Med. 1962; 266 : 16.
48 Kupczyk-Joeris, D., Kalb, A., Höfer, M., Töns, Ch., Schumpelick, V.: Doppler-Sonographie der Hodendurchblutung nach Leistenhernienreparation. Chirurg 1989; 60 : 536 – 40.

49 Langer, I., Herzog, U., Schuppisser, J.P., Ackermann, C., Tondelli, P.: Preperitoneal prosthesis implantation in surgical management of recurrent inguinal hernia. Retrospective evaluation of our results 1989–1994. Chirurg. 1996; 67:394–402.
50 Laube, J., Bellmann, J.: Irreversible Infarzierung des Hodens und des Ovars durch inkarzerierte Leistenhernien im Säuglingsalter. Zentralbl Chir. 1977; 102:744.
51 Leahy, P.: Diagnosis of testicular torsion using Doppler ultrasonic examination. Br J Urol. 1986; 58:696.
52 Leber, G.E., Garb, J.L., Alexander, A.I., Reed, W.P.: Long-term complications associated with prosthetic repair of incisional hernias. Arch Surg. 1998; 133:378–82.
53 Le Cultre, C., Cuendent, A., Richon, J.: Häufigkeit der Hodenatrophien nach inkarzerierten Hernien. Z Kinderchir. 1983; 38(Supp):39.
54 Leibl, B.J., Schmedt, C.G., Schwarz, J., Daubler, P., Kraft, K., Schlossnickel, B., Bittner, R.: A single institution's experience with transperitoneal laparoscopic hernia repair. Am J Surg. 1998; 175:446–51.
55 Lichtenstein, I.L.: Herniorrhaphy: A personal experience with 6.321 cases. Am J Surg. 1987; 153:553–9.
56 Lichtenstein, I.L., Shulman, A.G., Amid, P.K., Montllor, M.M.: Cause and prevention of postherniorraphy neuralgia: A proposed protocol for treatment. Am J Surg. 1988; 155:786–90.
57 Marsden, A.J.: Inguinal hernia. A three-year review of two thousand cases. Br J Surg. 1962; 216:384.
58 McLanahan, D., King, L.T., Weems, C., Novotney, M., Gibson, K.: Retrorectus prosthetic mesh repair of midline abdominal hernia. Am J Surg. 1997; 173:445–9.
59 McVay, C.B.: Inguinal hernioplasty: Common mistakes and pitfalls. Surg Clin N Am. 1966; 46:1089.
60 Memon, M.A., Rice, D., Donohue, J.H.: Laparoscopic herniorrhaphy. J Am Coll Surg. 1997; 184:325–35.
61 Menke, H., John, K.D., Klein, A., Lorenz, W., Junginger, Th.: Präoperative Risikoeinschätzung mit der ASA-Klassifikation. Chirurg. 1992; 63:1029–34.
62 Michelsen, M., Walter, F.: Wundheilungsstörungen bei der Hernia inguinalis – im Vergleich der ambulanten und stationären Operationen. Z Ärztl Fortbild. 1982; 76:298.
63 Mings, H., Olsen, J.D.: Reduction „en masse" of groin herniae. Arch Surg. 1965; 90:764.
64 Mizgala, C., Hartrampf jr, C. R., Bebbett, C. K.: Assessment of the abdominal wall after pedicled TRAM flap surgery: 5- to 7-year follow-up of 150 consecutive patients. Plast Reconstr Surg. 1994; 93:5.
65 Moosmann, D.A., Oelrich, T.M.: Prevention of accidental trauma to the ilioinguinal nerve during inguinal herniorrhaphy. Am J Surg. 1977; 133:146.
66 Morris Stiff, G.J., Hughes, L.E.: The outcomes of nonabsorbable mesh placed within the abdominal cavity: literature review and clinical experience. J Am Coll Surg. 1998; 186:352–67.
67 Müller, E., Rupert, D.: Testikuläre Komplikationen nach Leistenbruchoperationen im Säuglings- und Kindesalter. Med Welt. 1980; 31:1348.
68 Müller, M., Klinge, U., Conze, J., Schumpelick, V.: Abdominal wall compliance after Marlex Mesh implantation for incisional hernia repair. Hernia. 1998; 2:113–7.
69 Mumenthaler, V.A., Mumenthaler, M., Luciana, G., Kramer, J.: Das Ilioinguinalis-Syndrom. Dtsch Med Wochenschr. 1965; 90:1073.
70 Murdoch, R.W.G.: Testicular strangulation form incarcerated inguinal hernia in infants. J R Coll Surg Edinb. 1979; 24:97.
71 Myers, M.B., Cherry, G., Heimburger, St., et al: The effect of edema and external pressure on wound healing, Arch Surg. 1967; 94:218.
72 Nasrallah, P., Manzone, D., King, L.: Falsly negative Doppler examinations in testicular torsion. J Urol. 1975; 113:66.
73 Neunhof, H., Mencher, W.H.: The viability of the testis following complete servance of the spermatic cord. Surgery. 1940; 8:672.
74 Nichelsen, M., Walter, F.: Wundheilungsstörungen bei der Hernia inguinalis. Z Ärztl Fortbild. 1982; 76:298–9.
75 Niemann, F., Kovacicek, St., Sailer, R.: Gefäßverletzungen bei Leisten- und Schenkelbruchoperationen. Chirurgische Sorgfaltspflicht und Kriterien schuldhaften Verhaltens. Zbl Chir. 1971; 12:408.
76 Nissen, H.M.: Constriction of the femoral vein following inguinal hernia repair. Acta Chir Scand. 1975; 141:279.
77 Nyhus, L.M., Condon, R.E., Harkins, H.N.: Clinical experiences with preperitoneal hernial repair for all types of hernia of the groin. Am J Surg. 1960; 100:234.
78 Obney, N.: Hydroceles of the testicle complicating inguinal hernias. Can Med Assoc J. 1956; 75:733.
78a Ott, G.: Fremdkörpersarkome. Berlin: Springer, p. 114, 1970.
79 Palumbo, L.T., Sharpe, W.S.: Primary inguinal hernioplasty in the adult. Surg Clin N Am. 1971; 51:1293.
80 Peacock, E.E.J.: Biology of hernia. In: Nyhus, L.M., Condon, R.E. (eds.), Hernia. Philadelphia: Lippingcott; 1978.
81 Pfeffermann, R., Freud, H.: Symptomatic hernia: Straungulated hernia combined with acute abdominal disease. Am J Surg. 1972; 124:60.
82 Pollak, R., Nyhus, L.M.: Complications of groin hernia repair. Surg Clin N Am. 1983; 63:1363.
83 Ponka, J.L.: Hernias of the abdominal wall. – Intraoperative complications during hernia repair. – Early and late postoperative complications and their management. Philadelphia: Saunders; 1980: 573–617.
84 Rao, R., Kim, H., Mathrubhutam, M., Lee, K.N.: Meralgia paresthetica: unustual complications of inguinal herniorrhaphy. JAMA. 1977; 237:2525.
85 Read, R.C.: Bilaterality and the prosthetic repair of large current inguinal hernias. Am J Surg. 1979; 138:788.
86 Read, R.C., Barone, G.W., Hauer Jensen, M., Yoder, G.: Preperitoneal prosthetic placement through the groin. The anterior (Mahorner-Goss, Rives-Stoppa) approach. Surg Clin N Am. 1993; 73:545–55.
87 Rehbein, F., Reismann, B.: Der Leistenbruch des Säuglings. Langenbecks Arch Chir. 1965; 313:425.
88 Riccitelli, M.L.: Pulmonary embolism: Modern concepts and diagnostic techniques. J Am Geriatr Soc. 1970; 18:714.
89 Richardson, W.R.: Inguinal hernia of the internal genitalia in female infants and children. Am J Surg. 1963; 29:446.
90 Ris, H.-B., Aebersold, P., Stucki, U., Stirnemann, H., Doran, J.: 10 Jahre Erfahrungen mit einer modifizierten Operationstechnik nach Shouldice für Inguinalhernien bei Erwachsenen. I. Methode u. Resultate bei 726 nachkontrollierten Operationen. Chirurg. 1987; 58:93–9.
91 Rutledte, R.H.: Cooper's ligament repair for adult groin hernias. Surgery. 1980; 87:601.
92 Rydell, W.B.: Inguinal and femoral hernias. Arch Surg. 1963; 87:493.
93 Savran, J., Brown, St. A.: An unusual complication of inguinal herniorrhapy. Int Surg. 1972; 57:583.
94 Schega, W.: Qualitätsstudie Chirurgie NRW 1982, Jahresauswertung Sammelstatistik - Klinikauswertung „Leistenhernie" Blatt 1–3, Dtsch. Ges. f. Chir.
95 van Schilfgaarde, R.: A relationsship between inguinal hernia and carcinoma of the colon – Is there any? Arch Chir Neerl. 1974; 26:243.
96 Schlickewei, W., Farthmann, E.H., Zoche, H.: Zum Stellenwert präoperativer diagnostischer Maßnahmen bei Leistenhernien im Erwachsenenalter. Vortrag, Tagung Mittelrheinischer Chirurgen, Kaiserslautern 1983.
97 Schumpelick, V.: Leistenbruch-Reparation nach Shouldice. Chirurg. 1984; 55:25.
98 Schumpelick, V., Arlt, G., Schlachetzki, A., Klosterhalfen, B.: Chronic inguinal pain following TAPP. A case of mesh shrinkage. Chirurg. 1997; 68:1297–300.
99 Schumpelick, V., Kingsnorth, G.: Incisional Hernia of the Abdominal Wall. Berlin: Springer; 1999.

100 Schumpelick, V., Klosterhalfen, B., Müller, M., Klinge, U.: Minimierte Polypropylen Netze zur präperitonealen Netzplastik (PNP) – eine prospektive randomisierte klinische Studie. Chirurg. 1999; 70:422–30.
100a Schumpelick, V., Wantz, G.E.: Inguinal hernia repair. Karger Verlag Basel. 1995, p. 328.
101 Shamberger, R.C., Ottinger, L.W., Malt, R.A.: Arterial injuries during inguinal herniorrhaphy. Ann Surg. 1984; 200:83.
102 Shearburn, E.W., Myers, R.N.: Shouldice repair for inguinal hernia. Surgery. 1969; 66:450.
103 Silich, R.C., McSherry, C.K.: Spermatic granuloma. An uncommon complication of the tension-free hernia repair. Surg Endosc. 1996; 10:537–9.
104 Slattery, L.R., Grier, W.R.N.: Immediate complications of surgery on hernia. Surg Clin N Am. 1964; 44:461.
105 Slim, K., Pezet, D., Le Roux, S., Chipponi, J.: Mesh infection after laparoscopic herniorrhaphy. Eur J Surg. 1996; 162:247–8.
106 Starling, J.R., Harms, B.A.: Diagnosis and treatment of genitofemoral and ilioinguinal neuralgia. World J Surg. 1989; 13:586–91.
107 Stoppa, R.E.: The treatment of complicated groin and incisional hernias. World J Surg. 1989; 13:545–54.
108 Stulz, P., Pfeiffer, K.M.: Peripheral nerves injuries resulting from common surgical procedures in the lower portion of the abdomen. Arch Surg. 1982; 117:324.
109 Swanson, F.A., Chaplern, F.K.: Infertility as a consequence of bilateral herniorrhaphies. Fertil Steril. 1977; 28:1118.
110 Temudom, T., Siadati, M., Sarr, M.G.: Repair of complex giant or recurrent ventral hernias by using tension-free intraparietal prosthetic mesh (Stoppa technique): lessons learned from our initial experience (50 patients). Surgery. 1996; 120:738–43.
111 Terezis, N.L., Davis, W.C., Jackson, F.C.: Carcinoma of the colon associated with inguinal hernia. N Engl J Med. 1963; 268:774.
112 Töns, Ch., Schumpelick, V.: Das Ramus genitalis-Syndrom nach Hernienreparation – Eine klinische Studie zur Frage der Vermeidbarkeit. Chirurg. 1990; 61:441–3.
113 Treutner, K., Winkeltau, G., Lerch, M.M., Stadel, R., Schumpelick, V.: Postoperative intraabdominelle Adhäsionen ein neues standardisiertes und objektiviertes Tiermodell und Testung von Substanzen zur Adhäsionsprophylaxe. Langenbecks Arch Chir. 1989; 374:99–104.
114 Trupka, A., Hallfeldt, K., Schmidbauer, S., Schweiberer, L.: [Incisional hernia repair with an underlay polypropylene mesh plasty: an excellent technique from French hernia surgeons. Chirurg. 1998; 69: 766–72.
115 Ungeheuer, E., Hermann, F.: Komplikationen nach Leistenhernienoperationen. Chirurg. 1984; 55:564.
116 Urbach, K.F., Lee, W.R., Sheely, L.L., Lang, F.L., Sharp, R.P.: Spinal or general anesthesia for inguinal hernia repair? A comparison of certain complications in a controlled series. JAMA 1964; 190:25.
117 Uzzo, R., Lemack, G., Morissey, K., Goldstein, M.: The effects of mesh bioprosthesis on the spermatic cord structures: a preliminary report in a canine model. J Urol. 1999; 161:1344–9.
118 Vestweber, K., Lepique, F., Haaf, F., Horatz, M., Rink, A.: Results of recurrent abdominal wall hernia repair using polypropylene-Mesh. Zentralbl Chir. 1997; 122:885–8.
119 Vordermark, J.II.: Testicular torsion: Management with ultrasonic Doppler flow detector. Urology. 1984; 24:41.
120 Wandall, H.: Leucocyte mobilization and function in vitro of blood and exudative leucocytes after herniotomy. Br J Surg. 1982; 69:669.
121 Wantz, G.E.: Testicular atrophy as a risk of inguinal hernioplasty. Surg Gynecol Obstet. 1982; 154:570.
122 Wantz, G.E.: Complications of inguinal hernia repair. Surg Clin N Am. 1984; 64:287.
123 Wantz, G.E.: Perfusion of the testicles and ischemic orchids. In: Schmupelick, V., Wantz, G.E. (eds). Inguinal Hernia Repair. Basel: Karger; 1995: 345–54.
124 White, T.J., Santos, M.C., Thompson, J.S.: Factors affecting wound complications in repair of ventral hernias. Am Surg. 1998; 64:276–80.

19 Postoperative Nachsorge

Mit Christian Peiper

19.1 Mobilisation

Die postoperative Mobilisation des Patienten nach Hernienoperation wird unterschiedlich gehandhabt. Während einzelne Chirurgen, zumal bei Rezidivbrüchen, eine längere Immobilisation durch strikte Bettruhe als Voraussetzung des Operationserfolgs betrachten, fordern andere zur Vermeidung von Thrombosen und pulmonalen Komplikationen die Frühmobilisation. Die Begründung des jeweiligen Therapieregimes ist weitgehend empirisch und nicht frei von Subjektivismen. So war es im 2. Weltkrieg Order in der britischen Armee, dass jeder Patient mit einer Leistenbruchoperation für 3 Wochen strikte Bettruhe einzuhalten hätte (18). Gleichzeitig propagierten amerikanische Chirurgen mit gleich gutem Erfolg die Mobilisation des Patienten bereits am Operationstag (7).

In einer prospektiven kontrollierten Studie konnten Blodgett und Beattle bereits 1947 zeigen (Tabelle 19.1), dass der Zeitpunkt der Mobilisation ohne Einfluss auf die Bruchheilung ist. Selbst eine Mobilisation am Operationstage führt zu keiner Steigerung der Rezidivquote oder Komplikationsrate gegenüber Patienten mit mehrtägiger Bettruhe (8, 17, 18, 23, 37, 38, 41). Rational begründet ist eine frühe Mobilisation durch die Tatsache, dass die Belastungsstabilität der Hernienreparation ohnehin in den ersten 6 Wochen durch das Nahtmaterial und erst später zunehmend durch Narbenheilung gewährleistet ist (Kap. 8.5 u. 8.6) (32). Eine Immobilisation in den ersten Tagen vermag den Heilungsprozess ebensowenig zu beschleunigen wie ein zusätzlicher Gips die Frakturheilung bei einer belastungsstabilen Osteosynthese.

Für das praktische Vorgehen gilt heute, dass die Mobilisation des Patienten spätestens 24 h postoperativ erfolgen sollte. Bereits Wright (55) wies darauf hin, dass das Thromboserisiko am geringsten ist, wenn der Patient innerhalb der ersten 48 h mobilisiert wird. Bellis et al. demonstrierten bereits 1947, dass frühes Aufstehen die venöse Durchblutung im Bereich der unteren Extremitäten und der Lungenstrombahn steigert (7).

Voraussetzung einer frühen Mobilisation ist allerdings die ausreichende Analgesie durch großzügige postoperative Verabreichung von Schmerzmitteln. Bei stark adipösen Patienten, Rezidivhernien oder bei kompliziertem, unübersichtlichem oder blutigem Operationssitus besteht die berechtigte Furcht vor lokalen Wundkomplikationen. Eine verzögerte Mobilisation wird hierbei häufig mit der Furcht vor lokalen Wundkomplikationen begründet. Beacon et al. (6) konnten in einer kontrollierten Studie zeigen, dass in diesen Fällen durch Einlage einer subkutanen Saugdrainage für 24–48 h das Komplikationsrisiko bei komplizierten Hernien signifikant zu senken ist (Tabelle 19.2). Wir selbst haben in einer kontrollierten Studie zeigen können, dass die postoperative Redon-Drainage bei der Reparation primärer Hernien nicht erforderlich ist (39).

19.2 Ambulante Chirurgie

Die frühzeitige Mobilisation am Operationstag ist die Voraussetzung ambulanter Hernienchirurgie. Seit den 50er-Jahren wurden in zahlreichen Studien aus Großbritannien, Schweden, den USA und der DDR die Vorteile einer ambulanten Versorgung von Leistenhernienpatienten herausgestellt (1, 2, 5, 18, 21, 34, 36, 44, 45). Pioniere ambulanter Leistenchirurgie waren Farquharson 1955 (18), Stephens und Dudley 1961 (50) sowie Morris et al. 1968 (35). In einem kontrollierten Versuch konnte Adler (3) zeigen, dass bei einem 48-stündigen Kran-

Tabelle 19.1 Kontrollierte Studie zum Einfluss des Zeitpunkts des 1. postoperativen Aufstehens auf die Rezidivquote nach Hernienreparation (nach 12).

Hernientyp	n	1. Tag	7.–15. Tag
Indirekte Hernie	245	4,3%	3,8%
Direkte Hernie	85	11,1%	12,1%

Tabelle 19.2 Kontrollierte Studie zum Einfluss der postoperativen subkutanen Saugdrainage nach Hernienreparation (nach 6).

	Unkomplizierte Hernie		Komplizierte Hernie	
	Redon	Kontrolle	Redon	Kontrolle
Patienten insgesamt	89	122	51	39
Davon:				
– ohne Befund	85	110	42	20
– mit Hämatom, Infektion	4 (4,5%)	12 (9,8%)	9 (17,6%)*	19 48,7%

* ($p < 0,01$)

Tabelle 19.3 Kontrollierte Studie zum Einfluss des Zeitpunkts der postoperativen Entlassung nach Hernienreparation (nach 3).

Komplikation	Entlassung nach	
	2 Tagen (n = 56)	6–7 Tagen (n = 49)
Wundinfektion	2	2
Bronchopneumonie	2	2
Hämatom	1	–
Skrotalödem	1	–

kenhausaufenthalt sowohl die Komplikationsrate als auch die Rezidivquote nicht höher lag als bei einer Liegedauer von 5–6 Tagen (Tabelle 19.3).

Hintergrund der Favorisierung ambulanter Leistenhernienchirurgie waren die Wartelisten in den staatlichen Krankenhäusern Großbritanniens, Schwedens und der DDR, wie auch die Kostenexplosion im Gesundheitswesen. Seither wird an vielen Institutionen die Leistenhernienchirurgie regelhaft ambulant betrieben. Hierbei ist die Akzeptanz durch Patienten und Hausärzte mit 80–90% sehr gut, lediglich die Familien der Operierten fühlen sich durch die frühe Entlassung zusätzlich belastet und würden bei einem erneuten Eingriff den stationären Aufenthalt vorziehen (2). In der Tat wird der Kostenvorteil für das öffentliche Gesundheitswesen bei der ambulanten Hernienchirurgie zumindestens teilweise durch eine direkte Inanspruchnahme der Familie des Operierten erreicht.

Ambulante Leistenhernienchirurgie ist an einige wesentliche Voraussetzungen geknüpft (44). Diese sind:
- spezielle Einrichtungen mit der Möglichkeit zur Tagesbetreuung ambulant operierter Patienten,
- Gewährleistung der lückenlosen weiteren ambulanten Patientenbetreuung,
- sichere, schnelle und standardisierte Operationstechniken mit niedriger Komplikationsquote,
- gute Prämedikation, Lokalanästhesie und Gewährleistung einer postoperativen Analgesie durch i.m. Injektion von Analgetika,
- postoperative Überwachung, Betreuung am Operationstag durch das Pflegepersonal der Einheit,
- Betreuung und Hausbesuche durch Gemeindeschwester und Hausarzt in den ersten postoperativen Tagen unter Einhaltung einer engen fachmännischen und konkurrenzfreien Kommunikation,
- niedrige Spätkomplikationsrate mit einer Wiederaufnahmequote unter 3%, einer verzögerten Entlassungsquote nicht über 5%,
- Möglichkeit der stationären Überwachung nicht entlassungsfähiger Patienten,
- Leistungshonorare, die dem Engagement zur Steigerung der Rentabilität entsprechen,
- Akzeptanz durch den Patienten und seine Angehörigen.

So bevorzugen es nach Kornhall und Olsson (31) bei präoperativer Befragung 40% der Patienten, im Anschluss an eine Leistenoperation über eine Nacht im Krankenhaus zu bleiben. Postoperativ sind 96% der Patienten und 100% der Hausärzte mit der Durchführung einer „Day-Case"-Hernienoperation zufrieden (5).

Argumente gegen eine regelhafte ambulante Chirurgie der Leistenhernie kommen von sozioökonomischer und medizinischer Seite. Wirtschaftlich gesehen verlagert die ambulante Leistenhernienchirurgie einen Großteil der ersparten Kosten auf die Familie, den Hausarzt und die Gemeindeschwester. Per saldo resultiert gegenüber einem kurzen Krankenhausaufenthalt in Abhängigkeit vom jeweiligen Bettensatz nur ein geringer bis mäßiger volkswirtschaftlicher Gewinn (2). Auch ergibt sich hinsichtlich der Dauer der postoperativen Arbeitsunfähigkeit kein Vorteil ambulanter Leistenhernienoperationen (2).

Von medizinischer Seite kann angeführt werden, dass ca. 85% der postoperativen Komplikationen innerhalb der ersten 48 h aufzutreten pflegen (35). An einer unselektionierten Gruppe von Patienten konnten Cannon et al. (16) zeigen, dass unter Anlage von strengen Kriterien nur 23% innerhalb der ersten 48 h, 85% aber innerhalb der ersten 5 Tage zu entlassen waren. Hierbei ergänzten sich allgemeine Gründe (z.B. chronische Erkrankungen, eingeschränkte soziale oder häusliche Umstände) mit speziell medizinischen Gründen (z.B. beidseitige Leistenhernie, Rezidivhernie) und postoperativen Komplikationen (anhaltendes Fieber [80%], pulmonale Infekte [16%], internmedizinische Probleme und Wundinfekte).

Wir selbst praktizieren die Tageschirurgie bei der Leistenhernie des Kindes seit 1981 mit gutem Erfolg. Erwachsene bleiben in der Regel bis zum 3.–4. postoperativen Tag in der Klinik, 15% werden ambulant operiert.

19.3 Krankenhausaufenthalt

Die Aufenthaltsdauer nach Hernienoperation lässt im internationalen Vergleich beträchtliche Schwankungen erkennen (25). Sie lag 1972 zwischen 6,2 Tagen in Schweden, 6,3 Tagen in den USA, 7,2 Tagen in Großbritannien und 12,0 Tagen in der Schweiz (Abb. 19.1). Für die Bundesrepublik Deutschland ergibt sich 1980 gemäß Angaben der AOK ein durchschnittlicher Krankenhausaufenthalt von 14,3 Tagen (49) (Tabelle 19.4). Für die DDR lagen die Vergleichszahlen 1977 bei 12,2 Tagen (33) (Abb. 19.1).

Diese Unterschiede sind nahezu ausschließlich auf die postoperative Aufenthaltsdauer in den unterschiedlichen Ländern zurückzuführen. Für diesen Sachverhalt ist eine rationale oder medizinische Begründung nicht anzugeben. Dies fällt umso schwerer, da auch in der Bundesrepublik Deutschland eine große Variationsbreite der postoperativen Aufenthaltsdauer zu verzeichnen ist (42). So drängt sich der Verdacht auf, dass zumindest ein Teil der langen Liegezeiten nach Her-

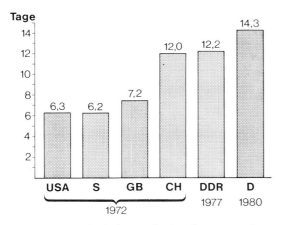

Abb. 19.1 Vergleich der Krankenhausliegezeit nach Leistenhernienoperation in verschiedenen Ländern.

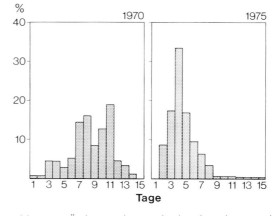

Abb. 19.2 Änderung der Krankenhausliegedauer nach Leistenhernienoperation unter dem Einfluss der Erkenntnis, dass eine längere Liegedauer keinen besseren Heilungserfolg garantiert (nach 2).

Tabelle 19.4 Entwicklung der Krankenhausaufenthaltsdauer (Angabe in Tagen) nach Hernienreparation bei den Mitgliedern der AOK zwischen 1976 und 1980 (AOK-Statistik 1982).

	1976	1977	1978	1979	1980
Männlich	15,7	15,3	14,8	14,9	14,3
Weiblich	17,4	15,0	15,0	15,7	14,3

E. Bassini (1890) 15,9

nienoperationen aus einer übertriebenen Fürsorglichkeit des Chirurgen und einer übersteigerten Ängstlichkeit des Patienten resultiert. Für diese Kollegen mag die Tatsache ermutigend wirken, dass die Entlassung in der ersten Woche nach der Operation ein für Patient und Arzt gleichermaßen sicheres und akzeptables Vorgehen darstellt.

Dieser Sachverhalt wurde bislang in zahlreichen kontrollierten Studien bewiesen (2, 33, 38). Beeinflusst von der Erkenntnis, dass sowohl die Rezidivquote als auch Komplikationsrate von der Dauer des postoperativen Aufenthalts unabhängig ist, hat sich z. B. in manchen Bezirken Großbritanniens die postoperative Liegedauer nach Leistenhernienoperationen seit 1970 mehr als halbiert (2) (Abb. 19.2). Auch an der eigenen Klinik hat sich die Aufenthaltsdauer nach Leistenhernienoperationen innerhalb von 20 Jahren von durchschnittlich 11,2 auf 3,7 Tage reduziert (47, 49).

19.4 Arbeitsunfähigkeit

Die durchschnittliche Dauer der verschriebenen Arbeitsunfähigkeit nach Leistenoperationen liegt zwischen 4 und 8 Wochen (24, 34, 54). Bei AOK-Versicherten betrug sie von 1976–1980 etwa 40 Tage (Tabelle 19.5).

Nach Iles (28) ist das präoperative Niveau der Aktivität aber bereits nach 4 Wochen wieder erreicht. Ohne Einfluss auf den Zeitpunkt der Arbeitsfähigkeit ist die Dauer des Krankenhausaufenthalts (46).

Ganz wesentlich wird der Zeitpunkt der Wiederaufnahme der Arbeit bestimmt von den Empfehlungen des Hausarztes und der Arbeitswilligkeit des Patienten. So ist es zu erklären, dass sich retrospektiv Faktoren analysieren lassen, die den Zeitpunkt der Wiederaufnahme der Arbeit eindeutig beeinflussen:

- **Art der Tätigkeit:** Schwerarbeiter setzen in der Regel 2 Wochen länger mit der Arbeit aus als Patienten mit leichter körperlicher Tätigkeit (14). Selbständige pausierten kürzer als Angestellte (4) (Abb. 19.3).
- **Rezidivhernie:** Patienten mit einem Hernienrezidiv beginnen in der Regel 2 Wochen später mit der Arbeit als solche mit einer Primärmanifestation.
- **Arbeitsunfähigkeit vor der Operation:** Patienten mit langer präoperativer Arbeitsunfähigkeit sind durchschnittlich länger postoperativ arbeitsunfähig (51).
- **Arbeitswille:** Selbständige arbeiten im Durchschnitt 2 Wochen früher wieder als Nichtselbständige (13).
- **Beidseitigkeit:** Bei beidseitiger Leistenhernie wird durchschnittlich erst 2 Wochen später die Arbeit wieder aufgenommen.

Tabelle 19.5 Entwicklung der durchschnittlichen Arbeitsunfähigkeit (Angabe in Tagen) nach Leistenhernienreparation bei AOK-Versicherten zwischen 1976 und 1980 (AOK-Statistik 1982).

	1976	1977	1978	1979	1980
Männlich	39,9	41,0	41,4	41,5	41,0
Weiblich	40,0	38,1	43,7	38,3	38,6

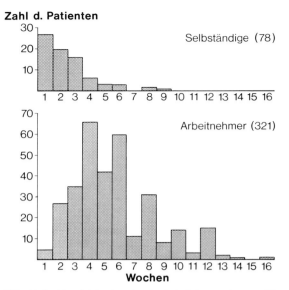

Abb. 19.**3** Vergleich der durchschnittlichen Arbeitsunfähigkeit von Selbstständigen (n = 78; oben) und Arbeitnehmern (n = 321; unten) nach Leistenhernienoperation (nach 43).

- **Wundkomplikationen:** Wundinfekte bedeuten naturgemäß eine zusätzliche Verlängerung der postoperativen Arbeitsunfähigkeit.

Überraschenderweise hat die Teilnahme an einer kontrollierten Studie eine Verlängerung der postoperativen Arbeitsunfähigkeit zur Folge (46). Die Begründung für diese Fakten ist weitgehend empirisch bzw. subjektiv. In verschiedenen Studien konnte keine Abhängigkeit zwischen der Art der Tätigkeit, dem Zeitpunkt der Wiederaufnahme der Arbeit und der Rezidivrate festgestellt werden (4, 54). Bourke und Taylor (13) konnten zeigen, dass bei entsprechender Motivation durch den Chirurgen eine postoperative Kürzung der Arbeitsunfähigkeit um 25 Tage möglich war, ohne eine Steigerung der Rezidivrate zur Folge zu haben. Hierbei ergaben sich keine Unterschiede zwischen leichter und schwerer körperlicher Arbeit.

In einer neueren Untersuchung von Taylor und Dewar (51) konnte an Soldaten der Royal Navy gezeigt werden, dass die Wiederaufnahme der vollen Tätigkeit 3 Wochen nach der Operation zu einem gleich guten Ergebnis führte wie die Teilbelastung von der 4. bis zur 12. Woche. Kein Patient in der erstgenannten Gruppe war nach Ablauf der 3. Woche in der Ausübung seiner beruflichen Tätigkeit in irgendeiner Weise behindert. Unter gleichen Bedingungen untersuchte Zivilpersonen kehrten bei Empfehlung eines frühen Termins zur Wiederaufnahme der Arbeit nach 38 Tagen, ohne diese erst nach 71 Tagen zur Arbeit zurück.

Insgesamt ist die Dauer der Arbeitsunfähigkeit nach Leistenhernienoperationen in das subjektive Ermessen des Patienten und des Arztes gestellt. Als Orientierungsgröße kann gelten, dass bei unkompliziertem Verlauf 2–3 Wochen nach der Operation die präoperative Aktivität wieder hergestellt ist. Diese ist im Wesentlichen eingeschränkt durch die postoperativen Beschwerden des Patienten. Bedenken bezüglich einer zu frühzeitigen Belastung der operierten Leiste durch das Heben oder Tragen schwerer Lasten und die damit verbundene Empfehlung der körperlichen Schonung für 3–6 Wochen, wie sie vor wenigen Jahren auch noch von uns ausgesprochen wurde, sind nicht mehr aktuell. Klinische und experimentelle Untersuchungen haben gezeigt, dass Muskelzug alleine keine wesentliche Belastung der reparierten Leiste darstellt.

Relevant alleine ist eine ruckartige Erhöhung des intraabdominellen Drucks, wie es beim Husten oder bei plötzlichen Bewegungen auftritt. Aber auch hierbei bewegen sich die gemessenen Kräfte auf einem Niveau, das ca. ein Zehntel der maximalen Belastbarkeit der lege artis ohne Netzverstärkung reparierten Leistenregion ausmacht (40). Zusätzlich ist das Operationsgebiet in der frühen postoperativen Phase durch die Schmerzempfindung des Patienten geschützt. Wir sind daher dazu übergegangen, den Patienten alle Aktivitäten uneingeschränkt zu gestatten, die sie sich selbst von ihrem Schmerzniveau her zutrauen.

19.5 Autofahren und Sport

Das selbstständige Steuern eines Kraftfahrzeugs ist durch die schmerzbedingte Reaktionsverzögerung des Beins der operierten Seite beeinträchtigt. Welsh und Hopton (53) zeigen, dass sich diese Reaktionsverzögerung erst am 10. postoperativen Tag verliert (Tabelle 19.**6**). In dieser Zeit ist von der selbstständigen Führung eines Kraftfahrzeugs abzuraten („Informationsblatt").

Sportliche Aktivität nach Leistenhernienoperation kann in Abhängigkeit vom subjektiven Schmerzempfinden wieder aufgenommen werden (Kap. 19.4). Dies gilt auch für Leistungssportler. Bei Rezidivhernien empfehlen wir eine Pause von 3–4 Wochen („Informationsblatt").

Tabelle 19.**6** Reaktionszeit (Angabe in s) von Hand und Fuß (ipsilateral zur operierten Seite) beim Autofahren vor und zu bestimmten Zeiten nach Leistenhernienreparation (nach 51).

	Hand		Fuß	
	Kontrolle	Patient	Kontrolle	Patient
Properativ	0,51	0,54	0,76	0,71
3. Tag p. o.	0,46	0,51	0,70	0,84*
7. Tag p. o.	0,46	0,47	0,72	0,77*
10. Tag p. o.	0,49	0,50	0,70	0,71

* $p < 0,01$

Informationsblatt für Patienten nach Leistenhernienoperation

Sehr geehrte(r) Frau/Herr

Sie sind an der chirurgischen Klinik der RWTH Aachen an einem Leistenbruch bzw. einem Rückfallleistenbruch operiert worden. Hierbei wandten wir ein Operationsverfahren (Shouldice-Technik o. a.) an, das in den meisten Fällen zu einer dauerhaften Heilung des Leistenbruchs führt. Doch kann hierzu wesentlich von Ihrer Seite beigetragen werden, indem Sie nachfolgende Regeln befolgen:

1. *Umgang mit der Operationswunde:*
   Am Entlassungstag ist nach Entfernung der Fäden oder Klammern die Wunde in der Regel mit einem Pflaster geschützt. Dieses darf nach 24 h entfernt werden. Die Wunde benötigt keinen weiteren Schutz mehr. Jetzt sind auch Duschen und kurzes Baden erlaubt. Im Allgemeinen darf hierbei jeder Dusch- bzw. Badezusatz verwendet werden.

2. *Körperliche Belastung:*
   Das selbständige Steuern eines Kraftfahrzeuges empfehlen wir erst ab dem 10. postoperativen Tag. Operationsbedingt besteht bis zu diesem Zeitpunkt eine schmerzhafte Reaktionsverzögerung auf der operierten Seite. Die Arbeitsfähigkeit richtet sich nach der Art Ihrer Tätigkeit. In der Regel sind Sie 2–3 Wochen nach der Entlassung arbeitsfähig.

3. *Sportliche Tätigkeit:*
   Die Intensität Ihrer Sportausübung sollten Sie von Ihrer Schmerzempfindung abhängig machen. Prinzipiell gilt, dass Sie jede Sportart ausüben dürfen, bei der Sie keine Schmerzen verspüren. Schmerzhafte Übungen sollten Sie zunächst noch vermeiden. Dies werden in erster Linie ruckartige, kraftvolle Bewegungen sein. Probieren Sie ruhig aus, wieweit Sie gehen und wie rasch Sie die Belastung steigern können. Allgemeingültige Regeln hierfür gibt es nicht. Erfahrungsgemäß können Sie sich jedoch an folgendem Schema orientieren:
   - ab der 1. Woche leichte Sportarten, z. B. Wandern und Schwimmen,
   - ab der 2. Woche mittelschwere Sportarten, z. B. Fahrradfahren und leichtes Joggen,
   - ab der 3. Woche alle Ballspiele, z. B. Fußball, Handball, Tennis, Golf sowie jeglicher Leistungssport.

4. *Intimverkehr:*
   Intimverkehr ist ab der 2. postoperativen Woche zulässig, falls im Operationsgebiet kein Bluterguss bzw. keine Schwellung vorliegt und die Leistenregion schmerzfrei ist. Bei Männern sollte eine etwaige Hodenschwellung abgeklungen sein.

5. *Stuhlgang:*
   Zur Stuhlregulierung empfehlen wir ein mildes Abführmittel (z. B. Agiolax, Agarol). Zu starkes Pressen beim Stuhlgang ist zu vermeiden.

6. *Wundschmerz:*
   Grundsätzlich ist der Wundschmerz bei jedem Patienten bezüglich Intensität und Dauer unterschiedlich. Er sollte allerdings spätestens 3 Wochen nach der Operation abgeklungen sein. Ansonsten suchen Sie bitte uns oder Ihren Hausarzt auf.

Wir hoffen, Ihnen mit diesem Merkblatt Information darüber gegeben zu haben, wie auch Sie zum Operationserfolg beitragen können. Für weitere Fragen stehen wir und Ihr behandelnder Arzt Ihnen jederzeit gern zur Verfügung.

Mit freundlichem Gruß

Ihre Chirurgische Klinik der RWTH Aachen

19.6 Thromboseprophylaxe

Die beste Thromboseprophylaxe ist die frühzeitige Mobilisation des Patienten. Allgemein unterstützende Maßnahmen sind elastische Strümpfe, regelmäßiges Betätigen der Wadenmuskelpumpe durch Beingymnastik und periodische tiefe Seufzerinspirationen. An medikamentösen Maßnahmen bietet sich die Low-Dose-Prophylaxe mit der täglichen Gabe eines niedermolekularen Heparins am ehesten an. Aber auch andere Prinzipien der medikamentösen Thromboseprophylaxe (z. B. Dextran, Asasantin-Dihydergot u. ä. mehr) finden in der Hernienchirurgie mit Erfolg Verwendung (29, 52).

Wir führen bei Patienten mit primären Leistenhernien wegen der sofortigen Mobilisation prinzipiell keine medikamentöse Thromboseprophylaxe durch. Lediglich bei komplizierten und Rezidivleistenhernien sowie bei allen anderen Hernien geben wir niedermolekulares Heparin.

Literatur

1. Abdu, R. A.: Ambulatory herniorrhaphy under local anesthesia in a community hospital. Am. J. Surg. 145 (1983) 353.
2. Adler, M. W.: Changes in beal clinical practice following an experiment in medical eare: evaluation of evaluation. J. Epidemiol. Community Health 32 (1978) 143.
3. Adler, M. W., Waller, J. J., Creese, A., Thorne, S. C.: Randomized controlled trial of early discharge for inguinal hernia and varicose veins. J. Epidemiol. Community Health 32 (1978) 136.
4. Barwell, N. J.: Recurrence and early activity after groin hernia repair. Lancet II (1981) 985.
5. Baskerville, P. A., Jarrett, P. E. M.: Day care inguinal hernia repair under local anesthetic. Ann. R. Coll. Surg. Eng. 65 (1983) 224.
6. Beacon, J.: Hoile, R. W., Ellis, H.: A trial of suction drainage in inguinal hernia repair. Br. J. Surg. 67 (1980) 554.
7. Bellis, C. J.: Immediate ambulation of celiotomized patient. Ann. West. Med. Surg. 1 (1947) 239.
8. Bellis, C. J.: Inguinal herniorrhaphies using local anesthesia with one day hospitalization and unrestricted activity. Intern. Surg. 60 (1975) 37.
9. Bellis, C. J.: Immediate unrestricted activity after operation. Intern. Surg. 55 (1971) 256.
10. Berliner. S. D.: Inguinal hernia: A handicapping condition? JAMA 249 (1983) 727.
11. Bindewald, H., Merkle, P., Altemeyer, K. -H., Breucking, E.: Elterliches Echo auf das ambulante Operieren im Kindesalter. Chir. Praxis 29 (1981/82) 679.
12. Blodgett, J. B., Beattlie, E. J.: The effect of early postoperative rising on the recurrence rate of hernia. Surg. Gynecol. Obstet. 84 (1947) 716.
13. Bourke, J. B., Taylor, M.: The clinical and economic effects of early return to work after elective inguinal hernia repair. Br. J. Surg. 65 (1978) 728.
14. Bourke, J. B., Lear, P. A. Taylor, M.: The effect of early return to work after elective repair of inguinal hernia: clinical and financial consequence at one year and three years. Lancet 11 (1981) 623.
15. Cheatle, G. L.: An Operation for inguinal hernia. BMJ. 11 (1921) 1025.
16. Cannon, S. R., Ralphs, N. L., Bolton, J. P., Wood, J. J., Allan. A.: Early discharge following hernia repair in unselected patients. Br. J. Surg. 69 (1982) 112.
17. Doran, F. S. A., White, M., Drury, M.: The scope and safety of short-stay surgery in the treatment of groin hernia and varicose veins. Br. J. Surg. 59 (1972) 333.
18. Farquharson, E. L.: Early ambulation with special reference 10 herniorrhaphy as an outpatient procedure. Lancet. 11 (1955) 517.
19. Flanogan. L., Bascom, J. U.: Repair of the groin hernia: Outpatient approach with local anesthesia. Surg. Clin. N. Am. 64 (1984) 257.
20. Foregger. R.: Coughing after inguinal herniorrhaphy. JAMA 250 (1983) 3281.
21. Freedman. D. L.: Inguinal herniorraphy in a health center. Acta Chir. Scand. 145 (1979) 235.
22. Freud, E., Gregory, H. V.: Erfahrungen mit der ambulanten präoperativen Vorbereitung und postoperativen Nachsorge bei Patienten mit Leistenhernien. Z. Ärztl. Fortbild. 74 (1980) 862.
23. Goulourne, L. A., Ruckley, C. V.: Operations for hernia and varicose veins in a day-bed unit. Br. Med. J. 2 (1979) 712.
24. Griffiths, M., Waters, W. E., Acheson, E. D.: Sickness absence after inguinal herniorrhaphy. J. Epidemiol. Community Health 33 (1979) 121.
25. Gutzwiller, F.: Die Aufenthaltsdauer von Hernien-Patienten: Ein internationaler Vergleich. Sozial. Präventivmed. 22 (1977) 169.
26. Iles, J. D. H.: Length of stay in hospital. Lancet 1 (1964) 605.
27. Iles, J. D. H.: Specialization in elective herniorrhaphy. Lancet 1 (1965) 751.
28. Iles, J. D. H.: Convalescence after herniorrhaphy. JAMA 219 (1972) 385.
29. Jles, J. D.H.: The management of elective hernia repair. Ann. Plast. Surg. 2 (1979) 538.
30. Kerry, R. L.: Repair and reconvalescence after herniorrhaphy and appendectomy. JAMA 218 (1973) 740.
31. Kornhall, S., Olson, A. M.: Ambulatory inguinal hernia repair compared with short-stay. Am. J. Surg. 132 (1976) 32.
32. Lichtenstein, 1. L., Herzikoff S., Shore, J. M., et al.: The dynamics of wound healing. Surg. Gynecol. Obstet. 130 (1970) 685.
33. Michelsen, E. G., Michelsen, M.:. Die ambulante Chirurgie der Hernia inguinalis. Zentralbl. Chir. 102 (1977) 1273.
34. Michelsen, M., Walter, F.: Gegenüberstellung von 623 ambulant und 1.948 stationär operierten Leistenbrüchen der Jahre 1971 und 1978. Zentralbl. Chir. 107 (1982) 94.
35. Morris, D., Ward, A. W., Handyside, A. J.: Early discharge after hernia repair. Lancet 1 (1968) 681.
36. Nabatoff, R. A., Aufses, A. H.: Ambulatory surgery: Experience with 20.000 patients. Mt Sinai 1. Med. 46 (1979) 354.
37. Osterlee, J., Dudley, H. A. F.: Surgery in outpatients. Br. Med. J. 2 (1979) 1459.
38. Palumbo, L. T., Sharpe, W. S., Gerndt, H. L., Maglietta, E.D., Eidbo, W. B.: Primary inguinal hernioplasty. Arch. Surg. 87 (1963) 87.
39. Peiper, Ch., Conze, J., Ponschek, N., Schumpelick, V.: Stellenwert der subcutanen Drainage bei der Reparation primärer Leistenhernien. Eine prospektive randomisierte Studie an 100 Fällen. Chirurg 68 (1997) 63–7.
40. Peiper, Ch., Junge, K., Füting, A., Conze, J., Bassaláy, P., Schumpelick, V.: Intraoperative Messung der Nahtkräfte bei der Shouldice-Reparation primärer Leistenhernien. Chirurg 69 (1998) 1077–81.
41. Rockwell, E.: Outpatient repair of inguinal hernia. Am. J. Surg. 143 (1982) 559.
42. Rötzscher, V. M.: Zum Stand der Hernienchirurgie in Deutschland. Langenbecks Arch. Klin. Chir. 361 (Kongreßbericht 1983) 291.
43. Ross, A. P. J.: Incidence of inguinal hernia recurrence. Ann. R. Coll. Surg. Engl. 57 (1975) 326.
44. Ruckley, C. V.: Day care and short stay surgery for hernia. Br. J. Surg. 65 (1978) 1.

45 Russell, L T., Devlin, B. H., Fell, M., Glass, M. H., Newell, D. J.: Day care surgery for hernias and hemorrhoids. Lancet 1 (1977) 844.
46 Semmence, A., Kynch, J.: Hernia repair and time of work. Oxford. J. R. Coll. Gen. Pract. 30 (1980) 90.
47 Schippers, E., Peiper, Ch., Schumpelick, V.: Pro-Shouldice: Primär spannungsfreie Hernienreparation - Conditio sine qua non? Swiss Surg. Suppl. 4 (1996) 33–6.
48 Schumpelick, V., Schillak, N., Bay, V., Hempel, K., Ihmig, H.: Erste Ergebnisse einer prospektiven Studie zur Leistenbruchoperation nach Shouldice. Langenbecks Arch. Chir. 369 (Kongreßbericht 1986) 801.
49 Schumpelick, V., Susemiehl, H.: Chirurgie des Leistenbruchs. Langenbecks Arch. Chir. 361 (1983) 1289.
50 Stephens, F. O., Dudley, H. A. F.: An organization for outpatient surgery. Lancet 1 (1961) 1042.
51 Taylor, E. W., Dewar, E. P.: Early return to work after repair of an unilateral inguinal hernia. Br. J. Surg. 70 (1983) 599.
52 Teasdale, C., Mocrum, A., Williams, N. B. et al.: A randomized controlled trial to compare local with general anesthesia for short-stay inguinal hernia repair. Ann. R. Coll. Surg. Engl. 64 (1982) 238.
53 Welsh, C., L., Hopton, D. S.: Convalescence after herniorrhaphy. Practitioner 221 (1978) 107.
54 Welsh, C. L., Hopton, D. S. Advice about driving after herniorrhaphy. Br. Med. J. 3 (1980) 1134.
55 Wright, H. P.: Thrombosis during bed rest. Lancet I (1951) 22.

20 Ergebnisse

Mit Christian Töns und Georg Arlt

20.1 Inguinal- und Schenkelhernie

Prüfstein jedes Verfahrens zur Reparation einer Hernie ist die Rezidivrate. Voraussetzung zur kritischen Prüfung der verwendeten Methode bleibt hierbei die konsequente Nachuntersuchung des eigenen Krankenguts.

Grundsätzlich sind für valide Studien zur Ergebniserfassung nach Hernienchirurgie folgende Kriterien zu fordern:
- ausreichend große Fallzahl,
- einheitliche chirurgische Technik,
- Nachuntersuchungszeitraum mindestens 1 Jahr,
- klinische Kontrolle möglichst vieler zuvor operierter Patienten,
- klinische und sonographische Kontrolluntersuchung.

Eine Vielzahl der Publikationen zur Hernienchirurgie erfüllen diese Kriterien nicht. So wird in vielen Studien keine einheitliche Technik durchgeführt, was bedauerlicherweise auch bei einigen der prospektiv randomisierten Untersuchungen zu bemängeln ist. Nicht selten wird das favorisierte Verfahren gegen eine Mischgruppe alternativer Techniken getestet. Ambulante Behandlungen bzw. der erhebliche Rückgang der stationären Verweildauer nach Hernienoperationen erschwert das vollständige Erfassen von Frühkomplikationen, die sich bis zum 14. postoperativen Tag einstellen können. Häufig ist den Studien die Art der Ergebniserhebung nicht zuverlässig zu entnehmen. Nur 10% der Publikationen beziehen sich auf einen Beobachtungszeitraum von 5 oder mehr Jahren; der Anteil von Ergebnismitteilungen nach wenigen Monaten nimmt hingegen zu.

20.1.1 Rezidivraten

Anteriore Nahtverfahren

Bassini

Beispielhaft in Bezug auf die vorgenannten Kriterien ist auch heute noch die von Bassini 1890 vorgestellte Studie. Er fand bei seinen 266 Patienten, von denen er 98,4% 6 Jahre postoperativ nachuntersuchen konnte, nur in 2,9% ein Rezidiv (13). Weder diese hohe Nachuntersuchungsquote noch die niedrige Rezidivrate wurden in der Folgezeit wieder erreicht (25). Gemäß den Erfahrungen der letzten Jahre muss heute nach einer Bassini-Hernienreparation in mindestens 5–10% der Fälle mit einem Rezidiv gerechnet werden (39, 44, 57, 72, 81, 129) (Tabelle 20.**1**).

Der Vergleich vorliegender Studien wird durch die Tatsache relativiert, dass in den wenigsten Fällen die Originalmethode Bassinis, einschließlich Spalten und Mitfassen der Fascia transversalis, geübt wurde. So verzichtete z.B. Emmanouilidis (44) gänzlich auf die Raffung der Faszie, fügte jedoch die Modifikation nach Kirschner hinzu. Bei Grundmann wurden ebenfalls ¹/₄ aller Patienten nach Bassini/Kirschner operiert (72).

Die später gesicherte Problematik der Technik nach Bassini/Kirschner besteht in der Transposition von innerem und äußerem Leistenring in eine Achse, sodass gehäuft (bis 12%) laterale Rezidive resultieren.

Die Bedeutung einer sorgfältigen Nachuntersuchungstechnik zeigt die Untersuchung von Herzog (81). Bei einer Fragebogenkontrolle wurden lediglich 10,5% Rezidive festgestellt, bei der klinischen Kontrolle hingegen 23%.

Tabelle 20.**1** Rezidivquoten nach Bassini-Reparation.

Autor		Zeitraum (Jahre)	Patienten (n)	Untersucht (%)	Rezidive (%)
Bassini	1890	6	266	98,4	2,9
Brenner	1898	6	358	47,2	5,9
Decurtins	1984	3–11	1213	54,0	5,8
Emmanouilidis	1985	2–8	686	71,1	4,7
Grundmann	1985	1–11	497	55,3	9,8
Herzog	1989	–17	341	81,4	23,0
Fuchsjäger	1989	2	300	98,3	9,5
Mückter	1994	6	198	70,2	21,6
Hay	1995	5	480	94,4	8,6
Scheibe	1997	3	1975	–	8,4
Dirksen (p/r)*	1998	2	103	–	21,0

* (p/r) = Arm einer prospektiv randomisierten Studie

Bei der Aufschlüsselung nach Art der reparierten Hernien ergeben sich zusätzliche Aspekte. Die Literaturübersicht zeigt bei der Reparation lateraler Hernien nach Bassini häufiger niedrige Rezidivquoten von 3–4%. Mitteilungen über 10%ige Rezidivraten sind selten (118). Dies entspricht der allgemeinen Erfahrung niedriger Rezidivquoten bei indirekten Hernien (148).

Bei der Versorgung einer direkten Hernie birgt das Bassini-Verfahren ein vergleichsweise hohes Rezidivrisiko. Entsprechend der Erfahrung aus kleinen, jedoch gut nachuntersuchten Kollektiven liegen die Vergleichszahlen meist über 10% (28, 81, 90). Lund beobachtete in seinem Patientenkollektiv sogar eine Rezidivquote von 16,4% nach nur 1 Jahr (118). Diese Zahlen unterstreichen die Bedeutung einer differenzierten Betrachtung der Ergebnisse zur sicheren Beurteilung der Leistungsfähigkeit eines Verfahrens.

McVay/Lotheissen

Die Versorgung von lateralen Leistenhernien mit einem akzeptabel niedrigen Rezidivrisiko ist auch nach dieser Methode möglich. In der Mehrzahl der Fälle werden Quoten um 5% oder darunter mitgeteilt (60, 74, 90, 161). Das Wiederauftreten einer Hernie bei 20% der operierten Patienten (8) ist eine Ausnahme in der bisher vorliegenden Literatur.

Die Bedeutung eines ausreichend langen Beobachtungszeitraums wird durch die Studien von Lund demonstriert. 1 Jahr postoperativ hatte er in seinem Kollektiv lediglich 2 Rezidive beobachtet (118), entsprechend einer hochgerechneten Gesamtrezidivquote von 4,5% (Multiplikator nach Halverson/McVay [74]). Die 5-Jahres-Ergebnisse (119) lieferten jedoch eine Rezidivquote von 6,1%, entsprechend einer zu erwartenden Gesamtquote von über 9% (Kap. 16).

Konzipiert wurde die Hernienreparation nach McVay insbesondere für die mediale Leistenhernie. Hier werden in der Literatur in gut nachuntersuchten Kollektiven günstige Rezidivquoten von 0,5–5% angegeben (60, 70, 160, 161). Indes sind 3- bis 5-fach höhere Quoten keine Ausnahme (8, 90, 119, 137, 138). Auch die Studie mit dem größten Patientenkollektiv (n = 302) belegt eine Rezidivrate von über 10% (26). Im Durchschnitt ist bei der direkten Hernie nach einer McVay-Reparation in ca. 11% der Fälle mit einem Rezidiv zu rechnen (Tabelle 20.**2**).

Shouldice

Für die Hernienreparation nach Shouldice finden sich in der Literatur über 3 Jahrzehnte zunächst regelhaft niedrige Rezidivraten. Meilensteine der Ergebnisse ergaben sich zunächst aus riesigen Kollektiven von 10000–34000 Patienten spezialisierter Kliniken. Bei mitgeteilten Nachuntersuchungsquoten über 88–100% an großen Kollektiven wurden in 0,2 bis maximal 2,8% Hernienrezidive beobachtet (62, 66, 67, 89). Die Studien von Glassow und Iles aus der Shouldice-Klinik sind in diesem Zusammenhang zwar als Ausnahme zu betrachten, handelt es sich doch immer um ein selektioniertes Krankengut und gut trainierte Operateure. Überzeugende Zahlen in der gleichen Größenordnung werden jedoch auch aus anderen Kliniken mitgeteilt (21, 41, 180, 184, 200, 202) (Tabelle 20.**3**).

Dass die Methode nach Shouldice nicht nur in der Hand erfahrener Chirurgen gute Ergebnisse liefert, wird durch die Hamburger Multicenterstudie deutlich. Hier haben an 6 Kliniken insgesamt 29, vorwiegend in der Weiterbildung befindliche Operateure die Hernienreparation nach Shouldice durchgeführt. Bei 416 Operationen an 376 Patienten wurden nach 1 Jahr lediglich 2 Rezidive beobachtet (175).

Dass der Wechsel des Standardverfahrens auch an Krankenhäusern der Regelversorgung mit guten Ergebnissen möglich ist, konnte von Mückter (129) gezeigt werden. Nach Feststellung einer 6-Jahres-Rezidivrate

Tabelle 20.2 Rezidivquoten nach McVay-Reparation.

Autor		Zeitraum (Jahre)	Patienten (n)	Untersucht (%)	Rezidive (%)
Lund	1958	1	98	96,5	7,1
Lund	1966	5	64	100,0	16,0
Gaston	1970	1–15	197	92,5	0,5
Halverson	1970	1–22	180	91,3	5,0
Rutledge	1980	6	204	96,0	2,4
Asmussen	1983	15	52	91,0	7,5
Ingimarsson	1983	5	43	100,0	20,9
Burcharth	1983	5	302	89,0	10,4
Rutledge	1988	1–25	289	97,0	3,5
Barbier	1989	9–17	142	70,6	5,6
Pahle	1989	– 7	171	95,0	9,0
Panos	1992	– 5	136	86,6	8,8
Rutledge	1993	7,2	982	97,0	2,0
Hay	1995	5	506	94,4	11,2

Tabelle 20.3 Rezidivquoten nach Shouldice-Reparation [(p) = prospektive Studie].

Autor		Zeitraum (Jahre)	Patienten (n)	Untersucht (%)	Rezidive (%)
Glassow	1964	3	26 000	–	0,9
Iles	1965	4–19	34 294	–	1,2
Shearbum	1969	13	550	96,0	0,2
Glassow	1976	2–22	14 983	87,5	0,6
Berliner	1978	4– 9	581	98,1	2,8
Berliner	1984	5–11	1 084	89,0	1,3
Berliner	1984 (p)	1– 4	896	98,0	1,1
Glassow	1984	>10	10 353	100,0	1,1
Devlin	1986	1–13	696	88,9	0,8
Schumpelick	1986 (p)	1	376	100,0	0,5
Wantz	1989	1–18	4 366		1,3
Schumpelick	1989 (p)	1– 3	460	91,6	0,7
Rötzscher	1990	– 2	440	94,5	2,7
Mückter	1994	– 4	195	80,0	2,6
Schumpelick	1994 (p)	2– 5	1 192	89,3	1,4
Barwell	1995	2–20	2 608		1,3
Hay	1995	5	520	94,4	5,9
Scheibe	1997	3	908		5,9
Töns (p)	1999	10	237	73,0	2,95
Gillion	1999	– 5	259	88,4	4,6

von 21,6% nach Bassini-Reparation wurde als Standardverfahren die Shouldice-Technik eingeführt. Bei einer klinischen Nachuntersuchungsserie von 195 Patienten mit einer Follow-up-Rate von 80% fand sich eine 2-Jahres-Rezidivrate von 2,6%.

Die Shouldice-Technik ist derzeit ein Standardverfahren in Deutschland. Bei einer Umfrage war 1982 noch die Bassini-Technik in 60% der Kliniken als Standard etabliert, der Anteil der Kliniken, die die Shouldice-Technik bevorzugten, betrug lediglich 0,4% (157). 1993 betrug der Anteil von Kliniken, die Bassini und Modifikationen bevorzugen nur noch 31,3%, demgegenüber ist derzeit bei 53,8% der Kliniken der alten Bundesländer die Shouldice-Reparation Standard geworden (203).

Ergebnisse prospektiver Vergleichsstudien zwischen Bassini- und Shouldice-Technik begründen zusätzlich diese Trendwende der Verfahrenswahl (Tabelle 20.4).

Tabelle 20.4 Ergebnisse kontrollierter Vergleichsstudien Shouldice versus Bassini.

Autor		Patienten (n)	Rezidivrate nach Shouldice (%)	Rezidivrate nach Bassini (%)
Hoffmann	1991	155	1	10,9
Fingerhut	1993	1593	6	7,0
Paul	1994	244	1,7	9,6
Kux	1994	447	2,5	7,5
Hay	1995	1015	5,9	8,6

In der Umfrage von 1992 deuteten sich allerdings auch für die Shouldice-Technik im klinischen Alltag Modifikationen des technischen Vorgehens an: bereits zu diesem Zeitpunkt gaben 10% der befragten Kliniken die Mischform „Bassini/Shouldice" als ihr Standardvorgehen an (203). Eine abnehmende Standardisierung sowie eine „negative Lernkurve" mit vielleicht geringerer Akribie bei der Durchführung des inzwischen als perfekt beherrscht empfundenen, ehemals neuen Verfahrens (Shouldice-Technik) sind möglicherweise eine Erklärung für aktuell berichtete Rezidivraten von bis zu 5%. In der prospektiven Studie zur Shouldice-Reparation primärer Leistenhernien unserer Klinik (199) betrug die Rezidivquote 1989 nach einer Beobachtungsdauer von 1 Jahr 0,46%, bei den prospektiv klinisch weiter kontrollierten 237 Patienten ergab sich aktuell eine 10-Jahres-Rezidivrate von 2,95% (Tabelle 20.5). Zwischenzeitliche Jahrgangsuntersuchungen der in den folgenden Jahren operierten Patienten blieben zwar mit der 1-Jahres-Rezidivrate stets unter 3%, konnten aber nicht mehr ein so ideal niedriges Niveau erreichen wie zum damaligen Zeitpunkt mit einer extrem strikten Standardisierung, sodass auch wir im klinischen Alltag über 10 Jahre eine „negative Lernkurve" zu beschreiben haben.

Wie bereits in den Vereinigten Staaten lange zuvor (21, 67) wird jetzt auch bei uns zunehmend ein ambulantes bzw. tageschirurgisches Vorgehen in Shouldice-Technik unter Lokalanästhesie angewendet (142).

Auch bei unseren Patienten hat die Operation unter Lokalanästhesie mit begleitender leichter Sedierung breite Akzeptanz erfahren: so wurden 1988 lediglich

Tabelle 20.5 Zehnjahresprofil der prospektiven Aachener Shouldice-Studie.

Zeitraum (Jahre)	Primäre Leistenhernie (n = 237)		Leistenhernienrezidiv (n = 130)	
	Follow up (%)	Rezidivraten (%)	Follow up (%)	Rezidivraten (%)
1	91,2	0,46	88,8	2,9
5	85,6	1,29	83,2	3,7
10	73,0	2,95	77,7	6,9

13 %, 1998 aber bereits 93 % der Patienten mit primären Leistenhernien unter Lokalanästhesie operiert. Auch bei der Operation der Rezidivhernie steigt der Anteil der Operationen in Lokalanästhesie stetig an (1988: 3 %, 1998: 68 %).

Die Differenzierung der Rezidive nach Shouldice entsprechend der Art der operierten Hernie zeigt signifikante Unterschiede zwischen lateraler und medialer Hernie. Berliner (21) und Glassow (67) teilten für die indirekte Hernie jeweils eine Rezidivrate von 1,0 %, für die direkte Hernie eine Quote von 1,2 % bzw. 1,3 % mit.

Die Lokalisation des Rezidivs nach Shouldice-Hernienoperation zeigt ein typisches Verteilungsmuster (Tabelle 20.**6**). Das indirekte Rezidiv ist dabei mit 6 – 9 % selten, selbst wenn die Hernienoperation ausschließlich wegen einer indirekten Gleithernie durchgeführt wurde (219).

So konnte bei einer prospektiven Studie gezeigt werden, dass atypische indirekte Rezidive bevorzugt auftreten, wenn beispielsweise durch Verzicht auf die Kremasterresektion die Übersichtlichkeit am inneren Leistenring eingeschränkt und die hohe Präparation des Bruchsacks erschwert wird (201).

Hauptlokalisation ist die Hinterwand des Leistenkanals. Hier finden sich 20 bis 50 % der Rezidive. Des Weiteren ist die Lacuna vasorum ein Prädilektionsort des Shouldice-Rezidivs (50 % bis 60 %) (65, 66, 175). Ursache hierfür könnte im Einzelfall die aus Respekt vor den Femoralgefäßen zu hoch angelegte Verankerung der Faszia transversalis mit konsekutiver Erweiterung der Femorallücke sein.

Berliner (21) beobachtete $^3/_4$ seiner Rezidive in der suprapubischen Region. Eine derartige Lokalisation bleibt gelegentlich auch bei einer Revision unentdeckt. Operationstechnisch sollte zur Prophylaxe dieser Rezidive die zweite Nahtreihe bis auf das Tuberculum pubicum fortgeführt werden.

Transversalisplastik

Die Transversalisplastik basiert auf dem Reparationsprinzip der Shouldice-Technik, beschränkt sich aber auf eine zweireihige Doppelung der Fascia transversalis. Die mitgeteilten Ergebnisse sind der Shouldice-Reparation zumeist vergleichbar gut (33, 122, 127). An nicht spezialisierten Kliniken finden sich z. T. aber deutlich höhere Rezidivraten bei Anwendung der Transversalisplastik (Tabelle 20.**7**).

Tabelle 20.6 Lokalisation der Rezidive nach Shouldice-Reparation.

Autor		Innerer Leistenring	Hinterwand	Suprapubisch	Femoral
Welsh	1969	8 %	42 %	0 %	50 %
Glassow	1973	6 %	52 %	0 %	42 %
Glassow	1976	0 %	38 %	0 %	62 %
Berliner	1984	9 %	18 %	73 %	0 %
Schumpelick	1986	0 %	50 %	0 %	50 %
Barwell	1995	26 %	52 %	0 %	22 %

Tabelle 20.7 Rezidivquoten nach zweireihiger Transversalisplastik (primäre Hernien).

Autor		Zeitraum (Jahre)	Patienten (n)	Untersucht (%)	Rezidive (%)
Ottsen	1966	– 4	312	96	2,6
Moran	1968	1	120	96	2,0
Berliner	1984	2	508	98	1,0
Ris	1987	– 5	726	83	5,9
Chevalley	1989	0,5	394	76	0,6
Mansberger	1992	4	72	100	0

Anteriore Mesh-Verfahren

Anteriorer Plug-Repair

Das zunächst von Lichtenstein und Rutkow propagierte Verfahren einer in die Bruchpforte als Platzhalter versenkten „Plombe" aus Fremdmaterial zeigte nach Mitteilungen dieser spezialisierten Hernienzentren (156, 159) hervorragend niedrige Rezidivraten nahe 0%. Allerdings scheint die Übertragbarkeit der Ergebnisse in den normalen chirurgischen Alltag nicht zuverlässig zu sein: So ergab sich in einer prospektiv randomisierten Studie 1998 eine Rezidivrate von 3,0% (Tabelle 20.**8**) nach bereits 3 Jahren (94).

Lichtenstein-Reparation

Von allen dokumentierten Reparationsverfahren zeigen sich bei der Lichtenstein-Reparation durchweg die niedrigsten Rezidivraten (Tabelle 20.**9**). Bezogen allein auf die Rezidivrate hat sich die Lichtenstein-Operation sowohl in Beobachtungsstudien (4, 113, 114) als auch bei prospektiv randomisierten Untersuchungen den anderen anterioren Verfahren ebenso wie den laparoskopischen Verfahren gegenüber als überlegen erwiesen (38, 83, 164). Bei einigen von uns nachoperierten Rezidiven nach auswärtiger Lichtenstein-Operation fand sich ursächlich ein Ausreißen der Fixationsnaht am Leistenband.

Präperitonealer Zugang und Mesh (Wantz-Technik)

Bei der Wantz-Technik wird über den präperitonealen Zugang ein Netz über den Bruchpforten platziert. Angewandt wird das Verfahren überwiegend bei als problematisch eingestuften Primär- oder (Mehrfach-) Rezidivhernien. Bei technisch nicht immer einfacher Netzfixierung zeigt die Literatur zufriedenstellend niedrige Rezidivraten unter 2% (55, 82, 86, 154) auch bei diesen selektionierten Problemhernien (Tabelle 20.**10**). In der eigenen Erfahrung hat sich dieses Verfahren bei unserer Indikationsstellung für mehrfach anterior voroperierte Re-Rezidive bewährt. Anschließend auftretende erneute Rezidive sind meist in einem zu knapp bemessenen oder unzureichend fixierten Netz begründet.

Rives/TIPP-Technik

Die von dem Franzosen Rives 1965 inaugurierte und nach Modifikation von uns aktualisierte Operationstechnik einer subfaszialen Netzplastik, allerdings erneut durch den inguinalen Zugang, wurde bisher ebenfalls bei als problematisch beurteilten Primär- oder (Mehrfach-) Rezidivhernien eingesetzt. Auch nach längerer Beobachtungszeit liegen die Rezidivraten bei diesen problematischen Hernien zuverlässig niedrig (2, 35, 53, 172) (Tabelle 20.**11**). In unserer Klinik haben wir sehr gute Erfahrungen mit der Rives/TIPP-Technik in Lokalanästhe-

Tabelle 20.**8** Rezidivquoten nach anteriorem Plug-Repair mit alloplastischem Material (primäre Hernien).

Autor		Zeitraum (Jahre)	Patienten (n)	Untersucht (%)	Rezidive (%)
Robbins	1993	2,4	1563	82	0,1
Rutkow	1993	–3	1011	82	0,2
Khoury (p/r)*	1998	3	146	89	3,0
Coda	1999	–2	826	75	0,8

* (p/r) = Arm einer prospektiv randomisierten Studie

Tabelle 20.**9** Rezidivquoten nach Lichtenstein-Reparation.

Autor		Zeitraum (Jahre)	Patienten (n)	Untersucht (%)	Rezidive (%)
Lichtenstein	1990	–	1200	–	0,2
Gilbert	1992	1	412	88	0,2
Amid	1993	–8	3125	87	0,1
Berliner	1993	3,5	350	98	1,4
Lichtenstein	1993	5	3000	–	0,1
Horeyseck (p)**	1996	2	100	–	0
Gai	1996	1	251	96	0
Sarli (p/r)*	1997	3	66	–	0
Amid	1997	–12	5360	–	0,1
Hulms-Moir	1998	1	134	–	0,9
Lafferty	1998	1	100	–	0
Danielsson (p/r)*	1999	1	89	–	0

* (p/r) = Arm einer prospektiv randomisierten Studie
** (p) = prospektive Studie

Tabelle 20.10 Rezidivquoten nach präperitonealem Zugang und Mesh (Wantz-Technik).

Autor		Zeitraum (Jahre)	Patienten (n)	Untersucht (%)	Rezidive (%)
Fong	1992	–10	3631	–	0,7
Horton	1993	1,5	100	100	0
Hoffmann	1993	–9	204	74	0,5
Read	1993	4	135	100	0,7
Gillion	1999	–5	62	92	2,0
Lobo	1999	–4	31	100	0

Tabelle 20.11 Ergebnisse der Versorgung problematischer Primär- bzw. Rezidivhernien in der Rives/TIPP-Technik.

Autor		Zeitraum (Jahre)	Patienten (n)	Untersucht (%)	Rezidive (%)
Rives	1973	–9	183	66	1,6
Flament	1991	6	135	–	1,9
Galeone	1991	5	118	75	5,5
Alexandre	1993	–5	117	77	1,1
Palot	1995	–	720	85	1,9
Schumpelick	1996	–2	58	–	0
Coda	1997	–4	30	97	0

sie gesammelt (172). Nach einem inzwischen 4-jährigem Nachbeobachtungszeitraum von 58 Patienten entwickelte jetzt 1 Patient ein Re-Rezidiv, sodass die 4-Jahres-Rezidivrate 1,7 % beträgt.

Stoppa-Reparation (GPRVS)

Auch die große Unterbauchnetzprothese nach Stoppa bleibt überwiegend den Patienten mit beidseitigen Rezidivhernien vorbehalten, auch wenn in der Literatur regelhaft Patienten mit beidseitigen Primärhernien in die Studien eingeschlossen sind. Die Rezidivraten sind nach der Stoppa-Reparation nicht einheitlich (Tabelle 20.12): So werden zuverlässig niedrige Rezidivraten unter 1 % auch nach langer Nachbeobachtungsdauer bis zu 10 Jahren berichtet (16, 190, 194). Demgegenüber weisen Rezidivraten bis zu 12 % (106, 214) infolge unzureichender Netzfixation auf die eingeschränkte allgemeine Übertragbarkeit des Verfahrens in den normalen chirurgischen Alltag hin.

Laparoskopische Verfahren

IPOM

Eine der ersten standardisierten laparoskopischen Techniken war die IPOM-Technik als Mesh-Onlay-Verfahren nach einem transabdominellen Zugang. Auch in Studien spezialisierter Zentren (120, 196, 205) ergaben

Tabelle 20.12 Ergebnisse der Stoppa-Reparation (GPRVS).

Autor		Zeitraum (Jahre)	Patienten (n)	Untersucht (%)	Rezidive (%)
Stoppa	1974	–7	168	88	3,3
St Julien	1983	–6	309	63	2,9
Stoppa	1989	–10	270	75	1,1
Beaten	1990	–5,5	150	100	0,75
Moutorsi	1991	3	45	99	2,2
Wantz	1993	–	108	–	8,3
Beets	1996	5,7	126	100	1,0
Langer	1996	2,9	58	100	12,0
Solorzano	1999	–3	64	95	1,0
Champault (p/r)*	1998	5	121	61	10,5
Beets (p/r)*	1999	3	52	–	1,9

* (p/r) = Arm einer prospektiv randomisierten Studie

Tabelle 20.13 Ergebnisse der laparoskopischen IPOM-Technik.

Autor	Zeitraum (Jahre)	Patienten (n)	Rezidive (%)
Toy	1991	–2,5	212	2,7
MacFadyen	1993	–0,5	186	3,2
Fitzgibbons	1994	1,1	102	2,0
Tetik	1994	–	320	2,2
Kingsley	1998	3,5	50	43,0

Tabelle 20.14 Ergebnisse der inzwischen weitgehend verlassenen laparoskopischen Plug-and-Patch-Technik.

Autor	Zeitraum (Jahre)	Patienten (n)	Rezidive (%)
MacFadyen	1993	0,7	84	6,8
Lepsien	1993	–3	101	14,9
Sewell	1994	–	51	5,9
Tetik	1994	–	82	22,0

Tabelle 20.15 Ergebnisse der laparoskopischen TAPP-Technik.

Autor	Zeitraum (Jahre)	Patienten (n)	Rezidive (%)
Corbit	1993	–2	180	0
MacFadyen	1993	–1	359	0,84
Felix	1994	–2	205	0
Tetik	1994	–	553	0,7
Darzi	1994	–1	155	1,3
Sandbichler	1994	–	342	0,6
Kunath	1995	–	498	1,4
Phillips	1995	–	1944	1,0
Ramshaw	1995	–2,5	290	1,7
Bittner	1998	2	3400	0,9
Horeyseck (p)**	1996	2	100	8,0
Dirksen (p/r)*	1998	2	114	6,0
Beets (p/r)*	1999	3	56	12,5

* (p/r) = Arm einer prospektiv randomisierten Studie
** (p) = prospektive Studie

sich – speziell bei direkten Hernien – keine zufriedenstellenden Rezidivraten (2–3%) (Tabelle 20.**13**). Lediglich kleine, indirekte Hernien schienen in der IPOM-Technik mit einem großen (14 × 8 cm) Mesh zuverlässig versorgbar. Wegen der unbefriedigenden Ergebnisse und vor allem wegen der inzwischen bekannten Gefahren eines direkten Kontakts von Polypropylennetzen zum Intestinaltrakt (Adhäsionen, Arrosionen, Fisteln; Kap. 18), hat das Verfahren derzeit kaum noch Bedeutung.

Plug-and-Patch-Technik

Auch diese laparoskopische Technik wurde aufgrund inakzeptabel hoher Rezidivraten (120, 196) bereits nach kurzer Nachbeobachtungsdauer (Tabelle 20.**14**) wieder verlassen. Neben der hohen Rezidivinzidenz ergaben sich zudem erhebliche Probleme (chronische Schmerzsyndrome, Ductus-deferens-Arrosion, Fisteln) durch das nichtfixierte Platzhalterröllchen aus Fremdmaterial.

TAPP

Die TAPP-Technik ist das derzeit häufigste angewandte laparoskopische Verfahren zur Hernienreparation. In der Hand spezialisierter Kliniken ergeben sich bei noch relativ kurzer Nachbeobachtungszeit von bis zu 2 Jahren zufriedenstellend niedrige Rezidivraten unter 1,5% (22, 46, 145, 153). Es bleibt fraglich, ob das Verfahren mit ähnlich guten Ergebnissen Platz im chirurgischen Alltag finden wird. Daten aus prospektiv randomisierten Studien weisen speziell unter Berücksichtigung des risikoreichen transabdominellen Zugangs völlig unbefriedigende Rezidivraten zwischen 6 und 12,5% auf (15, 42, 83) (Tabelle 20.**15**).

TEP

Auch der präperitoneale laparoskopische Zugangsweg mit anschließender Netzversorgung der Bruchpforten ergibt nach der Literaturrecherche in der Hand spezialisierter Zentren hervorragende Ergebnisse mit Rezidivraten nahe 0% (145, 196), allerdings bei nur kurzer Nachbeobachtungszeit von bis zu 1 Jahr. Auch bei diesem endoskopischen Verfahren zeigen prospektiv randomisierte Studien nur mäßige Rezidivraten nach längerer Kontrollphase (3–5 Jahre) von 2,5–74% (31, 94). Überlegungen, das TEP-Verfahren alternativ zu den offenen präperitonealen Mesh-augmentierten Verfahren bei Mehrfachrezidiven einzusetzen, werden durch die Untersuchungen von Knook et al. eingeschränkt, der bei der Versorgung von Rezidivhernien in der TEP-Technik eine Rerezidivrate von 21% nach 3,5 Jahren konstatieren musste (96) (Tabelle 20.**16**).

Rezidivhernie

Das Leistenhernienrezidiv stellt besondere Anforderungen an den Operateur (Kap. 16) und das gewählte Verfahren. Im Methodenvergleich liegt die Rate der Rerezidive in einer weiten Spanne zwischen 3 und 35% (Tabelle 20.**17**). Angesichts kleiner Fallzahlen sind zuverlässige Aussagen zur Rezidivquote nach 1., 2. und weiteren Reeingriffen nur selten möglich. In der vorliegenden Übersicht handelt es sich jeweils in ca. 70–80% um Erstrezidive, in den übrigen Fällen um ein 2.–7. Rezidiv.

Die Literaturübersicht weist für das Verfahren nach Bassini Rezidivquoten von 14–37% aus (73, 85). Durch die Modifikation nach Kirschner lässt sich entsprechend den Beobachtungen von Witte (221) und Grundmann (72) keine zusätzliche Stabilität und Sicherheit gewin-

Tabelle 20.16 Ergebnisse der laparoskopischen TEP-Technik.

Autor		Zeitraum (Jahre)	Patienten (n)	Untersucht (%)	Rezidive (%)
Tetik	1994	–	457	–	0,4
McKernan	1994	–	250	–	0
Phillips	1995	1	578	–	0
Ferzli	1998	1,5	512	87	1,7
Knook (PLH)	1999	3,5	186	97	3,3
Knook (RLH)	1999	3,5	35	97	21,0
Khoury (p/r)*	1998	3	169	89	2,5
Champault (p/r)*	1998	5	142	61	7,4

* (p/r) = Arm einer prospektiv randomisierten Studie

Tabelle 20.17 Ergebnisse der offenen Rezidivhernienchirurgie ohne alloplastische Augmentation.

Technik	Autor		Follow up Patienten (n)	Jahre	%	Rerezidiv (%)
Bassini	Guthy	1983	70	–11	97	35,3
	Witte	1983	160	–10	–	27,5
	Herzog	1990	295	–13	70	30,0
	Kux	1994	–	2	–	13,5
McVay	Halverson	1970	580	–22	?	5,5
	Horn	1984	35	–8	?	14,0
	Rutledge	1988	127	–25	97	2,4
	Barbier	1989	95	–17	71	9,5
	Alexandre	1996	142	?	?	0
Transversalis-Repair	Berliner	1984	171	2	100	4,3
	Chevalley	1989	394	0,5	76	7,5
	Kuttel	1991	124	>1	91,7	5,9
Shouldice	Berliner	1984	272	–11	–	5,9
	Obney	1984	1057	11	?	3,9
	Glasgow	1984	2524	>10	?	2,5
	Wantz	1989	639	–18	–	7,2
	Jan	1992	22	–5	94	4,5
	Kux	1994	–	2	–	7,6
	e-Silva	1995	102	–10	66	4,9
	Schippers	1996	197	5	83	3,1
	Töns (p)	1999	130	10	77,7	6,9

nen. Auch hier erlitt jeder 3.–4. Patient ein erneutes Rezidiv. Die Methode nach McVay ist in der Rezidivhernienchirurgie ebenfalls mit einer zweistelligen Rückfallquote behaftet (14% nach 85).

Bei einem Mehrfachrezidiv steigt gemäß der allgemeinen chirurgischen Erfahrung das Risiko der neuerlichen Hernie proportional zur Anzahl der Voroperationen (Kap. 16). Nach Guthy (73) rezidivieren unter der Bassini-Technik beim Zweitrezidiv 27,3%, beim 3.–7. Rezidiv sogar 50% aller Hernien. Demgegenüber fand Witte (221) in 27,5% Rezidive unabhängig von der Anzahl der Voroperationen. Weitere kontrollierte Studien zu dieser Problematik liegen zurzeit nicht vor.

Die Hernienreparation nach Shouldice zeichnet sich auch in der Behandlung des Hernienrezidivs durch niedrige Rückfallquoten aus. Die Vergleichswerte liegen hier zwischen 3 und 6% (67, 200, 204). In der Shouldice-Klinik werden diese günstigen Ergebnisse auch bei Mehrfachrezidiven erreicht. Glasgow (67) berichtete über eine Rate von 3,1% neuerlichen Hernienrezidiven nach Reparation von 1404 Erst- bis Sechsfachrezidiven. Die einzige prospektive Studie zur Rezidivhernienchirurgie stammt von Berliner (21), ebenfalls unter Verwendung der Shouldice-Reparation.

Bei unserer prospektiven Studie von 130 Patienten über 10 Jahre und einer klinischen Nachuntersuchungsquote von 77,7% sahen wir letztlich 6,9% Rezidive (199). Aus den regelmäßig durchgeführten Jahrgang-Nachuntersuchungen ließ eine Analyse von 370 Rezidivhernienoperationen ein Risikoprofil für die Shouldice-Reparation von Rezidivhernien erkennen: Orientiert an der Stadieneinteilung der Rezidivhernie zeigten sich zufriedenstellend gute Ergebnisse und Rezidivraten < 2% für die Stadien L I–III sowie M I und II. Eine erhöhte

Tabelle 20.18 Ergebnisse der offenen alloplastisch augmentierten Rezidivhernienchirurgie.

Technik	Autor		Patienten (n)	Follow up Jahre	%	Rerezidiv (%)
Lichtenstein	Law	1990	52	–4	96	10,0
	Gilbert	1997	412	2–5	88	0,24
	Rutkow	1998	1313	4	–	0
Anteriorer Plug	Shulmann	1991	1402	–	90	2,0
	Amid	1992	1400	–	–	1,0
	Lichtenstein	1993	1500	–5	87	1,6
	Fuchsjäger	1995	55	2,5	–	3,6
Rives/TIPP	Munegato	1992	121	–	–	5,7
	Bendavid	1992	280	5	–	3,2
	Flament	1993	586	10	90	1,7
	Schumpelick	1996	54	–2	95	0
Präperitoneal	Nyhus	1988	201	–10	–	1,7
	Fong	1992	827	–10	–	0,5
	Schaap	1992	98	–13	87	25,0
	Mozingo	1992	100	–5	92	3,0
	Hoffmann	1993	52	3,5	–	0,5
Stoppa (GPRVS)	Stoppa	1989	270	–10	75	1,1
	Beaten	1990	150	–5,5	100	0,75
	Wantz	1993	108	–	–	8,3
	Beets	1996	126	5,7	100	1,0
	Langer	1996	58	2,9	100	12,0

Tabelle 20.19 Ergebnisse der laparoskopischen Rezidivhernienchirurgie.

Technik	Autor		Patienten (n)	Follow up Jahre	Rerezidiv (%)
TAPP	Felix	1996	124	2	0,8
	Leibel	1996	210	–3	1,0
	Sandbichler	1996	200	–2,5	0,5
	Birth	1996	117	–3	0
TEP	Gadacz	1995	45	–	0
	Felix	1996	49	2	0
	Knook	1999	35	3,5	21,0

Rerezidivgefahr ergibt sich bei den Stadien M III (4,1%) und MC III (7,7%) so dass speziell bei Mehrfachrezidiven älterer Patienten aus unserer Sicht in einer derartigen Situation alternativ ein Mesh-augmentiertes Verfahren (Rives/TIPP oder Wantz bei einseitigen Befunden, Stoppa-Reparation bei beidseitigen Mehrfachrezidiven) zu diskutieren ist.

Die alloplastisch augmentierten Reparationsverfahren (Tabelle 20.18) zeigen in der Hand spezialisierter Zentren auch bei Mehrfachrezidiven sehr gute Ergebnisse (5, 15, 55, 159, 172). Weniger präparatorische Schwierigkeiten als offenbar mehr technische Probleme bei der Fixation des Fremdmaterials scheinen in einzelnen Studien bei Übernahme dieser Verfahren durch weniger spezialisierte Kliniken die erheblich schlechteren Rerezidivraten bis 25% zu bedingen (58, 106, 108, 168).

Erste Ergebnisse mit noch kurzen Nachbeobachtungszeiten unter 3 Jahren nach den laparoskopischen Techniken TAPP und TEP (Tabelle 20.19) zeigen in ausgewiesenen Kliniken hervorragende Ergebnisse nahe 0% (46). Erste Daten aus einer prospektiv randomisierten Studie von Knook et al. zeigten aber auch für die TEP-Versorgung von Rezidivhernien erhebliche technische Probleme als vermutete Ursache für die hohe Rezidivrate von 21% nach 3,5 Jahren (96).

Schenkelhernie

Die exakte Analyse der Rezidivquoten nach Schenkelhernienoperationen gestalten sich schwierig. Ein Methodenvergleich kann nur unter Vorbehalt erfolgen. Einer der Gründe hierfür ist nicht zuletzt die, gemessen an der Leistenhernie, niedrige Inzidenz mit entsprechend wenigen Erfahrungsberichten bei kleinen Kollektiven in der Literatur. Ähnlich der Leistenhernienchirurgie herrscht auch bei der Reparation der Femoralhernie eine kaum überschaubare Methodenvielfalt. Zudem zwingt nicht selten (bei Männern in ca. 50% der Fälle) der Lokalbefund einer simultanen Leistenhernie zur Modifikation der angestrebten Methode.

Die größten bisher mitgeteilten Fallzahlen entstammen der Shouldice-Klinik mit einem allerdings überwiegend elektiven Patientenkollektiv (Tabelle 20.20). Dort hat sich folgendes Vorgehen bewährt (Kap. 13).
- Bei Männern wird die Femorallücke über einen inguinalen und kruralen Zugang zweireihig eingeengt

Tabelle 20.20 Rezidivquoten nach Femoralhernienoperationen.

Autor		Verfahren	Zeitraum (Jahre)	Patienten (n)	Rerezidive (%)
Burton	1958	nach McVay	5–10	165	9,0
Glassow	1966	nach Shouldice	20	1143	0,2 (0,6)*
Lindholm	1969	nach Nyhus	1–22	96	3,1
Glassow	1970	nach Shouldice	bis 22	625	1,3
Glassow	1973	nach Shouldice	26	4874	1,3 (2,2)*
Ponka/Mohr	1980	nach McVay	10	223	7,6
		nach Moschcowitz	10	155	8,4
		nach Bassini	10	102	3,0
Glassow	1985	nach Shouldice	2–18	2105	2,0 (10,0)*
Schumpelick	1989	modifiziert nach Shouldice	–2,3	33	0
Schulman	1992	Netzplombe	–	–	<2,0
Barwell	1995	modifiziert nach Shouldice	2–20	167	4,8
Wolf	1994	Shouldice	–2	94	3,2
Barwell	1995	modifiziert nach Shouldice	–20	167	4,8
Sanchez-Bustos	1998	Plug	5	93	2,2

* Angaben in Klammern: Rezidivquoten nach Zweit- und Mehrfacheingriffen

und zusätzlich die Shouldice-Reparation in typischer Weise ausgeführt.
- Bei Frauen verzichtet man angesichts der niedrigen Inzidenz kombinierter Femoral- und Leistenhernien (1–2%) auf die routinemäßige Eröffnung des Leistenkanals. Hier erfolgt der Bruchlückenverschluss allein über den kruralen Zugang.

Unter diesem Therapieregime werden nach primärer Femoralhernienreparation Rezidivquoten von 0,2–2,0% bei gleichmäßiger Geschlechtsverteilung angegeben (Tabelle 20.20). Die Reparation eines Femoralhernienrezidivs ist mit einer Rerezidivrate von 2–10% behaftet. Zweit- und Mehrfachrezidive finden sich dabei etwa 50% häufiger bei Männern als bei Frauen.

Bei Rezidivquoten anderer Reparationsverfahren wie die nach McVay, Nyhus sowie Moschkowitz schwanken zwischen 3 und 9%.

Im Mittel ist nach Reparation einer primären Femoralhernie bei diesen Methoden in ca. 6% der Fälle mit einem Rezidiv zu rechnen. Hierbei ist zu berücksichtigen, dass der Anteil der Notfalleingriffe in vielen Kliniken über 40% liegt (Kap. 13).

Die präperitonealen Mesh-Verfahren und somit auch die laparoskopischen Techniken bedecken bei hinreichend gewählter Netzgröße auch zuverlässig die Schenkelbruchpforte und scheinen so zuverlässige alternative Verfahren für die Operation der Schenkelhernie darzustellen (46).

Prospektiv randomisierte Studien

Inzwischen liegen einige prospektiv randomisierte Studien vor, die offene Mesh-augmentierte Techniken mit laparoskopischen und/oder offenen Nahtverfahren vergleichen (10, 15, 32, 38, 42, 48, 79, 83, 94, 109, 116, 164, 218, 220). Welche Bedeutung längere Nachbeobachtungszeiten für die Ergebnisinterpretation haben, lässt sich an der Studie von Champault et al. (31) erkennen (Tab. 20.21): beurteilt nach einem Jahr, wäre nach den Daten ein deutlicher Vorteil für die Shouldice- bzw. Stoppa-Reparation festzulegen. Nach 4 Jahren hingegen weist die TAPP-Technik in dieser Studie die günstigsten Ergebnisse auf. Ein anderer Aspekt der Ergebnisinterpretation nach prospektiv randomisierten Studien ist die Frage der Übertragbarkeit von zuverlässig erscheinenden Verfahren mit exzellenten Daten aus Beobachtungsstudien erfahrener Zentren in weniger spezialisierte Kliniken. Speziell die Tabellen 20.12, 20.15 und 20.16 mit den Ergebnissen zur Stoppa-, TAPP- und TEP-Reparation weisen erhebliche Diskrepanzen zwischen den Ergebnissen aus Beobachtungsstudien der Spezialisten und den entsprechenden Armen nachfolgender prospektiv randomisierter Untersuchungen auf. So zeigt sich für die Stoppa-Operation in Beobachtungsstudien eine Rezidivrate von 1–3%, in prospektiv randomisierten Untersuchungen dann aber 8–12%. Ebenso finden sich bei der TAPP-Technik zunächst regelhaft Rezidivraten unter 1,5%, in prospektiv randomisierten Untersuchungen später aber 6–12,5%, die nicht mehr mit einer

Tabelle 20.21 Zeitprofil der Rezidivmanifestation in einer prospektiv randomisierten Studie von Champault (31, n = 461).

Zeitraum (Jahre)	Follow-up (%)	Shouldice	Stoppa (GPRVS)	TAPP
1	95	1,2	0	2,2
3	84	5,1	5,2	3,6
4	79	12,5	10,5	7,4

Tabelle 20.22 Arbeitsunfähigkeit in Tagen (prospektiv randomisierte Studien).

Autor		Bassini	Shouldice	Plug	Lichtenstein	TAPP	TEP
Wilson	1997				14	7	
Heikkinen	1997				19	14	
Wellwood	1998				19	14	
Barth	1998			10 (50%)	8 (50%)		
Khoury	1998				15		8
Dirksen	1998	22				14	
Danielsson	1999		24		18		

Lernkurve zu erklären sind, sondern auf technische Schwierigkeiten bei der Durchführung dieser Verfahren im chirurgischen Alltag hinweisen.

Zieht man nach durchschnittlich erst 2 Jahren Nachbeobachtungsdauer eine Bilanz, so scheint sich für die mesh-augmentierten Operationstechniken ein Vorteil vor allem hinsichtlich postoperativer Schmerzbelastung, Wiederaufnahme körperlicher Aktivität, Arbeitsunfähigkeit und teilweise auch Rezidivraten abzuzeichnen. So ergibt sich diesen Studien folgend im Schnitt die kürzeste Arbeitsunfähigkeit für die TAPP-Technik; 5 Tage länger dauert die Arbeitsunfähigkeit nach Lichtenstein- und weitere 5 Tage länger nach der Shouldice-Reparation (Tabelle 20.22).

Die Kosten für die laparoskopischen Verfahren liegen signifikant höher als für die in Lokalanästhesie ohne spezielle Einmalinstrumente durchführbaren offenen Verfahren. Dies gilt sowohl für die reinen Operationskosten einschließlich Material, Saalnutzung und Personal (Tabelle 20.23) wie auch für volkswirtschaftlich berechnete Langzeitkostenübersichten unter Einberechnung der kürzeren Arbeitsunfähigkeitsdauer der laparoskopischen Verfahren (Tabelle 20.24). Eine besonders transparent dargestellte Kostenberechnung dieser Art findet sich in der Arbeit von Wellwood 1998 (218).

Neben der mit durchschnittlich 2 Jahren noch unzureichenden Nachbeobachtungsdauer in diesen prospektiv randomisierten Studien bleibt die Frage offen, inwieweit hinsichtlich postoperativem Schmerzniveau, Rekonvaleszenz und Arbeitsunfähigkeit ein Bias der Studien infolge Arzt-Patienten-Übertragungen eine Rolle für die Ergebnisse spielt. Interessant sind unter diesem Aspekt die Ergebnisse der einzigen „single-blinded" prospektiv randomisierten Studie von Barth 1998 (10). In dieser Studie, in der die Patienten nicht über das angewandte Verfahren informiert waren, wurde die Shouldice-Reparation gegen den klassischen Vertreter der „spannungsfreien Reparationen", die Lichtenstein-Technik, getestet. Lediglich in dieser einzigen übertragungsfreien Studie ergaben sich auch bezüglich postoperativer Schmerz-Scores unter Belastungstests wie auch der Dauer der Arbeitsunfähigkeit entgegen der mitgeteilten Erwartung der Autoren keinerlei signifikante Unterschiede.

Tabelle 20.23 Reine Operationskosten (Material, Personal und Logistik) in prospektiv randomisierten Studien.

Autor		Lichten-stein (DM)	TAPP (DM)	TEP (DM)
Heikkinen	1997	1624	2581	
Wellwood	1998	555	1527	
Ferzli	1998	472		953

Tabelle 20.24 Gesamtkosten einschließlich Folgekosten in prospektiv randomisierten Studien.

Autor		Shouldice (DM)	Lichten-stein (DM)	TAPP (DM)
Heikkinen	1997		9842	8873
Lawrence	1996	1467		3222
Wellwood	1998		1236	2241

20.1.2 Allgemeine Komplikationen

Die besondere Bedeutung der postoperativen Komplikationen in der Chirurgie der Leistenhernie erklärt sich weniger aus ihrer Frequenz oder Schwere, sondern aus der außerordentlichen Häufigkeit dieses Eingriffs überhaupt. So errechneten Pollak und Nyhus (149) bei einer nur 5%igen Komplikationsrate nach Hernienreparationen immerhin 27 500 betroffene Patienten pro Jahr in den Vereinigten Staaten. Man wird schwerlich alle Komplikationen verhindern können. Ihre Kenntnis in Art und Häufigkeit sollte jedoch geeignet sein, sie jeweils auf ein Minimum zu reduzieren (177, 202).

Hämatome

Hämatome im Wundbereich und im Skrotum sind entsprechend der Literaturübersicht bei allen Reparationsformen etwa gleich häufig anzutreffen. Die mitgeteilten Zahlen reichen von 0,1 bis 6,9%, im Mittel ist in 3% der

Tabelle 20.25 Hämatome und Hernienreparation.

Verfahren	Autor		Patienten (n)	Hämatome (%)
Bassini	Ingimarsson	1983	280	1,4
	Ungeheuer	1984	230	6,9
	Decurtins	1984	1273	2,0
Bassini/Kirschner	Emmanouilidis	1985	680	6,9
	Grundmann	1985	497	2,6
McVay	Ingimarsson	1983	409	1,4
Shouldice	Berliner	1984	2259	0,1
	Schumpelick	1986	416	3,4
	Schumpelick	1989	460	3,3
	Töns	1999	2906	2,5
Anteriorer Plug	Coda	1999	826	1,6
Präperitonealer Zugang und Mesh	Hoffmann	1993	152	4,0
Lichtenstein	Gilbert	1992	412	2,5
	Sarli (p/r)	1997	66	4,5
TAPP	MacFayden	1993	359	3,0
	Phillips	1995	1994	2,3
	Birth	1996	895	2,5
	Bittner	1996	900	0,7
	Meyer	1997	333	3,9
	Sarli (p/r)	1997	64	9,3
TEP	MacFayden	1993	90	6,6
	Phillips	1995	578	3,6
	Begin	1997	864	3,1
	Liem (p/r)	1997	487	5,0

(p/r) = Arm einer prospektiv randomisierten Studie

Fälle mit dieser Komplikation zu rechnen (39, 44, 72, 90, 176).

Zwischen den offenen Verfahren ergeben sich hinsichtlich der Hämatominzidenz keine verfahrensspezifischen Unterschiede (Tabelle 20.25). Bei den laparoskopischen Verfahren scheinen nach TEP-Technik mit 3–6 % postoperative Hämatome etwas häufiger als nach TAPP-Technik aufzutreten.

Eine subtile Präparation und sorgsame intraoperative Blutstillung sind die einzigen geeigneten Maßnahmen zur Reduktion von postoperativen Hämatomen im Wundbereich. Entgegen der ursprünglichen Ansicht, dass die routinemäßige Verwendung von Redon-Saugdrainagen die Inzidenz von Hämatomen mindern kann (175), haben prospektive Untersuchungen von Peiper (142) zeigen können, dass sich keinerlei Vorteil durch Einlage einer solchen Drainage ergibt. In der Gruppe mit Drainage fand sich eine gleich große Hämatominzidenz, aber zusätzlich ein frühpostoperativ erhöhter Schmerzscore und insgesamt eine verzögerte Rekonvaleszenz. Wir legen derzeit lediglich noch bei antikoagulierten Patienten sowie extremer Adipositas eine solche Redon-Saugdrainage ein, die allerdings auch bei diesen Patienten spätestens nach 24 h entfernt wird.

Wundheilungsstörungen

Nicht zu Unrecht gilt die Zahl der Wundinfekte nach Hernienreparation als Maß für Asepsis und Präparationstechnik. Das gewählte Verfahren hat demgegenüber keinen erkennbaren Einfluss auf die Frequenz der Wundheilungsstörungen. In der Literatur finden sich Quoten zwischen 0,3 und 5,6 % (125, 170) (Tabelle 20.26). Nur unter besonderen Bedingungen, wie einer hohen Frequenz von Notfalleingriffen mit simultanen Darmeröffnungen oder bei bestehenden Stoffwechselerkrankungen (Diabetes mellitus), werden höhere Infektraten von bis zu 15 % beobachtet (60).

Auch bei implantiertem Mesh-Material wird bei lokalen Infektionen – entgegen früheren Ansichten – das Netz nicht mehr entfernt (Ausnahme PTFE). Unter sorgsamer lokaler Behandlung heilen auch diese Infekte in Nachbarschaft zum Fremdmaterial aus. Bei vorbestehendem Infekt oder Lumeneröffnung des Intestinaltrakts (z.B. Resektion bei inkarzerierter Hernie) ist von der Verwendung alloplastisch augmentierter Verfahren wegen der erheblichen postoperativen Infektgefahr abzuraten (173).

Tabelle 20.26 Wundinfekte nach Hernienreparation.

Verfahren	Autor		Patienten (n)	Wundheilungsstörungen (%)
Bassini	Daum	1972	676	2,9
	Seidel	1972	557	2,0
	Cahlin	1980	285	1,0
	Michelsen	1982	1982	5,6
	Universität Hamburg	1983	2326	1,5
	Pichlmaier	1983	1190	3,3
	Ungeheuer	1984	230	0,4
	Decurtins	1984	1273	0,6
Bassini/Kirschner	Emmanouilidis	1985	686	2,0
	Grundmann	1985	497	2,6
Halsted	Clear	1951	1048	1,2
	Harcourt	1978	201	0,5
Henry/Nyhus	Nyhus	1960	213	1,4
McVay	Gaston	1970	621	15,4
	Bowen	1978	87	1,5
	Rutledge	1980	758	0,3
	Burcharth	1983	321	3,4
Shouldice	Iles	1965	34294	1,7
	Moran	1968	120	1,7
	Devlin	1986	718	0,7
	Schumpelick	1986	416	1,4
	Schumpelick	1989	460	2,8
	Töns	1999	2906	1,6
Lichtenstein	Gilbert	1992	412	2,5
	Wellwood (p/r)	1998	200	11,0
	Hulme-Moir	1998	134	3,0
Anteriorer Plug	Coda	1999	826	1,7
TAPP	Meyer	1997	333	1,8
	Wellwood (p/r)	1998	200	3,0

(p/r) = Arm einer prospektiv randomisierten Studie

Fadenfisteln, Fadengranulome

Die Frequenz von Fadenfisteln und Fadengranulomen ist nach Hernienreparation nicht häufiger als nach anderen Eingriffen. Das Risiko dieser Komplikation liegt im Allgemeinen unter 1%, wobei Hernienreparationen mit nichtresorbierbaren Materialien nur tendenziell häufiger betroffen sind (39, 189) (Tabelle 20.**27**).

Nachteilig scheint sich bleibendes Nahtmaterial nur in Verbindung mit einem tiefen Wundinfekt auszuwirken. Emmanouilidis (44) beobachtete unter diesen Bedingungen in 3,9% Fadenfisteln, welche erst nach Entfernung allen Fremdmaterials abheilten.

Thromboembolische Komplikationen

Die Hernienreparation als vergleichsweise kleiner chirurgischer Eingriff birgt prinzipiell ein geringes Thromboembolierisiko. Die mitgeteilten Raten an Thrombosen und Embolien überschreiten nur selten die 0,5% Marke (34, 41, 44, 60, 125, 135, 160, 175, 207) (Tabelle 20.**28**). Bestimmt wird das Risiko dieser Komplikationen durch bestehende Begleiterkrankungen (Kap. 18.2). Konsequente Frühmobilisierung, Low-Dose-Heparinisierung und gegebenenfalls die Operation in Lokalanästhesie sind geeignete Mittel zur Prophylaxe.

Letalität

Die elektive Hernienchirurgie hat im Allgemeinen eine Null- bzw. nahezu Null-Letalität (14, 39, 77, 89, 125, 148). Unter Einbeziehung aller operierten Hernien inklusive der Notfalleingriffe steigt die Quote geringfügig auf

Tabelle 20.27 Spätkomplikation: Fadenfisteln – Fadengranulome.

Autor		Patienten (n)	Nahtmaterial	(%)
Decurtins	1984	688	Mersilene	0,6
Solhaug	1984	257	Mersiliene	0,4
Solhaug	1984	263	Dexon	0,0
Emmanouilidis	1985	179	Mersiliene	3,9*

* nach Wundinfektion

Tabelle 20.28 Thromboembolische Komplikationen nach Hernienreparation.

Verfahren	Autor		Patienten (n)	Thrombosen (%)	Embolien (%)
Bassini	Seidel	1972	557	0,7	0,2
	Michelsen	1982	2580	0,5	0,1
	Ungeheuer	1984	230	0,0	0,0
Bassini/Kirschner	Emmanouilidis	1985	686	0,4	1,3
McVay	Gaston	1970	621	0,3	0,5
	Rutledge	1980	758	0,0	0,3
Shouldice	Devlin	1986	696	0,0	0,2
	Schumpelick	1986	376	0,3	0,3
	Schumpelick	1989	460	0,2	0,0
Halsted	Clear	1951	1048	0,0	0,0
Henry/Nyhus	Nyhus	1960	213	0,0	0,0
Stoppa	Beets	1999	52	1,9	1,9

Tabelle 20.29 Postoperative Letalität nach Hernienreparation.

Autor		Patienten (n)	Letalität (%)
– Nur Notfalleingriffe			
Becker	1972	54	5,5
Seidel	1972	58	7,0
Gögler	1979	206	2,9
Tingwald	1982	72	5,5
– Elektiv- und Notfalleingriffe			
Marsden	1961	2254	0,5
Iles	1965	34294	0,02
Gaston	1970	621	0,0
Haße	1970	1551	0,0
Becker	1972	1366	0,2
Daum	1972	3482	0,3
Seidel	1972	557	0,2
Scheibe	1974	318	0,0
Cahlin	1980	285	0,0
Rutleder	1980	758	0,1
Michelsen	1982	2580	0,2
Ingimarsson	1983	558	0,2
Schumpelick	1983	2326	0,8
Abdu	1983	352	0,0
Pichlmair	1983	1150	0,2
Ungeheuer	1984	230	0,0
Flanagan	1984	303	0,0
Emmanouilidis	1985	686	0,7
Grundmann	1985	474	0,4
Schumpelick	1986	416	0,0
Schumpelick	1989	460	0,0
Töns	1993	2040	0,0
Tetik	1994	1514	0,0
Phillips	1995	3229	0,6
Phillips	1995	1994	0,1
Meyer	1997	333	0,3

maximal 0,8 %, je nach Zusammensetzung des Patientenguts (44) (Tabelle 20.29).

Betrachtet man dagegen nur die Notfälle, so ergeben sich hier wesentlich höhere Vergleichswerte von 3–7 % (14, 69, 183, 198). Ileus, Darmnekrosen und Peritonitis infolge länger bestehender Inkarzerationen sind regelhaft Ursache der gesteigerten Letalität (Kap. 15).

20.1.3 Spezifische Komplikationen

Chronischer Leistenschmerz

Persistierende inguinale Schmerzen in bis zu 5 % nach Hernienreparation werden in unterschiedlicher Manifestation nahezu für alle Reparationsverfahren beschrieben: Schmerzen am Os pubis, die nach der Bassini-Reparation auftreten können, fehlen bei Methoden, die – wie z. B. die Shouldice-Technik – auf die Periostnaht verzichten. Inguinale Beschwerden durch Mitfassen des N. iliohypogastricus finden sich vor allem bei Reparationstechniken mit Entlastungsinzision (115). Das Ilioinguinalis-Syndrom durch ein Mitfassen des Nervs in die Muskelnaht oder beim Verschluss der Externus-Aponeurose ist durch intraoperative Darstellung vermeidbar (Kap. 18.4). Häufigere Ursache für den chronischen Leistenschmerz nach Hernienreparation scheint das Ramusgenitalis-Syndrom durch Einbeziehung des Ramus genitalis des N. genitofemoralis im Rahmen der Kremasterresektion zu sein (202, 204). In Vergleichsstudien zeigt sich die Subkutanverlagerung des Samenstrangs nach Kirschner ohne Einfluss auf die Inzidenz des chronischen Leistenschmerzes (39, 44, 72), jedoch wird bei Verwendung nichtresorbierbarer Nahtmaterialien der chronische Leistenschmerz häufiger beobachtet (Tabelle 20.30) (189).

Neben dem Nahtmaterial scheint der Rezidiveingriff ein begünstigender Faktor zu sein. Nach Wantz (213) ist die Häufigkeit des chronischen Leistenschmerzes nach Reparation einer Rezidivhernie auf das 3fache gesteigert.

Tabelle 20.30 Chronischer Leistenschmerz, offener Zugang.

Autor		Methode	Patienten (n)	Nahtmaterial	(%)
Solhaug	1984	Bassini/Girard	257	Mersilene	2,7
Solhaug	1984	Bassini/Girard	263	Dexon	0,4
Decurtins	1984	Bassini	688	Mersilene	4,0
Grundmann	1985	Bassini/Kirschner	464	Dexon	0,4
Emmanouilidis	1985	Bassini/Kirschner	488	Mersilene/Dexon	5,0
Wantz	1984	Shouldice	2469	nichtresorb.	0,6 (P) 2,0 (R)
Schumpelick	1989	Shouldice	460	Miralene	1,3 (P)
			197	Miralene	1,7 (R)
Herzog	1989	Bassini/Kirschner	341	Surgilon	2,9
Töns	1993	Shouldice	1422	Miralene	1,4 (P)
Töns	1999	Shouldice	2906	Miralene	1,8 (P)
			532	Miralene	3,4 (R)
Sarli (p/r)	1997	Lichtenstein	66	–	3,0
Read	1993	Präperitonealer Zugang und Mesh	135	–	4,0
Hoffmann	1993	Präperitonealer Zugang und Mesh	204	–	15,0

(p/r) = Arm einer prospektiv randomisierten Studie

In der eigenen Klinik 1989 durchgeführte Untersuchungen von 237 Primärhernien und 112 Rezidivhernien bei einer Follow-up-Rate von 91,2% bzw. 88,8% mit standardisiertem Schmerzinterview, klinisch neurologischer Untersuchung und bedarfsweise probatorischer Lokalanästhesieinfiltration wiesen eine Inzidenz von im Alltag relevantem chronischem Leistenschmerz von 4,2% bei den Primärhernien und 6,4% bei den Rezidivhernien nach. Das im Rahmen dieser Untersuchungen konstatierte Ramus-genitalis-Syndrom (204) sowie die Häufigkeit und Intensität dieser chronischen Schmerzsyndrome gaben Anlass zu Modifikationen des Vorgehens: Seither erfolgt die gezielte Präparation des Ramus genitalis des N. genitofemoralis am inneren Leistenring zur gezielten Schonung. Bei Gefahr, den Nerv in eine Naht miteinzubeziehen, erfolgt auch ggf. eine präventive Neurotomie. Speziell bei Operationen in Lokalanästhesie ist diese Präparation des Nervs unproblematisch möglich. Weitere Maßnahmen zielen auf die Unterbrechung einer spinalen Schmerzbahnung zur Vermeidung einer Chronifizierung eines Schmerzsyndroms. Bewährt hat sich hierbei die unmittelbar postoperative Mobilisation mit Durchstrecken der Rumpfmuskulatur sowie eine „patientenkontrollierte Analgesie" mit routinemäßig bereitgestellten Schmerzcocktails. Bei einer weiteren Nachuntersuchungsserie nach standardisierter Einführung dieser Maßnahmen wurden 621 Primärhernien (Follow-up 89,2%) und 258 Rezidivhernien (Follow-up 85,6%) analog kontrolliert. Es fand sich eine signifikante Abnahme der Inzidenz des chronischen Leistenschmerzes bei den Primärhernien von zuvor 4,2% auf 1,4% sowie bei den Rezidivhernien eine (nichtsignifikante) Abnahme von 6,4% auf 2,6%.

Eine präventive Analgesie hat weder nach der Literaturanalyse noch nach eigenen Erfahrungen einen vorbeugenden Effekt zur Vermeidung chronischer Schmerzsyndrome in der Hernienchirurgie. In prospektiv randomisierten Studien konnte weder eine lokale Infiltrationsbehandlung noch eine systemische Medikation relevante Verbesserungen aufweisen.

Auch nach laparoskopischen Operationen finden sich in mindestens vergleichbarer Höhe Mitteilungen über postoperative chronische Schmerzsyndrome (Tabelle 20.31). Bestand zunächst die Hoffnung, dass nach Modifikation der Fixationstechnik der Netze dieses Problem lösbar sein würde, so zeigen aktuelle Zahlen weiterhin eine relevante Inzidenz von chronischem Leistenschmerz auch nach laparoskopischen Verfahren bis 5% (116, 152, 164). Eine wesentliche Rolle scheint hierbei die persistierende inflammatorische Reaktion auf die implantierten Fremdmaterialien in Nachbarschaft der Nervenstrukturen zu spielen.

Tabelle 20.31 Chronischer Leistenschmerz nach laparoskopischem Zugang.

Autor		Methode	Patienten (n)	(%)
Kingsley	1998	IPOM	23	4,3
Ramshaw	1995	TAPP	290	4,1
Phillips	1995	TAPP	1994	0,3
Sarli (p/r)	1997	TAPP	64	4,7
Bittner	1998	TAPP	3400	0,7
Phillips	1995	TEP	578	0,3
Begin	1997	TEP	864	0,7
Liem (p/r)	1997	TEP	487	2,0

(p/r) = Arm einer prospektiv randomisierten Studie

Hodenatrophie

Die klinischen Zeichen der ischämischen Orchitis treten typischerweise 1–3 Tage nach der Hernienreparation in Form einer schmerzhaften Hodenschwellung, gelegentlich begleitet von Fieber und milder Leukozytose zutage. Nach Tagen bis Wochen kommt es zur spontanen Remission, in ca. 30–40% der Fälle folgt der Übergang zur Hodenatrophie (212).

Nach einem Ersteingriff ist mit dieser für den Patienten unangenehmen Komplikationen sowohl nach direktem Nahtverfahren als auch nach Mesh-augmentierten spannungsarmen Reparationen in 0,5–2% zu rechnen (54, 72, 76, 133, 179, 200, 212). Atrophiequoten von 3–5% sind in Studien die Ausnahme (34, 170). Abgesehen von einem tendenziell höheren Risiko nach McVay-Reparationen (60, 170) finden sich zwischen den verschiedenen Verfahren keine wesentlichen Unterschiede (Tabelle 20.32). Auf Grund von Daten der Qualitätssicherung war vermutet worden, dass außerhalb von Studien die Inzidenz von Hodenatrophien vermutlich höher liegen könnte. Diese Annahme fand sich bestätigt durch Erhebungen von Scheibe (169) 3 Jahre nach Hernienoperationen in verschiedenen Krankenhäusern. Es fand sich eine bei Kontrolluntersuchungen bestätigte Hodenatrophierate nach Bassini-Technik von 3,4% und nach Shouldice-Reparation von 2,1%.

Nach Operation einer Rezidivleistenhernie ist bei erneutem anterioren Zugang das Risiko einer postoperativen Hodenatrophie auf das 5- bis 10-fache gesteigert. In der Literatur finden sich Atrophieraten von 2–5% auch bei ausgewähltem Patientengut und sehr routinierten Operateuren (72, 89, 212) (Tabelle 20.33). Insbesondere bei Rezidivleistenhernien ist der Chirurg da-

Tabelle 20.32 Hodenatrophien nach Reparation primärer Hernien.

Verfahren	Autor		Patienten (n)	Hodenatrophien (%)
Bassini	Becker	1972	1548	0,5
	Seidel	1972	557	0,5
	Scheibe	1974	318	1,3
	Cahlin	1980	285	0,7
	Michelsen	1982	1948	0,05
	Decurtins	1984	688	0,9
	Scheibe	1997	1975	3,4
Bassini/Kirschner	Emmanouilidis	1985	488	0,8
	Grundmann	1985	569	0,2
McVay	Gaston	1970	621	1,8
	Rutledge	1980	758	4,3
Shouldice	Iles	1965	28760	1,0
	Wantz	1982	2469	0,4
	Berliner	1984	2259	0,3
	Schumpelick	1986	416	1,0
	Scheibe	1997	908	2,1
	Töns	1999	2906	1,6
	Gillion	1999	259	1,9
Halsted	Clear	1951	1048	3,4
Henry/Nyhus	Harcourt	1978	201	0,0
	Herzog	1989	341	1,2
Präperitonealer Zugang und Mesh	Read	1993	135	1,4
Anteriorer Plug	Coda	1999	826	0,9
Lichtenstein	Wellwood (p/r)	1998	200	1,0
TAPP	Meyer	1997	333	0,6

(p/r) = Arm einer prospektiv randomisierten Studie

Tabelle 20.33 Spätkomplikation: Hodenatrophie.

Autor		Verfahren	Patienten (n)	Hodenatrophien (%)	
				Primärhernie	Rezidiv
Grundmann	1985	Bassini/Kirschner	257	0,0	1,0
Iles	1985	Shouldice	28760	0,5	5,0
Wantz	1982	Shouldice	2469	0,1	3,0
Schumpelick	1989	Shouldice	657	0,4	1,2
Töns	1993	Shouldice	2040	0,6	0,9

Tabelle 20.**34** Inzidenz von Organverletzungen bei laparoskopischem Zugang.

Methode	Autor		Patienten (n)	Inzidenz (%)	Differenzierung der Verletzungen
TAPP	Phillips	1995	1994	0,05	Gefäß 0,05%
	Ramshaw	1995	290	2,0	Darm 0,3%, Blase 0,3%, Gefäß 1,4%
	Ramshaw	1996	300	1,9	Darm 0,3%, Blase 0,3%, Gefäß 1,3%
	Felix	1998	395	0,8	Darm 0,8%
TEP	Ramshaw	1995	118	0,9	Blase 0,9%
	Begin	1997	864	0,3	Blase 0,1%, Gefäß 0,2%
	Heithold	1997	503	0,8	Darm 0,4%, Blase 0,4%

her gut beraten, seine Patienten auf das erhöhte Risiko aufmerksam zu machen.

Laparoskopie-spezifische Komplikationen

Mit dem Wandel in der Technik laparoskopischer Hernienreparationen hat sich auch das Spektrum der auftretenden Komplikationen verändert. Verfahrensspezifische Komplikationen wie direkte Organverletzungen, akute Blutungen. Bauchwandphlegmonen, sekundäre Hernie an der Trokarstelle und adhäsionsbedingte Ileuszustände nehmen in ihrer Häufigkeit bei zunehmender Erfahrung mit laparoskopischen Operationstechniken stetig ab, werden aber auch weiterhin in aktuellen Studien noch berichtet (145, 172, 196). Bei den zunächst durchgeführten Verfahren laparoskopischer Leistenringverschluss, transabdominelle Lig.-Cooperi-Reparation bzw. Netzplombe und Patchplatzierung waren Implantatwanderungen, Implantatinfekte wie auch direkte Alterationen speziell des Ramus genitalis des N. genitofemoralis gehäuft zu verzeichnen (120, 145, 172, 196). Nicht zuletzt wegen einer Gesamtkomplikationsrate bis zu 15,6% wurden diese Verfahren inzwischen weitgehend verlassen.

Auch nach Ausreifung der jetzt etablierten laparoskopischen Verfahren wie TAPP und TEP ist in aktuellen Studien ein breites Spektrum laparoskopiespezifischer Komplikationen zu konstatieren. Trotz bereits enormer Erfahrung werden auch von spezialisierten Zentren Organverletzungen nach laparoskopischem Zugang (Tabelle 20.**34**) für beide Verfahren zwischen 0,5% und 2% mitgeteilt. Während bei dem transabdominellen Zugang der TAPP-Technik Intestinalverletzungen neben Blasen- und Gefäßläsionen im Vordergrund stehen (46, 145, 152) finden sich in der Literatur zur TEP überwiegend Blasen- und Gefäßverletzungen (80, 153).

Eine situationsbedingte Konversion des begonnenen laparoskopischen zu einem offenen Verfahren (Tabelle 20.**35**) wird mit Raten zwischen 2% (47) und 7% (96, 116, 210) angegeben. Mehrheitlich ist von dem erforderlichen Verfahrenswechsel die TEP-Technik betroffen, da Verletzungen des Peritoneums eine weitere Aufdehnung des präperitonealen Raums oft nicht mehr erlauben. Zahlen zur frühpostoperativ erforderlichen Reintervention nach vorheriger laparoskopischer Hernienreparation sind bisher lediglich zur TAPP-Technik mit 1,4% und 2,4% (124, 152) mitgeteilt.

Tabelle 20.**35** Konversionen bei laparoskopischen Techniken.

Methode	Autor		Konversionen (n)
TEP	Liem (p/r)	1997	5,0
	Ferzli	1998	1,8
	Knook	1999	7,2
	Van Hee (p/r)	1998	7,0
TAPP	Van Hee (p/r)	1998	5,0

(p/r) = Arm einer prospektiv randomisierten Studie

Tabelle 20.**36** Inzidenz von postoperativem Ileus nach alloplastisch augmentierter Hernienreparation.

Methode	Autor		Patienten (n)	Ileus postoperativ (%)
TAPP	Phillips	1995	1994	0,2
	Ramshaw	1995	290	0,3
	Meyer	1997	333	0,3
	Felix	1998	395	0,3
Stoppa	Beets	1999	52	1,9

Die transabdominellen Verfahren mit Mesh-Reparation weisen zudem meist infolge von Adhäsionen, Lücken im Verschluss des Peritoneums oder späterer Inkarzeration von Trokarhernien ein Risiko für einen mechanischen Ileus auf (Tabelle 20.**36**). Die aus Studiendaten erhobenen niedrigen Inzidenzraten von bis zu 0,3% werden vermutlich der Realität nicht gerecht, da sich die Ileussituation in aller Regel erst nach der Entlassung aus der üblichen kurzstationären Behandlung manifestiert und so oft der Ergebnisdokumentation entgeht. Zudem werden in der Notfallsituation des mechanischen Ileus sicher nicht alle Patienten obligat die voroperierende Klinik aufsuchen.

Eine spezifische Spätkomplikation stellen die Trokarhernien dar (Tabelle 20.**37**), die gehäuft (17,4%) nach IPOM-Technik (95) auftreten, aber in geringerer Inzidenz (bis 2,6%) auch nach der TAPP-Technik berichtet werden (36, 46).

Tabelle 20.37 Inzidenz von Trokarhernien infolge vorausgegangener laparoskopischer Hernienreparation.

Methode	Autor		Patienten (n)	Trokarhernien (%)
IPOM	Kingsley	1998	23	17,4
TAPP	Phillips	1995	1994	0,1
	Ramshaw	1996	300	0,3
	Birth	1996	895	0,3
	Felix	1998	395	1,5
	Cohen	1998	78	2,6

Mesh-assoziierte Komplikationen

Die Etablierung des Mesh-augmentierten Operationsverfahrens im Routinerepertoire des klinischen Alltags wirft Fragen nach der Langzeitverträglichkeit und speziellen materialassoziierten Komplikationen der implantierten Fremdmaterialien auf (173). Auch wenn Fremdmaterialien in der Hernienchirurgie jetzt seit fast 50 Jahren implantiert werden, fehlen doch weiterhin Langzeitverträglichkeitsstudien. Erst in den letzten 10 Jahren werden Meshes in größerer Häufigkeit implantiert. Da die bisher publizierten Studien entsprechend nur von einem kurzen Nachbeobachtungszeitraum berichten können und zudem die meisten der Mesh-assoziierten Komplikationen lange nach der operativen Intervention auftreten können, liegen derzeit nur fragmentarische Ergebnisse aus laufenden Studien oder Fallberichte zu derartigen Mesh-Komplikationen vor.

Fast alle der Mesh-assoziierten Komplikationen gehen auf eine persistierende Fremdkörperreaktion zurück, die abhängig vom Implantationsort unterschiedliche Auswirkungen haben kann. Bei den Frühkomplikationen nach Hernienchirurgie bleibt die Hämatom- und Infektrate auch nach Netzimplantation unverändert. Die Serominzidenz hingegen steigt materialabhängig auf bis zu 45% (6). Die Rate von Frühinfekten bleibt unverändert. Entgegen der früheren Ansicht muss nach heutigem Verständnis auch bei einem Infekt das Fremdmaterial nicht entfernt werden (Ausnahme PTFE). In Einzelfallberichten wird das Auftreten von Spätabszessen auch nach mehr als 6 Monaten speziell nach laparoskopischer Mesh-Implantation mitgeteilt (56, 111), die zum einen durch eine verlängerte Bakterienpersistenz vor allem in Poren oder Knoten des Fremdmaterials erklärt werden. Ein anderer ursächlicher Aspekt kann speziell nach laparoskopischen Eingriffen der kleine perkutane Zugang zur erheblich größeren inneren Wundfläche des Implantatlagers sein, sodass anders als bei den offenen Verfahren ein Infekt sich nicht ohne weiteres nach außen entwickeln kann.

In der bildgebenden Diagnostik mit Sonographie und CT findet sich nach TAPP als Hinweis auf die erhebliche inflammatorische Lokalreaktion auf das implantierte Netz eine Verdickung des Samenstrangs, was einzelne Autoren dazu bewegt, von Mesh-Implantationen bei jüngeren Männern mit noch nicht sicher abgeschlossener Familienplanung gänzlich abzuraten. Diese Überlegungen werden noch gestützt von experimentellen Daten von Uzzo et al., die nach Hernienreparation im Tiermodell bei dem Vergleich der Shouldice-Technik mit einer Mesh-Implantation nach 6 und 12 Monaten in der Mesh-Gruppe eine Abnahme des Hodenvolumens, eine signifikante Reduktion des Testosteronspiegels in der V. testicularis sowie in 16,7% eine Hodenatrophie nachwiesen (208).

Auch eine sichere extraperitoneale Position des Meshes kann die Auswirkungen der inflammatorischen Reaktion auf den Intestinaltrakt mit Adhäsionsbildung und der möglichen Spätkomplikation des mechanischen Ileus nicht zuverlässig verhindern (111).

Eine weitere fremdmaterialspezifische Komplikation ist die Schrumpfung (shrinkage) des implantierten Materials bis zu 40% der Fläche bei Netzen und sogar bis zu 90% bei Plugs (4). Neben der Rezidivgefahr durch diese Flächenreduktion können inguinale Schmerzsyndrome durch solche zusammengeschrumpften Fremdmaterialmengen in Nachbarschaft von Nervenstrukturen ausgelöst bzw. dauerhaft unterhalten werden. Die Einsteifung speziell kleinporiger Netze nach bindegewebiger Durchbauung kann zu Schmerzen an den Netzkanten (bis 15%) und einer eingeschränkten Beweglichkeit führen, sodass in Einzelfällen eine Netzexplantation erforderlich wurde (154).

Mesh-spezifische Spätkomplikationen sind Fistelungen, Hohlorganarrosionen und Wanderung von implantierten Netzen. Derzeit liegen über 40 Fallberichte derartiger Spätkomplikationen vor, die Dünndarm (182, 188) Kolon (40, 75), Harnblase (71, 88, 165) und Ductus spermaticus (186) betreffen.

Literatur

1 Abdu RA, Ambulatory herniorrhaphy under local anesthesia in a community hospital. Am. J. Surg. 145 (1983) 353.
2 Alexandre JH, Bouillot JL. Recurrent inguinal hernia: surgical repair with a sheet of Dacron mesh by the inguinal route. Eur. J. Surg. 162 (1996) 29–33; discussion 35–6.
3 Al-Khuwaiter S. Inguinal hernia in Saudi Arabia. Am. J. Surg. 149 (1985) 691.
4 Amid PK, Lichtenstein IL. Aktuelle Einschätzung der spannungsfreien Hernienreparation nach Lichtenstein. Chirurg 68 (1997) 959–64.
5 Amid PK, Shulman AG, Lichtenstein IL. Critical scrutiny of the open „tension-free" hernioplasty. Am. J. Surg. 165 (1993) 369–71.
6 Amid PK, Shulman AG, Lichtenstein IL. Open "tension-free" repair of inguinal hernias: the Lichtenstein technique. Eur. J. Surg. 162 (1996) 447–53.
7 Arregui ME, Navarete J, Davis CJ, Castro D, Nagan RF. Laparoskopic inguinal herniorrhaphy: techniques and controversies. Surg. Clin. N. Am. 73 (1993) 513–27.
8 Asmussen T, Jensen FU. A follow-up study on recurrence after inguinal hernia repair. Surg. Gynecol. Obstet. 156 (1983) 198.
9 Barbier J, Carretier M, Richter JP. Cooper ligament repair: An update. World J. Surg. 13 (1989) 499–505.

10 Barth RJ, Jr, Burchard KW, Tosteson A, Sutton JE, Jr, Colacchio TA, Henriques HF, Howard R, Steadman S. Short-term outcome after mesh or shouldice herniorrhaphy: a randomized, prospective study. Surgery 123 (1998) 121–6.
11 Barwell NJ. Open approach in femoral hernia repair. In: Schumpelick V, Wantz GE (eds.), Inguinal hernia repair. Karger, Basel (1995) 152–4.
12 Barwell NJ. Technique of Shouldice Repair in Great Britain. In: Schumpelick V, Wantz GE (eds.), Inginal hernia repair. Karger, Basel (1995) 135–8.
13 Bassini E. Über die Behandlung des Leistenbruchs. Arch. Klin. Chir. 40 (1890) 429.
14 Becker H, Donhöffner A, Ungeheuer E. Ergebnisse nach Leistenbruchoperationen. Chirurg 43 (1972) 58.
15 Beets GL, Dirksen CD, Go PM, Geisler FE, Baeten CG, Kootstra G. Open or laparoscopic preperitoneal mesh repair for recurrent inguinal hernia? A randomized controlled trial. Surg. Endosc. 13 (1999) 323–7.
16 Beets GL, van Geldere D, Baeten CG, Go PM. Long-term results of giant prosthetic reinforcement of the visceral sac for complex recurrent inguinal hernia [see comments]. Br. J. Surg. 83 (1996) 203–6.
17 Bendavid R. New Techniques In Hernia Repair. World J. Surg. 13 (1989) 522–31.
18 Beridavid R. The rational use of mesh in hernias. A perspective. Int. Surg. 77 (1992) 229–31.
19 Berliner SD. Clinical experience with an inlay expanded polytetrafluoroethylene soft tissue patch as an adjunct in inguinal hernia repair. Surg. Gynecol. Obstet. 176 (1993) 323–6.
20 Berliner SD, Burson L, Katz P, Wise L. An anterior transversalis fascia repair for adult inguinal hernias. Am. J. Surg. 135 (1978) 633.
21 Berlin SD. An approach to groin hernia. Surg. Clin. N. Am. 64 (1984) 197.
22 Bittner R, Kraft K, Schmedt CG, Schwarz J, Leibl B. Risiko und Nutzen der laparoskopischen Hernioplastik (TAPP). 5 Jahre Erfahrungen bei 3400 Hernienreparationen. Chirurg 69 (1998) 854–8.
23 Bogojavlensky S. Laparoskopic treatment of inguinal and femoral hernia. Ann. Meet AAGL. Washington 1989; Video.
24 Bowen JR, Thompson WR, Dorman BA, Soderberg CH, Shahinian TK. Change in the management of adult groin hernia. Am. J. Surg. 135 (1978) 546.
25 Brenner A. Zur Radikaloperation der Leistenhernie. Zbl. Chir. 25 (1898) 1017.
26 Burcharth F, Hahn-Pedersen J, Andersen B, Andersen JR. Inguinal hernia repair with solk or polyglycolic acid sutures: a controlled trial with 5-years follow-up. World J. Surg. 7 (1983) 416.
27 Burton C, Bauer C, Robert A. Femoral hernia: A review of 165 repairs. Ann. Surg. 148 (1958) 913.
28 Cahlin E, Weiss L. Results of postoperative clinical examination of inguinal hernia after three years. Acta Chir. Scand. 146 (1980) 421.
29 Campanelli GP, Cavagnoli R, Gabrielli F, Pietri P. Trabucco's procedure and local anaesthesia in surgical treatment of inguinal and femoral hernia. Int. Surg. 80 (1995) 29–34.
30 Carbajo MA, Martin del Olmo JC, Blanco JI, de la Cuesta C, Toledano M, Martin F, Vaquero C, Inglada L. Laparoscopic treatment vs open surgery in the solution of major incisional and abdominal wall hernias with mesh. Surg. Endosc. 13 (1999) 250–2.
31 Champault G, Barrat C, Catheline JM, Rizk N. Inguinal hernia. 4-year follow-up of 2 comparative prospective randomized studies of Shouldice and Stoppa operations with pre-peritoneal totally laparoscopic approach (461 patients). Ann. Chir. 52 (1998) 132–6.
32 Champault GG, Rizk N, Catheline JM,Turner R, Boutelier P. Inguinal hernia repair: totally preperitoneal laparoscopic approach versus Stoppa operation: randomized trial of 100 cases. Surg. Laparosc. Endosc. 7 (1997) 445–50.
33 Chevalley JP, Rothenbühler JM, Harder F. Erste Erfahrungen mit der Transversalisplastik in der Behandlung der Leistenhernie. Helv. Chir. Acta 56 (1989) 221–4.
34 Clear J. Ten year statistical study of inguinal hernias. Arch. Surg. 62 (1951) 70.
35 Coda A, Ferri F, Filippa C, Mattio R, Bona A, Tonello P, Benedetto C. Prosthetic repair of inguino-crural hernia using Rives technique. Minerva Chir. 52 (1997) 175–80.
36 Cueto J, Vazquez JA, Solis MA, Valdez G, Valencia S, Weber A. Bowel obstruction in the postoperative period of laparoscopic inguinal hernia repair (TAPP): review of the literature. J. Soc. Laparoendosc. Surg. 2 (1998) 277–80.
38 Danielsson P, Isacson S, Hansen MV. Randomised study of Lichtenstein compared with Shouldice inguinal hernia repair by surgeons in training. Eur. J. Surg. 165 (1999) 49–53.
39 Decurtins M, Buchmann P. Ist die Behandlung eines Leistenbruches eine Anfängeroperation? Chirurg 55 (1984) 589.
40 DeGuzman LJ, Nyhus LM, Yared G, Schlesinger PK. Colocutaneous fistula formation following polypropylene mesh placement for repair of a ventral hernia: diagnosis by colonoscopy. Endoscopy 27 (1995) 459–61.
41 Devlin HB, Gillen PHA, Waxman BP, McNay RA. Short stay surgery for inguinal hernia: experience of the Shouldice operation. 1970–1982. Br. J. Surg. 73 (1986) 123.
42 Dirksen CD, Beets GL, GO PM, Geisler FE, Baeten CG, Kootstra G. Bassini repair compared with laparoscopic repair for primary inguinal hernia: a randomised controlled trial. Eur. J. Surg. 164 (1998) 439–47.
43 Duluca J. Treatment of inguinal hernias by insertion of mesh through retroperitoneoscopy. Postgrad. Gen. Med. 4 (1992) 173–4.
44 Emmanouilidis Th, van Gemmern D, Wevel D, Wellmer HK. Nachuntersuchungsergebnisse von Leistenbruchoperationen nach Kirschner-Bassini. Zbl. Chir. 110 (1985) 558.
45 e Silva NC, Reis MC, Candido Lima AP, de Carvalho Canuto R. Inguinal hernia repair with the Shouldice technique. Rev. Hosp. Clin. Fac. Med. Sao Paulo, 50 (1995) 314–6.
46 Felix EL, Habertson N, Vartanian S. Laparoscopic hernioplasty: significant complications [see comments]. Surg. Endosc. 13 (1999) 328–31.
47 Ferzli G, Sayad P, Huie F, Hallak A, Usal H. Endoscopic extraperitoneal herniorrhaphy. A 5-year experience. Surg. Endosc. 12 (1998) 1311–3.
48 Ferzli GS, Frezza EE, Pecoraro AM, Jr, Ahern KD. Prospective randomized study of stapled versus unstapled mesh in a laparoscopic preperitoneal inguinal hernia repair [see comments]. J. Am. Coll. Surg. 188 (1999) 461–5.
49 Ferzli GS, Massad A, Albert P. Extraperitoneal endoscopic inguinal hernia repair. Laparosc. Endosc. Surg. 2 (1992) 281–5.
50 Fialova M, Suchy T. Tension-free surgery of femoral hernias using the Lichtenstein method. Rozhl. Chir. 74 (1995) 422–4.
51 Filipi CJ, Fitzgibbons RJJ. Recurrence and complication rate after laparoscopic hernorrhaphy. In: Schumpelick V, Wantz GE (ed.). Inguinal Hernia Repair. pp. 404. Karger, Basel 1995.
52 Filipi CJ, Gaston-Johansson F, McBride PJ, Murayama K, Gerhardt J, Cornet DA, Lund RJ, Hirai D, Graham R, Patil K, Fitzgibbons R, Jr, Gaines RD. An assessment of pain and return to normal activity. Laparoscopic herniorrhaphy vs open tension-free Lichtenstein repair. Surg. Endosc. 10 (1996) 983–6.
53 Flament JB, Avisse C, Delattre JF. Anatomy and mechanism of inguinal hernias. Rev. Prat. 47 (1997) 252–5.
54 Flanagan L, Bascom JU. Repair of the groin hernia. Surg. Clin. N. Am. 64 (2) (1984) 257.
55 Fong Y, Wantz GE, Prevention of ischemic orchitis during inguinal hernioplasty. Surg. Gynecol. Obstet. 174 (1992) 399–402.
56 Foschi D, Corsi F, Cellerino P, Trabucchi A, Trabucchi E. Late rejection of the mesh after laparoscopic hernia repair. Surg. Endosc. 12 (1998) 455–7.
57 Fuchsjäger N, Feichter A, Hirbawi A, Kux M. Bassini-Operation mit Polyglycolsäure oder Polyester – eine prospektiv randomisierte Studie. Chirurg 60 (1989) 273–276.

58 Fuchsjager N, Feichter A, Kux M. The Lichtenstein plug method for repair of recurrent inguinal hernia. Indications, tecnique and results. Chirurg 66 (1995) 409 – 12.
59 Gai H. Die Lichtenstein-Technik: – das „minimal invasive Operationsverfahren". Erfahrungen und Ergebnisse nach 251 Hernienreparaturen. Langenbecks Arch. Chir. Suppl. Kongressbd. 113 (1996) 606 – 8.
60 Gaston EA. Inguinal herniorrhaphy. Arch. Surg. 101 (1970) 472.
61 Gilbert AI. Sutureless repair of inguinal hernia. Am. J. Surg. 163 (1992) 331 – 5.
62 Glassow F. Recurrent inguinal and femoral hernia. Can. J. Surg. 7 (1964) 284.
63 Glassow F. Femoral hernia: review of 1143 consecutive repairs. Ann. Surg. 163 (1966) 227.
64 Glassow F. Recurrent inguinal and femoral hernia. Brit. J. Med. 1 (1970) 215.
65 Glassow F. The surgical repair of inguinal and femoral hernias. Can. Med. Assoc. J. 108 (1973) 308.
66 Glassow F. Inguinal hernia repair. Am. J. Surg. 131 (1976) 306.
67 Glassow F. Inguinal hernia repair using local anaesthesia. Ann. R. Coll. Surg. Engl. 66 (1984) 382.
68 Glassow F. Femoral hernia. Am. J. Surg. 150 (1985) 353.
69 Gögler H, Thiemann J, Beger HG. Hernienchirurgie bei über 70-jährigen. Chirurg 50 (1979) 101.
70 Gorog D, Perner F, Kovacs J, Alfoldy F, Mathe Z, Peter A, Szabo J. Our preliminary results in application of Stoppa technique for recurrent groin hernia. Acta Chir. Hung. 36 (1997) 108 – 9.
71 Gray MR, Curtis JM, Elkington JS. Colovescial fistula after laparoscopic inguinal hernia repair. Br. J. Surg. 81 (1994) 1213 – 4.
72 Grundmann R, Schaaf H, von Maercke P, Pichlmaier H. Postoperative Komplikationen und Rezidive nach Leistenbruchoperationen. Akt. Chir. 20 (1985) 88.
73 Guthy E, v. d. Boom H. Das Mehrfachrezidiv beim Leistenbruch. Langenbecks Arch. Chir. 361 (Kongressbericht 1983) 315.
74 Halverson K, McVay CB. Inguinal and femoral hernioplasty. Arch. Surg. 101 (1970) 127.
75 Hamy A, Paineau J, Savigny JL, Vasse N, Visset J. Sigmoid perforation, an exceptional late complication of peritoneal prothesis for treatment of inguinal hernia. Int. Surg. 82 (1997) 307 – 8.
76 Harcourt KF. Henry's "Heinous" herniorrhaphy. Am. J. Surg. (1978) 465.
77 Haße W, Waldschmidt J, Wendland K. Die Leistenbruchbehandlung beim Kind. Med. Klin. 65 (1970) 1126.
78 Hay JM, Boudet MJ, Fingerhut A, Poucher J, Hennet H, Habib E, Veyrieres M, Flamant Y. Shouldice inguinal hernia repair in the male adult: the gold standard? A multicenter controlled trial in 1578 patients [see comments]. Ann. Surg. 222 (1995) 719 – 27.
79 Heikkinen T, Haukipuro K, Leppala J, Hulkko A. Total costs of laparoscopic and lichtenstein inguinal hernia repairs: a randomized prospective study. Surg. Laparosc. Endosc. 7 (1997) 1 – 5.
80 Heithold DL, Ramshaw BJ, Mason EM, Duncan TD, White J, Dozier AF, Tucker JG, Wilson JP, Lucas GW. 500 total extraperitoneal approach laparoscopic herniorrhaphies: a single-institution review. Am. Surg. 63 (1997) 299 – 301.
81 Herzog, U. Spätresultate nach Leisten- respektive Femoralhernienoperationen. Langenbecks Arch. Chir. 375 (1990) 5 – 10.
82 Hoffman, H. C., Traverso, A. L. V.: Preperitoneal prosthetic herniorrhaphy. Arch. Surg. 128 (1993) 964 – 9
83 Horeyseck G, Roland F, Rolfes N. Die „spannungsfreie" Reparation der Leistenhernie: laparoskopisch (TAPP) versus offen (Lichtenstein). Chirurg 67 (1996) 1036 – 40.
84 Horn R, Kuttel JC, Muller C. Recurrent inguinal hernias: surgery with transversalis fascia repair. Helv. Chir. Acta 58 (1992) 847 – 50.
85 Horn J, Paetz B, Rezidiveingriffe nach Leisten- und Schenkelbruchoperationen. Chirurg 55 (1984) 558.
86 Horton MD, Florence MG. Simplified preperitoneal marlex hernia repair. Am. J. Surg. 165 (1993) 595 – 9.
87 Hulme-Moir, M, Kyle S. A prospective audit of Lichtenstein's tension-free herniorrhaphy in Taranaki, New Zealand. Aust. N. Z. J. Surg. 68 (1998) 801 – 3
88 Hume RH, Bour J. Mesh migration following laparoscopic inguinal hernia repair. J. Laparoendosc. Surg. 6 (1996) 333 – 5.
89 Iles JDH. Specialisation in elective herniorhaphy. Lancet 1 (1965) 751.
90 Ingimarsson O, Spak I. Inguinal and femoral hernias. Acta Chir. Scand. 149 (1983) 291.
91 Israelsson LA, Jonsson T. Overweight and healing of midline incisions. the importance of suture technique. Eur. J. Surg. 163 (1997) 175 – 80.
92 Jan SE, Wu CW, Lui WY. Shouldice inguinal hernioplasty. Chung Hua I Hsueh Tsa Chih (Taipei), 50 (1992) 26 – 8.
93 Kald A, Anderberg B, Carlsson P, Park PO, Smedh K. Surgical outcome and cost-minimisation-analyses of laparoscopic and open hernia repair: a randomised prospective trial with one year follow up. Eur. J. Surg. 163 (1997) 505 – 510.
94 Khoury N. A randomized prospective controlled tral of laparoscopic extraperitoneal hernia repair and mesh-plug hernioplasty: a study of 315 cases. J. Laparoendosc. Adv. Surg. Tech. A 8 (1998) 367 – 72.
95 Kingsley D, Vogt DM, Nelson MT, Curet MJ, Pitcher DE. Laparoscopic intraperitoneal onlay inguinal herniorrhaphy. Am. J. Surg. 176 (1998) 548 – 53.
96 Knook MT, Weidema WF, Stassen LP, van Steensel CJ. Endoscopic total extraperitoneal repair of primary and recurrent inguinal hernias. Surg. Endosc. 13 (1999) 507 – 511.
97 Koller R, Miholic J, Jakl RJ. Repair of incisional hernias with expanded polytetrafluoroethylene. Eur. J. Surg. 163 (1997) 261 – 6.
98 Koller R, Miholic J, Jakl RJ, Happak W. Ergebnisse nach Verschluss großer oder rezidivierender Narbenhernien durch Polytetrafluorethylen. Chirurg 67 (1996) 179 – 82.
99 Kupezyk-Joeris D, Kalb A, Höfer M, Töns Ch, Schumpelick V. Doppler-Sonographie der Hodendurchblutung nach Leistenhernienreparation. Chirurg 60 (1989) 536 – 7.
100 Kurzer M, Belsham PA, Kark AE. The Lichtenstein repair. Surg. Clin. N. Am. 78 (1998) 1025 – 46.
101 Kuttel JC, Peterli R, Schupfer C, Horn R, Muller C, Grotzinger U. Early results of transversalis-plasty. A prospective randomized comparison of non-resorbable and resorbable sutures. Helv. Chir. Acta 57 (1991) 931 – 4.
102 Kux M, Fuchsjager N, Feichter A. Lichtenstein-Patch versus Shouldice-Technik bei primären Leistenhernien mit hoher Rezidivgefährdung. Chirurg. 65 (1994) 59 – 62; Diskussion 63.
103 Kux M, Fuchsjäger N, Hirbawi A. Verstärkung des Peritonealsacks mittels großer Prothese (Operation nach Stoppa). Chirurg 64 (1993) 329 – 33.
104 Kux M, Fuchsjager N, Schemper M. Shouldice is superior to Bassini inguinal herniorrhaphy. Am. J. Surg. 168 (1994) 15 – 8.
105 Lafferty PM. Malinowska A, Pelta D. Lichtenstein inguinal hernia repair in a primary healthcare setting. Br. J. Surg. 85 (1998) 793 – 6.
106 Langer I, Herzog U, Schuppisser JP, Ackermann C, Tondelli P. Preperitoneal prosthesis implantation in surgical management of recurrent inguinal hernia. Retrospective evaluation of our results 1989 – 1994. Chirurg 67 (1996) 394 – 402.
107 Langer S, Christiansen J. Long-term results after incisional hernia repair. Acta Chir. Scand. 151 (1985) 217 – 9.
108 Law NW, Ellis H. Preliminary results for the repair of difficult recurrent inguinal hernia using expanded PTFE patch. Acta Chir. Scand. 156 (1990) 609 – 12.

109 Lawrence K, McWhinnie D, Goodwin A, Gray A, Gordon J, Storie J, Britton J, Collin J. An economic evaluation of laparoscopic versus open inguinal hernia repair. J. Public Health Med. 18 (1996) 41–8.

110 Lazescu D, Vintila D, Georgescu S. The surgical treatment of inguinal hernias. The Stoppa operation. Rev. Med. Chir. Soc. Med. Nat. Lasi 99 (1995) 275–8.

111 Leber GE, Garb JL, Alexander AI, Reed WP. Long-term complications associated with prosthetic repair of incisional hernias [see comments]. Arch. Surg. 133 (1998) 378–82.

112 Liakakos T, Karanikas I, Panagiotidis H, Dendrinos S. Use of Marlex mesh in the repair of recurrent incisional hernia [see comments]. Br. J. Surg. 81 (1994) 248–9.

113 Lichtenstein IL, Shulman AG, Amid PK. Use of mesh to prevent recurrence of hernias. Postgrad. Med. 87 (1990) 155–8.

114 Lichtenstein IL, Shulman AG, Amid PK. The cause, prevention and tretment of reucrrent groin hernia. Surg. Clin. N. Am. 73 (1993) 529–44.

115 Lichtenstein IL, Shulman AG, Amid PK, Montllor MM. Cause and prevention of postherniorrhaphy neuralgia: A prosposed protocol for treatment. Am. J. Surg. 155 (1988) 786–90.

116 Liem MS, van der Graaf Y, van Steensel CJ, Boelhouwer RU, Clevers GJ, Meijer WS, Stassen LP, Vente JP, Weidema WF, Schrijvers AJ, van Vroonhoven TJ. Comparison of conventional anterior surgery and laparoscopic surgery for inguinal-hernia repair [see comments]. N Engl. J. Med. 336 (1997) 1541–7.

117 Lindholm A, Nilsson O, Tholin B. Inguinal and femoral hernias. Arch. Surg. 98 (1969) 19.

118 Lund J, Hvidt V, Kjeldsen-Andersen J. Inguinal and femoral hernioplasty. Acta Chir. Scand. 131 (1966) 72.

119 Lund J, Lindenberg J. Inguinal and femoral hernioplasty. Arch. Chir. Scand. 115 (1958) 362.

120 MacFadyen BVJ, Arregui ME, Corbitt DJ et al. Complications of laparoskopic herniorrhaphy. Surg. Endosc. 7 (1993) 155–8.

121 McGillicuddy JE. Prospective randomized comparison of the Shouldice and Lichtenstein hernia repair procedures. Arch. Surg. 133 (1998) 974–8.

122 Mansberger JA, Rogers DA, Jennings WD, Lerroy J. A comparison of a new two-Layer anatomic repair to the traditional Shouldice herniorrhaphy. Am. Surg. 58 (1992) 211–2.

123 Marsden J. Inguinal hernia. A three year review of two thousand cases. Br. J. Surg. 49 (1961) 384.

124 Meyer G, Hernandez-Richter T. Indikation, Technik und Ergebnisse der standardisierten endoskopischen Hernioplastik mit trans- und extraperitonealem Zugang (TAPP und TEP). In: G. Meyer, F. Schildberg (Hrsg.). Endoskopische Hernioplastik. (S. 159–208). Barth, Heidelberg, 1997.

125 Michelsen HR, Walter F. Gegenüberstellung von 632 ambulant und 1948 stationär operierten Leistenbrüchen der Jahre 1971–1978. Zbl. Chir. 107 (1982) 94.

126 Mittelstaedt WE, Rodrigues Junior AJ, Duprat J, Bevilaqua RG, Birolini D. Treatment of inguinal hernias. Is Bassani technique current yet? A prospective randomized trial comparing three operative techniques: Bassini, Shouldice and McVay. Rev. Assoc. Med. Bras. 45 (1999) 105–14.

127 Moran RB, Blick M, Collura M. Double layer of transversalis fascia for repair of inguinal hernia. Surgery 63 (1968) 423.

128 Mozingo D, Walters J, Otchy D, Rosenthal D. Properitoneal synthetic mesh repair of recurrent inguinal hernias. Surg. Gynecol. Obstet. 174 (1992) 33–5.

129 Mückter H, Reuters G, Vogel W. Leistenhernienoperation nach Bassini und nach Shouldice. Chirurg 65 (1994) 121–6.

130 Munegato G, Basso A, De Min V, Ferraro B. Reschiglian E, Segalina P, Zotti EF. Combined surgical treatment with prosthesis of recurrent ventral and inguinal hernias. Minerva Chir. 52 (1997) 1401–4.

131 Munegato G, Da Dalt GF, Godina M, Pluchinotta A, Ferraro B, Zangrande P, Zotti EF. The surgical treatment or preoperitoneal inguinal hernia: a comparison between the methods of Rives and Stoppa. Minerva Chir. 47 (1992) 919–23.

132 Nyhus LM. Iliopubic tract repair of inguinal and femoral hernia. The posterior (preperitoneal) approach. Surg. Clin. N. Am. 73 (1993) 487–99.

133 Nyhus LM, Condon RE (eds.): Hernia, 4th ed. Lippincott, Philadelphia 1995.

134 Nyhus LM.The recurrent groin hernia: Therapeutic solutions. World J. Surg. 13 (1989) 541–4.

135 Nyhus LM, Condon RE, Harkins HN. Clinical experiences with preperitoneal hernia repair for all types of hernia of the groin. Am. J. Surg. 100 (1960) 234.

136 Nyhus LM, Pollak R, Bombeck CT, Donahue PE. The preperitoneal approach and prosthetic buttress repair for recurrent hernia. The evolution of a technique [see comments]. Ann. Surg. 208 (1988) 733–7.

137 Pahle E, Lindorff-Larsen K, Nymark J, Halse C, Christiansen J. Transversalis fascia-cooper ligament vs. ileopubic tract repair for medial inguinal hernia. Acta Chir. Scand. 155 (1989) 267–8.

138 Panos RG, Beck DE, Maresh JE, Harford FJ. Preliminary results of a prospective randomized study of coopers ligament versus shouldice herniorrhaphy technique. Surg. Gynecol. Obstet. 175 (1992) 315–9.

139 Paul A, Korenkov M, Peters S, Fischer S, Holthausen U, Kohler L, Eypasch E. Die Mayo-Dopplung zur Behandlung des Narbenbruchs der Bauchdecken nach konventioneller Laparotomie. Ergebnisse einer retrospektiven Analyse und ein Literaturvergleich. Zbl. Chir. 122 (1997) 862–70.

140 Paul A, Korenkov M, Peters S, Kohler L, Fischer S, Troidl H. Unacceptable results of the Mayo procedure for repair of abdominal incisional hernias. Eur. J. Surg. 164 (1998) 361–7.

141 Paul A, Troidl H, Williams JI, Rixen D, Langen R. Randomized trial of modified Bassini versus Shouldice inguinal hernia repair. The Cologne Hernia Study Group [see comments]. Br. J. Surg. 81 (1994) 1531–34.

142 Peier C, Conze J, Ponschek N, Schumpelick V. Stellenwert der subcutanen Drainage bei der Reparation primärer Leistenhernien. Eine prospektiv randomisierte Studie an 100 Fällen. Chirurg 68 (1997) 63–7.

143 Pelta D, Lafferty P. Laparoscopic versus open repair of inguinal hernia. Lichtenstein technique should be used [letter; comment]. Br. Med. J. 312 (1996) 310.

144 Petersen P. Die Versorgung des Leistenhernienrezidivs unter Verwendung der Reparationsmethode nach Shouldice. Act. Chir. 24 (1989) 106–8.

145 Phillips EH, Arregui ME, Carrol BJ et al. Incidence of complications following laparoscopic hernioplasty. Surg. Endosc. 9 (1995) 16–21.

146 Phillips EH, Carroll BJ, Fallas MJ. Laparoscopic preperitoneal inguinal hernia repair without peritoneal incision. Surg. Endosc. 7 (1993) 159–62.

147 Phillips EH, Rosenthal R, Falls M, Carroll B, Arregui M, Corbitt J, Fitzgibbons R, Seid A, Schultz L, Toy F. Reasons for early recurrence following laparoscopic hernioplasty. Surg. Endosc. 9 (1995) 140–4; discussion 144–5.

148 Pichlmaier H. Das Leistenhernienrezidiv: Operative Technik – Fehler und Gefahren. Langenbecks Arch. Chir. 361 (Kongreßbericht 1983) 305.

149 Pollak R, Nyhus LM. Compliations of groin hernia repair. Surg. Clin. N. Am. 6 (6) (1983) 1363.

150 Ponka JL, Mohr B. Hernias of the abdominal wall. Saunders, Philadelphia 1980.

151 Prior MJ, Williams EV, Shukla HS, Phillips S, Vig S, Lewis M. Prospective randomized controlled trial comparing Lichtenstein with modified Bassini repair of inguinal hernia. J. R. Coll. Surg. Edinb. 43 (1998) 82–6.

152 Ramshaw BJ, Tucker JG, Conner T, Mason EM, Duncan TD, Lucas GW. A comparison of the approaches to laparoscopic herniorrhaphy. Surg. Endosc. 10 (1996) 29–32.

153 Ramshaw BJ, Tucker JG, Mason EM, Duncan TD, Wilson JP, Angood PB, Lucas GW. A comparison of transabdominal preperitoneal (TAPP) and total extraperitoneal approach (TEPA) laparoscopic herniorrhaphies. Am. Surg. 61 (1995) 279–83.

154 Read RC, Barone GW, Hauer-Jensen M, Yoder G. Properitonealprosthetic placement through the groin. Surg. Clin. N. Am. 73 (1993) 545–55.

155 Ris HB, Aebersold P, Stucki U, Stirnemann H, Doran J. 10 Jahre Erfahrungen mit einer modifizierten Operationstechnik nach Shouldice für Inguinalhernien bei Erwachsenen. I. Methode und Resultate bei 726 nachkontrollierten Operationen. Chirurg 58 (1987) 93–9.

156 Robbins AW, Rutkow IM. The mesh-plug hernioplasty. Surg. Am. 73 (1993) 501–12.

157 Rötzscher VM. Zum Stand der Hernienchirurgie in Deutschland – Ergebnisse einer Umfrage an 250 deutschen chirurgischen Abteilungen. Langenbecks Arch. Chir. Suppl. (Kongreßbericht) 361 (1983) 291.

158 Rötzscher VM, Pleye J. Hernioplastik nach Shouldice – Qualität und Qualifikation. Akt. Chir. 25 (1990) 263–8.

159 Rutkow IM, Robbins AW. "Tension-free" inguinal herniorrhaphy: a preliminary report on the „mesh plug" technique. Surgery 114 (1993) 3–8.

160 Rutledge RH. The cooper ligament repair. Surg. Clin. N. Am. 73 (1993) 471–84.

161 Rutledge RH. Coopers ligament repair for adult groin hernias. Surgery 87 (1980) 601.

162 Rutledge RH. Cooper's ligament repair: A 25-year experience with a single technique for all groin hernias in adults. Surgery 103 (1988) 1–10.

163 Sanchez-Bustos, F, Ramia JM, Fernandez-Ferrero F. Prosthetic repair of femoral hernia: audit of long term follow-up. Eur. J. Surg. (1998) 191–3.

164 Sarli L, Pietra N, Choua O, Costi R, Thenasseril B, Giunta A. Prospective randomized comparative study of laparoscopic hernioplasty and Lichtenstein tension-free hernioplasty. Acta Biomed. Ateneo Parmense 68 (1997) 5–10.

165 Savioz D, Ludwig C. Leissing C, Bolle JF, Buhler L, Morel P. Repeated macroscopic haematuria caused by intravesical migration of a preperitoneal prosthesis. Eur. J. Surg. 163 (1997) 631–2.

166 Sayad P, Ferzli G. Laparoscopic preperitoneal repair of recurrent inguinal hernias. J. Laparoendosc. Adv. Surg. Tech. A 9 (1999) 127–30.

167 Sayad P, Hallak A, Ferzli G. Laparoscopic herniorrhaphy. review of complications and recurrence. J. Laparoendosc. Adv. Surg. Tech. A, 8 (1998) 3–10.

168 Schaap HM, von de Pavoordt H, Bast TJ. The preperitoneal approach in the repair of recurrent inguinal hernias. Surg. Gynecol. Obstet. 174 (1992) 460–4.

169 Scheibe O. Rezidiv und Hodenatrophie 3 Jahre nach Leistenhernienreparation. In G. Meyer, F. Schildberg (eds.), Endoskopische Hernioplastik. (S. 19–25). Barth, Heidelberg.

170 Schippers E. Results of laparoscopic inguinal hernia repair – a review of the literature. In: Schumpelick V, Wantz GE (eds.). Inguinal hernia repair, pp. 289–297. Karger, Basel 1995.

171 Schippers E, Peiper C, Schumpelick V. Pro-Shouldice: primary tension-free hernia repair-conditio sine qua non? Swiss Surg. Suppl. 4 33–6, (1996) 33–6.

172 Schumpelick V, Arlt G. Transinguinale praeperitoneale Netzplastik (TIPP) beim Leistenbruch in Lokalanästhesie. Chirurg, 67 (1996) 419–424.

173 Schumpelick V, Klinge U, Welty G, Klosterhalfen B. Meshes in der Bauchwand. Chirurg 70 (1999) 876–87.

174 Schumpelick V, de Jager JC, Klinge U. Reparationsprinzipien der Schenkelhernie. Akt. Chir. 22 (1987) 205–9.

175 Schumpelick V, Schillak N, Bay V, Hempel K, Imig H. Erste Ergebnisse einer prospektiven Studie zur Leistenbruchoperation nach Shouldice. Langenbecks Arch. Chir. 69 (Kongressbericht 1986) 801.

176 Schumpelick V, Kupczyk-Joeris D, Töns C, Pfingsten FP. Reparation der Rezidivleistenhernie. Taktik, Technik und Ergebnisse. Chirurg 61 (1990) 526–9.

177 Schumpelick V, Schippers E, Kupczyk-Joeris D. Fehler und Gefahren in der Hernienchirurgie. Chirurg 64 (1993) 237–43.

178 Schumpelick V. Susemiehl H. Chirurgie des Leistenbruches. Langenbecks Arch. Chir. 36 (1983) 297.

179 Schumpelick V, Töns C, Kupczyk-Joeris D. Operation der Leistenhernie. Klassifikation, Verfahrenswahl, Technik und Ergebnisse. Chirurg 62 (1991) 641–8.

180 Schumpelick V, Treutner KH, Arlt G. Inguinal hernia repair in adults. Lancet 344 (1994) 375–9.

181 Schumpelick V, Wantz GE, (eds.): Inguinal Hernia Repair. Karger, Basel 1995.

182 Seelig MH, Kasperk R, Tietze L, Schumpelick V. Enterokutane Fistel nach Marlex-Netzimplantation: Eine seltene Komplikation nach Narbenhernienoperation. Chirurg 66 (1995) 739–41.

183 Seidel W, Spelsberg F, Niedring O, Zenker R. Die Indikation zur operativen Versorgung der Leisten- und Schenkelhernien. Dtsch. Med. Wochenschr. 97 (1972) 963.

184 Shearburn EW, Myers RN. Shouldice repair for inguinal hernia. Surgery 66 (1969) 450.

185 Shulman AG, Amid PK, Lichtenstein IL. Prosthetic mesh plug repair of femoral and recurrent inguinal hernias: the American experience. Ann. R. Coll. Surg. Engl. 74 (1992) 97–9.

186 Silich RC, McSherry CK. Spermatic granuloma. An uncommon complication of the tension-free hernia repair. Surg. Endosc. 10 (1996) 537–9.

187 Sitzmann JV, McFadden DW. The internal retention repair of massive ventral hernia. Am. Surg. 55 (1989) 719–23.

188 Soler M, Verhaeghe P, Essomba A, Sevestre H, Stoppa R. Treatment of postoperative incisional hernias by a composite prosthesis (polyester-polyglactin 910). Clinical and experimental study. Ann. Chir. 47 (1993) 598–608.

189 Solhaug JH. Polyglycolic acid (Dexon) versus Mersilene in repair of inguinal hernia. Acta Chir. Scand. 150 (1984) 385.

190 Solorzano CC, Minter RM, Childers TC, Kilkenny JW, 3rd, Vauthey JN. Prospective evaluation of the giant prosthetic reinforcement of the visceral sac for recurrent and complex bilateral inguinal hernias. Am. J. Surg. 177 (1999) 19–22.

191 Starling JR, Harms BA, Diagnosis and treatment of genitofemoral and ilioinguinalis neuralgia. World J. Surg. 13 (1989) 586–91.

192 Steinau G, Fischer H, Knezevic P. Lokale postoperative Komplikationen nach Leistenbruchoperationen. Chir. Praxis 39 (1988) 49–53.

193 Stierli P, Pfister J, Aeberhard P. Die Behandlung der Rezidivinguinalhernie durch Einlage einer präperitonealen Prothese. Chirurg 64 (1993) 334–7.

194 Stoppa RE, Verhaeghe P. Results after Stoppa-procedure. In: Schumpelick V, Wantz GE (eds.), Inguinal Hernia Repair. Karger, Basel (1995) 399–402.

195 Stoppa R, Verhaeghe P. Tension and suture free repair of groin hernias using a large, bilateral prosthesis and by the pre-peritoneal way. J. Chir. (Paris) 135 (1998) 71–3.

196 Tetik C, Arregui ME, Dulucq J. et al. Complications and recurrences associated with laparoscopic repair of groin hernias. Surg. Endosc. 8 (1994) 1316–23.

197 Thill RH, Hopkins WM. The use of Mersilene mesh in adult inguinal and femoral hernia repairs: a comparison with classic techniques. Am. Surg. 60 (1994) 553–6; discussion 556–7.

198 Tingwald GR, Cooperman M. Inguinal and femoral hernia repair in geriatric patients. Surg. Gynecol. Obstet. 154 (1982) 704.

199 Töns C, Arlt G, Peiper C, Schumpelick V. Bilanz der Shouldice-Reparation für Primär und Rezidivleistenhernien: 10-Jahres-Ergebnisse und Empfehlungen für den klinischen Alltag. Langenbecks Arch. Chir. (Kongressbericht) 1999.
200 Töns C, Kupczyk-Joeris D, Pfingsten FP, Schumpelick V. Die Shouldice-Reparation als Qualitätsmaßstab für Neues in der Hernienchirurgie: Fünf-Jahres-Ergebnisse der prospektiven Shouldice-Studie für Primär und Rezidivhernien. Langenbecks Arch. Chir. Suppl. (Kongressbericht) (1993) 293–6.
201 Töns C, Kupczyk-Joeris D, Pleye J. Rötzscher VM, Schumpelick V. Cremasterresektion bei Shouldice-Reparation. Eine prospektiv kontrollierte Bicenter-Studie. Chirurg 61 (1990) 109–111.
202 Töns C, Kupczyk-Joeris D, Rötzscher VM, Schumpelick V. Chronic inguinal pain following Shouldice Repair of primary inguinal hernias. Contemp. Surg. 37 (1990) 24–30.
203 Töns C, Muck-Töns A, Schumpelick V. Leistenhernienchirurgie in Deutschland 1992: eine Umfrage an 1656 deutschen Kliniken. Chirurg 64 (1993) 635–41.
204 Töns C, Schumpelick V. Das Ramus-genitalis-Syndrom nach Hernienoperation. Eine klinische Studie zur Frage der Vermeidbarkeit. Chirurg 61 (1990) 441–3.
205 Toy FK, Bailey RW, Carey S, Chappuis CW, Gagner M, Josephs LG, Mangiante EC, Park AE, Pomp A, Smoot RT, Jr, Uddo JF, Jr, Voeller GR. Prospective, multicenter study of laparoscopic ventral hernioplasty. Preliminary results. Surg. Endosc. 12 (1998) 955–9.
206 Trupka AM, Schweiberer L, Hallfeldt K, Waldner H. Management of large abdominal wall hernias with foreign implant materials (Gore-Tex patch). Zbl. Chir. 122 (1997) 879–84.
207 Ungeheuer E, Herrmann F. Komplikationen nach Leistenhernienoperationen. Chirurg 55 (1984) 564.
208 Uzzo RG, Lemack GE, Morrissey KP, Goldstein M. The effects of mesh bioprosthesis on the spermatic cord structures: a preliminary report in a canine model. J. Urol. 161 (1999) 1344–9.
209 van der Linden FT, van Vroonhoven TJ. Long-term results after surgical correction of incisional hernia. Neth. J. Surg. 40 (1988) 127–9.
210 Van Hee R, Goverde P, Hendrickx L, Van der Schelling G, Totte E. Laparoscopic transperitoneal versus extraperitoneal inguinal hernia repair: a prospective clinical trial. Acta Chir. Belg. 98 (1998) 132–5.
211 Voeller GR, Mangiante EC. Laparoscopic femoral hernia repair using a mesh dart. J. Laparoendosc. Surg. 4 (1994) 221–5.
212 Wantz GE. Testicular atrophy as a risk of inguinal hernioplasty. Surg. Gynecol. Obstet. 154 (1982) 570.
213 Wantz GE. Complications of inguinal hernial repair. Surg. Clin. N. Am. 64 (1984) 287.
214 Wantz GE. Giant prosthetic reinforcement of the visceral sac. The Stoppa groin hernia repair. Surg. Clin. N. Am. 78 (1998) 1075–87.
215 Wantz GE. The technique of giant prosthetic reinforcement of the visceral sac performed through an anterior groin incision. Surg. Gynecol. Obstet. 176 (1995) 497–500.
216 Wantz GE. The Canadian repair: Personal observations. World J. Surg. 13 (1989) 516–21.
217 Wellwood J, Sculpher M, Stoker D. Laparoscopic versus open mesh repair of inguinal hernia [letter]. Br. Med. J. 318 (1999) 1214.
218 Wellwood J, Sculpher MJ, Stoker D, Nicholls GJ, Geddes C, Whitehead A, Singh R, Spiegelhalter D. Randomised controlled trial of laparoscopic versus open mesh repair for inguinal hernia: outcome and cost [published erratum appears in Br. Med. J. 1998 Sept 5; 317 (7159): 631. Br. Med. J. 317 (1998) 103–110.
219 Welsh DRJ. Repair of the indirect sliding inguinal hernias. J. Abdom. Surg. 11 (10) (1969) 204.
220 Wilson MS, Deans GT, Brough WA. Prospective trial comparing Lichtenstein with laparoscopic tension-free mesh repair of inguinal hernia [see comments]. Br. J. Surg. 82 (1995) 274–7.
221 Witte J. Die Rezidivleistenhernie im Erwachsenenalter: Operationsindikation.Verfahrenswahl, Ergebnisse. Langenbecks Arch. Chir. 361 (Kongressbericht 1983) 309.
222 Wolf H, Schumpelick V. Ergebnisse der Femoralhernienoperation nach Shouldice. Eine prospektive Studie an 94 Operationen. Chirurg 65 (1994) 340–3.

20.2 Narbenhernie

20.2.1 Rezidivraten

Die Qualitätskriterien für eine Ergebnisdarstellung nach Narbenhernienoperation entsprechen im Wesentlichen denen der Leistenhernienoperation. Zur detaillierten Ergebnisdokumentation sind eine möglichst klinische Nachuntersuchung bei hoher Follow-up-Rate und eine lange Nachbeobachtungszeit wesentlich. Untersuchungen von Hesselink (21) haben gezeigt, dass nach einem Jahr postoperativ erst 45% der insgesamt auftretenden Rezidive nach Narbenhernienoperation feststellbar sind. Auch nach 3 Jahren Beobachtungsdauer finden sich erst 78% der Rezidive. Diese Daten verdeutlichen die Notwendigkeit einer mindestens 3-jährigen Nachbeobachtungsdauer.

Fasziendopplung

Über viele Jahre galt die Fasziendopplung nach Mayo bei der Reparation der Narbenhernie als das Standardverfahren, obwohl bereits seit den 80er-Jahren erschreckend hohe Rezidivraten mitgeteilt wurden (33). Unselektioniert zeigen alle Studien ein einheitliches Ergebnisbild (Tabelle 20.**38**) mit Rezidivraten zwischen 30% (2, 33, 42) und 50% (52, 57). Bei der Reparation der Rezidivnarbenhernie zeigt die anschließende Inzidenz von Rerezidiven bis 44% (Tabelle 20.**39**) kaum einen Unterschied zu der Versorgung primärer Narbenhernien (33, 57).

Als ursächlich für die inakzeptabel hohen Rezidivraten werden nach neueren Untersuchungen Wundrandnekrosen infolge der erheblichen Mikrozirkulationsstörungen nach Fasziendopplung angesehen.

Tabelle 20.**38** Ergebnisse der Fasziendopplung nach Mayo.

Autor		Zeitraum (Jahre)	Patienten (n)	Rezidive (%)
Langer	1985	–10	154	31,0
Manningen	1991	4,5	57	32,0
Amgwerd	1992	3	120	25,8
Schumpelick	1996	5,5	27	44,4
Paul	1997	5,7	135	54,0
Trupka	1997	–11	58	38,0

Tabelle 20.39 Ergebnisse der Versorgung von Rezidivnarbenhernien.

Autor		Verfahren	Zeitraum (Jahre)	Patienten (n)	Rerezidive (%)
Schildberg	1983	Mayo-Dopplung	–	15	27,0
Langer	1985	Mayo-Dopplung	–10	45	44,0
Schumpelick	1996	Mayo-Dopplung	5,5	35	22,8
Hesselink	1993	Naht	3	115	56,0
Liakakos	1994	Naht	–15	53	25,0
Schumpelick	1996	Naht	5,5	58	27,6
Gecim	1996	Naht	– 8	109	45,0

Direkte „Stoß-auf-Stoß"-Naht

Die klassische Reparation meist mit nichtresorbierbarer fortlaufender oder Einzelknopfnaht ausgeführt zeigt speziell für große Narbenhernien ebenfalls unbefriedigende Rezidivraten (Tabelle 20.40) zwischen 24% (31, 38, 55) und 40% (21, 42). Zudem liegen bei den Studien mit relativ niedrigerer Rezidivhäufigkeit erst Nachbeobachtungszeiten von 2 Jahren vor (31, 55). Bei der Versorgung von Rezidivnarbenhernien erhöht sich die Rerezidivrate bis auf 56% (Tabelle 20.39) nach Versorgung durch direkte „Stoß-auf-Stoß"-Naht (16, 21).

Resümiert man die Ergebnisse der zitierten Studien, so sind sowohl bei primären wie erst recht bei Rezidivnarbenhernien die direkten Nahtverfahren in der „Stoß-auf-Stoß"-Technik und die Fasziendopplung nach Mayo nicht zu vertreten. Eine Ausnahmesituation scheint die kleine Bruchpforte unter 4 cm darzustellen, die bei Reparation durch direkte Naht im Vergleich zu den großen Hernien deutlich bessere Ergebnisse zeigt (21, 58).

Mesh-augmentierte Verfahren

Seit der Erstbeschreibung durch Usher (71) werden seit etwa 50 Jahren Fremdmaterialien zum Bruchpfortenverschluss in unterschiedlicher Technik eingesetzt. Erst im letzten Jahrzehnt allerdings sind systematische Untersuchungen zu den Materialien, der Implantationstechnik und der Biomechanik durchgeführt worden. Ein zentrales Problem war die effektivste Lagebeziehung des Netzes zur Faszie (Tabelle 20.41). Die zunächst angewandte „Inlay-Technik", bei der das Fremdmaterial flickenartig zwischen die dehiszenten Faszienränder platziert wird, hat sich mit Rezidivraten bis 40% (2, 54) nicht bewährt. Mit keiner Nahttechnik war eine suffiziente Fixation des Netzrands an der Faszie zu gewähr-

Tabelle 20.40 Ergebnisse der Narbenhernienreparation durch direkte „Stoß-auf-Stoß"-Naht.

Autor		Zeitraum (Jahre)	Patienten (n)	Rezidive (%)
Read	1989	2	169	24,0
Manningen	1991	4,5	114	36,0
Amgwerd	1992	3	55	25,4
Hesselink	1993	3	231	41,0
Liakakos	1994	–15	53	25,0
Kung	1995	2	150	23,2
Schumpelick	1996	5,5	190	32,6
Trupka	1997	–11	33	24,0

Tabelle 20.41 Ergebnisse der Mesh-Reparationen abhängig von der Faszienbeziehung.

Faszienbeziehung	Autor		Material	Zeitraum (Jahre)	Patienten (n)	Rezidive (%)
Onlay	Molloy	1991	Marlex	4	50	8,0
	Liakakos	1994	Marlex	–15	102	8,0
	Bellon	1997	PTFE	6	38	10,5
	Chevrel	1999	Mersilene	10	98	10,2
	Chevrel	1999	Marlex	10	85	3,5
	Schumpelick	1999	Marlex	1	11	45,0
Inlay	Read	1989	Marlex	–	–	42,0
	Van der Lei	1989	PTFE	–	–	18,0
	Amgwerd	1992	Marlex	–	–	46,0
	Schumpelick	1999	Marlex	1	16	81,0
Sublay	Schumpelick	1996	Marlex	5,5	82	6,8
	Sugermann	1996	Marlex	–9	98	4,0
	Temudom	1996	Marlex	2	50	4,0
	Cappalletti	1997	PTFE	3	60	3,3
	McLanahan	1997	Marlex	–	106	3,5

leisten, sodass die manifesten Rezidive stets in diesem Kontaktbereich von Netz zu Faszie auftraten.

Deutlich bessere Ergebnisse zeigt die „Onlay-Technik", bei der nach dem direkten Nahtverschluss das Mesh mit einer Überlappung von > 5 cm auf der vorderen Rektusscheide fixiert wird. Die in dieser Technik erreichten Rezidivraten liegen zwischen 8 % und 10 % (7, 38, 45).

Das aktuell favorisierte Verfahren mit den derzeit niedrigsten Rezidivraten weist die so genannte „Sublay-Technik" auf, bei der sich auch nach langem Kontrollintervall Rezidivraten lediglich zwischen 3 % (5, 44) und 7 % (57) ergeben (Tabelle 20.**41**). Der Vorteil dieser Technik scheint in der biomechanisch günstigen Position des Fremdmaterials zwischen Peritoneum und Faszie beziehungsweise nach Medianlaparotomien dorsal des M. rectus auf der hintern Rektusscheide zu liegen, da der intraabdominelle Druck neben den Fixationsnähten das Mesh in Position hält. Analysiert man bei Reinterventionen die Rezidivursachen nach fehlgeschlagener „Sublay-Reparation", so ist in aller Regel eine unzureichende Netzgröße der Grund für das Rerezidiv. Nach derzeitiger Erfahrung ist eine Überlappung von 5 cm zu allen Seiten von der Fasziennaht ausreichend.

Die zur Narbenhernienreparation eingesetzten Materialien unterscheiden sich nicht nur in ihren postoperativen Eigenschaften, sondern auch in den Rezidivraten (Tabelle 20.**42**). Da Polyesternetze nach Jahren einen Struktur- und damit Stabilitätsverlust erleiden und die kleinporigen PTFE-Materialien bindegewebig eingescheidet, aber nicht durchbaut werden, scheint sich derzeit ein Vorteil für Polypropylen als Grundsubstanz für geeignete Netze abzuzeichnen. Die bisher unter Verwendung von Polypropylennetzen dokumentierten Rezidivraten liegen zwischen 3 % (7, 44, 65) und 11 % (35, 71).

Inzwischen sind verschiedene Polypropylenprodukte mit unterschiedlichem Flächengewicht und Maschengrößen im Handel, die sich sowohl in ihren Handhabungseigenschaften als auch hinsichtlich der Verträglichkeit und Rezidivinzidenz unterscheiden (Tabelle 20.**43**), wie in einer prospektiv randomisierten Studie unserer Klinik gezeigt werden konnte (60).

Analog zu dem Trend in der Inguinalhernienchirurgie finden sich bei der Literaturrecherche auch Studien zu laparoskopischen Reparationstechniken von Narbenhernien, die bei noch kurzen Nachbeobachtungszeiten ausgezeichnet niedrige Rezidivraten unter 4 % (15, 32, 70) aufweisen (Tabelle 20.**44**).

Tabelle 20.**43** Häufigkeit (in %) von Komplikationen einer prospektiv randomisierten Untersuchung mit n = 146 Patienten an der RWTH-Aachen unter Verwendung verschiedener Polypropylenprodukte mit divergenten Eigenschaften (60).

Komplikationen	Marlex	Atrium	Vypro
Serome	10	3	2
Hämatome	12	16	6
Infektionen	4	6	4
Rezidive	8	0	0

Tabelle 20.**42** Ergebnisse der Mesh-Reparationen abhängig vom verwandten Fremdmaterial.

Fremdmaterial	Autor		Zeitraum (Jahre)	Patienten (n)	Rezidive (%)
Fascia lata	Hamilton	1968	–	43	7,0
	Pless	1993	– 11	32	28,0
Polyester	Leber	1998	6,7	32	34,0
	Chevrel	1999	10	98	10,2
PTFE	Van der Lei	1989	–	11	18,0
	Bellon	1997	6	38	10,5
	Cappalletti	1997	3	60	3,3
	Koller	1997	2	48	14,0
	Trupka	1997	– 11	17	17,0
	Kyzer	1999	1,5	53	1,8
	Utrera	1999	3	84	2,4
Polypropylen	Usher	1962	–	156	10,2
	Larson	1978	– 8	53	11,3
	Lewis	1984	2,6	50	6,0
	Molloy	1991	4	50	8,0
	Matapurka	1991	7	60	0
	Liakakos	1994	– 15	102	8,0
	Schumpelick	1996	5,5	82	6,8
	Sugermann	1996	– 9	98	4,0
	McLanahan	1997	–	106	3,5
	Chevrel	1999	10	85	3,5

Tabelle 20.44 Ergebnisse erster laparoskopischer Reparationstechniken von Narbenhernien.

Autor		Verfahren	Zeitraum (Jahre)	Patienten (n)	Rezidive (%)
Saiz	1996		1,5	10	0,0
Franklin	1998	Marlex präperitoneal	– 7	176	1,1
Toy	1998	PTFE präperitoneal	1	144	4,2
Tsimoyannis	1998	PTFE	1,5	12	0,0
Kyzer	1999	PTFE	1,5	53	1,8

20.2.2 Komplikationen

Allgemeine Komplikationen

Serome und Hämatome nach Narbenhernienreparationen finden sich mit sehr unterschiedlichen Inzidenzen in den vorliegenden Studien. Neben dem verwandten Material ist sicher auch eine unterschiedliche postoperative Diagnostik wesentlich für die nachzuweisenden Unterschiede. So wird eine Studie, in der routinemäßige Sonographien postoperativ erfolgen, sicher eine höhere Inzidenz aufweisen, als Studien in denen eine allein an klinischer Symptomatik orientierte Dokumentation erfolgt.

Serome finden sich überwiegend mit einer Häufigkeit zwischen 10 und 25 % (Tabelle 20.45), vornehmlich nach Polyesterimplantation und Verwendung von Polypropylennetzen mit großem Flächengewicht.

Die Hämatomrate hängt wesentlich von einer subtilen Präparationstechnik ab. Speziell bei der Platzierung eines Meshes auf der hinteren Rektusscheide bedarf es der sorgsamen Blutstillung bei der Mobilisation des M. rectus, zum einen um die Perfusion des Muskels zu erhalten, zum anderen um postoperative Rektusscheidenhämatome zu vermeiden. So finden sich in der Übersicht (Tabelle 20.46) auch für die Sublay-Technik die höchsten Raten an postoperativen Hämatomen.

Postoperative Wundinfektionen werden verfahrensunabhängig zwischen 8 und 16% beobachtet (Tabelle 20.47). Entgegen früherer Ansicht werden die Fremdmaterialien bei einem manifesten Wundinfekt derzeit nicht mehr obligat explantiert, eine sorgsame lokalsymptomatische Behandlung ist zumeist ausreichend. Einen gewissen Nachteil weist hier das PTFE-Material auf, da durch die kleine Porendimension eine Bakterienpersistenz deutlich verlängert ist (59), sodass in berichteten Einzelfällen das Material entfernt werden musste und zwangsläufig wieder eine Rezidivhernie auftrat (5, 14, 32, 66, 69).

Mesh-assoziierte Komplikationen

Die Etablierung der Mesh-augmentierten Operationsverfahren im Routinerepertoire des klinischen Alltags wirft Fragen nach der Langzeitverträglichkeit und spe-

Tabelle 20.45 Serominzidenz nach verschiedenen Reparationsformen der Narbenhernie.

Autor		Verfahren	Serome (%)
Schumpelick	1996	Naht	14,0
Toy	1998	PTFE laparoskopisch	16,0
Bellon	1997	PTFE onlay	10,5
Schumpelick	1996	Marlex sublay	27,0
Sugermann	1996	Marlex sublay	5,0
Chevrel	1999	Marlex sublay	2,4
Chevrel	1999	Mersilene	5,1

Tabelle 20.46 Hämatome nach verschiedenen Reparationsformen der Narbenhernie.

Autor		Verfahren	Hämatome (%)
Schumpelick	1996	Naht	5,0
Tsimoyiannis	1998	PTFE laparoskopisch	8,3
Molloy	1991	Marlex sublay	2,0
Schumpelick	1996	Marlex sublay	12,0
Sugermann	1996	Marlex sublay	3,0
Chevrel	1999	Marlex sublay	1,2
Chevrel	1999	Mersilene	0

Tabelle 20.47 Wundinfekte nach verschiedenen Reparationsformen der Narbenhernie.

Autor		Verfahren	Infektion (%)
Franklin	1998	Marlex laparoskopisch präperitoneal	1,7
Molloy	1991	Marlex sublay	8,0
Schumpelick	1996	Marlex sublay	5,0
Sugermann	1996	Marlex sublay	12,0
Leber	1998	Mersilene	16,0
Schumpelick	1996	Naht	4,0
Trupka	1997	PTFE	16,0
Toy	1998	PTFE laparoskopisch	3,5
Tsimoyiannis	1998	PTFE laparoskopisch	8,3

ziellen Material-assoziierten Komplikationen der implantierten Fremdmaterialien auf (59). Fast alle der Mesh-assoziierten Komplikationen gehen auf eine persistierende Fremdkörperreaktion zurück, die abhängig vom Implantationsort unterschiedliche Auswirkungen haben kann. Bei den Frühkomplikationen nach Narbenhernienchirurgie bleibt die Hämatom- und Infektrate auch nach Netzimplantation unverändert.

Nach einhelliger Literaturmeinung ist bei vorbestehend infiziertem potenziellen Implantatlager sowie bei einer Lumeneröffnung des Intestinaltrakts die Implantation eines nichtresorbierbaren Netzes kontraindiziert (66).

Fremdmaterialspezifisch finden sich in einigen Studien Daten über das Auftreten von Spätabszessen auch nach mehr als 6 Monaten nach Mesh-Implantation (Tabelle 20.48) (7, 65, 66), die durch eine verlängerte Bakterienpersistenz vor allem in Poren oder Knoten des Fremdmaterials erklärt werden. Die Struktur des Fadenmaterials, aus dem das Netz gewirkt ist, scheint auch für die Inzidenz von Fistelungen nach Mesh-Implantation bedeutsam zu sein (Tabelle 20.49). Während sich nach Polypropylennetzen lediglich bei etwa 2% eine Fis-

telung einstellt (44, 45), werden bei Verwendung von polyfilem Polyestermaterial (Mersilene) Fistelraten von 7,5% (46) und 16% (36) berichtet.

Auch eine sichere extraperitoneale Position des Meshes kann die Auswirkungen der inflammatorischen Reaktion auf den Intestinaltrakt mit Adhäsionsbildung und der möglichen Spätkomplikation des mechanischen Ileus nicht zuverlässig verhindern (Tabelle 20.50). In den Studien von Toy (67) und Kyzer (32) ist nach laparoskopischer Implantation eines PTFE-Patches auch ein ursächlicher direkter Kontakt zum Dünndarm nicht auszuschließen. Eine weitere fremdmaterialspezifische Komplikation ist die Schrumpfung (shrinkage) des implantierten Materials bis zu 40% der Fläche bei Netzen (27). Neben der Rezidivgefahr durch diese Flächenreduktion können Schmerzsyndrome durch solche zusammengeschrumpften Fremdmaterialmengen in Nachbarschaft von Nervenstrukturen ausgelöst bzw. dauerhaft unterhalten werden (Tabelle 20.51). Ein weiterer Mechanismus der Entstehung chronischer Schmerzsyndrome nach Netzreparation von Narbenhernien ist die Einsteifung speziell kleinporiger Netze mit großem Flächengewicht an Polypropylen. Nach

Tabelle 20.48 Implantatinfekte mit Spätabszessen nach Narbenhernienreparation.

Autor		Verfahren	Spätinfekte (%)
Sugermann	1996	Marlex sublay	5,0
Temudom	1996	Marlex sublay	4,0
Chevrel	1999	Mersilene	7,1

Tabelle 20.49 Fistelungen nach Mesh-Implantation zur Narbenhernienreparation.

Autor		Verfahren	Fistel (%)
Molloy	1991	Marlex	12,0
McLanahan	1997	Marlex	1,2
Vestweber	1997	Marlex	3,3
Schumpelick	1998	Marlex	2,1
Leber	1998	Mersiliene	16,0
Morris-Stiff	1998	Mersilene	7,5

Tabelle 20.**50** Postoperativer mechanischer Ileus nach Fremdmaterialimplantation zur Narbenhernienreparation.

Autor		Verfahren	Ileus (%)
Bellon	1997	PTFE onlay	2,6
Toy	1998	PTFE laparoskopisch präperitoneal	2,8
Kyzer	1999	PTFE laparoskopisch präperitoneal	3,6

Tabelle 20.**51** Chronische Schmerzsyndrome nach Mesh-Implantation zur Narbenhernienreparation.

Autor		Verfahren	Chronischer Schmerz (%)
Sugermann	1996	Marlex sublay	6
Temudom	1996	Marlex sublay	14
McLanahan	1997	Marlex sublay	45
Vestweber	1997	Marlex sublay	50

bindegewebiger Durchbauung können Schmerzen an den Netzkanten resultieren sowie Beschwerden durch die eingeschränkte Bauchwandbeweglichkeit (stiff Abdomen), die im Alltag das Autofahren oder auch das Schnüren von Schuhriemen behindern können. Weitere Mesh-spezifische Spätkomplikationen sind Fistelungen, Hohlorganarrosionen und Wanderung von implantierten Netzen. Derzeit liegen über 40 Fallberichte derartiger Spätkomplikationen vor, die Dünndarm (61, 64), Kolon (10, 20), Harnblase (18, 23, 56) und Ductus spermaticus (62) betreffen.

Literatur

1 Aasted A, Magnussen K. Employment of prolene net in ventral hernia. Ugeskr Laeger. 1989: 151; 1182–4.
2 Amgwerd M, Decurtins M, Largiader F. Hernia of the surgical scar-predisposition or inadequate suture technique? Helv. Chir. Acta. 1992: 59; 345–8.
3 Amid PK, Shulman AG, Lichtenstein IL. Use of Marlex mesh in the repair of recurrent incisional hernia [letter; comment]. Br. J. Surg. 1994: 81; 1827.
4 Andreev SD, Adamian AA. Principles of surgical treatment of postoperative ventral hernia. Khirurgiia. (Mosk.) 1991: 114–20.
5 Cappelletti M, Attolini G, Cangioni G, Mascherini G, Taddeucci S, Gervino L. The use of mesh in abdominal wall defects. Minerva Chir. 1997: 52; 1169–76.
6 Carbajo MA, Martin del Olmo JC, Blanco JI, de la Cuesta C, Toledano M, Vaquero C, Inglada L. Laparoscopic treatment vs open surgery in the solution of major incisional and abdominal wall hernias with mesh. Surg. Endosc. 1999: 13; 250–2.
7 Chevrel J, Rath A. Polyester mesh for incisional hernia repair. In: Schumpelick V, Kingsnorth A, eds. Incisional Hernia. Springer, Berlin 1999: 327–33.
8 Cueto J, Vazquez JA, Solis MA, Valdez G, Valencia S, Weber A. Bowel obstruction in the postoperative period of laparoscopic inguinal hernia repair (TAPP): review of the literature. J. Soc. Laparoendosc. Surg. 1998: 2; 277–80.
9 Decurtins M. Significance of fascia doubling in the management of incisional hernia. In: Schumpelick V, Kingsnorth A, eds. Incisional Hernia. Springer, Berlin 1999: 287–93.
10 DeGuzman LJ, Nyhus LM, Yared G, Schlesinger PK. Colocutaneous fistula formation following polypropylene mesh placement for repair of a ventral hernia: diagnosis by colonoscopy. Endoscopy 1995: 27; 459–461.
11 Devlin B. Polypropylen Mesh Repair of Incisional Hernia: Marlex and Prolene Mesh. In: Schumpelick V, Kingsnorth A, eds. Incisional Hernia. Springer, Berlin 1999: 294–302.
12 Eisner L, Harder F. Narbenhernien. Chirurg 1997: 68; 304–9.
13 Flament J. Biomaterials – Priciples of Implantation. In: Schumpelick V, Kingsnorth A, eds. Incisional Hernia. Springer, Berlin 1999: 217–27.
14 Foschi D, Corsi F, Cellerino P, Trabucchi A, Trabucchi E. Late rejection of the mesh after laparoscopic hernia repair. Surg. Endosc. 1998: 12; 455–7.
15 Franklin ME, Dorman JP, Glass JL, Balli JE, Gonzalez JJ. Laparoscopic ventral and incisional hernia repair. Surg. Laparosc. Endosc. 1998: 8; 294–9.
16 Gecim IE, Kocak S, Ersoz S, Bumin C, Aribal D. Recurrence after incisional hernia repair: results and risk factors. Surg. Today 1996: 26; 607–9.
17 George CD, Ellis H. The results of incisional hernia repair: a twelve year review. Ann. R. Coll. Surg. Engl. 1986: 68; 185–7.
18 Gray MR, Curtis JM, Elkington JS. Colovescial fistula after laparoscopic inguinal hernia repair. Br. J. Surg. 1994: 81; 1213–4.
19 Hamilton JE. The repair of large or difficult hernias with mattressed onlay grafts of fascia lata: a 21-year experience. Ann. Surg. 1968: 167; 85–90.
20 Hamy A, Paineau J, Savigny JL, Vasse N, Visset J. Sigmoid perforation, an exceptional late complication of peritoneal prosthesis for treatment of inguinal hernia. Int. Surg. 1997: 82; 307–8.
21 Hesselink VJ. Luijendijk RW, de Wilt JH, Heide R, Jeekel J. An evaluation of risk factors in incisional hernia recurrence. Surg. Gynecol. Obstet. 1993: 176; 228–34.
22 Houck JP, Rypins EB, Sarfeh IJ, Juler GL, Shimoda KJ. Repair of incisional hernia. Surg. Gynecol. Obstet. 1989: 169; 397–9.
23 Hume RH, Bour J. Mesh migration following laparoscopic inguinal hernia repair. J. Laparoendosc. Surg. 1996: 6; 333–5.
24 Israelsson LA, Jonsson T. Overweight and healing of midline incisions: the importance of suture technique. Eur. J. Surg. 1997: 163; 175–80.
25 Klinge U, Klosterhalfen B, Conze J, Limberg W, Obolenski B, Ottinger AP, Schumpelick V. Modified mesh for hernia repair that is adapted to the physiology of the abdominal wall. Eur. J. Surg. 1998: 164; 951–60.

26 Klinge U, Klosterhalfen B, Muller M, Anurov M, Ottinger A, Schumpelick V. Influence of polyglactin-coating on functional and morphological parameters of polypropylene-mesh modifications for abdominal wall repair. Biomaterials. 1999: 20; 613–23.
27 Klinge U, Klosterhalfen B, Muller M, Ottinger AP, Schumpelick V. Shrinking of polypropylene mesh in vivo: an experimental study in dogs. Eur. J. Surg. 1998: 164; 965–9.
28 Klinge U, Klosterhalfen B, Muller M, Schumpelick V. Foreign body reaction to meshes used for the repair of abdominal wall hernias [In Process Citation]. Eur. J. Surg. 1999: 165; 665–73.
29 Koller R, Miholic J, Jakl RJ. Repair of incisional hernias with expanded polytetrafluoroethylene. Eur. J. Surg. 1997: 163; 261–6.
30 Koller R, Miholic J, Jakl RJ, Happak W. Ergebnisse nach Verschluss großer oder rezidivierender Narbenhernien durch Polytetrafluorethylen. Chirurg 1996: 67; 179–82.
31 Kung C, Herzog U, Schuppisser JP, Ackermann C, Tondelli P. Abdominale Narbenhernie – Resultate verschiedener Operationstechniken. Swiss Surg. 1995: 274–8.
32 Kyzer S, Alis M, Aloni Y, Charuzi I. Laparoscopic repair of postoperation ventral hernia. Early postoperation results. Surg. Endosc. 1999: 13; 928–31.
33 Langer S, Christiansen J. Long-term results after incisional hernia repair. Acta Chir. Scand. 1985: 151; 217–9.
34 Larson GM, Harrower HW. Plastic mesh repair of incisional hernias. Am. J. Surg. 1978: 135; 559–63.
35 Larson GM, Vandertoll DJ. Approaches to repair of ventral hernia and full-thickness losses of the abdominal wall. Surg. Clin. N. Am. 1984: 64; 335–49.
36 Leber GE, Garb JL, Alexander AI, Reed WP. Long-term complications associated with prosthetic repair of incisional hernias. Arch. Surg. 1998: 133; 378–82.
37 Lewis RT. Knitted polypropylene (Marlex) mesh in the repair of incisional hernias. Can. J. Surg. 1984: 27; 155–7.
38 Liakakos T, Karanikas I, Panagiotidis H, Dendrinos S. Use of Marlex mesh in the repair of recurrent incisional hernia. Br. J. Surg. 1994: 81; 248–9.
39 Loh A, Rajkumar JS, South LM. Anatomical repair of large incisional hernias. Ann. R. Coll. Surg. Engl. 1992: 74; 100–5.
40 Luijendijk RW, Lemmen MH, Hop WC, Wereldsma JC. Incisional hernia recurrence following „vest-over-pants" or vertical Mayo repair of primary hernias of the midline. World J. Surg. 1997: 21: 62–5; discussion 66.
41 Madsen SS, Mortensen J, Ejstrud P, Haugaard K, Jepsen MH, Nilsson T, Hojlund C, Madsen HC, Madsen SN. Incisional hernia. A study of morbidity, mortality and bed utilization in a Danish county. Ugeskr. Laeger. 1996: 159; 49–51.
42 Manninen MJ, Lavonius M, Perhoniemi VJ. Results of incisional hernia repair. A retrospective study of 172 unselected hernioplasties. Eur. J. Surg. 1991: 157; 29–31.
43 Matapurkar BG, Gupta AK, Agarwal AK. A new technique of „Marlex-peritoneal sandwich" in the repair of large incisional hernias. World J. Surg. 1991: 15; 768–70.
44 McLanahan D, King LT, Weems C, Novotney M, Gibson K. Retrorectus prosthetic mesh repair of midline abdominal hernia. Am. J. Surg. 1997: 173; 445–9.
45 Molloy RG, Moran KT, Waldron RP, Brady MP, Kirwan WO. Massive incisional hernia: abdominal wall replacement with Marlex mesh. Br. J. Surg. 1991: 78; 242–4.
46 Morris-Stiff GJ, Bowrey DJ, Jurewicz WA, Lord RH. Management of inguinal herniae in patients on continuous ambulatory peritoneal dialysis: an audit of current UK practice. Postgrad. Med. J. 1998: 74; 669–70.
47 Morris-Stiff G, Hughes LE. The continuing challenge of parastomal hernia: failure of a novel polypropylene mesh repair. Ann. R. Coll. Surg. Engl. 1998: 80; 184–7.
48 Munegato G, Basso A, De Min V, Ferraro B, Reschiglian E, Segalina P. Zotti EF. Combined surgical treatment with prosthesis of recurrent ventral and inguinal hernias. Minerva Chir. 1997: 52; 1401–4.
49 Ott G, Fremdkörpersarkome. Exp. Med. Pathol. Klin. 1970: 32; 118.
50 Park A, Birch DW, Lovrics P. Laparoscopic and open incisional hernia repair: a comparison study. Surgery 1998: 124; 816–21; discussion 821–2.
51 Paul A, Korenkov M, Peters S, Fischer S, Holthausen U, Kohler L. Eypasch E. Die Mayo-Dopplung zur Behandlung des Narbenbruchs der Bauchdecken nach konventionaller Laparotomie. Ergebnisse einer retrospektiven Analyse und ein Literaturvergleich. Zbl. Chir. 1997: 122; 862–70.
52 Paul A, Korenkov M, Peters S, Kohler L. Fischer S, Troidl H. Unaceptable results of the Mayo procedure for repair of abdominal incisional hernias. Eur. J. Surg. 1998: 164; 361–7.
53 Pless TK, Pless JE. Giant ventral hernias and their repair. A 10 follow up study. Scand. J. Plast. Reconstr. Surg. Hand Surg. 1993: 27; 311–5.
54 Read RC. Repair of incisional hernia. Curr. Surg. 1990: 47; 277–8.
55 Read RC, Yoder G. Recent trends in the management of incisional herniation. Arch. Surg. 1989: 124; 485–8.
56 Savioz D, Ludwig C, Leissing C, Bolle JF, Buhler L, Morel P. Repeated macroscopic haematuria caused by intravescial migration of a preperitoneal prosthesis. Eur. J. Surg. 197: 163; 631–2.
57 Schumpelick V, Conze J, Klinge U. Die praeperitoneale Netzplastik in der Reparation der Narbenhernie. Eine vergleichende retrospektive Studie an 272 operierten Narbenhernien. Chirurg 1996: 67; 1028–35.
58 Schumpelick V, Klinge U. Intermediate follow-up results of sublay polypropylene repair in primary and recurrent incisional hernias. In: Schumpelick V, Kingsnorth A, eds. Incisional Hernia. Springer, Berlin 1999: 312–26.
59 Schumpelick V, Klinge U, Welty G, Klosterhalfen B. Meshes in der Bauchwand. Chirurg 1999: 70; 876–87.
60 Schumpelick V, Klosterhalfen B, Muller M, Klinge U. Minimierte Polypropylen-Netze zur präperitonealen Netzplastik (PNP) bei Narbenhernien. Eine prospektive randomisierte klinische Studie. Chirurg 1999: 70; 422–30.
61 Seelig MH, Kasperk R, Tietze L, Schumpelick V. Enterokutane Fistel nach Marlex-Netzimplantation: Eine seltene Komplikation nach Narbenhernienreparation. Chirurg. 1995: 66; 739–41.
62 Silich RC, McSherry CK. Spermatic granuloma. An uncommon complication of the tension-free hernia repair. Surg. Endosc. 1996: 10; 537–9.
63 Sitzmann JV, McFadden DW. The internal retention repair of massive ventral hernia. Am. Surg. 1989: 55; 719–23.
64 Soler M, Verhaeghe P, Essomba A, Sevestre H, Stoppa R. Treatment of postoperative incisional hernias by a composite prosthesis (polyester-polyglactin 910). Clinical and experimental study. Ann. Chir. 1993: 47; 598–608.
65 Sugerman HJ, Kellum JM, Jr, Reines HD, DeMaria EJ, Newsome HH, Lowry JW. Greater risk of incisional hernia with morbidly obese than steroid-dependent patients and low recurrence with prefascial polypropylene mesh. Am. J. Surg. 1996: 171; 80–4.
66 Temudom T, Siadati M, Sarr MG. Repair of complex giant or recurrent ventral hernias by using tension-free intraparietal prosthetic mesh (Stoppa technique). Lessons learned from our initial experience (fifty patients). Surgery 1996: 120; 738–43; discussion 743–4.
67 Toy FK, Bailey RW, Carey S, Chappuis CW, Gagner M, Josephs LG, Mangiante EC, Park AE, Pomp A, Smooth RT, Jr, Uddo JF, Jr, Voeller GR. Prospective, multicenter study of laparoscopic ventral hernioplasty. Preliminary results. Surg. Endosc. 1998: 12; 955–9.
68 Toyoshima H. Surgery of incisional hernia and its prognosis – statistical analysis in 657 patients. Nippon Geka Gakkai Zasshi. 1986: 87; 789–96.
69 Trupka W, Schweiberer L, Hallfeldt K, Waldner H. Management of large abdominal wall hernias with foreign implant materials (Gore-Tex patch). Zbl. Chir. 1997: 122; 879–84.

70 Tsimoyiannis EC, Tassis A, Glantzounis G, Jarbarin M, Siakas P, Tzourou H. Laparoscopic intraperitoneal onlay mesh repair of incisional hernia. Surg. Laparosc. Endosc. 1998: 8; 360–2.
71 Usher F. Hernia repair with Marlex mesh. Arch. Surg. 1962: 84; 73–6.
72 Utrera Gonzalez A, de la Portilla de Juan F, Carranza Albarran G. Large incisional hernia repair using intraperitoneal placement of expanded polytetrafluoroethylene. Am. J. Surg. 1999: 177; 291–3.
73 Uzzo RG, Lemack GE, Morrissey KP, Goldstein M. The effects of mesh bioprosthesis on the spermatic cord structures: a preliminary report in a canine model. J. Urol. 1999: 161; 1344–9.
74 van der Lei B, Bleichrodt RP, Simmermacher RK, van Schilfgaarde R. Expanded polytetrafluoroethylene patch for the repair of large abdominal wall defects. Br. J. Surg. 1989: 76; 803–5.
75 van der Linden FT, van Vroonhoven TJ. Long-term results after surgical correction of incisional hernia. Neth. J. Surg. 1988: 40; 127–9.
76 Vestweber KH, Lepique F, Haaf F, Horatz M, Rink A. Netzplastiken bei Bauchwand-Rezidivhernien – Ergebnisse. Zbl. Chir. 1997: 122; 885–8.

Sachverzeichnis

A

α₁-Antirypsin 45
Aachener Drainage 216
Abflussstopp, venöser 379
Abszess 56, 62
Adhäsionen 98 f, 205, 224 f, 233, 270, 383,
    s. a. Mesh
Adipositas 243
Adminiculum lineae albae 2 ff, 11, 13
Adnexe, weibliche 374
Alloplastische Reparation 262 f
Ambulante Operation 387
Amnion 350
Anästhesie 123 ff, 154
- lokale 123 ff
- Peridural- 123
- Spinal- 123
Anamnese 54 ff
Anatomie 2 ff, 77
- Faszien 9 ff
- laparoskopische 25 ff, 226 ff
- Muskeln 3 ff
- Regionen und Bruchpforten 17 ff
Angelchick-Prothese 103, 382
Anus praeter 297 ff
Anulus umbilicalis 11, 350
Aortenaneurysma 45
Apoptose 382 f, s. a. Fremdkörperreaktion
Arbeitsunfähigkeit 389, 404
Arcus aponeurosis m. transversi 19, 89,
    182, 185, 205
Arteria
- circumflexa ilium superficialis 23
- colica sinistra 359
- cremasterica 372
- ductus deferentis 372
- epigastrica inferior 4, 19, 370, 372
- epigastrica superficalis 23
- epigastrica superior 4
- femoralis 23, 370
- iliaca 370
- mesenterica inferior 359
- obturatoria 370
- pudenda 372
- testicularis 227, 371, 376
- vesicalis inferior 372
ASA-Klassifikation 368
Atrium 418
Aufenthaltsdauer nach Hernien-OP 388
Aufklärung 368 ff
Augmentation 297
Autofahren 390

B

Bassini-Reparation 79 ff, 89, 92, 106, 151,
    173, 175 ff, 196, 245 ff
- Rezidivrate 394
- Schenkelhernie 254
Bassini, falscher 314
Bassini-Kirschner 107, 317

Bassini-Nähte 240 f
Bastianelli 141, 170
Bauchdecke 34, 119
- Augmentation 297
- Bewegungseinschränkung 42, 382
- Ersatz 276
- Relaxation 35, 58, 66
- ventrale 33
- Verschluß 103, 114, 216
- Verstärkung 214, 217 ff
Bauchfell 207
Bauchpresse 42 f, 59
Bauchtrauma 46
Bauchwand 18, 63 ff, 67, 91 f
- Abszess 64
- Funktion 382
- Hämatom 63
- Hernie 58, 113
- Metastase 64 f
- Nekrose 375
- Relaxation 66
Beckenbodenbruch 336
Beckenfraktur 327
Belastung, postoperative 390
Bendavid 68
Berliner 188, 397
Beschwerden
- Leistenregion 380
- Mesh-bedingte 382, 411, 420
- Narbenhernie 382
- postoperative 380, 407
Biegesteifigkeit 97
Billroth 85
Billroth II - Gastrojejunostomie 358 ff,
    s. a. innere Hernien
Bindegewebsschwäche 243, s. a. Kollagen-
    stoffwechsel
Biokompatibilität 98
Biomaterialien 97 f
Blasenekstrophie 151
Blutungskomplikationen 375
Brenner-Reparation 81 f, 106
Broca-Index 315
Bruchband 72 f, 77, 153
Brucheinklemmung 30 f
Bruchgeschwulst 243, 250
Bruchkanäle 33
Bruchkrankheit 28
Bruchlücke 170 ff
- Verschluß 190 ff
Bruchpforte 19, 33 f, 172 f, 203 ff, 217, 267
Bruchsack 73, 132 ff, 141 ff, 156 ff, 170,
    209 ff, 217, 220, 225 ff, 230, 240, 167
- Präparation 162
- Versorgung 167 ff, 199 ff, 250 ff
Bruchwasser 304, s. a. Inkarzeration
Bruchzufall 30 f
Buttonhole hernia 114

C

Camper 18, s. a. Fascia subcutanea
Canalis analis 336
Canalis inguinalis 15, 17 f
Canalis obturatorius 336
Cavum Retzii 209, 212
Celsus 77
Chevrel 86
Cloquet-Lymphknoten 20, 243,
    s. a. Rosenmüller-Lymphknoten
Cloquet-Septum 20, s. a. Septum femorale
    (Cloquet)
Colles 5, s. a. Ligamentum reflexum;
    Musculus obliquus externus abdominis
Computertomographie (CT) 57 f
Condon 78, 84
Cooper-Ligament 78, 106, s. a. Falx
    inguinalis
Corona mortis 25, 188, 203, 225, 368, 370
Corpus intrapelvinum 13
Cystofix-Katheter 118, 120
Czerny 79, 132

D

Dacron-Gefäßprothese 383
Danzel 79
Darmrohr 298
Darmanastomose 309
Darmarrosion 301
Darmgangrän 303, 308 f
Darmperfusion 304
Darmverletzung 373, 375
Day-Case-Chirurgie 388
Degradation 98
Dennis-Sonde 271
Dennis-en-bloc-Resektion 303,
    s. a. Inkarzeration
Descensus testis 14, 36, 130 ff
Diagnostik 54 ff
- apparative 56 f
- Inkarzeration 303
Diaphanoskopie 56, 131
Differenzialdiagnosen 56 ff
Diverticulum Nucki 16
Doppler-Sonographie 57 ff, 376
Douglas 4, 10, 11, 60, 91, s. a. Linea
    arcuata; Musculus rectus abdominis
Dowd-Methode 40, 327, 329,
    s. a. Lumbalhernie
Drachter-Zugang 350, s. a. Hernia
    umbilicalis
Druck, intraabdominaller 42 ff, 114 ff, 271,
    s. a. Pathogenese
Druckulzera 73
Ductus deferens 15, 139, 145, 162 f,
    227 f, 230
- A. spermatica 144
- Mesh 380 f
- Naht 371, 373
- Nichtanlage 148 f

Ductus deferens
- Verletzung 150, 371, 373
Duplexsonographie 57 f

E

Ehlers-Danlos-Syndrom 151, 207
Einkerbung der Rektusscheide 284
Einklemmung 30 f, 303 ff
Einzelknopfnahttechnik 276
Endometriose 56
Enterostomie 297
Entlassung nach Hernien-OP 388
Entlastungsinzision 109, 177, 268, 276 f, 287
Entzündungsreaktion 97
Epidemiologie 36 ff
Epigastrische Hernie 40, 62 f, 341 f
Exitus in tabula 368
Exploration, kontralaterale 131, s. a. Hernia inguinalis congenita
Externus-Aponeurose 132 ff, 142, 158 f, 177 ff, 188, 194, 196, 219
Extrazellulärmatrixproteine 46, s. a. Fibronektin, Kollagen, Tenascin

F

Fabricius Reparation 84, 245, 252 f, s. a. Hernia femoralis
Faden 95, 185
- Wundlängenverhältnis 94 ff, 276, s. a. Nahttechnik
Fadenausreißkraft 44, 92 f, s. a. Reißfestigkeit
Fadenfistel 381, 406
Fadengranulom 406
Fallopino 77
Faltenbildung 287
Falx inguinalis 15, 17, 20, 34, 80, 106 f, 188, 194, 199, 203 f, 227, 260
Fascia
- abdominalis superficialis 9 ff, 16, 91
- cremasterica Cooper 10, 18
- cribriformis 243
- endoabdominalis 11 f
- femoralis 250
- lata 9, 10, 16, 279, 327
- - Plastik 418
- pectinea 243
- spermatica externa 10, 18
- - interna 12 ff, 18
- - media 7, 18
- subcutanea 9
- transversalis 11 ff, 21, 110, 113, 162, 164, 170, 172, 183, 193, 231, 244
- - first line of defense 84, 89, 109
- - Reißfestigkeit 92
Fasziendoppelung 278 f
- nach Mayo-Dick 275, 346
- - Rezidivrate 416
- nach Shouldice 173, 185 f
Femoralgefäße 370
Femoralhernie 243 ff, s. a. Hernia femoralis
- Rezidivrate 401
Ferguson-Reparation 81 ff, 179
Fertilität 150, 153, 376, 380, 409, 411, s. a. Hodenatrophie
Ferzli 86

Fibrae intercrurales 7, 10
Fibronektin 46
Fisteln 103, 379, 383, 420, s. a. Mesh
Fixierung, Mesh 282, 286
Flament 86
Follow-up 394 ff
Foramen obturatoria 332
- ischiadicum majus 335
- Winslowii 358
Fossa
- duodenojejunalis 359
- inguinalis lateralis 19
- - medialis 19
- mesenterico parietalis 359
- paraduodenalis 359
- supravesicalis 19, 331
Franco 77
Fremdkörperreaktion 102, 302, 380, 382 f, 411, 420
Fremdkörpersarkom 383
Fruchaud, myopektineales Dreieck 223
Frühgeborene 131, s. a. Hernia inguinalis congenita
Frührezidiv 379
Funiculus spermaticus 14 f, 17 f, 21 f, 24, 110, 221

G

Galen 77
Gallaudet-Faszie 10
Gastric Banding 382
Gaupp-Muskelecke 5 ff, 17, s. a. Musculus obliquus externus abdominis
Gefäße, epigastrische 15, 23 f, 220, 369
Gefäß-Nerven-Bündel (M. rectus) 285, 299
Gefäßprothese 383
Gefäßverletzung 368 f, 371
Gerdy-Linie 5 ff, s. a. Musculus obliquus externus abdominis
Geschichte der Hernienchirurgie 77 f
Geschlechtsverhältnis, Leistenhernie 37
Gilbert 68
Gimbernat 7, 16 f, 20, 22, 78, 188, 190, s. a. Ligamentum lacunare; Musculus obliquus externus abdominis
Girard-Reparation 105, 179
Glassow 244
Gleithernie 28 f, 139, 236 f
- CT 58
Golytely 270
Goretex s. Mesh; Polytetrafluorethylen
GPRVS 111, 205 ff, 314 ff, 380, s. a. Stoppa-Reparation
- Rezidivrate 399
Guy de Chauliac 77

H

Hackenbruch-Reparation 82 ff, 106, 108, 179
Hafferl-Corpus 13, s. a. Corpus intrapelvinum
Halstedt 80
- Reparation 82 f, 104 f, 179
Halverson 67, 312
Halverson/McVay-Index 313
Hämatom 62, 376
- Muskelverschiebeplastik 279

- postoperatives 169, 376, 404
Harnblasenverletzung 371
Harnverhalt 379
Hautnarbe 315
Heberdefekt 279
Heimatrecht 267 ff
Heliodorus 77
Henle-Schlinge 12 ff, 24, 47
Henry 247
Hernia accreta 28, 167, 303
- - epigastrica 341 f
- - femoralis 20 ff, 34, 183 ff, 243 ff, s. a. Inkarzeration
- - Bassini-Reparation 245 f, 254
- - Bruchpforten 20, 33 f, 202
- - Fabricius-Reparation 84, 245 f, 252 f
- - Inkarzeration 303
- - Klassifikationen 67
- - Kummer-Reparation 245 f, 253 f
- - Lichtenstein-Reparation 247 ff, 262
- - Lotheissen/McVay-Reparation 247 f, 260 f
- - Moschkowitz-Reparation 247 f, 261 f
- - Reparationsformen 113 f, 244 ff
- - Rezidivrate 401 f
- - Salzer-Reparation 85, 245 f, 254 f
- - Shouldice-Reparation 262 f
- - TIPP-Reparation 247 ff, 262
- - Umbrella-Reparation 245 f, 256 f
- - Zugang 113 f, 244 ff
Hernia gigantea 118, 242
- infrapiriformis 335
- inguinalis congenita 15, 130 ff
- - Bastianelli-Reparation 141
- - Befunde, sonstige 148 f
- - Czerny-Reparation 132
- - Exploration, kontralaterale 131
- - Ferguson-Reparation 132
- - Frühgeborene 131
- - inkarzeriert 149 f
- - Leistenhoden 141 f
- - Mädchen 139
- - Rehbein-Reparation 133
- - Rezidive 150
- - silk glove sign 131
- - Spontanverlauf 131
Hernia inguinalis
- - ambulante Operation 387
- - anteriorer Zugang 104
- - Anulus inguinalis profundus 47
- - Arbeitsunfähigkeit 389, 404
- - Bassini-Reparation 79 ff, 89, 92, 106, 175 ff
- - Belastung, postoperative 390
- - Beurteilung der Bruchlücke 170 ff
- - Brenner-Reparation 81 f, 106
- - Bruchbandversorgung 72 f
- - Bruchlückenverstärkung mit alloplastischem Material 110 f
- - Diagnostik 54 ff
- - direkte 19, 33 f, 89, 153, 164, 181, 203, 237
- - Ferguson-Reparation 82 f, 179
- - Frauen 240
- - Girard-Reparation 105, 179
- - Gleithernie 236
- - Hackenbruch-Reparation 82 f, 106, 179
- - Halstedt-Reparation 82 f, 104 f, 179
- - Hoguet Manöver 164, 237, 258
- - indirekte 19, 33 f, 89, 156
- - inguinaler Zugang 90 f, 110, 154 ff

Hernia inguinalis
- – Inkarzeration 30f, 149f, 153, 303ff
- – Kirschner-Reparation 179
- – Klassifikationen 67, 69
- – Komplikationen 368ff
- – Kosten 404
- – Krankenhausaufenthalt 388
- – kruraler Zugang 90f
- – Laparoskopie 25, 100, 224ff
- – laterale 19, 33f, 89, 153, 172, 203
- – Lichtenstein-Reparation 76, 86, 110, 196ff, 314ff
- – Lipom, präperitoneales 170ff, 313
- – Lokalanästhesie 123ff
- – Lotheissen-Reparation 82f, 108, 188ff, 314ff
- – Lytle-Reparation 105
- – McVay-Reparation 78, 82, 84, 92, 107, 188ff, 314ff
- – mediale 19, 33f, 89, 153, 164, 181, 203, 237
- – Mobilisation, postoperative 387
- – Morbidität 153, 368ff
- – Mortalität 153, 368ff, 375, 406
- – Naht 92, 104, 313
- – Nyhus-Reparation 199ff
- – Operationsindikation 153
- – Operationszugang 90f, 110, 154
- – Orchitis, ischämische 67
- – Patienteninformationsblatt 391
- – posteriorer Zugang 110f, 154, 198ff
- – Präparation 156ff
- – präperitonealer Zugang 110f, 154, 198ff
- – Processus vaginalis, offener 36, 47, 130ff, 138, 172
- – Reparationsformen 172ff, s.a. Eigennamen
- – Reparationsprinzipien 89ff, 104ff
- – Reposition 30f
- – Rezidivquoten 150f, s.a. Rezidivhernie
- – Risikofaktoren 47
- – Rives-Reparation 111f, 193ff, 242, 314ff
- – Rutkow-Plug 111, 172, 314ff
- – Shouldice-Reparation 76, 92ff, 109, 104f, 112, 181ff, 314ff
- – Stoppa-Reparation 111, 205ff, 314ff, 380
- – tension free repair 76, 86, 110, 196ff, 314ff
- – Thromboseprophylaxe 392
- – TIPP 111f, 193ff, 242, 314ff
- – transinguinaler Zugang 90f, 110, 154ff
- – Ugahary-Reparation 111, 220ff, 314ff
- – Verfahrenswahl 111, 154ff
- – Verlauf, natürlicher/spontaner 46, 153
- – Wantz-Reparation 111, 217ff, 314ff
- – weibliche 240ff
- – Zimmermann-Reparation 172ff, 190, 320

Hernia ischiadica 40, 335
- ischiorectalis 336
- labialis 336
- linea alba 11, 84, 350f
- mesenteriopariatalis 358ff, 361
- obturatoria 40, 332
- perinealis 40, 336ff
- pudenda 336

Hernia retrovascularis 34
- scrotalis 33, 242
- spinotuberosa 335
- suprapiriformis 335
- umbilicalis 11, 84, 350f
- vaginolabialis 336
- Winslowii 358ff, 363f, s.a. Hernien, innere

Hernie(n), s.a. Hernia
- Aufbau 28
- Bauchpresse 42, 59
- bilokuläre 339
- Bruchbandversorgung 72f
- Bruchkrankheit 28
- Bruchlückenverstärkung mit alloplastischem Material 85f, 97ff, s.a. Mesh
- Bruchzufall 30f
- Definition 28ff
- Diagnostik 54ff
- Differenzialdiagnosen 56ff
- direkte 34, 45, s.a. Hernia inguinalis, mediale
- doppelseitige 131
- Epidemiologie 36ff
- epigastrische 40, 62, 341f
- extraaponeurotische 339
- Geschichte der Hernienchirurgie 77ff
- Geschlechtsverteilung 36ff
- indirekte 34, 45, s.a. Hernia inguinalis, laterale
- Inguinalhernie, s.a. Hernia inguinalis
- Inkarzeration 30f, 149f, 303ff
- inkomplette 28, 33, 77f, 153, 303, 308
- innere 358ff
- intraabdomineller Druck 42ff
- interparietale 40, 323, 339f
- interstitielle 40, 323, 339
- Inzidenz 39, 49
- irreponible 30f, 150, 210ff
- komplette 28f
- Leistenhernie s. dort
- Leistenschmerz 407
- Littré-Hernie 33, 77
- Lokalisation 33f
- Lumbalhernie 40, 327
- Nabelhernie s. dort
- Naht (s.a. Naht) 42ff
- Narbe 44f, 114, 312, s.a. Narbenhernie
- parastomale 297ff
- partielle 28, 33, 77f., 153, 303, 308
- Pathogenese 42ff
- präperitoneale 339
- radiologische Diagnostik 56f
- Reparationsprinzipien 89ff
- reponible 30f
- Reposition
- – inkomplett 30f
- – komplett 30ff
- – Pseudoreposition 30ff
- Reposition en bloc 30ff
- Repositionstechnik 71f
- Rezidiv 312ff, s.a. Rezidivhernie
- Richter-Hernie 28, 33, 77f, 153, 303, 308
- Riesen-Hernie 73, 242
- Risikofaktoren 42ff
- Schenkelhernie s. dort u. Hernia femoralis
- Sklerosierungstherapie 72f, 94
- Skrotalhernie s. dort
- Spiegel-Hernie 40, 323
- Spontanverlauf 323ff

- supravesikale 34, 40, 331
- Taxis 30f, 71, 303
- Therapie, konservative 71ff
- traumatische 38, 46, 327
- Verfahrenswahl 154ff
- Verlauf, natürlicher/spontaner 46, 153

Herniographie 57
Herniolaparotomie 304
Herniotomie 304
Hesselbach-Dreieck 12ff, 21, 47, 68, 89, 205, 240
Hesselbach-Ligament 12ff, s.a. Ligamentum interfoveolare
Hesselbach-Schenkelhernie 20
Hippokrates 77
Hodenatrophie 150, 153, 376, 380, 409, 411
Hodendurchblutung 67, 373, 376
Hodenhochstand, postoperativer 150f
Hodentorsion 376
Hoguet-Manöver 164, 237, 258, s.a. Hernia inguinalis; Rezidivhernie
Hohlorganarrosion 411, s.a. Mesh-Wanderung
Horizontalschnitt 156
HSP 70 382f, s.a. Mesh-Fremdkörperreaktion
Hurler-Hunter-Syndrom 150
Hydrocele funiculi spermatici 15, 36, 130ff, 138, 153, 381
- testis 15, 36, 130ff, 138, 153, 381
Hydrozele 56, 138f, 153

I

Ileoinguinalis-Syndrom 407
Ileus 149f, 303, 379, 421
Iliakalgefäße 370
Immobilisation 387
Implantat 287
- TIPP 194ff
- parastomale Hernie 300, s.a. Mesh
Implantatlager 286, 299
Indikation 131, 153, 303
Infertilität 150, 153, 371, 376, 380, 409, 411, s.a. Hodenatrophie
Infektion 102f, 375
- Inkarzeration 310
- Latenz 375
Informationsblatt nach Leistenhernienoperation 391
Inguinalhernie, s. Hernia inguinalis
Injektionsbehandlung 73f
Inkarzeration 30f, 54, 303ff
- Bruchwasser 304
- En-bloc-Resektion nach Dennis 304
- elastische, 31
- Keilresektion 310
- Leistenhernie 149f
- Letalität 303
- Mesh-Implantation 310
- Narbenhernie 266
- Peritonitis 307
- retrograde 31
- Taxis 303
- Therapie, operative 304f
Inlay 114, 271ff, 276, 280, 282, 417, s.a. Mesh-Position
Innere Hernien 358ff
Inspektion 54
Interparietale Hernie 40, 323, 339f

Intersectiones tendineae 3 ff, 11,
  s. a. Musculus rectus abdominis
Interstitielle Hernie 40, 323, 339
Intimverkehr 391
Intrakutannaht 354
Inzidenz 36 ff
IPOM 86, 235, s. a. Laparoskopische
  Hernienreparation
– Rezidivrate 399
Ischämisierung, Wundränder 278

K

Kaplan-Meier-Darstellung 380
Kernspintomographie 57 f
Keynes 331
Ki 67 382 f, s. a. Fremdkörperreaktion
Kind, Leistenhernie 132 ff
Kirschner Reparation 106, 179
Klassifikationen 67 ff, 170
– Hernia femoralis 67
– – inguinalis 67, 312
– Narbenhernie 266, 290
– Rezidivhernie 316
Knittererholungswinkel 97
Kocher-Rinne 304 f
Kollagen 279
Kollagen-I/III-Quotient 45
Kollagenstoffwechsel 44 f, 114, 312
Kolonkontrasteinlauf 57
Kompartment-Syndrom 42 ff, 114 ff, 271,
  s. a. Druck, intraabdomineller
Komplikationen 367 ff
– ASA-Klassifikation 368
– Aufklärung 368 ff
– Bauchwandnekrose 375
– Beschwerden, postoperative 380, 407
– Blasenverletzung 226
– Darmverletzung 373, 375
– Ductus deferens (Verletzung/Naht) 150, 371, 373
– Exitus in tabula 368
– Fadenfistel 381, 406
– Frührezidiv 379
– Gefäßverletzung 368
– Hämatom 226, 376, 404
– Harnblasenverletzung 371
– Harnverhalt 379
– Hodenatrophie 150, 376, 380, 409, 411
– Hodenhochstand, postoperativer 150 f
– Hydrozele 15, 36, 56, 130 ff, 138, 153, 381
– Infektionsrate 368, 405
– Kotfistel 379
– Letalität 368 ff, s. a. Mortalität
– Mesh-bedingte 100 f, 375 ff, 380, 411, 419 f
– Morbidität 368 ff
– Mortalität 368 ff, 375, 406
– Nervenverletzung 371
– Orchitis, ischämische 376
– Rezidiv 380 ff
– Thromboembolie 379, 406
– Urinfistel 379
– Wundinfektion 375
Kosten 36, 388, 404
Koteinklemmung 303, s. a. Inkarzeration
Kotfistel 379
Krankenhausaufenthalt 388
Kraske 79
Kremastermuskulatur 82

Kremasterfasern 132, 134 f, 141
Kremasterreflex 371
Kryptorchismus 47
Kugel 154 f
Kummer-Reparation 245 f, 253 f
Kutisplastik nach Rehn 276 ff, 279

L

Lacuna lymphatica 20
– musculorum 17, 20
– sceleti sternopubica 3
– vasorum 15, 17, 20, 203
Langer-Spaltlinien 341
Laparoskopische Hernienreparation 25, 100, 224 ff
– intraperitoneal onlay mesh (IPOM) 86, 111, 235, 271
– Komplikationen 368 ff, 374, 408, 410, s. a. Komplikationen
– Konversionsrate 410
– laparoskopische Anatomie 25, 26, 226 ff
– Leistenhernienreparation 86
– Leistenschmerz, chronischer 407 f
– Mesh-Fixation ("safe areas") 26
– Narbenhernie 271 f, 417
– Rezidivquoten 312 ff, 380, 394, 399 ff
– total extraperitoneal (TEP) 86, 111, 229 ff
– transabdominell präperitoneal (TAPP) 86, 102, 111, 224 ff, 233
– Trokarhernie 410
– Trokarverletzung 374, 410
Laparotomie 48 ff
Laparotomieverschluss 49, 93 ff,
  s. a. Narbenhernie
Laparostoma 271, 375
Laplace-Gesetz 43, 118
Lathyrismus 45
Leistenanatomie 233
Leistenband 187, 194, 197, 244
Leistenhernie 15, 19, 36 f, 40, 47, 61 f, 90, 130 ff, 153 ff, s. a. Hernia inguinalis
– direkte 33 f
– indirekte 33 f
– inkarzerierte 149 f
– interstitielle 148 ff
– kindliche 104, 130 ff
– Reparation 104 ff
– Reposition 150
Leistenhoden 141 f
Leistenkanal 55, 113, 133, 171, 240
Leistenregion 90, 92, 124, 205, 245
Leistenring 55 f, 104 ff, 132 f, 162, 171, 188, 190, 225, 236, 240
Leistenschmerz, chronischer 380, 407 f
Leistenschrägschnitt 156 f
Lernkurve 396
Letalität 368 ff, 375, 406
Lichtenstein 76, 86, 110, 314 ff, 240
– Reparationstechnik 196 ff
– Rezidivrate 398
– Schenkelhernie 248
Liegezeit 388
Ligamentum Cooperi 15, 17, 20, 34, 80, 106 f, 188, 194, 199, 203 f, 227, 260
– iliopubicum 203
– inguinale (Poupart) 5 ff, 14, 16 f, 21 ff, 24, 34, 106, 227
– interfoveolare 12 ff
– lacunare (Gimbernat) 7, 16 f, 20, 22, 188, 190

– pectineum 24, s. a. Falx inguinalis
– pubicum superius 15, 17, 20, 34, 80, 106 f, 188, 194, 199, 203 f, 227, 260
– reflexum (Colles) 5, 9, 16 f, 186
– rotundum 139, 240
– teres uteri 240, 374
– triangulare 3 ff, 11, 13
– vaginale 18
Linea alba 4, 10, 11, 13, 15, 59, 91, 207, 214
– – Adminiculum linea albae 2 ff, 11, 13
– – Anulus umbilicalis 11
– – epigastrische Hernie 341 ff
– – Fadenausreißkraft 44
– – Partie linéaire 4, 11
– – Partie rubannée 4, 11
– arcuata (Douglas) 4, 10, 11, 60, 91, 323
– semicircularis 4, 10, 11, 60, 91, 323
– semilunaris (Spieghel) 4, 9, 10, 21, 48, 323
– terminalis 226
Linie, weiße 182, 185
Lipom 56
– präperitoneales 170 ff, 313
Lister-Methode 79
Littré 77
– Hernie 33 f
Loewe 279
Lokalanästhesie 110, 123 ff
– Anatomie 124
– Höchstmengen 125
– Injektionsorte 126 f
– Kontraindikation 123
Lotheissen/McVay-Reparation 82 f, 107 f, 188 ff, 244, 314 ff
– Schenkelhernie 248
Lucas-Championnière 79
Lumbalhernie 62, 327 ff
Lumbalschnitt 296
Lungenembolie 379
Luschka-Faszie 11 ff, s. a. Fascia transversalis
Lymphadenitis 56
Lymphknoten 65
Lymphom 62, 66
Lytle-Reparation 105

M

Macewen 85
Malrotation 361 f
Marcy 79
Marlex 98 f, 207, 418
Marfan-Syndrom 207
Mayo-Dick-Reparation 84, 86, 113, 276, s. a. Narbenhernie
– epigastrische Hernie 342 f
Mazeration 73
McBurney-Punkt 323
McVay/Lotheissen 78, 82, 92, 107, 188 ff, 243 f, 314 ff
– Rezidivrate 395
Meckel-Divertikel 77
Mehrfachrezidiv 314
Memory-Verhalten 221
Mersilene 99, 207
Mesh 85 f, 97 ff, 271 ff, 280 ff, s. a. Netz
– Atrium 98 f
– Bauchdeckenverschluß, provisorischer 103, 114
– Beschwerden, Mesh-bedingte 382, 411, 420

Mesh, Dislokation 301
- Explantation 382
- Fisteln/Adhäsionen 103, 379, 381, 383, 420
- Fixation, laparoskopische 26
- Fremdkörperreaktion 102, 302, 380, 382 f, 411, 420
- Goretex 235, s. a. Polytetrafluorethylen
- Hämatom 411, 419
- Hodenatrophie 411
- Indikation 112
- Infektion 102, 302, 375, 379, 404, 420
- Inkarzeration 310, 405
- Komplikationen, Mesh-bedingte 100 f, 302, 375 ff, 380, 411, 419 f
- Langzeitverträglichkeit 419 f
- Leistenhernie 110 f
- Lichtenstein 197
- Marlex 98 f, 207
- Material 98 f, 112,
- Mersilene 99, 207
- Narbenhernie 276 ff, 281 ff
- – Rezidivrate 417
- PNP 276 ff, 281 ff, s. a. Narbenhernie
- Polypropylen 235, 249, 256
- Position 114, 271 ff, 276, 280, 282, 417
- Produkte 98
- Prolene 98 f, 207, 221
- Reparation, krurale 256
- Revisionsoperation 297
- Rezidivquoten, materialabhängige 418
- Schmerzen 380, 407
- Schrumpfung/Migration 103, 111, 381, 383, 411
- Serom 287, 302, 411, 419
- Stoppa 211
- SurgiPro 98 f
- TAPP 228
- Techniken 110 ff, 193 ff
- TEP 234
- Textileigenschaften 97, 101
- TIPP 194
- Unterfütterung 103 ff, 110, 193, 266 ff
- Vypro 98 f, 221
- Wanderung 381, 383
- Wantz 217
Metastasen 62, 65
Miedernaht 79
Migration 103, 381, s. a. Mesh
MMP-1 46
MMP-13 46
Mobilisation, postoperative 387
Monofilament 97, s. a. Mesh
Morbidität 368 ff, s. a. Komplikationen
- Inkarzeration 303
Morbus Crohn 56, 379
Moreno 118, 121
Mortalität 368 ff, 375, 406
Moschkowitz-Reparation 247 f, 261 f
MRT 57 f
Mukoviszidose 149
Multifilament 97, s. a. Mesh
Multipara 332, 338
Musculus coccygeus 336
- cremaster 5, 18, 21 f, 82, 106, 159 ff, 185, 197, 313
- – Hodendurchblutung 372
- glutaeus maximus 327, 335
- iliopsoas 23 f, 208
- internus 106
- latissimus dorsi 6, 331
- levator ani 336

- obliquus externus abdominis 5 ff, 18, 21, 23, 59, 89, 220
- – – Anulus inguinalis superficialis 7
- – – – Crus mediale/laterale 6
- – – – Dentationen 5
- – – – Faserrichtung 5
- – – – Fibrae intercrurales 7
- – – – Gaupp-Muskelecke 5 ff, 17
- – – – Gerdy-Linie 5 ff
- – – – Insertion 5
- – – – Leitungsbahnen 5
- – – – Ligamentum inguinale (Poupart) 5
- – – – – lacunare (Gimbernat) 7
- – – – – reflexum (Colles) 5
- – – – Ursprung 5
Musculus obliquus internus abdominis 5 ff, 18, 21 f, 59, 89, 107, 138, 187
- – – Fascia spermatica media 7
- – – Faserrichtung 6
- – – Insertion 5
- – – Leitungsbahnen 8
- – – Ursprung 5
Musculus obturatorius 336
- pectineus 21, 23 f; 243
- piriformis 335 f
- rectus abdominis 3 ff, 59
- – – Admiculum linea albae 3, 11
- – – Cavum submusculare 11
- – – Insertion 3
- – – Intersectiones tendineae 3 ff, 11
- – – Leitungsbahnen 4
- – – Linea alba 4
- – – – arcuata (Douglas) 4, 10 f
- – – Rektusdiastase 3
- – – Ursprung 3
Musculus serratus anterior 6
- tensor fasciae latae 21
- transversus abdominis 4, 8 ff, 18, 21, 23, 59, 89, 187
- – – Faserverlauf 9
- – – Insertion 8
- – – Leitungsbahnen 9
- – – Linea semilunaris (Spieghel) 9
- – – Ursprung 8
Muskelanheftung 173 f, 187
Muskelverschiebelappenplastik 276 ff, 279
Myopectinal orifice of Fruchaud 19, 223

N

Nabelhernie 40, 350 ff
Nachbeatmung 379
Nachblutung 242
Nahtlager 91 f, 172 f, 199
Nahtmaterial 49 f, 93, 229, 271, 313
Nahtspannung 50, 91 ff, 390
Nahttechnik 49 f, 95 f, 104 ff, 276
Naht-Wundlängen-Verhältnis 94 ff, 276
Narbe, fibröse 102
Narbengranulom 73
Narbenhernie 38, 40, 45, 48 ff, 60, 95, 104, 113 f, 156, 266 ff
- buttonhole hernia 114
- Ergebnisse 416
- Geschichte 76
- Inkarzeration 30 f, 303 ff
- Inzidenz 38, 48 ff, 95, 104, 156, 266
- IPOM 271 f
- Klassifikation 266 ff, 290

- Kollagen 44 f, 114, 312
- Komplikationen 302, 368 ff, 375, 419
- laparoskopische Therapie 271 f, 419
- Laparotomieverschluss 49
- Lokalisation 48, 266 ff, 290 ff
- Mayo-Reparation 84, 113, 275 f, 302, 416
- Mesh 85 f, 97 ff, 271 ff, 280 ff, s. a. Mesh
- Muskelverschiebelappenplastik 276 ff, 279
- parastomale Hernie 297 ff
- präperitoneale Netzplastik (PNP) 276 ff, 281 ff
- Redon-Drainage 287
- Rehn-Kutisplastik 276 ff, 279
- Rezidivraten 282, 302, 314, 416
- – materialabhängige 418
- Schnittführung 48, 266 ff, 290 ff
- Stoß-auf-Stoß-Reparation 114, 275 ff, 278, 417
- Therapie, operative 270 ff, 290 ff
- Wundinfekt 49, 51, 93 f., 375, 404
Narbenplatte 290
Narkose 207, 220, 224, 229, 244, 271
Nebennierengewebe, ektopisches 148 f
Nekrosen 73
Nervenverletzung 371, s. a. Komplikationen
Nervus cutaneus femoris lateralis 124, 371, 374
- femoralis 23, 124, 374
- – Verletzung 376
- genitofemoralis 159, 295, 374
- – Verletzung 371
- iliohypogastricus 124, 126, 157, 295, 374
- ilioinguinalis 124, 126, 134, 157 f, 295
- – Verletzung 371, 374
- obturatorius 124, 332, 374
Nervus-ilioinguinalis-Syndrom 371, s. a. Komplikationen
Netz, alloplastisches 97 ff, 205 f, 271, s. a. Mesh
- Adhäsionen 233
- Implantate 280
Netzeinklemmung 303
Netzluxation 380
Netzschrumpfung 103, 312
Netzzerreißung 313
Netzprolaps 276
Neurotomie 380, 407
Nordrhein, Qualitätskontrolle 154
Nuhn-Faszientrichter 18
Nyhus 68, 84, 205, 312
- Reparationstechnik 199 ff
Nylonfaden 371

O

Oberbauchnarbenhernie 291 ff
Ogilvie 85
Omentum majus 59, 282
Onlay 114, 271 ff, 276, s. a. Mesh
Onlay-Prothese 275
Operateur 38
Operation
- Häufigkeitsverteilung 154
- Indikation 131 f, 244
- Reparationsprinzipien 89 ff
- Taktik 244 f
- Technik 250 ff
- Verfahrenswahl 154

Orchidopexie 144 f, 150
Orchidolyse 150
Orchitis, ischämische 67, 153, 376 ff
Os pubis 197, 232, 290
Os sacrum 336
Ovar 374

P

Palpation 54 f, 131
Panniculus adiposus abdominis 9, s. a. Fascia subcutanea
Papyrus Ebers 77
Pararektalschnitt 295
Parastomale Hernie 297 ff
– Präparation 298 f
– Reparation 301 ff
Pathogenese 42 ff
Patienteninformationsblatt 391
Peritonealkarzinose 153
Peritonealverschluß 49, 282 ff
Peritoneum 14, 18, 207 f, 225 ff
Peritonitis 114, 120, 303
Peterson-Hernie 358
Pfählungsverletzung 40, 336, s. a. Hernia perinealis
Pfeilernaht 204
PGS 98 f, 112, 282, 285, 338, s. a. Mesh-Material
PGS-Naht 288
PGS-Patch 286
Platzbauch 38
Plexus pampiniformis 376
Plica epigastrica 18
– ductus deferentis 226
– umbilicalis lateralis 18, 226
– – medialis 18, 225 f
Plug 86
– Rezidivrate 398, 400
Pneumonie 42, 118, 120
Pneumoperitoneum 226, 242, 270
– progressives 118 f, 242, 268, 293, 315, 379
PNP (präperitoneale Netzplastik) 276 ff, 281 ff, s. a. Narbenhernie
Polyamid 98
Polyester 86, 97 f, 207, s. a. Mesh
Polyglactin 910 98 ff
Polyglycolsäure 98, 100
Polypropylen 86, 97 ff, 249, s. a. Mesh
Polytetrafluoroethylene (PTFE) 97 f
– Infektion 375
Polyvinyl 98
Porenanteil 97, 411
Poupart 5 ff, 14, 16 f, 21 ff, 24, 34, 106, 227, s. a. Ligamentum inguinale; Musculus obliquus externus abdominis
Praxagoras von Kos 77
Prelum abdominale 42 f, 59
Processus falciformis lacunaris 19, 24
– vaginalis (offener) 36, 47, 130 ff, 138, 172
Prolene 98 f, 207
Prothese, alloplastische 114, 207, 211 ff, 218
Pseudoeinklemmung 303
Pseudohermaphroditismus masculinus 139

R

Ramus cutaneus des N. iliohypogastricus 124
– femoralis des N. genitofemoralis 124
– genitalis des N. genitofemoralis 124, 159 f, 193, 407
– pubicus 24
Randfestigkeit 97
Randlinienrezidive 313
Reaktionsverzögerung 390
Recessus ileocoecalis 363
– retrocoecalis 363
Redon-Drainage 242, 278 f, 287, 387
Regio inguinofemoralis 21 ff, 124 f, s. a. Anatomie
Rehbein 133
Rehn-Kutisplastik 276 ff, 279, s. a. Narbenhernie
Reißfestigkeit
– Mesh 97
– Nahtlager 92
Rektumamputation, perineale 338
Rektusdiastase 3, 35, 341
Rektusrandarkade 12, 14 f
Rektusscheide 21, 231
– Anatomie 10
– Einkerbung 281
– Entlastungsinzisionen 109, 177, 192
– Hämatom 62 ff
– hintere 281
– Verschluß 285, 299
Relaxation 58
Reparationsformen 172 ff, 245 ff
Reparationsprinzipien 89 ff
Reposition 30 ff, 71 ff, 150
– en bloc 32
– komplette 32
– Pseudo- 32
Re-Rezidiv 320, 400 ff, s. a. Mehrfachrezidiv
Respiratorische Insuffizienz 118, 379
Reverdin-Nadel 218 f
Revision nach PNP 297
Rezidivhernie 45, 150 f, 199, 207, 249, 312 ff, 380, 394 ff
– Ätiologie 38 f, 312 f
– direkte 314, 318
– echte 313, 380
– „eigene Rezidive" 312
– falsche 313, 380
– frühe 379
– Hernia femoralis 314
– – inguinalis 112, 185, 313 ff, 394 ff
– – – laterale/mediale 394 ff
– – – nach Bassini-Reparation 320, 394
– – – nach laparoskopischer IPOM-Reparation 399
– – – nach laparoskopischer Plug-Reparation 400
– – – nach laparoskopischer TAPP-Reparation 400
– – – nach laparoskopischer TEP-Reparation 400
– – – nach Lichtenstein-Reparation 398
– – – nach McVay/Lotheissen-Reparation 395
– – – nach Rutkow-Plug 398
– – – nach Shouldice-Reparation 313, 320, 395
– – – nach Stoppa-(GPRVS-)Reparation 399
– – – nach TIPP-(Rives-)Reparation 398
– – – nach Transversalisplastik 397
– – – nach Wantz-Reparation 398
– Hoguet-Manöver 318
– indirekte 313, 316
– Klassifikation 312 f
– Kollagen 44 f, 114, 312
– Komplikationen 367 ff
– Lokalisation 397
– mediales 314
– Mesh-Reparation 282, 382
– Mobilisation 387
– Narbenhernie 314, 382
– postoperativer Verlauf 321, 380
– Rezidivquoten diverser operativer Therapien 400 ff
– Risikofaktoren 38
– suprapubische 185, 314, 319
– Semikastration 318
– supraumbilikale 291
– Therapie, operative 314 ff, 320
– Verfahrenswahl 112, 314
Rezidivlücken 314
Rezidivquote 94, 150, 226, 262, 400 f
– Leistenhernie 320
– Narbenhernie 302
– zeitliches Auftreten 312 f
Richter 77
– Hernie 28, 33, 77 f, 153, 303, 308
Riesenhernie 73, 242, s. a. Hernia gigantea; Pneumoperitoneum (progressives)
Rippenbogen 292
Rippenbogenrandschnitt 294
Rives-Reparation 86, 111, s. a. Hernia inguinalis
– Rezidivrate 398 f
Röntgen-Abdomenaufnahme 57
Röntgen-Magen-Darm-Passage 57
Romberg-Zeichen 332 ff, s. a. Hernia obturatoria
Rosenmüller-Lymphknoten 20, 243
Ruggi 82
Rutkow-Plug 111, 172, 314 ff
– Rezidivrate 398

S

Safe areas 26, s. a. Laparoskopische Hernienreparation
Salzer-Reparation 85, 245 f, 254 f
Samenstrang 160 f
Samenstranggefäße 371
Sandoz-Plaques 271
Sarkominduktion 302, 380, 382 f, 411, 420, s. a. Fremdkörperreaktion
Saugdrainage 216
Scarpa-Dreieck 3 ff
Scarpa-Faszie 9 ff, 16, 91
Schenkelhernie 33 f, 37, 40, 113, 183, 188, 243 ff, s. a. Hernia femoralis
– Inkarzeration 305 f
– Rezidivrate 401
Schenkelbruchpforte 202 ff, 237
Schenkelkanal 202, 243
– Anatomie 23
Schenkelregion 90, 124
Schlingennaht 96
Schmerzen, persistierende 380
– Mesh-bedingte 411, 421
Schnittführung als Risikofaktor 48
Schnittlänge 48

Schnürfurche 306
Schoemaker-Methode 144f, 150, s.a. Orchidopexie
Second-look-Operation 307
Seiler-Blindsäckchen 16
Semikastration 318
Sensitivität, Sonographie 66f
Septum femorale (Cloquet) 20
Serom 62, 100, 287, 302, 376
Shouldice 84, 191ff, 196, 240, s.a. Hernia inguinalis
- Reparation 181ff
- Rezidivrate 395f
- Schenkelhernie 262ff
Shrinkage 411
Silk glove sign 131
Simultaneingriffe 375
Single-shot-Antibiose 270, 375
Sklerosierungstherapie 73f
Skrotalemphysem 226
Skrotalhaut 18, 55, 145f
Skrotalhernie 33, 57, 71, 121, 128, 224, 231, 242
Sonographie 57ff, 119, 153, 244
- Differenzialdiagnosen 62f
- Sensitivität/Spezifität 66
Spätabszesse 420
Spatium Retzii 208
Spermatozele 381
Spieghel 4, 9, 10, 21, 48, s.a. Linea semilunaris; Musculus transversus abdominis
Spieghel-Hernie 57, 62f, 323f
Spitzi-Zugang 350f, s.a. Hernia umbilicalis
Splenogonadale Fusion 148f
Spontanverlauf
- Leistenhernie 47
- Nabelhernie 350
Stomarelokation 297
Stempeldurchdrückversuch 101
Stereographie, dreidimensionale 42f, 382
Stoma 298, s.a. parastomale Hernie
Stoppa-Reparation 86, 111, 229, 315ff, 380
- Reparationstechnik 205ff
- Rezidivrate 399
- - Stoß-auf-Stoß–Reparation 113f, 276f, s.a. Narbenhernie
- Rezidivrate 417
Strangulation 30
Stratum membranosum abdominis 9ff, 16, 91, s.a. Fascia abdominalis superficialis
Streifenzugversuch 97, 101
Subkutanloge 289
Sublay 114, 271ff, 276
Sublay-Prothese 275
Supravesikale Hernien 34, 40, 331
SurgiPro 98f
Symphyse 208, 211, 222, 290
Synonyme anatomischer Strukturen 2

T

Tabaksbeutelnaht 165, 169, 230f, 237, 323, 352
Tageschirurgie 388
TAPP 86, 102, 226, 233, s.a. Laparoskopische Hernienreparation
- Reparationstechnik 224ff
- Rezidivrate 400
Taxis 30ff, 303

Teflon 207
Temperaturen nach Mesh 302
Tenascin 46
Tendo conjunctivus 15, 17, 20, 34, 80, 106f, 188, 194, 199, 203f, 227, 260, s.a. Falx inguinalis
Tension free repair 76, 86, 110, 196ff, 314ff, 240, s.a. Lichtenstein-Reparation
TEP 86, 229ff, s.a. Laparoskopische Hernienreparation
- Reparationstechnik 229ff
- Rezidivrate 400
Testikuläre Feminisierung 139
Testosteronspiegel 411
Textileigenschaften, Mesh 97, 101
Therapie, konservative 71ff
Thomson's ligament 13, 17, 34, 173, 185, 199, 205, 226f, 243, s.a. Tractus iliopubicus
Thrombektomie 379
Thrombose 379
Thromboembolie 379, 406, s.a. Komplikationen
Thromboseprophylaxe 387, 392
TIPP (transinguinale, präperitoneale Netzplastik) 111f, 314ff
- Reparationstechnik 193ff
- Rezidivrate 398
Tractus iliopubicus 13, 17, 34, 173, 185, 199, 205, 226f, 243
TRAM 276ff, 279, s.a. Narbenhernie
Transition stitch 190f
Transversalisplastik 397
Transversusarkade 15, 21
Treitz-Hernie 358f, s.a. innere Hernien
Treitz-Neumann-Hernie 358
Treutner 103
Trigonum femorale 22
Trokarhernie 35, 226, 410f
Trokarverletzung 374
TSD-Schema 68
Tumoren 56
TUNEL 383, s.a. Fremdkörperreaktion
Tunica albuginea 145
- dartos 18, 145ff
- vaginalis testis 18

U

Ugahary-Reparation 111, 220ff, 314ff
Umbrella-Mesh-Plastik 256
Umbrella-Reparation 245f, 256f
Umschlagfalte, peritoneale 162
U-Nähte 278, 280, 346
Underlay 114, 271ff, 275, s.a. Mesh
Unterbauchnarbenhernie 290
Unterfütterung 103ff, 110, 193, 266ff, 280
Untersuchung 54f
Urachus 331
Urinfistel 379, s.a. Komplikationen
Usher 86, 417, s.a. Bruchlückenverstärkung mit alloplastischem Material

V

Vagina m. recti abdominis 21, 231, s.a. Rektusscheide
Valsalva-Manöver 59, s.a. Bauchpresse
Varikozele 56, 153

Varixknoten 56
Vasa cremasterica externa 183
- epigastrica 193
- obturatoria 333
- spermatica 144, 207, 233, 372
- testicularia 230
Vena circumflexa ilium superficialis 23
- epigastrica inferior 19, 193
- - superficialis 23
- femoralis 23f, 243
- mesenterica inferior 359f
- pudenda externa 23
- saphena 56
- - magna 23
- testicularis 411
Venographie 379
Verfahrenswahl, Leistenhernie 154ff
Verfahrenswechsel 314
Verwachsungen 208, 240
Vicryl 98f, 221
Vitalität, Darm 307
Vollhautlappen 279
Vypro 98f, 221, 276, 278, 418
VRAM 276ff, 279, s.a. Narbenhernie

W

Waldeyer-Grube 358
Wandspannung 44
Wantz 111, 205, 229, 314ff
- Ergebnisse 398
- Reparationstechnik 217ff
Weiße Linie 19, 89, 182, 185, 205, s.a. Arcus aponeurosis musculi transversi
Western blot 45
Wharton-Sulze 350
Winkelmann-Operation 138f, s.a. Hydrocele
Wittgenstein-Schere 136
Witzel 85
Wundheilungsstörung 37, 405
Wundinfekt 49, 375, 390, s.a. Narbenhernie; Mesh
- Leistenhernie 406
- Narbenhernie 420
Wundruptur 38
Wundschmerz 390f

Z

Zimmermann-Reparation 172ff, 190, 320
Zugang, Leistenhernie 156ff
- anteriorer 110, 172ff
- inguinaler 90f, 110, 113, 154ff, 257ff
- kruraler 90f, 113, 245, 250ff
- posteriorer 110f, 154, 199ff
- präperitonealer 110f, 154, 199ff
Zweireihige Reparation 262f
Zyste 56
Zystographie 58
Zytomegalieinfektion 151